FACHBÜCHER FÜR ÄRZTE · BAND X

DIE KRANKHEITEN DES MAGENS UND DARMES

VON

DR. KNUD FABER

O. PROFESSOR AN DER UNIVERSITÄT KOPENHAGEN

AUS DEM DÄNISCHEN ÜBERSETZT

VON

PROFESSOR DR. H. SCHOLZ

KÖNIGSBERG I. PR.

MIT 70 ABBILDUNGEN

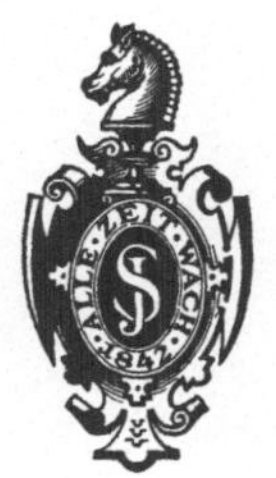

BERLIN

VERLAG VON JULIUS SPRINGER

1924

ISBN-13: 978-3-642-89442-8   e-ISBN-13: 978-3-642-91298-6
DOI: 10.1007/978-3-642-91298-6

Vorwort.

Das vorliegende Lehrbuch der Magen-Darmkrankheiten ist ursprünglich als Abschnitt eines skandinavischen Handbuchs der inneren Medizin geschrieben. Einer Aufforderung von Herrn Dr. Springer, das Werk in seinem Verlage als selbständiges Buch erscheinen zu lassen, bin ich gern gefolgt und begrüße die Gelegenheit, einem deutschen Leserkreis seine Bekanntschaft zu vermitteln.

Das Buch ist für Studenten und praktische Ärzte geschrieben; soweit als möglich habe ich es vermieden, auf manche Erörterungen pathogenetischer Art einzugehen, die vorläufig nur hypothetischen Wert haben und sich mehr für größere Werke eignen. Für die ausgezeichnete Übersetzung aus dem Dänischen sage ich Herrn Professor Dr. Scholz meinen besten Dank.

Kopenhagen, im September 1923.

Knud Faber.

Inhaltsverzeichnis.

Erster Teil.
Die Krankheiten des Magens.

Zweiter Teil.
Die Krankheiten des Darms.

Erster Teil.

Die Krankheiten des Magens.

Historische Einleitung.

In der Medizin des Altertums nahmen die Erkrankungen der Verdauungsorgane einen breiten Raum ein. Bekannt waren ausführliche diätetische Vorschriften, der Gebrauch der Laxantien, Klysmen und Brechmittel. Die Lehre von den Krankheiten selbst war aber sehr fragmentarisch. Einige von den besonders auffallenden Krankheitsbildern waren den Ärzten geläufig, wie Blutbrechen, Melaena, verschiedene Koliken und Unterleibsleiden, nebst den akuten Darminfektionen. Doch fehlte völlig das Verständnis für die Ursache der beobachteten Symptome. Dagegen scheinen gewisse Phänomene, wie das saure und bittere Aufstoßen, und speziell die verschiedenen Erscheinungsformen der Darmentleerungen, eine wichtige Grundlage für die alte griechische spekulative Pathologie mit ihrer Lehre von den verschiedenen Säften gebildet zu haben, die solange das medizinische Denken beherrscht hat.

Die Fortschritte in der Klinik der Magenkrankheiten waren in den ersten Jahrhunderten nach der Renaissance nur gering. Bei den Sektionen waren es fast ausschließlich die Neubildungen, die Interesse erweckten; im übrigen pflegte man eine völlig symptomatische Nosographie.

Der erste, der im Beginn des 19. Jahrhunderts eine Pathologie der Magenkrankheiten durch Vergleich der Sektionsbefunde mit den Beobachtungen am Krankenbett zu begründen suchte, war Broussais (etwa 1812). Da er aber gewöhnliche postmortale Veränderungen als Zeichen einer Entzündung deutete, verfiel er in den Fehler, den entzündlichen Erkrankungen, Gastritis und Gastroenteritis, eine ganz übertriebene Bedeutung zuzuschreiben. Als Reaktion gegen diese Lehre stellte Barras die These von der nervösen Gastralgie oder Dyspepsie auf, deren Diskussion das ganze Jahrhundert in Anspruch nahm. Von durchschlagender Wirkung waren die Arbeiten Cruveilhiers über das chronische Magengeschwür (etwa 1839), das er zuerst vom krebsigen Geschwür abtrennte.

Der größte Fortschritt geschah, als Kußmaul im Jahre 1867 die Magensonde („Magenpumpe") in die Klinik einführte. Er benutzte sie zunächst zur Behandlung der Magenerweiterung, doch wurde sie auch bald zur funktionellen Diagnostik des Magens herangezogen, und zwar zuerst von Kußmauls Schülern, wie Leube und von den Velden. Ihre Arbeiten und die von Riegel, Reichmann, Ewald, Boas u. a. schafften nach und nach eine hochentwickelte funktionelle Diagnostik der Magenkrankheiten. Man gelangte zur Aufstellung einer Reihe von Krankheitsbildern auf funktioneller Grundlage (Sekretionsanomalien, Motilitätsstörungen), aber die hierauf basierende Nosographie mußte bei der Natur der Sache unbefriedigend bleiben, und war in Wirklichkeit nur eine weitere Entwicklung der Krankheitseinteilung nach den Symptomen.

Die Hauptschwierigkeit für eine bessere Erkennung der tieferen Krankheitsursachen lag in der mangelhaften pathologisch-anatomischen Grundlage. Von besonderer Bedeutung waren daher die in steigender Anzahl erfolgenden chirurgischen Eingriffe mit ihrer „operativen Autopsie". Die chirurgische Behandlung begann in den Jahren 1879—81, als Péan und Billroth ihre ersten

Resektionen wegen Magenkrebs vornahmen und Wölffler die erste Gastroenterostomie ausführte.

Weitere Fortschritte brachten die mikroskopischen Untersuchungen von fixiertem Material (Hayem, Faber und Bloch) und endlich die Röntgendurchleuchtung des mit Kontrastmitteln gefüllten Magens (Rieder 1904), die eine besonders wertvolle neue Methode erwies.

Die kritische Auswertung der auf diese verschiedene Weise erhaltenen Befunde und der Symptome und Funktionsstörungen führte zu der augenblicklich anerkannten Nosographie der Magenkrankheiten.

1. Form und Lage des Magens.

Aufgabe der Magenverdauung ist die Umwandlung der Nahrung in einen gleichmäßigen, nahezu dünnflüssigen Brei (Chymus). Um dies zu erreichen, wird die Speise, namentlich die festeren Bestandteile, eine gewisse Zeit im Magen zurückgehalten, verdünnt und von den chemischen Kräften des Magensafts beeinflußt, gleichzeitig in einer mäßigen Bewegung gehalten.

Wenn der Magen leer und stark zusammengezogen ist, nähert sich seine Gestalt der gewöhnlichen Röhren- oder Darmform der Intestina; wenn er sich füllt oder erschlafft, weitet er sich asymmetrisch nach links und unten, so einen Sack bildend, der durch einen mehr röhrenförmigen Teil mit dem Darmkanal verbunden ist. Wenn der Magen ganz schlaff und mit Luft oder Speisebrei angefüllt ist, so hat er etwa die Form einer Birne mit nach unten gerichteter und nach rechts aufgebogener Spitze. Dieses Bild präsentiert sich gewöhnlich bei Sektionen. Beim lebenden Menschen variiert die Magenform nach der Menge des Inhalts und nach der Körperstellung. Bei aufrechter Haltung ist der Magen im allgemeinen so gestellt, daß man von einem größeren Längsmagen ungefähr in der Längsachse des Körpers oder einen spitzen Winkel mit ihr bildend sprechen kann und von einem kleineren Quermagen, der einen rechten oder spitzen Winkel mit dem Längsmagen bildet. Die Nomenklatur der einzelnen Teile des Magens wechselt ein wenig bei den verschiedenen Verfassern. Im folgenden wird die Nomenklatur von Forssell benutzt, die genau auf den anatomischen Bau und die physiologische Funktion des Magens Rücksicht nimmt (siehe Abb. 1 u. 2).

Hiernach wird der Magen in vier Teile geteilt. Wenn das Individuum steht, haben wir zu oberst den Fornix (früher oft Fundus genannt), der die oberste Wölbung über der Einmündungsstelle des Oesophagus an der Kardia bildet; an dieser Stelle findet sich die sogenannte Incisura cardiaca als eine Furche zwischen Oesophagus und Fornix. Unter der Fornix haben wir das Corpus ventriculi in Zylinderform, das sich nach unten fortsetzt in den Sinus ventriculi, den Magengrund. Dieser geht nach rechts in den Canalis pylori über, der sich mit dem Pylorus gegen die Pars superior des Duodenums absetzt.

Fornix und Korpus bilden zusammen den Längsmagen (Pars cardiaca ventriculi). Canalis pylori und Sinus bilden den Quermagen (Pars pylorica ventriculi). Fornix, Korpus und Sinus stellen zusammen den Digestionssack dar (Saccus digestorius), den eigentlichen Verdauungsschlauch, während der Pyloruskanal als Austreibungsschlauch anzusehen ist (Canalis egestorius).

Die Grenze zwischen Längs- und Quermagen wird an der kleinen Kurvatur vom Magenwinkel (Angulus ventriculi) gebildet, wo sich häufig noch eine tiefe Kontraktionsfurche findet (Incisura angularis). Die Speisen gelangen aus dem Oesophagus in den Digestionssack und halten sich dort solange auf, als die Magenverdauung anhält. Dann werden sie durch den Pyloruskanal ausgetrieben, der den eigentlichen Motor des Magens darstellt. Durch kräftige peristaltische Bewegungen wird der Mageninhalt durch den Pylorus entleert, der während der Mahlzeiten in der Regel kontrahiert und geschlossen ist, sich aber rhythmisch öffnet und das Durchtreten des chymifizierten Inhalts gestattet.

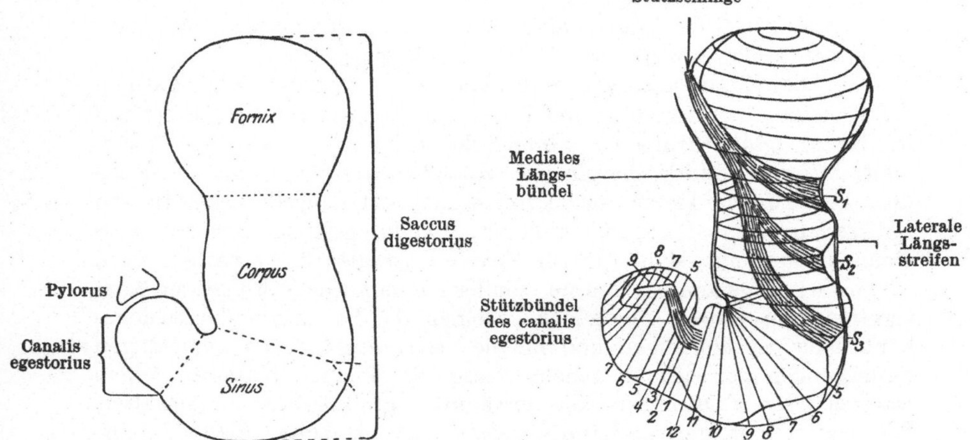

<table>
<tr><td>Abb. 1. Bezeichnung der Teile des
Magens nach Forssell.</td><td>Abb. 2. Schema der Quer- und Schräg-
muskulatur des Magens nach Forssell.</td></tr>
</table>

Die Fähigkeit des Magens, sich um den Inhalt zusammenziehen und ihn retinieren zu können, sowie sich in der Längs- und Querrichtung zu kontrahieren und zu erschlaffen, beruht auf dem eigentümlichen Muskelapparat des Organs. Man unterscheidet im allgemeinen drei Muskellagen. Außen befinden sich Längsmuskeln, die sich vom Oesophagus auf das Korpus fortsetzen, längs der kleinen Kurvatur eine besondere Mächtigkeit haben und hier das sogenannte mittlere Stützbündel (Forssell) bilden. Nach innen von den Längsmuskeln folgt eine zusammenhängende Lage von Quermuskeln, die lotrecht zur Längsachse verlaufen, nach innen von diesen eine Schicht schräg verlaufender Muskulatur. Diese bilden keine zusammenhängende Lage, sondern starke bogenförmige Muskelstränge, die links vom Oesophagus an der Incisura cardiaca beginnen und zu beiden Seiten des Korpus herunterziehen, mit dessen Quermuskeln sie sich nachher vermischen. Das stärkste Bündel reicht an der Curvatura major bis zur

Grenze zwischen Sinus und Corpus herunter. Dieses nennt man nach Forssell die niederste Segmentschlinge, während die oberste Segmentschlinge sich an der Grenze zwischen Fornix und Korpus festheftet (siehe Abb. 2).

Im Pyloruskanal fehlt die innerste Lage. An ihrer Stelle enthält der Pylorus eine sehr kräftige querverlaufende Muskulatur, an der Außenseite eine ebenso kräftige Längsmuskulatur, die an den Seiten tänienähnliche Bänder bildet (Ligamenta ventriculi).

Während die Quermuskeln die Kontraktion des Magens in der Querrichtung und damit eine Verminderung seines Lumens bewirken, sehen wir in den starken Strängen der Längsmuskeln (dem medialen Längsbündel und den zwei Segmentschlingen) einen kräftigen Stützapparat, der sowohl bei seiner Kontraktion die Längsachse des Korpus um die Hälfte oder ein Drittel verkürzen kann als auch dazu beitragen kann, das beträchtliche Gewicht des Speisebreis im Digestionssack zu tragen. Die sehr kräftige Muskulatur des Canalis egestorius entspricht seiner Aufgabe als Motor des Magens.

Bei der Zusammenziehung des Magens erfolgt eine starke Faltung der Schleimhaut im Korpus und Fornix, die im Pylorusteil und speziell im Kanal fehlt. Hingegen nimmt die Schleimhaut bei der Wandkontraktion ein stark chagriniertes Aussehen an (état mamelonné), indem sie zahlreiche kleine Buckel von stark zusammengedrängten Drüsen mit verlängerten Magengruben bildet, die durch flache Furchen voneinander getrennt sind. Dieser Zustand ist also nicht pathologisch, wie früher angenommen wurde, sondern eine normale Folge der Kontraktion. Im ganzen genommen scheinen die Faltungen der Schleimhaut nach gesetzmäßigen und für die Verdauungsarbeit zweckmäßigen Bedingungen vor sich zu gehen. Längs der kleinen Kurvatur fehlen während der Kontraktion die erwähnten großen Schleimhautfalten. Wir haben hier die sogenannte Magenstraße (Sulcus salivalis), die einen einigermaßen glattwandigen Kanal von der Kardia bis herunter zum Angulus und zum Sinus darstellt. Die Nahrung tritt durch diesen Kanal längs der kleinen Kurvatur in den Sinus herunter; flüssiger Inhalt scheint auf diesem Wege direkt nach dem Pylorus passieren zu können. Auch wenn der Magen mit Speisebrei gefüllt ist, scheint zugeführte Flüssigkeit neben dem übrigen Inhalt auf dieser Straße einen direkten Weg zu nehmen.

Bei weiterer Zunahme des Mageninhalts füllt sich beim stehenden Menschen zuerst der Sinus, dann das Korpus in zunehmendem Maße, der Magen weitet sich in die Breite, während das Korpus gleichzeitig länger wird.

Man spricht von dem „Tonus" des Magens und denkt dabei vor allem an die Fähigkeit der Quermuskulatur, sich fest um den Inhalt zu schließen und diesen über die ganze Länge des Magens zu verteilen, so daß er sich nicht allzureichlich am Grunde sammelt und diesen erweitert. Hierzu tragen in hohem Grade die erwähnten Segmentschlingen bei, die gleichsam die große Kurvatur gegen die Kardia heranziehen.

Der Magen ist an der Kardia und am Pylorus fixiert. An der Kardia geht der Magen mit seiner Muskulatur direkt in den Oesophagus über, der mit dem Diaphragma fest verbunden ist. Außerdem sind Kardia und Fornix durch das starke Lig. phrenico-gastricum am Zwerchfell angeheftet. Am Pylorus setzt sich der Magen in das Duodenum fort, das durch das Lig. hepato-duodenale an dem Leberhilus Halt findet. Die kleine Kurvatur steht durch das Omentum minus in Verbindung mit der Leber, das aber hier nur aus einer Peritonealduplikatur besteht, die in der Regel keine Bindegewebsstränge enthält und meist papierdünn, durchsichtig ist; es bildet daher nur eine lose und nachgebende Anheftung.

Von den zwei Bandapparaten ist der obere an der Kardia so kurz und fest, daß der Magen hier unbeweglich mit dem Diaphragma zusammenhängt. Am Pylorus ist die Beweglichkeit hingegen größer, indem die Pars superior duodeni nur in ihrem obersten Stück mit dem Lig. hepato-duodenale festgehalten wird, in dem untersten Teil beweglich ist. Der Pylorus kann aus diesem Grunde um verschiedene Zentimeter (3—7) verschoben werden, namentlich in der Richtung von rechts nach links, aber auch nach oben und unten. Zwischen der Kardia auf der einen Seite und dem Leberhilus auf der andern bildet der Magen zusammen mit dem Duodenum eine girlandenartige oder V-förmige Schlinge, deren niederster Punkt ungefähr in der Mittellinie am Angulus ventriculi liegt. Den linken Schenkel dieser Schlinge bildet das Korpus, den rechten der Pyloruskanal, die Pars superior duodeni und das Lig. hepato-duodenale.

Nun hängt der Magen aber nicht ausschließlich an den beiden Aufhängepunkten. Zum großen Teil ruht er vielmehr auf den daruntergelegenen Organen. Beim stehenden Menschen bilden die Därme, speziell die Dünndärme, ein Polster, das den Magen trägt. Alle Unterleibsorgane ruhen in dieser Weise aufeinander, weshalb auch der Druck in der Leibeshöhle (der intraabdominale Druck) von den kopfwärts gelegenen Teilen des Bauches nach dem Rectum zu steigt. Das ist so zu verstehen, daß, je straffer die Bauchdecken sind, um so höher die Därme nach oben gelagert sind und ein um so größeres Tragevermögen haben, während umgekehrt eine schlaffe Bauchwand die Därme herabsinken läßt. Auf gleiche Weise werden gedehnte Därme und ein reichliches Fettlager im Mesenterium und an den Darmwänden die Tragkraft des aus den Därmen gebildeten Polsters erhöhen.

In liegender Stellung wird der Magen von der hinteren Bauchwand und der Wirbelsäule getragen. Der größte Teil liegt links vor der Wirbelsäule und erreicht die Kuppe des Zwerchfells, während der Pylorusteil nach der rechten Seite der Columna orientiert ist. Die kleine Kurvatur folgt im allgemeinen dem Verlauf der Leberunterfläche, und die Leber deckt mit ihrem linken Lappen zum größten Teil die Vorderfläche des Magens. In stehender Stellung und bei gefülltem Organ entfernt sich die kleine Kurvatur mehr oder weniger von der Leber, da das Omentum minus nachgibt. Der im linken Abschnitt des Bauchraums liegende Teil hat dann eine im wesentlichen senkrechte Verlaufsrichtung, der Pyloruskanal dagegen wendet sich aufwärts nach rechts.

Für den Kliniker ist von besonderem Interesse die Form und Stellung des Magens in aufrechter Haltung und bei Füllung mit einer Mahlzeit, denn so haben wir am besten Gelegenheit, ihn beim lebenden Menschen zu untersuchen, nämlich durch Röntgendurchleuchtung oder -photographie. Natürlich weicht die Form des Magens unter

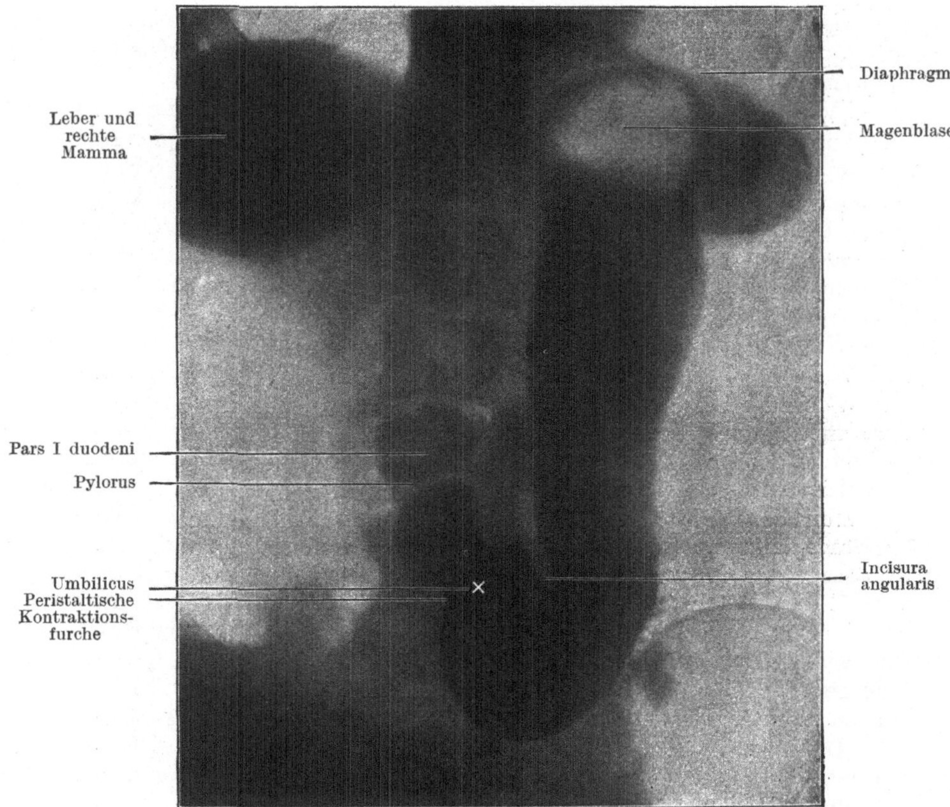

Abb. 3. Röntgenbild eines mit Bariumbrei gefüllten Magens von einer gesunden Frau.

diesen Umständen beträchtlich von der Gestalt ab, die wir gewöhnlich bei der Autopsie in vivo und post mortem beobachten, bei luftgefülltem Magen oder in liegender Stellung.

Unter den ersterwähnten Verhältnissen präsentiert sich der Magen am häufigsten als ein „J" (siehe Abb. 3). Oben haben wir die Fornix dicht unter dem Diaphragma. Hier sammelt sich die im Ventrikel schwebende Luft als sogenannte Magenblase. Sie ist nach oben kuglig gewölbt, nach unten wagrecht abgeschnitten, da sie vom flüssigen Inhalt des Magens begrenzt wird. Unter ihr folgt das zylindrisch geformte Korpus, das in seinem mittleren Teil durchweg etwas schmaler ist, weil sich die große Kurvatur mit der Konkavität nach links einbiegt. Ganz unten bildet der Sinus den kaudalen Pol des Ventrikels, während die Fornix den kranialen darstellt. Eine deutliche Grenze zwischen Korpus und Sinus läßt sich in der Regel nicht erkennen.

Der Canalis egestorius sive pylori ist mehr oder minder zylindrisch und auf dem Röntgenbilde meist vom Sinus und Korpus nur durch die Incisura angularis der kleinen Kurvatur zu unterscheiden. Am Kanal sieht man gewöhnlich eine tiefe ringförmige Furche, die gegen den Pylorus hin in Bewegung ist. In den untersten Teilen von Korpus und Sinus sieht man schwächere Einziehungen, die sich auf die große Kurvatur beschränken und durch die Kontraktion der Segmentschlingen zustande kommen.

Die Größenverhältnisse des Magens hängen, wie betont, zum großen Teil ab von seinem Kontraktionszustand. Im erschlafften Zustand mißt der Saccus digestorius in der Regel etwa 20—26 cm, der Canalis egestorius etwa 4—8 cm. Am Röntgenbild des aufrecht stehenden Menschen gemessen beträgt die Länge vom kranialen bis zum kaudalen Pol durchschnittlich zwischen 22 und 30 cm.

Die Kapazität des Magens ist bei verschiedenen Menschen wohl immer etwas verschieden, ein erschlaffter vollgefüllter Ventrikel faßt in der Mehrzahl der Fälle ungefähr 800 ccm.

Wie aus dem Vorhergehenden sich ergibt, variiert die Stellung des Magens im Körper beim selben Menschen unter dem Einfluß verschiedener Faktoren, was sich namentlich dann geltend macht, wenn man bestimmen will, wie lang der unterste, kaudale Pol des Organs herunterreicht. Von Bedeutung hierfür ist vornehmlich der Füllungsgrad des Magens und die Haltung des untersuchten Individuums.

Beim stehenden Menschen wird die Längenausdehnung beträchtlich vergrößert mit zunehmender Füllung. Durch eine Mahlzeit von 300—400 g wird der Digestionssack um ungefähr 5—6 cm verlängert. Der gefüllte Magen reicht also weiter nach unten als der wenig gefüllte oder leere, der geringeres Gewicht hat und darum besser von den Därmen getragen wird. Weit größere Veränderungen bewirken Änderungen der Körperstellung. Wenn der Mensch liegt, lagert sich der gefüllte Magen nach oben unter das Diaphragma und die Leber und nimmt eine in querer oder schräger Richtung von der Längsachse abweichende Stellung ein. Bei aufrechter Haltung, wenn das Organ die erwähnte J-Form annimmt, reicht es dagegen bedeutend länger in den Unterleib hinab. Der Digestionssack wird dabei ganz senkrecht und der Winkel mit der kleinen Kurvatur sehr spitz. In dieser Position befindet sich der kaudale Pol beträchtlich unterhalb der Nabelhorizontale (siehe Abb. 6 und 7).

Die besondere Länge des Ventrikels in aufrechter Haltung beruht auch auf einem mehrere Zentimeter ausmachenden tieferen Stand des Zwerchfells als in Rückenlage; mit dem Diaphragma aber wird die

Leber, das Pankreas und das Duodenum zugleich mit dem Magen heruntergeschoben.

Außer diesen Verschiebungen des Magens unter veränderten Verhältnissen beim gleichen Individuum bestehen ferner bedeutende Variationen der Lage und Form bei verschiedenen Menschen (siehe Abb. 4 und 5). Diese Veränderungen machen sich besonders beim

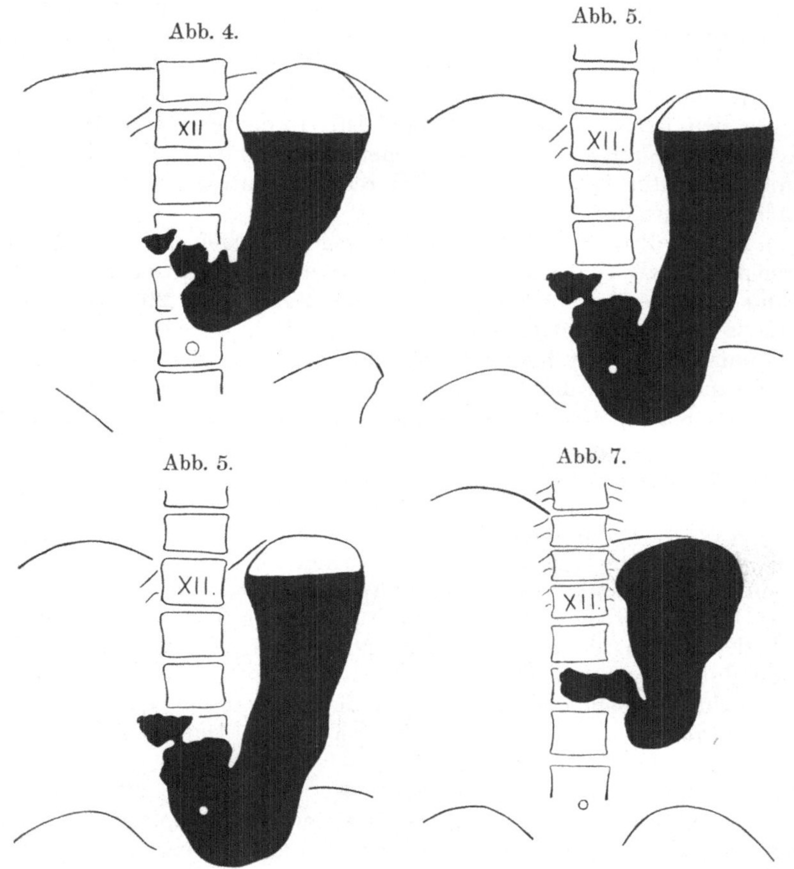

Abb. 4—7. Röntgenbilder normaler Mägen. Abb. 4—6 in stehender Haltung; 7 Bild derselben Frau wie bei 6, doch in Rückenlage aufgenommen. Verkleinerung 1 : 6.

stehenden Menschen und bei gefülltem Magen geltend, sind also namenlich der Röntgendurchleuchtung zugänglich.

Bei manchen Leuten sieht man den Magen unter solchen Umständen oberhalb der Nabelhorizontale liegen und schräg durch das Epigastrium nach unten ziehen; bei andern ist er mehr lotrecht gestellt, reicht mit der großen Kurvatur unter die Nabelhöhe und steigt mit der Pars pylorica wieder aufwärts bis zum Leberhilus. Gelegentlich findet man den ganzen Quermagen in den untersten Partien des Unterleibs, so daß die kleine Kurvatur unter dem Nabel steht, während die große sich der Symphyse nähert. Diese starke Abweichung nach Form und Lage bei den verschiedenen Personen beruht auf der sehr verschiedenen Länge des Organs. Während Kardia und Fornix am Zwerchfell fest fixiert sind, ist die Länge des Magens bestimmend für die Lage des tiefsten Punktes im Unterleib.

Unter Berücksichtigung der Lage der Kurvatur im Verhältnis zum Nabel kann man nach den Röntgenbildern verschiedene Typen der Magenform aufstellen (siehe Abb. 8).

Bei dem kurzen Typus I liegt sowohl die kleine wie die große Kurvatur oberhalb des Nabels, auch bei aufrechter Haltung. Diese kurzen Mägen sind oft schräg gestellt ohne Einknickung und werden häufig als Stierhornform oder Holzknechtscher Typ bezeichnet. Bei dem Typus II, der am meisten vorkommt, liegt die kleine Kurvatur im Epigastrium oberhalb des Nabels, während die große Kurvatur unterhalb verläuft. Das Korpus solcher Mägen steht senkrecht, die kleine Kurvatur biegt sich am Angulus scharfwinklig um. Noch ausgesprochener ist dies Verhalten beim Typus III, wo sowohl die kleine wie die große Kurvatur unter der Nabelhorizontale stehen. Solche Mägen werden dann als ptotisch bezeichnet, besonders wenn die Distanz zwischen Nabel und kleiner Kurvatur mehrere Zentimeter beträgt (III b). Zwischen den verschiedenen Typen werden alle Übergänge beobachtet. Je länger der Magen ist, um so tiefer wird sein kaudaler Pol in den Unterleib hinabhängen, bei sehr langen Ventrikeln bis wenige Zentimeter oberhalb der Symphyse.

Statt der Nabelhorizontale kann man zur Einteilung auch den obersten Rand des Darmbeinkamms benutzen, den man bei der Röntgendurchleuchtung sieht. In den meisten Fällen liegt der oberste Teil der Crista Ilei („Bicristallinie") gerade in der Nabeltransversale.

Die ungleiche Länge des Magens, wie sie bei der Röntgenuntersuchung erscheint, ist reell und kann auch bei der Untersuchung post mortem konstatiert werden. Bei der Autopsie findet man, daß ein langer Magen in der Regel auch einem langen Lig. hepato-duodenale entspricht, so daß sowohl der rechte wie der linke Schenkel der Ventrikelschlinge verlängert sind. Hieraus erklärt es sich, daß der Angulus ventriculi in der Regel ungefähr in der Mittellinie liegt, unabhängig von der Länge des Magens, da beide Schenkel sich ungefähr gleichlang erweisen. Eine Messung des Magens bei Röntgendurchleuchtung ergibt Längendurchmesser von etwa 17—33 cm. Am erschlafften Magen, wie man ihn in der Leiche findet, kann man ähnliche Variationen nachweisen. Das Korpus, gemessen längs der kleinen Kurvatur von der Kardia zum Angulus hat eine Länge von 9—22 cm, das Lig. hepato-duodenale von 3—9 cm. Dem verlängerten Lig. hepato-duodenale entspricht eine tiefere Lage des Pylorus.

Die Häufigkeit der verschiedenen Typen ist bei den beiden Geschlechtern verschieden. Bei Individuen ohne Symptome von Seiten der Verdauungsorgane fand ich bei

	Typ. I	II	III
Männern	35,7 %	48,6 %	15,7 %
Frauen ohne Partus	11 %	68 %	21 %
Frauen mit Partus	13,3 %	43,3 %	43,3 %

Typus I.

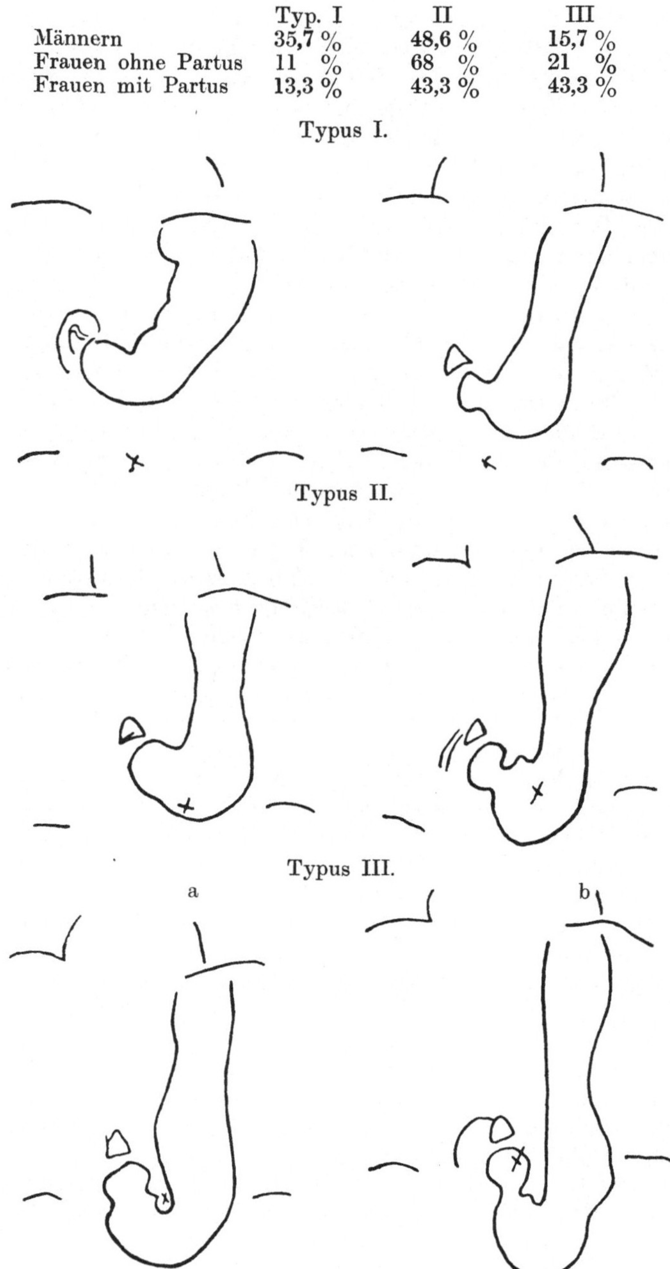

Typus II.

Typus III.

Abb. 8. Röntgenbilder verschiedener Magentypen.

Man sieht also den Typus II bei beiden Geschlechtern am häufigsten, während man die kurzen Mägen weit öfter bei Männern als

als bei Frauen findet, umgekehrt die langen (Typ III) häufiger bei Frauen als bei Männern, besonders zahlreich bei Frauen, die geboren haben[1].

Als Ursache für diese großen Variationen bei den verschiedenen Individuen und den beiden Geschlechtern sind namentlich zwei Faktoren von Bedeutung, nämlich der verschiedene Körperbau der einzelnen Personen und die verschiedene Unterstützung des Magens durch die darunterliegenden Därme.

Der Einfluß des Körperbaues beruht in erster Linie auf der Form und Ausdehnung des Brustkastens. Je kürzer und breiter der Brustkorb ist, desto häufiger wird man kurze, hochliegende und schräggestellte Mägen finden. Je schmäler und länger der Rippenkorb ist, desto mehr wird man die langen Mägen antreffen, besonders bei dem sogenannten paralytischen Thorax mit seiner schmalen und flachen Brusthöhle.

Zur Feststellung der Größe des Brustkastens kann man verschiedene Maße benutzen. Der gewöhnliche Brustumfang wird in Höhe der 4. Rippe dicht über den Brustwarzen festgestellt und durch Umrechnung auf die einer Körperhöhe von 100 cm entsprechende Verhältniszahl zu dem „relativen Brustumfang" reduziert. Wenn man z. B. die Brustweite auf 88 cm und die Körperhöhe auf 176 cm feststellt, so beträgt der relative Brustumfang $\dfrac{88 \times 100}{176} = 50$. Der normale relative Brustumfang wird im allgemeinen bei jungen Männern auf 50—55 berechnet, bei Frauen etwas weniger. Bei geringerem Umfange liegt Schmalbrüstigkeit vor.

Bei schmalem Brustkasten verlaufen die Rippen schräg abwärts, der epigastrische Winkel ist spitz. Außerdem fühlt man etwas häufiger die 10. Rippe mit freibeweglicher Spitze (Costa decima fluctuans). Besonders charakteristisch ist der spitze Rippenbogenwinkel. Ein bestimmtes Maß für diesen Winkel anzugeben, ist freilich oft unmöglich, namentlich wenn man den Schwertfortsatz nicht fühlen kann und der Winkel von den beiden Rippenbögen gebildet wird. Ein gutes Maß für die Form des Epigastriums erhält man durch Feststellung des „epigastrischen Index" (Faber), d. h. des Verhältnisses zwischen Breite und Länge. Die Länge mißt man vom untersten Rande des Corpus sterni bis zum Nabel am liegenden Patienten. Die Breite bestimmt man durch Messung des Abstandes zwischen den beiden Rippenbögen in der Mitte des Epigastriums senkrecht zum Längenmaß. Nennt man die Breite B, die Länge L, so beträgt der epigastrische Index $\dfrac{B \times 100}{L}$. Dieser Wert ist durchschnittlich etwa 60 bei Männern, etwa 47 bei Frauen, schwankt indessen bei den einzelnen Menschen stark, von 15—100.

Nun ergibt es sich, daß einem kleinen relativen Brustumfang und

---

[1] Die sehr langen Mägen (Typ III b) fand ich bei Frauen ohne Partus in 11% und bei Frauen mit Partus in 20%.

epigastrischen Index in der Regel ein längerer Magen entspricht. Wie es bereits aus den angeführten Zahlen hervorgeht, ist der Brustkasten bei Frauen nicht nur absolut, sondern auch relativ schmäler als bei Männern und der epigastrische Index niedriger. Es ist deshalb nicht wunderbar, daß man, wie bereits mitgeteilt, häufiger bei Frauen lange Mägen findet als bei Männern, und daß sie bei Frauen länger hinabreichen. Eine im Verhältnis zur Körperhöhe mangelhafte Entwicklung des Brustkorbes findet man sodann häufiger bei großen Menschen als bei kleinen, dementsprechend auch die langen Mägen häufiger bei großen und schlanken Männern und Frauen als bei kleinen und untersetzten. Als Beispiele mögen folgende Mittelwerte von gesunden Personen dienen:

Männer	Relat. Brustweite	Epigastr. Index
Typus I	53,3	59,1
„ II	52,0	57,1
„ III	49,2	51,0
Frauen, die nicht geboren haben		
Typus I	50,7	47,9
„ II	49,4	44,6
„ III	47,7	35,5

Als Beispiel seien 2 Frauen mit einem epigastrischen Index von 53 und 25 und dementsprechender Magenform abgebildet.

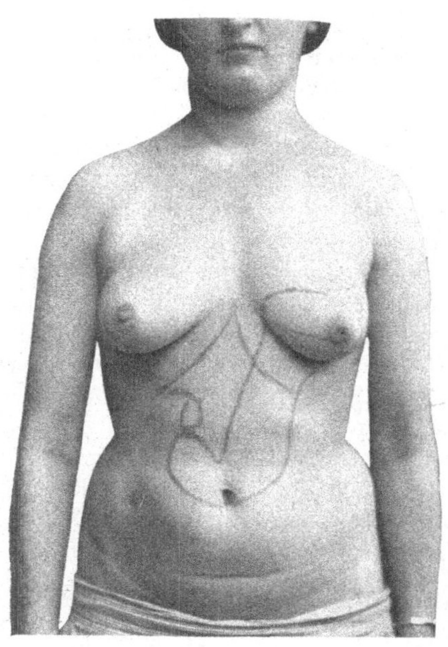

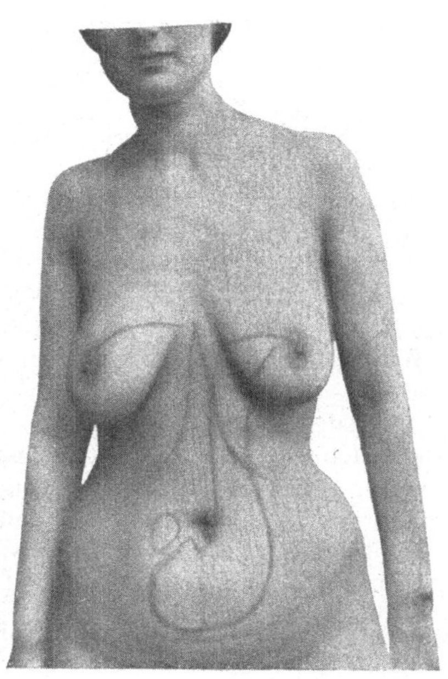

Abb. 9. A. Th., 20 J., Gew. 56 700 g., Epig.-Länge 19, Epig.-Breite 10, Index epig. 53, Höhe 163, Brustumf. 83, rel. Brustw. 67, Taille 67, Jugul.-Symph. 49. Becher-Lennh. 73.

Abb. 10. E. B., 20 J., Gew. 63 000 g., Epig.-Länge 20, Epig.-Breite 5, Index epig. 25, Höhe 171, Brustumf. 80, rel. Brustw. 47, Taille 64, Jugul.-Symph. 52, Becher-Lennh. 81.

Bei einem epigastrischen Index unter 35 findet man bei ungefähr der Hälfte der Frauen die kleine Kurvatur unter der Nabelhorizontale (bei aufrechter Haltung und nach Einnahme von Kontrastmahlzeit). Bei einem Index unter 25 gilt dies für die allermeisten Frauenmägen. Bei Männern findet man bereits bei einem Index unter 35 die meisten Mägen dem Typ III entsprechend, indes ist das Epigastrium bei Männern viel seltener als bei Frauen so spitzwinklig.

Aus dem eben Gesagten darf man nicht den Schluß ziehen, daß das Verhältnis zwischen Brustform und Magenlänge ein für allemal gegeben ist, vielmehr finden sich zahlreiche Ausnahmen von den angegebenen Hauptregeln. Denn noch andre Verhältnisse beeinflussen die Form und Lage des Magens. Zuvörderst ist hierbei die Art der Unterstützung des Organs durch die unter ihm liegenden Därme zu berücksichtigen.

Diese Unterstützung durch die Därme (Darmkissen) wird vermindert, wenn die Bauchwand schlapp und muskelschwach ist, bebesonders also bei dem sogenannten Hängebauch, den man vorwiegend bei Frauen nach Geburten antrifft. Infolge der Schlaffheit der Bauchwände können die Därme, besonders die Dünndärme, stärker hinabsinken und der untere Bauchteil wölbt sich dann mehr vor. Reichliche Fettablagerung in der Leibeshöhle, im Mesenterium, in der Darmwand, im Nierenlager usw. vermehrt den Inhalt des Bauches und damit in besonders wirksamer Weise die Unterstützung des Magens. Im Gegensatz hierzu wird bei starker Abmagerung und bei Abnahme des Bauchfetts der Leibesraum vergrößert und die Unterleibsorgane in das Becken gesenkt. Endlich ist der Zustand des Darms selbst von Bedeutung. Luftgefüllte erweiterte Därme vergrößern die Mächtigkeit und Tragfähigkeit des Darmkissens, während umgekehrt kontrahierte und luftarme Därme, wie man sie im allgemeinen bei unterernährten Menschen findet, die Bauchhöhle nur unvollständig ausfüllen.

Wenn der Magen die Unterstützung der Därme entbehrt, kann er noch mehr durch den Druck der Nahrung verlängert werden. Dies trifft zuvörderst bei Frauen zu, deren Unterleib infolge der Bauchwanderschlaffung nach Geburten an Fassungsvermögen zunimmt. Bei solchen Personen steht, wie erwähnt, die kleine Kurvatur in fast der Hälfte der Fälle unterhalb des Nabels. Besonders der ausgesprochene Hängebauch begünstigt solche Verhältnisse. Auch bei beleibten Menschen kann man, wenn sie stark abmagern, die gleichen Folgen feststellen.

Wir sehen also, daß die Lage des Magens unter verschiedenen Bedingungen bedeutenden Schwankungen unterworfen ist. Die Frage, wo man die Grenzen für normale Zustände setzen soll, wo pathologische Verängerungen vorliegen, ist lebhaft erörtert worden. Alle drei oben geschilderten Magentypen können in den Bereich der physiologischen Variation fallen, insofern als sie im Zusammenhang mit den Verschiedenheiten des Körperbaus stehen. Es fragt sich nur, inwieweit man Engbrüstigkeit und Hängebauch als pathologische Kennzeichen betrachten will. Das natürlichste wäre es, die beiden ersten

Typen als normal und die dritten als von der Norm abweichend zu bezeichnen, aber erst wenn die kleine Kurvatur um mehrere Zentimeter unter der Nabellinie steht (Typus IIIb, siehe dazu Abschnitt Gastroptose).

Will man bei der **klinischen Untersuchung** Form und Lage des Magens bestimmen, so kann man verschiedene Methoden benutzen. Die besten Resultate, die auch am besten Vergleiche zwischen Kranken und Gesunden zulassen, erhält man durch die Röntgenuntersuchung am stehenden Patienten. Der Kranke genießt dazu einen Brei oder eine dicke Suppe mit einem Zusatz eines metallischen Pulvers. Früher wurde ausschließlich Bismuthum subnitricum gebraucht, das einmal gelegentlich Veranlassung zur Nitritvergiftung gab und auch zu starker Verstopfung führte. Diese Nachteile können durch Anwendung von Bismut. carbon. vermieden werden. Billiger und jetzt allgemein verwandt ist Bariumsulfat; man nimmt davon 100 g zu 4 bis 500 g Brei.

Nach dem Genuß des Breis kann man die Durchleuchtung oder Photographie des Magens vornehmen. Zur Lagebestimmung ist die Durchleuchtung ausreichend. Zu genauer Messung oder zur Darstellung von Spasmen und andern Veränderungen, die für die Diagnose des Ulkus und Carcinoms von Belang sein können, ist die Photographie erforderlich.

Bei besonderen Absichten kann man diese Technik natürlich ändern, z. B. den Brei löffelweise schlucken lassen, und die allmähliche Füllung des Magens beobachten, oder den liegenden Patienten untersuchen.

Bevor man die Röntgenstrahlen zur Lagebestimmung des Magens benutzte, bediente man sich verschiedener andrer Methoden. Sie waren aber alle unzuverlässig, der subjektive Eindruck des Untersuchers spielte bei der Bewertung eine zu große Rolle. Daher ergaben sich viele Unklarheiten in der Frage nach Lage und Form des Magens. Dazu kommt noch, daß das beste Verfahren, die Aufblähung des Ventrikels, an sich die Form des Organs in sinnverwirrender Weise zu beeinflussen vermag.

Nicht alle Ärzte haben indessen die Gelegenheit zur Benutzung eines Röntgenapparates und die Patienten können auch nicht immer zur Röntenuntersuchung überwiesen werden. Aus diesem Grunde haben die unvollkommenen Methoden der Lagebestimmung des Magens ihre Bedeutung nicht ganz verloren.

Bei der Inspektion des Leibes kann man die Form des Abdomens und des Rippenbogens feststellen, den Magen aber nur dann sehen, wenn er stark erweitert oder tumorartig verändert ist.

Bei der Palpation kann man häufig das sogenannte Plätschergeräusch, „Bruit de clapotage", hervorrufen. Zu dieser Untersuchung müssen die Patienten auf dem Rücken liegen mit erschlafften Bauchdecken; das Plätschergeräusch wird in der Weise dargestellt, daß man mit den Spitzen der gekrümmten rechten Finger kurze Stoßbewegungen gegen die Bauchwand vornimmt. Die Untersuchung geschieht am besten gleich nach Einnahme eines Glases Wasser auf leeren Magen, da das Plätschergeräusch auf der gleichzeitigen Anwesenheit von Wasser und Luft im Magen beruht. Durch Aufsuchen der unteren Grenze dieses Geräusches kann man sich Aufschluß über die Lage der großen Kurvatur verschaffen. Bei kurzen Mägen wird man das Plätschern nur im Epigastrium feststellen können, bei langen Mägen und bei Dilatation trifft man es am Nabel und beträchtlich unter ihm. Besonders leicht gelingt der Nachweis in atonischen und erweiterten Mägen. Die Genauigkeit dieser Bestimmung ist nicht groß, namentlich erfährt man nichts über die Lage der kleinen Kurvatur.

Bei der Perkussion kann man den tympanitischen Magenschall im Traubeschen Raum, unter dem linken Rippenbogen, feststellen und bisweilen den Magen nach unten abgrenzen, aber die Unterscheidung vom Colon und den übrigen luftgefüllten Därmen ist schwierig und unsicher. Durch die „Streichauskultation" (Resonanzauskultation) kann man bisweilen etwas mehr erreichen, aber auch diese Methode ist nicht sicher und kann oft Fehlschlüsse ergeben. Ein brauchbares Resultat der Perkussion und Streichauskultation erhält man erst nach Aufblähung des Magens. Diese kann man mit Hilfe von Brausepulver vornehmen, das im Magen Kohlensäure entwickelt; man gibt z. B. dem Patienten 4 g Weinsäure in Wasser gelöst, darauf 4 g Natriumbikarbonat. Da man die Luftentwicklung nicht beliebig beenden kann, wenn sie Unbehagen hervorruft, kann dieses Verfahren nicht empfohlen werden. Das richtige Vorgehen besteht im Einführen einer möglichst dünnen Sonde, durch die man mittels eines Gebläses soviel Luft einführt, daß der Magen ad maximum erweitert wird. Wenn der Patient ein starkes Spannungsgefühl oder überhaupt Schmerzen bekommt, muß man mit der Anfblähung aufhören; sie ist unzulässig, wenn man Verdacht auf Ulkus oder ulzeriertes Carzinom hat. Nach der Aufblähung sieht man auch die unteren Magenkonturen sich durch die Bauchwand abzeichnen und man kann sie außerdem durch die Perkussion nachweisen.

Das Bild des aufgeblähten Magens weicht beträchtlich von dem Bilde ab, das sich bei Röntgendurchleuchtungen ergibt.

Denn während das Röntgenbild von einem Magen stammt, der mit Nahrung angefüllt und um diese kontrahiert ist, und in aufrechter Stellung des Patienten durch den Inhalt beschwert ist, sehen wir den aufgeblasenen Magen in liegender Stellung, auch nimmt der Magen bei Luftfüllung eine andere Form an als wenn er leer ist oder Speisebrei enthält. Besonders die Fornix und das Korpus werden stark erweitert, der quer verlaufende Teil des Magens in geringerem Maße; dieser verbleibt in der Regel an seinem Platz im oberen Teil der Bauchhöhle und wird nur wenig nach unten verschoben. Dazu kommt, daß man fast immer die Lage der kleinen Kurvatur mit der Aufblähung nicht bestimmen kann.

Wenn man ein Röntgenbild vom luftgefüllten, aufgeblähten Magen mit dem Ergebnis vergleicht, das die Plessimetermethode von demselben luftgefüllten Magen liefert, so findet man eine recht gute Übereinstimmung in der Lage der großen Kurvatur, während die kleine bei der letzt erwähnten Methode meist viel höher liegt als bei Röntgendurchleuchtung. Man kann also bei jener Methode mit Sicherheit nur die Lage der großen Kurvatur bestimmen, während man bei der Beurteilung der Verhältnisse der kleinen Kurvatur Vorsicht walten lassen muß.

Unter normalen Verhältnissen liegt die große Kurvatur bei Aufblähung ungefähr in Nabelhöhe, oft noch etwas höher, aber häufig auch unterhalb. Sie befindet sich also etwas höher aufwärts als bei Röntgendurchleuchtungen, was auf den erörterten Verhältnissen beruht. Bisweilen sind die Resultate aber auch übereinstimmend. Dieses wechselnde Verhalten beruht darauf, daß die Lage des Magens mehr zufällig ist, wenn der Patient liegt und der Magen leer ist, als wenn der Patient steht und der Magen Nahrung enthält.

Die kleine Kurvatur ist bei der Aufblähung meistens im obersten Teil des Epigastriums zu finden, nur in selteneren Fällen tiefer am Nabel, doch ist die Bestimmung, wie gesagt, unsicher; besonders wenn die Plessimetermethode eine sehr hohe Lage ergibt, ist das Resultat oft trügerisch.

2. Die physiologische Funktion des Magens und ihre klinische Untersuchung.

Der leere Magen sondert normalerweise keinen Saft ab, die Sekretion beginnt aber sofort, wenn Nahrung in den Magen eintritt, ja bereits während der Vorbereitung der Speisen im Munde. Durch die Salzsäuresekretion erhält der Mageninhalt die für die Pepsinverdauung günstigste Acidität, nämlich eine Wasserstoffionenkonzentration von $0,02-0,035$ (p_H $1,6-1,5$), was ungefähr einem Gehalt von $1^0/_{00}$ freier Salzsäure entspricht. Die Pepsinwirkung tritt freilich sowohl bei viel niedrigeren als bei höheren Aciditätsgraden in Erscheinung, und selbst wenn die Säurezahl so niedrig ist, daß überhaupt keine freie Salzsäure nachweisbar ist, kann doch eine geringe Pepsinverdauung stattfinden, nur nicht in alkalischem Medium.

Wenn das Nahrungsmittel alkalisch ist, werden bei der Vermengung des Magensafts mit der aufgenommenen Nahrung zuerst die vorhandenen Alkalien abgesättigt. Die dabei entstehenden Verbindungen reagieren neutral. Dann wird die Säure von den Albuminstoffen und ihren Spaltprodukten, insbesondere den Peptonen, gebunden. Die hierbei entstehenden Produkte, vorwiegend das Peptonhydrochlorid, reagieren mit Lakmus sauer, doch ist ihre Acidität nur schwach. Nach Bildung dieser Körper wird die dann noch ergossene Säure sich im wesentlichen als freie Säure halten, und diese ist es ganz überwiegend, welche die gehörige Wasserstoffionenkonzentration und damit die für die Pepsinverdauung günstigsten Bedingungen schafft.

Bei der Magenverdauung werden zuerst und vor allem die Eiweißstoffe angegriffen, gespalten und hydrolisiert unter Bildung löslicher Peptone und Polypeptide. Daneben hat die Digestion in dem stark sauren Milieu andre wichtige Resultate. Knochen werden entkalkt und verdaut, wenn sie nicht zu groß sind; werden sie nicht im Magen aufgelöst, so werden sie überhaupt nicht verdaut, sondern gehen unverändert durch den Darm ab. Das gleiche gilt von dem fibrösen Bindegewebe. Im Magen wird das Bindegewebe gelöst, das die einzelnen Muskelfibrillen verbindet, so daß diese unter den Einfluß des Magensafts kommen; wenn die Magenverdauung ausbleibt, so wandern alle festeren Bindegewebsbestandteile unbeeinflußt durch den Darmkanal. Die stark saure Reaktion bewirkt ferner eine kräftige Desinfektion auf der Höhe der Verdauung, so daß man den in das Duodenum überführten Chymus praktisch gesprochen als steril ansehen kann, ausgenommen den Anteil des Mageninhalts, der in den ersten Minuten nach der Einnahme durch den Pylorus abgeschoben wird.

Die Entleerung des Magens beginnt fast sofort nach der Nahrungsaufnahme, indem zunächst die flüssigen Bestandteile den Pylorus passieren. Die festeren Partikel werden im Digestionssack zurückgehalten und erst entleert, wenn sie völlig chymifiziert sind. Am längsten verweilen die ganz unverdaulichen Teile, aber auch diese werden abgeschoben und zwar zuletzt. Ist nach der Mahlzeit eine bestimmte, zureichende Zeit vergangen, so ist der Magen völlig leer, und zwar so völlig, daß in der Regel nicht einmal mikroskopische Speisereste gefunden werden können. Immerhin bedarf es dazu verschiedener Stunden, nach einer größeren Nahrungszufuhr dauert es wenigstens 10—12 Stunden, bis der Magen ganz frei von Speiseresten ist (Kemp).

Zur Beurteilung der normalen Funktionstüchtigkeit des Magens während der Verdauung kennt die Klinik verschiedene Funktionsproben, vor allem eine Sekretionsprüfung, welche ergeben soll, ob die Bestandteile des Magensafts in regelrechter Weise sezerniert werden, und eine Motilitätsprüfung, die den Entleerungsvorgang feststellen soll. Beide Proben können in der Weise gemacht werden, daß man den Patienten eine Probemahlzeit nehmen läßt und nach einer gewissen Zeit den Mageninhalt zur näheren Untersuchung entnimmt.

Zur Sekretionsprobe wird im allgemeinen das Probefrühstück nach Ewald-Boas benutzt, das aus einem Zwieback oder einer kleinen Semmel und etwa 1/4 Liter Wasser oder dünnem Tee besteht; häufig nimmt man etwas mehr Flüssigkeit, die ursprüngliche Vorschrift lautete 400 g. Ob die Flüssigkeit etwas mehr oder weniger als 1/4 Liter beträgt, hat geringe Bedeutung. Wesentlich ist, daß die Menge der konsistenten Nahrung einigermaßen konstant ist. Wir geben in der Regel einen großen Kräuterzwieback von etwa 35 g Gewicht. Eine Stunde oder Dreiviertelstunde nach Einnahme dieser Mahlzeit hat die Verdauung ihren Höhepunkt erreicht, man führt dann eine Sonde in den Magen ein und entleert ihn mittels Expression oder Aspiration (siehe S. 38). Die zuletzt erwähnte Methode ist vorzuziehen, da es darauf ankommt, soviel wie möglich vom Mageninhalt zu erhalten.

Nach der Sondierung untersucht man die Menge des Inhalts, seine Aciditätsverhältnisse, eventuell auch die Mengen der Fermente, speziell des Pepsins.

Die Größe des Mageninhalts wird teils direkt durch Messung im kalibrierten Glase bestimmt, in das man den aspirierten Brei entleert. Aus diesem Grunde empfiehlt sich die Verwendung eines kräftigen Aspirators. Nach unsrer Erfahrung ist der mit einem T-Stück versehene Ballon von Madsen zweckmäßig (siehe S. 38).

Um sich eine Vorstellung von der Größe des nach der Aspiration im Magen zurückgebliebenen Speiserests zu bilden, kann man die Mathieu-Rémondsche Restbestimmung verwenden. Man gießt durch den Spültrichter 300 g Wasser ein und entleert es wieder mit der Sonde, nachdem man es gut mit dem Mageninhalt vermischt hat; zu diesem Zweck läßt man den Trichter ein oder zwei Male leer- und wieder vollaufen. Bestimmt man nun die Acidität sowohl im ursprünglichen Mageninhalt (a) sowie im Spülwasser (b), so berechnet man den Restinhalt (x) nach folgender Formel:

$$x \cdot a = (x + 300) \cdot b$$
$$x = \frac{300\,b}{a - b}.$$

Unter normalen Verhältnissen enthält der Magen nach dem erwähnten Ewaldschen Probefrühstück ungefähr 100 ccm (etwa 60—140), und zwar ist diese Größe etwa dieselbe, gleichgültig ob man $^1/_4$ Liter oder 400 g Flüssigkeit eingegeben hat oder sehr viel weniger. Selbst wenn man Zwieback ganz trocken ohne Getränk nehmen läßt, beläuft sich der Mageninhalt eine Stunde später auch ungefähr auf 100 ccm. Gibt man dagegen beträchtlich mehr Brot, z. B. 70 g (zwei Zwieback), so erhält man auch einen reichlicheren Mageninhalt, ungefähr 200 ccm.

Das mit der Sonde Ausgeheberte hat unter normalen Verhältnissen das Aussehen eines gleichmäßigen, dünnflüssigen Speisebreis und reagiert stark sauer. Beim Stehenlassen setzt sich ein Sediment von unaufgelösten Speiseteilen ab. Beim Sammeln des Inhalts in einem graduierten Zylinder kann man nach einigen Stunden die Menge des Bodensatzes ablesen, die Größe des „Nahrungsrests" bestimmen. Nach der erwähnten Probemahlzeit mißt man in der Regel nach 24 stündigem Stehen einen Nahrungsrest von 30—60 ccm.

Die Acidität des Mageninhalts bestimmt man durch Titrierung mit $^1/_{10}$ norm. NaOH. Wenn die Säure gesättigt ist, hat man den Wert, den man als Totalacidität (Gesamtacidität) bezeichnet. Der Hauptzweck der Untersuchung ist indessen die Feststellung, ob der Magen während der Verdauung der Probekost Salzsäure in gewöhnlicher Menge sezerniert und die für die Pepsinverdauung optimale Acidität und Ionenkonzentration geschaffen hat.

Man wünscht also zuerst, die Gesamtsalzsäure kennen zu lernen, die sich, wie schon erwähnt, aus der im Mageninhalt befindlichen freien Salzsäure und der an Peptone, Albumosen und Eiweißstoffe usw. gebundenen zusammensetzt. Die Totalsalzsäure ist nun keineswegs identisch mit der Totalacidität. In diesem Wert sind außer der Salzsäure auch die übrigen sauren Bestandteile des Magensafts, also saure Salze (Phosphate u. ä.) sowie organische Säuren enthalten. Unter gewissen Bedingungen kann man indes annehmen, daß die Gesamtacidität fast ausschließlich von der Gesamtsalzsäure bestritten wird: 1. Man muß eine einfache fleischfreie Probekost, z. B. die Ewaldsche benutzen, die nur eine unbedeutende Menge saure Phosphate enthält; 2. man muß sicher sein, daß der Mageninhalt keine wesentlichen Mengen organischer Säuren enthält. Dergleichen Säuren bilden sich ganz gewiß bei Gärungsvorgängen im Magen; da aber eine starke Salzsäuresekretion zu einem sehr frühen Zeitpunkt bereits jede Gärung im Magen verhindert, kann also beim Vorhandensein reichlicher Salzsäure im Magensaft schließen, daß organische Säuren nur in sehr kleinen Mengen da sind. Unter solchen Umständen gibt die Totalacidität einen guten Ausdruck für die sezernierte Salzsäuremenge, die Totalsalzsäure.

Anders steht die Sache, wenn die Salzsäuresekretion herabgesetzt ist oder fehlt. Dann werden sich leicht organische Säuren entwickeln können, eine hohe Gesamtacidität wird festgestellt werden, ohne daß Salzsäure nachgewiesen werden kann, höchstens daß Spuren gefunden werden. Besonders wenn außer der Sekretionsstörung noch eine Stagnation des Mageninhalts stattfindet, kann die Gesamtacidität hohe Werte erreichen, viel höhere als normalerweise, obwohl Salzsäure ganz vermißt wird. Ein Mageninhalt von solcher Beschaffenheit wird aber in andrer Weise von einem Ausgeheberten normaler Qualität mit gleicher Gesamtacidität deutlich abweichen. Er gibt schon keine Reaktion auf freie Salzsäure und hat eine niedrige Wasserstoffionenkonzentration.

Wenn die Salzsäuresekretion regelrecht ist, findet man auf der Höhe der Verdauung stets reichlich freie Salzsäure und eine hohe Wasserstoffionenkonzentration mit einem P_H von ungefähr 1,5 (1,25 bis 1,75). Wenn die Acidität dagegen auf organische Säuren zu beziehen ist, erweist sich die Ionenzahl als viel geringer mit einem p_H von 3—5, da die organischen Säuren weit schwächer, d. h. weit weniger dissoziiert sind als die Salzsäure, die in freiem Zustand so gut wie ganz dissoziiert ist. Bei hoher Gesamtacidität und niedriger Ionenzahl kann man die Säurewerte ganz oder fast ganz auf andere Säuren zurückführen als auf die Salzsäure.

Wenn dagegen eine so geringe Gesamtacidität besteht, daß daraus von selbst der Mangel freier Salzsäure und das Vorhandensein einer niederen Ionenzahl folgt, so kann man sicher sein, daß die Salzsäuresekretion des betreffenden Falls abnorm gering gewesen oder ganz erloschen ist; man kann aber daraus nicht schließen, daß die geringe Säurezahl auf einer kleinen Menge (gebundener) Salzsäure oder auf organischer Säure beruht. Um dies entscheiden zu können, muß man zu eingehenderen und umständlicheren Methoden der Bestimmung der Totalsalzsäure (z. B. nach Sjøqvist) greifen; in der Klinik mag es genügen zu wissen, daß die Salzsäuresekretion auf ein Minimum herabgesetzt ist oder aufgehört hat.

Die Bestimmung der Gesamtacidität geschieht, wie erwähnt, durch gewöhnliche Titrierung mit $^1/_{10}$ norm. NaOH. Als Indikator würde Lackmuspapier am ehesten gegeben sein, aber da sein Umschlagspunkt schwer zu beobachten ist, benutzt man im allgemeinen Phenolphthalein mit leicht erkennbarer Farbänderung. Der Umschlagspunkt liegt allerdings etwas auf der alkalischen Seite des Nullpunktes, so daß wir einen etwas zu hohen Wert erhalten, aber diese Ungenauigkeit wird durch die größere Bequemlichkeit wettgemacht. Auch Alizarin kann man als Indikator verwenden, das etwas niedrige Zahlen gibt, da sein Umschlagspunkt ein wenig auf der sauren Seite des Nullpunktes liegt. Es gibt einen genaueren Wert für die Totalsalzsäure als das Phenolphthalein, doch hat letztes die Tradition für sich; auch ist die damit erreichte Genauigkeit für klinische Zwecke groß genug.

Neben der Totalacidität hat man, wie gesagt, die Wasserstoffionenkonzentration oder die freie Säure zu bestimmen. Die Feststellung der Ionenzahl würde theoretisch betrachtet den Vorteil haben, daß man einen direkten Aufschluß darüber bekäme, wie weit der Magen das normale optimale Verdauungsmilieu geschaffen hat, das er bei jeder Mahlzeit zu erreichen strebt. Indessen ist eine solche direkte Bestimmung der Ionenkonzentration zur Benutzung in der Klinik schlecht geeignet. Das gilt vor allen Dingen für die elektrometrischen Bestimmungen. Weit praktischer ist die von S. P. L. Sørensen ausgebildete kolorimetrische Methode. Man verteilt in einer Reihe Reagenzgläser Flüssigkeiten (z. B. Mischungen von $\frac{1}{10}$ norm. Salzsäure und $\frac{1}{10}$ norm. Natriumcitratlösung) mit verschiedenen Wasserstoffzahlen steigend, z. B. p_H 4 oder 5 bis p_H 1. Zu diesen Gläsern setzt man verschiedene Indikatoren, nämlich einige Tropfen Methylviolett zu den Gläsern mit p_H 1—2, Dimethylamidoazobenzol zu den Gläsern mit p_H 2—4, und eventuell Methylrot zu den Gläsern mit p_H 4—5. Zum filtrierten Mageninhalt setzt man in einem anderen Reagenzglase einige Tropfen von einem der gleichen Indikatoren hinzu und stellt durch Vergleich fest, an welcher Stelle der Farbenreihe das Glas eingeschoben werden kann. Damit ist die Wasserstoffionenkonzentration bestimmt.

Für die tägliche Praxis ist dieser Apparat jedoch unverhältnismäßig groß und schwer in einem allzeit brauchbaren Zustand zu erhalten. Viel leichter ist es, die Menge der freien Salzsäure durch Titrierung zu bestimmen, die man ja doch zum Nachweis der Gesamtacidität benutzt. Diese Methode hat noch den Vorteil, daß man den Mageninhalt unfiltriert verwenden kann und dabei nicht auf die adsorbierte Säure zu verzichten braucht, daß sie ferner Aufschluß über die Menge der gebundenen Säure gibt.

Zur Titrierung der freien Salzsäure sind verschiedene Indikatoren im Gebrauch: Methylviolett, Kongo, Methylorange, Dimethylamidoazobenzol u. a. m., deren Umschlag zeigen soll, wann die freie Säure abgesättigt ist. Bei Benutzung verschiedener Indikatoren erhält man aber auch verschiedene Resultate, da sie ja in Wirklichkeit Indikatoren für die Wasserstoffionenkonzentration sind, und der Umschlag bei den für jeden verschiedenen Wasserstoffzahlen erfolgt. Man hat ferner gegen eine solche Titrierung eingewendet, daß sie nichts darüber aussagt, ob die Säure, die man mißt, frei oder gebunden ist, sondern nur über die während der Titrierung ständig wechselnde Wasserstoffionenkonzentration. Die Berechtigung zur Anwendung der Titrierung zum Nachweis der freien Säure liegt indes in der Tatsache, daß in einem salzsauren Mageninhalt die Wasserstoffionenkonzentration fast ausschließlich von der stark dissoziierten freien Salzsäure beherrscht wird, so daß die Bestimmung der einen Größe auch die andere gibt. Die Bestimmung der Wasserstoffzahl und die Titrierung der freien Salzsäure gehen vollkommen parallel.

Von den erwähnten Indikatoren gibt das Dimethylamidoazobenzol (Töpfers Reagens) einen Umschlag von rot- zu lachsfarben im Augenblick der Absättigung der freien Säure, während der Umschlag zu orange und gelb bei einer tieferen Acidität liegt. Dies Reagens hat den Vorteil, daß man es bei der Titrierung gleichzeitig und in derselben Weise dem Mageninhalt tropfenweise zusetzen kann wie das Phenolphthalein, so daß beide Bestimmungen in einer einzigen Titrierung ermöglicht werden. Ein Mangel liegt darin, daß der Umschlag sehr oft schwer genau zu sehen ist, selbst bei einiger Übung, so daß man ohne ganz genaue Abpassung leicht zu große Werte für die freie Säure erhält, und, wenn der Mageninhalt infolge von Blutbeimischung bräunlich oder rötlich ist, den Umschlag überhaupt nicht wahrnehmen kann. Ferner gibt das Reagens als Indikator für Wasserstoffionenkonzentration einen Umschlag auch mit anderen Säuren als mit Salzsäure. Dieser Einwand hat indessen geringere Bedeutung, da organische Säuren niemals so hohe Wasserstoffzahlen geben wie bei freier Salzsäure.

Es gibt nun allerdings Reagentien, die nur mit freier Salzsäure reagieren und nicht mit organischen Säuren, nämlich das Günzburgsche und das Boassche (Johanne Christiansen). Die Bestimmung wird folgendermaßen ausgeführt. Einen Tropfen des Reagens bringt man in eine Porzellanschale, wo man ihn vorsichtig über einer Flamme eintrocknen läßt. In die Mitte des eingetrockneten hellgelben Flecks läßt man einen Tropfen Mageninhalt fallen und erwärmt wieder vorsichtig. Bei positiver Reaktion entsteht ein roter Streifen oder Fleck. Die Reaktion tritt erst dann ein, wenn der Mageninhalt stark konzentriert worden ist, und das Vorhandensein von Säure gibt sich nur dann zu erkennen, wenn bei der Konzentration eine sehr hohe Wasserstoffzahl erreicht wird (entsprechend $2n \cdot HCl$); erst bei solch hoher Konzentration tritt die Umfärbung ein. Von den Säuren des Mageninhalts ist aber die Salzsäure die einzige, die diese Eigenschaft zur Konzentration besitzt, während sie organischen Säuren nicht zukommt. Die Reagentien von Günzburg und Boas sind also wirkliche Teste auf freie Salzsäure im Mageninhalt.

Diese Proben eignen sich deshalb vorzüglich zur qualitativen Bestimmung der freien Salzsäure, sind aber zur quantitativen Bestimmung zu unbequem. In dieser Beziehung verdient das Kongopapier (nicht Kongolösung) den Vorzug u. a., weil es einen sehr scharfen Umschlag gibt. Dieser liegt bei einer Wasserstoffionenkonzentration von etwa p_H 4, also sehr viel niedriger als der optimale. In einem salzsauren Mageninhalt, färbt sich das Kongopapier blau, zunächst solange freie Säure vorhanden ist, sodann solange Acidalbumine zur Stelle sind; denn auch die an die Aminogruppen der Peptone gebundene Salzsäure reagiert mit Kongo. Es hat sich nämlich herausgestellt, daß die Differenz zwischen der Günzburgzahl und der Kongozahl gleich ist dem Wert, den man bei der Formoltitrierung erhält, wenn man auch bei dieser Titrierung $^1/_{10}$ ccm als Einheit verwendet (Johanne Christiansen).

Wenn man mit Kongopapier als Indikator titriert, so sättigt man beim Zusatz von Natronlösung erst die eigentliche freie Salzsäure, dann die an die Aminogruppen der Peptone gebundene Säure, und erst wenn dieses geschehen ist, gibt das Kongopapier nicht länger eine positive Reaktion. Wir bekommen also bei der Titrierung mit diesem Indikator einen höheren Wert als mit den vorher erwähnten Reagentien. Darin kann man aber nur einen Vorzug des Kongopapiers sehen, da nur der größere Ausschlag der Salzsäuresekretion in der Klinik von Bedeutung ist. Als bedenklich kann man anführen, daß eine positive Reaktion auch in solchem Mageninhalt eintreten kann, der auf Grund von Stagnation viel organische Säure enthält. Aber einmal ist die Reaktion in solchen Fällen nur schwach, die Farbe mehr violett als blau, ferner lassen sich solche Befunde leicht durch die anderen noch vorzunehmenden Untersuchungen aufklären.

Bei der Untersuchung auf Acidität eines ausgeheberten Mageninhaltes wird man in folgender Weise vorgehen.

Zunächst macht man eine **qualitative Probe**, indem man den Inhalt auf Kongopapier reagieren läßt, das normalerweise von dem sauren Saft blau gefärbt wird. Tritt keine Färbung des Kongopapiers ein, so enthält das ausgeheberte keine freie Salzsäure. Man prüft dann mit Lackmuspapier, ob es überhaupt sauer ist, wenn das Lackmuspapier keine saure Reaktion anzeigt, weiß man, daß überhaupt keine Salzsäure produziert worden ist. Wenn die Flüssigkeit aber auf Lackmus sauer reagiert, so kann das bedeuten, daß gebundene Salzsäure vorhanden ist, es kann aber auch auf organische Säuren, saure Phosphate zu beziehen sein. Wenn das Kongopapier blau gefärbt ist, braucht nicht unter allen Umständen freie Salzsäure vorhanden zu sein, doch ist dieses sehr wahrscheinlich, wenn die Reaktion kräftig ist, dagegen nicht, wenn sie schwach ist, oder wenn die Farbe nicht rein blau, sondern mehr verwaschen, violett ist. Die endgültige Entscheidung über die Anwesenheit freier Salzsäure liefert die Anwendung von Günzburgs oder Boas' Reagenzien, die man in jedem Fall heranziehen muß, wenn die Kongoreaktion nicht sehr kräftig oder rein ist.

Die **quantitative** Säurebestimmung geschieht durch Titrierung mit $^1/_{10}$ norm. NaOH in 10 ccm Magensaft, der mit der Pipette entnommen oder besser in ein 10 ccm fassendes Zylinderglas gefüllt wird. Man soll die Titrierung am unfiltrierten Mageninhalt vornehmen. Die Säurezahl entspricht der Anzahl Zehntelteile von einem Kubikzentimeter Zehntel-Normal Natronlösung, die zu 10 ccm Mageninhalt hinzugesetzt werden muß, um den dem verwendeten Indikator entsprechenden Umschlag zu bekommen. Wenn man z. B. 6,5 ccm Natronlauge zusetzen muß, so ist die Acidität 65 (0,065 norm. HCl). Als Indikator bei der Titrierung werden mit Vorteil Kongopapier und Phenolphthalein verwendet, obwohl das Kongopapier, wie gesagt, nicht genau die Menge der freien Säure angibt und der Umschlagspunkt des Phenolphthaleins mehr auf der alkalischen Seite liegt als bei dem im Neutralpunkt reagierenden Lackmuspapier. Dies geschieht, wie oben ausgeführt, aus rein praktischen Gründen.

Zur genauen Bestimmung der freien Säuremengen muß man bei der Titrierung Günzburg oder Boas Reagens als Indikator benutzen; doch geschieht dies nicht allgemein, da die Methode ziemlich umständlich ist. Dazu kommt, daß die genaue Kenntnis der Menge freier Säure selten wesentliche Bedeutung hat.

Eine gute Vorstellung über die Menge freier Säure kann man sich bilden, wenn man die Kongo- und Phenolphthaleinzahlen kennt, denn die Kongozahl liegt in der Mitte zwischen der bei Günzburg und Phenolphthalein gefundenen (Joh. Christiansen). Erhält man z. B. bei der Titrierung mit Kongo den Wert 50, bei Phenolphthalein 70, so ist der Wert für freie Salzsäure 30. Kennt man also die erste Zahl, so kann man die letzte berechnen 50—(70—50). Um diese praktische Berechnung anwenden zu können, muß man die beiden Titrierungen mit Kongo und Phenolphthalein besonders vorsichtig und korrekt ausführen. Das Kongopapier muß sorgfältig zubereitet sein[1]). Die Titrierung muß fortgesetzt werden, bis jede Spur positiver Reaktion verschwunden ist, bei der Titrierung mit Phenolphthalein muß man reichliche Mengen des Indikators zusetzen und aufhören, wenn in der Flüssigkeit eine schwache Rosafarbe erscheint, die sich beim Umrühren erhält.

In der Literatur ist es ganz allgemein üblich, die bei der Titrierung mit Kongopapier bestimmte Säure als freie Salzsäure zu bezeichnen. Nach dem Vorstehenden ist dies unkorrekt, und da schließlich die verschiedenen Untersucher oft andere Indikatoren brauchen als die hier empfohlenen, empfiehlt es sich, stets den Indikator anzu-

---

[1]) Die Zubereitung geschieht auf folgende Weise: 1 g Kongorot, wird in 500 ccm destillierten Wassers gelöst, wozu 200 ccm Alkohol gesetzt werden. Hiermit wird Filtrierpapier getränkt und im säurefreien Raum zum Trocknen aufgehängt.

geben, wenn man eine Acidität zahlenmäßig bewertet, indem man z. B. von der Günzburgzahl, Kongozahl, Phenolphthaleinzahl usw. spricht statt der Zahl für freie Säure oder Gesamtacidität.

Aus dem eben gesagten geht auch hervor, daß man bei der Benutzung verschiedener Indikatoren bei der Magensafttitrierung ebensoviele verschiedenen Zahlen erhält. Z. B. ergeben sich bei dem beschriebenen Probefrühstück eine Stunde nach der Einnahme:

Bei Günzburgs (oder Boas') Reagens . . . 26
„   Dimethylamidoazobenzol . . . . . etwa 40
„   Kongopapier 45
„   Alizarin 52
„   Lackmuspapier . . . . - 57
„   Phenolphthalein. 64

Diese Zahlen können freilich beträchtlich schwanken, ohne den normalphysiologischen Spielraum zu verlassen. Die Menge der freien Salzsäure nach der Günzburgzahl kann variieren von etwa 15—45, die Kongozahl von etwa 30—60 und die Phenolphthaleinzahl von etwa 50—80, bevor die Grenze des Normalen überschritten wird.

Die angeführten Zahlen beziehen sich nur auf eine Ewaldsche Probekost, die nach c. einer Stunde ausgehebert worden ist. Unter andern Bedingungen schwanken sie beträchtlich, einmal nach der Art der Mahlzeit, zweitens nach dem Zeitpunkt der Ausheberung.

Mit Rücksicht auf die Art der Mahlzeit ist es namentlich der Gehalt an Eiweißstoffen, der für die Variationen verantwortlich ist. Sind wie in einer Fleischmahlzeit reichlich Albumine vorhanden, so wird weit mehr von der sezernierten Salzsäure gebunden als bei der eiweißarmen Ewaldschen Probemahlzeit. Es muß in diesem Falle wesentlich mehr Salzsäure produziert werden, um dieselbe Wasserstoffionenkonzentration zu erreichen, womit sowohl die Zahlen für gebundene Säure als auch für die Gesamtacidität höher werden als vorhin angegeben. Weiterhin wird das Maximum der freien Säure zu einem späteren Zeitpunkt erreicht, einige Stunden nach der Einnahme, je nach der Menge der Nahrung.

Im Gegensatz hierzu findet man sehr wenig gebundene Säure in dem reinen Magensaft, wie man ihn z. B. im nüchternen Zustande bei Patienten mit Supersekretion antrifft. Hier liegen deshalb die Zahlen, die man bei der Titrierung mit Günzburg, Kongo, Phenolphthalein bekommt, dicht beieinander, während sie bei Fleischkost sich sehr von einander entfernen und bei Ewaldschem Probefrühstück eine Mittelstellung einnehmen.

Wenn man z. B. nach Ewaldschem Probefrühstück mit Günzburg die Zahl 35, mit Kongo die Zahl 50, mit Phenolphthalein 65 erhält, können wir beim gleichen Patienten nach einer Mahlzeit von 50 g Fleisch und 4 Stücken Brot resp. 36—64—91, und bei Nüchternsaft resp. 53—60—67 feststellen. Die Differenz zwischen den Zahlen beträgt hier nur 7, in den beiden andern Fällen bzw. 15 bzw. 28.

Von Bedeutung ist auch, zu welchem Zeitpunkt nach Einnahme

der Mahlzeit der Inhalt ausgehebert wird. Entleert man ein Ewaldsches Probefrühstück vor Ablauf einer Stunde, z. B. schon nach einer halben Stunde, so findet man mehr Nahrungsreste, mehr gebundene und weniger freie Salzsäure, und exprimiert man noch zeitiger, so kann die freie Säure ganz fehlen. Noch stärker machen sich diese Umstände bei einer größeren Mahlzeit, besonders aus Fleisch, geltend. Hier wird unter Umständen längere Zeit, mehr als eine Stunde, bis zum Auftreten freier Salzsäure vergehen.

Der Mageninhalt enthält bisweilen andere Säuren als die Salzsäure, besonders **organische Säuren,** am häufigsten Milchsäure, in gewissen Fällen Buttersäure u. a. Diese organischen Säuren entstehen bei der Gärung des Mageninhalts, sie werden unter normalen Verhältnissen nur in kleineren Mengen zu Beginn der Verdauung gebildet, weil die sezernierte Salzsäure schnell dank ihrer antiseptischen Eigenschaften jegliche Gärung verhindern wird. Wenn ein Mageninhalt Salzsäure in gewöhnlicher Menge enthält, speziell freie Salzsäure, brauchen wir deshalb nicht besonders nach organischen Säuren zu suchen; man findet sie höchstens in Spuren. Wenn dagegen die Salzsäureabscheidung unter pathologischen Verhältnissen herabgesetzt oder aufgehoben ist, können organische Säuren gebildet werden, und besteht eine Retention im Magen, so kann diese Säurebildung beträchtliche Grade erreichen. Der Mageninhalt kann dann eine so starke Acidität aufweisen, daß er nicht nur kräftig auf Lackmus reagiert, sondern auch auf Kongopapier; doch ist die letzte Reaktion in der Regel wenig intensiv. Niemals aber wird man eine positive Reaktion mit Günzburgs oder Boas' Reagenzien erhalten. Die Säure, die zuerst und in größter Menge entsteht, ist die Milchsäure, ihr Nachweis kann unter Umständen von Bedeutung sein. Er erfolgt mit Uffelmanns Reagens, das aus einer stark verdünnten (hellgelben) Lösung von Eisenchlorid besteht. Beim Zusatz einiger Tropfen filtrierten Mageninhalts nimmt diese Lösung eine ausgesprochen gelbe Farbe an, wenn Milchsäure vorhanden ist.

Von den **Fermenten** des Mageninhalts hat nur das Pepsin klinische Bedeutung. Der qualitative Nachweis geschieht in der Art, daß man zu filtriertem Magensaft etwas geronnenes Eiweiß gibt, und falls die Acidität niedrig ist, noch etwas Salzsäure. Nach 24 stündigem Aufenthalt im Thermostaten bei 37 Grad ist das Eiweiß ganz oder teilweise gelöst.

Von den verschiedenen Methoden der quantitativen Pepsinbestimmung ist das Mettsche Verfahren vorzuziehen. Im ganzen muß man aber sagen, daß die Bestimmung des Pepsins keine wesentliche diagnostische Bedeutung besitzt und deshalb unterlassen werden kann. Dasselbe gilt von der früher von der Boasschen Schule empfohlenen Bestimmung des Labfermentes.

Im Magen findet man normalerweise immer **Schleim,** der von allen Zellen des Oberflächenepithels sezerniert wird. Unter gewöhnlichen Verhältnissen sind die entleerten Massen allerdings so gut wie frei von Schleim. Teils wird nur wenig davon abgeschieden, teils wird der gebildete Schleim vom Magensaft verdaut und aufgelöst. Doch wird dem Mageninhalt oft Schleim aus der Speiseröhre und von der Mund- und Nasenhöhle beigemischt. Diese Beimengungen lassen sich in der Regel vom eigentlichen Magenschleim trennen, da sie sich entweder als wohl abgegrenzte, eventuell eitrige Schleimballen aus dem Nasenrachenraum präsentieren oder als klarerer Schleim auf der Flüssigkeit schwimmen, während der Magenschleim innig mit dem Speisebrei gemischt ist. Unter pathologischen Verhältnissen kann der Magenschleim bedeutend vermehrt sein. Zum Nachweis dieses mit den Nahrungsstoffen durchmischten Schleims hebt man etwas Inhalt mit einem Glasstab oder einem gebogenen dicken Metalldraht auf, man kann den Brei auch von einer Schale in eine andere umgießen; bei vermehrtem Schleimgehalt erweisen sich die Nahrungsbestandteile als eine zusammenhängende, fadenziehende Masse.

Als Ergänzung zur Untersuchung der Ewaldschen Probemahlzeit muß man eine Untersuchung des Mageninhalts in nüchternem Zustand vornehmen, besonders wenn man nach der Probemahlzeit eine hohe Säurezahl oder reichlichen Inhalt festgestellt hat. Eine Sonde wird morgens eingeführt, bevor der Patient etwas genossen hat (nicht einmal etwas Wasser getrunken hat), und der Inhalt aspiriert. Normalerweise findet man nichts oder bis 10 ccm. Erst wenn man etwa 20 ccm oder mehr erhält, muß man das als abnorm betrachten, in krankhaften Zuständen findet man häufig 50—100 ccm und darüber.

Stets wird man im Nüchterninhalt eine Menge Schleim nachweisen können, doch wird die Untersuchung des Schleims in diesem Falle geringere Bedeutung haben als im Speisebrei, weil der Oesophagus- und Magenschleim sich so gut wie immer in erkennbarer Menge vorfinden. Nur wenn der Schleim besonders reichlich ist, kann man dies sicher als pathologisch bezeichnen.

Die **motorische Funktion** des Magens wird untersucht durch Feststellung des Zeitpunktes, zu dem er normalerweise leer sein sollte. Man benutzte dazu früher gewöhnlich die Probemahlzeit von Leube oder Riegel, die folgende Zusammensetzung hatte: 400 ccm Fleischsuppe, 200 g gebratenes Ochsenfleisch, 50 g Brot und 200 ccm Wasser. Nach sieben Stunden ist der Magen normalerweise leer. Zur Feststellung einer stärkeren Entleerungsbehinderung führte Boas seine Abendprobemahlzeit ein aus 70—100 g Brot mit Butter und kaltem Fleisch nebst 2 Glas (400 g) Tee. Die Einnahme erfolgte am Abend, der Magen wurde 12 Stunden später untersucht. Fanden sich zu dieser Zeit noch Speisereste, so lag eine ernste motorische Störung vor, in der Regel eine Pylorusstenose. Die verschiedenen Probemahlzeiten haben alle die Eigenschaft, daß sie vollständig verdaut werden können und zum Schluß in eine so dünnflüssige Form geraten, daß sie auch einen verengerten Pylorus passieren können. Um dem zu entgehen, erdachte Bourget die Probemahlzeit mit unverdaulichen und leicht kenntlichen Bestandteilen, nämlich Zwetschen. Strauss schlug für denselben Zweck Korinthen vor. Gibt man diese unverdaulichen Mittel am Abend, so findet man sie wesentlich häufiger am Morgen bei der Magenausspülung als mit den früher erwähnten Verfahren.

Zur Untersuchung der Motilität haben wir im großen Umfang eine Mahlzeit benutzt von folgender Zusammensetzung: 1 Tasse Hafersuppe mit 8 gekochten Pflaumen und einem Eßlöffel eingemachte Preißelbeeren nebst 50 g Hackfleisch und 2 Stücken Franzbrot. In zahlreichen Untersuchungen (Kemp) zeigte es sich, daß diese Mahlzeit im Laufe von 3—5 Stunden entleert wurde, so daß also nach 5 Stunden der Magen leer ist oder nur geringe Reste enthält. Da die Mahlzeit ziemlich groß ist, kann man sie auch vereinfachen. Empfehlenswert ist besonders eine Retentionsprobemahlzeit, die aus einer Portion gekochter Reis mit etwas Milch, 8 gekochten Pflaumen und einem Eßlöffel Preißelbeerkompott besteht. Auch in dieser Zusammensetzung bewältigt sie der Magen im Lauf von 2—3 Stunden, und 5 Stunden später finden sich höchstens geringe Reste.

6 Stunden nach einer solchen **Retentionsprobemahlzeit** ist also der Magen normalerweise vollständig leer, nur mikroskopisch kann man Speisereste nachweisen (Stärkekörner u. a.); diese verschwinden erst nach 10—12 Stunden und sind selbst nach dieser Zeit bei einer Menge normaler Menschen nachzuweisen. Der Nachweis einer „mikroskopischen Retention" hat deshalb keine diagnostische Bedeutung.

Die Eingabe einer Retentionsprobemahlzeit erfolgt am besten am Abend, am nächsten Morgen, also nach etwa 12 Stunden, nimmt man eine Ausspülung des Magens vor. Wenn man bei der Aspiration oder Ausspülung reichliche Reste (mehr als 5 ccm feste Bestandteile) findet, spricht man von einer großen Retention, und eine solche große Retention nach 12 Stunden findet sich nur bei bedeutender Behinderung der Magenentleerung. Demgegenüber bezeichnet man als kleine Retention den Befund geringer Reste im Spülwasser: einige Pflaumenteile, einige Preißelbeerkerne u. ä., im ganzen höchstens wenige ccm. Bei der Feststellung der kleinen Retentionen sind die Preißelbeerkerne von besonderer Bedeutung, denn oft findet man nur etliche von diesen als Rest. Es muß hervorgehoben werden, daß selbst wenige solcher Kerne, überhaupt jeglicher makroskopischer Rest nach 12 Stunden pathologisch ist. Eine Fehlerquelle kann sich ausnahmsweise ergeben, wenn ein Patient schlechte Zähne hat und in diesen Pflaumenreste oder Preißelbeeren zurückgehalten werden, die am Morgen verschluckt und bald danach bei der Ausspülung entfernt werden. Man muß deshalb die Patienten am Abend nach der Mahlzeit den Mund reinigen lassen.

Bisweilen wird man Veranlassung haben, sich nicht mit einer Untersuchung nach 12 Stunden zu begnügen, sondern den Mageninhalt 6 oder 8 Stunden nach der Nahrungsaufnahme auszuheben, um geringere Motilitätsstörungen festzustellen. Normalerweise soll zwar der Magen um diese Zeit leer sein, unter krankhaften Verhältnissen indessen kann man zu diesen Zeitpunkten eine große oder kleine Retention finden. Man spricht dann von einem großen oder kleinen

6,8 oder 12 Stunden Retention. Auch ein großer 5-Stundenrückstand muß als pathologisch angesehen werden, ist indes höchst gewöhnlich bei dyspeptischen Zuständen jeder Art; dagegen liegt eine kleine Retention nach 5 Stunden im Bereich normaler Grenzen.

Die Motilität des Magens kann weiterhin mit Röntgendurchleuchtung untersucht werden, indem man beobachtet, wie lange Zeit der Magen braucht, um eine gewöhnliche Kontrastmahlzeit zu entleeren. Als solche benutzt man jetzt allgemein eine Aufschwemmung von Bariumsulfat. An der Röntgenklinik des Rigshospital ist folgende Zusammensetzung im Gebrauch: Bar. sulf. 100,0, Sacch., Kakao aa 20,0, Reismehl 15,0, mit Wasser zur Konsistenz einer dicken Hafersuppe zusammengerührt. Diese Mahlzeit ist normalerweise am häufigsten im Lauf von 4 Stunden, sicher innerhalb 5 Stunden entleert. Finden sich nach 5 Stunden noch Reste der Mahlzeit im Magen, so handelt es sich um eine Entleerungsverzögerung, und ist diese schwer, so kann man große Teile des Breis noch 24 Stunden später erkennen.

Vergleicht man die Resultate dieser Untersuchung mit denen der Retentionsmahlzeit, so wird man (nach Wissing) meistens eine gewisse Übereinstimmung finden, häufiger allerdings eine Verzögerung bei der Retentionsmahlzeit als bei dem Kontrastbrei. In einer gewissen Anzahl Fällen weichen die Ergebnisse ohne erkennbaren Grund voneinander ab. Einem 12-Stundenrest der Retentionsmahlzeit entspricht ungefähr eine 24-stündige Retention von Kontrastbrei, doch findet man diese z. B. bei Ulcus nur etwa $^2/_3$ mal so häufig als die erste.

Die Untersuchung mit Durchleuchtung hat den Vorteil, daß man den Patienten die Sondeneinführung erspart, aber einmal ist sie weniger fein und dann auch teurer.

3. Allgemeine therapeutische Bemerkungen.

A. Diätetik.

Bei der Behandlung der Krankheiten der Verdauungsorgane spielt die Diät eine besondere Rolle. Der Zweck der diätetischen Behandlung ist ein doppelter. Einmal gilt es, die Nahrung in der Form zu geben, die dem krankhaften Zustand der Verdauungsorgane am besten angepaßt ist, und dann, den Patienten zureichend zu ernähren, was gerade bei diesen Krankheiten besondere Wichtigkeit besitzt. Die Ernährung des Kranken wird nämlich oft durch die krankhafte Veränderung der Verdauungsorgane beeinträchtigt, und sehr oft wird es die Hauptaufgabe des Arztes sein, nicht nur die gerade zur Erhaltung des Lebens ausreichende Ernährung zu geben, sondern auch einer künftigen Unterernährung abzuhelfen, also eine Überernährung durchzuführen, die sowohl auf den Allgemeinzustand des Patienten als auch auf den Verlauf der krankhaften Prozesse günstig wirkt.

In der Regel handelt es sich darum, bei solchen Krankheiten den Magen zu schonen, indem man seine Arbeit soweit wie möglich vermindert und erleichtert, ohne indes die Rücksicht auf zureichende Ernährung außer Acht zu lassen. Um dieses Ziel zu erreichen muß der Arzt Kenntnisse von der Zusammensetzung und Zubereitung der gewöhnlichen Gerichte, von ihrer Verdaulichkeit und ihrem Gehalt an Nährwerten besitzen. Wenn man von der Verdaulichkeit eines Nahrungsmittels spricht, denkt man in erster Linie an das Verhalten zur Magenverdauung; je leichter der Magen imstande ist, die Nahrung aufzulösen oder sie doch zu einem einigermaßen dünnflüssigen Chymus umzuwandeln, um so leichter verdaulich ist die Nahrung, um so schneller kann sie den Magen verlassen. In dieser Bedeutung ist der Begriff Verdaulichkeit ganz verschieden von dem der physiologischen Ausnutzung.

Zur Erhöhung der Verdaulichkeit wird die Nahrung auf verschiedene Weise zubereitet, wobei besonders folgende drei Prozesse von Wichtigkeit sind: Die Zubereitung zu speisefertigem Zustand, die Zerkleinerung mit Messer und Gabel und die Durcharbeit in der Mundhöhle. Auf alle drei Prozesse muß sich das ärztliche Interesse erstrecken. Bezüglich der beiden letzten muß man die Patienten belehren, die Nahrung sorgfältig zu zerkleinern, langsam zu essen, gut zu kauen; falls das Gebiß mangelhaft ist, muß man für passende Prothesen Sorge tragen.

Von besonderer Bedeutung ist die Kochkunst, deren Technik zum großen Teil den Zweck erfüllen soll, die Verdaulichkeit der Nahrungsmittel zu erhöhen, um sie „leicht schmelzbar" im Magen zu machen. Nur einzelne Nahrungsmittel liefert die Natur so, daß sie ohne Zubereitung leicht verdaulich sind, wie Milch und Eier, während die andern Nahrungsmittel eine vorbereitende Behandlung erfordern.

Beim Kochen und Braten des Fleisches erfolgt außer einer Gerinnung der Eiweißstoffe eine Lösung der einzelnen Muskelfasern, indem das Bindegewebe zwischen ihnen in Leim umgewandelt und aufgelöst wird. Dabei befördert man die Lösung des Fleisches im Magensaft. Man erreicht dieses in höherem Grade durch Kochen als durch Braten und in verschiedener Weise bei den verschiedenen Fleischsorten; Fleisch von Fischen, Hühnern, Puten, Hammeln, Kaninchen und anderes helles Fleisch wird leichter gelöst als Ochsen-, Schweinefleisch u. ä. Besonders widerstandsfähig gegen das Kochen und die Magenverdauung ist Fleisch, welches zur Erhöhung der Haltbarkeit gesalzen oder geräuchert ist. Leicht verdaulich sind dagegen gewisse Organe wie Bries und Hirn.

Durch besondere Zubereitung kann man den auflösenden Einfluß der Wärmebehandlung erhöhen, so durch Hacken des Fleisches mit Hackmesser oder Maschine oder durch Zerreiben im Mörser. So vorbereitet kann man es als Farce oder Paste nach Zusatz von Mehl, Eiern u. a. benutzen. Die Farce kann man entweder kochen oder braten. Man kann das Fleisch auch hacken oder schaben und dann auf einer Pfanne leicht anbraten oder nach Zerkleinerung im Mörser es als Fleischpüree (Fleischmus) roh oder gebraten genießen. Einem Schritt weiter kann man gehen, indem man die Eiweißstoffe des

Fleisches in flüssiger Form als Fleischsaft gibt, ausgepreßt oder ab-
gegossen, nachdem man Fleisch mit wenig Wasser in einer Flasche
bei höchstens 50° C gekocht hat. Bei der sogenannten Flaschensuppe
oder Beeftea, wo man das zerkleinerte Fleisch in der Flasche kocht
und dann durchseiht, erhält man im wesentlichen nur die Extraktiv-
stoffe und eine geringe Menge Eiweiß.

Im Handel gibt es eine ganze Reihe verschiedener sogenannter
Fleischpeptone, die lösliche Spaltprodukte der Eiweißstoffe des
Fleisches enthalten (Albumosen, Peptone u. ä.), die also offenbar die
Magenverdauung erleichtern; viele von ihnen werden vom Darm
schlecht vertragen, andere haben einen üblen Geschmack, deshalb sind
sie nicht zu empfehlen. Das gilt z. B. von Kemmerichs und Kochs
Peptonen. Besser vertragen werden von solchen Präparaten Somatose
von Fleisch, Riba von Fisch, Nutrose, Tropon, Plasmon von Kasein,
Tonin von Kasein mit Zusatz von Natriumglycerophosphat und m. a.

Von den Nahrungsmitteln des Pflanzenreiches spielen die Ge-
treidearten die Hauptrolle. Ihre Verdaulichkeit im Magen hängt
im wesentlichen von dem Grade ihrer Zerkleinerung ab. Diese geschieht zunächst in Mühlen, wo das Korn zu Graupen oder Grieß von
verschiedener Feinheit zermahlen wird bis zum feinsten Weizengrieß
und feiner Gerstengrütze, oder noch weiter, zu den verschiedenen
Mehlsorten. In den Mühlen werden außerdem die Schalen der Körner
durch Siebung entfernt. Endlich enthalten die Mehle die Kohlen-
hydrate in feinstem Zustand in Form der Stärke, die man herstellt,
indem man die feinst verteilten Pflanzenteile (Korn, Wurzelknollen
u. ä.) mit Wasser anrührt, wobei die Stärke ausgezogen wird und sich
absetzt. Außer Weizen, Reis- und Maisstärke kennt man Stärke von
Kartoffeln (Kartoffelmehl), von Palmenholzsaft, genannt Sago (Mehl
oder Graupe), Tapioka und Salep (von verschiedenen Wurzelknollen).

Bei dieser verschiedenen Behandlungsart werden die Zellulosehüllen, die die Stärke im Korn einschließen, zertrümmert, um so mehr,
je eingehender die Bearbeitung ist. Im Magen erfolgt keinerlei Verdauung der Stärke, im Gegenteil hemmt der saure Magensaft die in
der Mundhöhle begonnene Umbildung zu Zucker, doch werden die
stärkehaltigen Nahrungsmittel in eine feine Emulsion verwandelt,
möglichst in eine Aufschwemmung der isolierten Stärkekörner. Aus
diesem Grunde sind stärkehaltige Gerichte um so leichter für den Magen
verdaulich, je feiner sie vorher zerkleinert worden sind. Am leichtesten
werden Suppen von Stärkemehl, wie Salep, Sago vertragen oder Ab-
güsse von Grützen, wie Hafer und Gerstensuppe, dann Mehlgerichte,
wie Reismehl, Maizena u. ä. Von Graupengerichten werden am leichtesten Suppen, Breie oder Grützen von Grieß, wie Weizen und Gersten-
grieß vertragen, schlechter die gröberen Grießarten und am schlechtesten
die ganze Graupe.

Von Bedeutung für die Verdaulichkeit der Mehl- und Grießspeisen
ist ihre Zubereitung mit Fettstoffen (Fett oder Butter). Je mehr sie
von Fett durchtränkt sind, um so schlechter können die Verdauungs-
säfte einwirken, um so schwerer sind sie löslich. Deshalb gilt beson-

ders die von Chr. Jürgensen betonte Regel: „Lieber Fett zum Essen als Fett im Essen". Als besonders durchfettete und deshalb schwere Gerichte müssen solche bezeichnet werden, bei denen vor dem Backen eine Mischung des Teiges mit Fettstoffen geschieht, z. B. fette Kuchen, Butterteig, Butterkuchen usw. oder Saucenbereitung von Mehl mit Butter, Puddings, Klöße, Buttermehllegierungen; weiterhin auf der Pfanne in Fett gebratene Speisen wie Äpfelschnitten, Pfannkuchen u. ä. oder mit Fett gekochte wie Strudel, Beignets u. ä.

Einer besonderen Zubereitung unterliegt das Mehl beim Brotbacken, wo es nach Anrührung mit Milch oder Wasser in der Wärme eine Gärung durchmacht; hierbei wird ein Teil der Stärke in Kohlensäure umgewandelt (Gehen des Teigs), ein Teil zu Dextrin. Beim Backen erfolgt ferner eine Sterilisierung des Brotes, auch wird eine Kruste gebildet, die das Eintrocknen verhütet. Das zur Bereitung von Franzbrot oder Siebkornbrot benutzte Weizen- oder Roggenmehl ist durch Siebung von Zellulosehülsen befreit. Dagegen vermeidet man die Siebung bei unserm gewöhnlichen Roggenbrot und Grahambrot (von Weizen); auch werden hierzu gröbere Mehlsorten verwendet. Diese Brotarten sind deshalb für den Magen weniger leicht verdaulich, haben aber ihre Bedeutung für die Darmfunktion.

Wenn wir nun zu den Gemüsen übergehen, so sind diese Nahrungsmittel besonders charakterisiert durch ihren starken Gehalt an Zellulose, die in noch höherem Grade als bei den Kornsorten die eigentlichen Nahrungsstoffe als Schale und Zellwand umgibt. Gegen diese ist die Magenverdauung nicht ganz ohne Wirkung, da sie die albuminöse Kittsubstanz lösen kann, die die einzelnen Zellen zusammenhält. In der Hauptsache vermag sie aber diese Nahrungsmittel weder zu lösen noch zu zerteilen, deshalb werden diese schlecht vertragen, besonders in rohem Zustande (Salate u. ä.). Beim Kochen zerfällt ein Teil, die Zellulosehüllen zerplatzen und die feine Verteilung wird erleichtert. Zwischen den einzelnen Gemüsen bestehen starke Verschiedenheiten. Besonders widerstandsfähig sind die fasrigen und festen, wie Spargel (abgesehen von den Köpfen), Weißkohl, Rosenkohl, Savoykohl, Gurken, Porree u. a. Durch Hacken und Zerquetschen mit nachfolgendem Durchsieben wird die feine Zerteilung bedeutend gefördert, hierbei werden Pürees gebildet, in welcher Form die Gemüse am leichtesten im Magen so fein verteilt werden, daß sie im Chymus aufgeschwemmt werden können. Dagegen gehören die Gemüse zu den Nahrungsmitteln, die in gröberem Zustand am längsten im Magen zurückbleiben.

Die Hülsenfrüchte nähern sich den Kornsorten, bedürfen aber, um leicht verdaulich zu werden, nicht nur des Schälens und Kochens, sondern der Überführung in Breiform mit Hilfe des Siebes. Man kann auch Mehle von Erbsen, Bohnen oder Linsen verwenden. Im Handel gibt es außerdem verschiedene Leguminosen, die aus Mehl- und Hülsenfrüchten bestehen.

Die Früchte verhalten sich in Bezug auf die Magenverdaulichkeit ganz verschieden. Einige sind so weich und zerfallen so leicht, daß sie in frischem Zustand zu den leicht verträglichen Speisen gehören, wie Bananen, weiche geschälte Birnen, Pfirsiche, Aprikosen, teilweise Pflaumen und Melonen, Datteln, Apfelsinen. Die meisten enthalten jedoch soviele Häute, Kerne, Kerngehäuse, Schalen usw., daß sie den Magen stark beschweren, ebenso wie auch die Frucht selbst hart und zellulosereich sein kann wie Äpfel, Nüsse u. a. Durch Kochen und Durchtreiben des Obstes kann man es von den am wenigsten verdaulichen Bestandteilen befreien; in der Form des Fruchtmuses oder Fruchtgrieß hat es die für den Magen beste Zubereitung (Apfelmus, Aprikosengrieß usw.).

Die Fettstoffe werden nicht vom Magen verdaut, in der Regel langsamer als der übrige Mageninhalt entleert, so daß sie den Magen zuletzt verlassen. Sie beschweren deshalb oft den Magen und hindern noch die Verdauung der anderen Nahrungsstoffe, wenn sie so mit ihnen vermischt sind, daß sie die Einwirkung des Magensaftes erschweren. Deshalb sind die meisten fetten Speisen schwer verdaulich. Besonders gilt dies von allen mit Fett zubereiteten Gerichten aus Kohlehydraten, dann auch von allen fetten Fleischspeisen, fettem Braten, Schweinefleisch usw. Am besten wird das Fett vertragen, wenn es fein verteilt und in Flüssigkeit zur Emulsion aufgeschwemmt verwendet wird, wie in Milch und Sahne oder fein verteilt in Substanz, wie in Butter und Margarine. Auch in rein flüssiger Form z. B. als Olivenöl, Erdnußöl wird es merkwürdig gut vertragen, weit besser, als wenn es mit anderen Nährmitteln zu fetten Speisen gemischt wird.

Wegen weiterer Aufklärung und Einzelheiten über Zusammensetzung und Zubereitung der einzelnen Gerichte sowie über die Prinzipien der Speisenbereitung sei im übrigen auf das vortreffliche Kochbuch von Chr. Jürgensen verwiesen.

Alle bisher beschriebenen Behandlungsmethoden der Nahrungsmittel gehen also darauf hinaus, sie so fein zu verteilen oder verteilbar („leichtschmelzbar") zu machen als möglich und damit die Arbeit des Magens zu erleichtern. Eine Diät, die einen kranken Magen schonen soll, muß deshalb aus mechanisch gut zubereiteten und leichtest verdaulichen Stoffen bestehen. Nahrungsmittel wie Gemüse und Obst, die wenig Nährwert besitzen, und viele unverdauliche Teile enthalten, auch das Kleiebrot u. ä., gehören deshalb nicht in eine solche Diät. Indessen kann man bei seiner Ernährung nicht immer nur auf die Magenverdauung Rücksicht nehmen. Um die Speichelsekretion und Mundverdauung zu fördern, empfiehlt sich die Darreichung solcher festeren Nahrung, damit gründlich gekaut werden muß. Man erreicht dies z. B. durch trockenes Brot oder noch besser durch geröstetes Brot, Zwieback u. ä. oder Knickebrot.

Sodann erfordert eine herabgesetzte Darmfunktion oft gerade solche Nahrungsmittel, die im Magen unverdaulich sind, wie die vorher erwähnten Gemüse und Obstsorten. Man muß sie dann in einer solchen Form geben, daß sie den schwachen Magen nicht schädigen, mit andern Worten, in der besprochenen Zubereitung als Püree usw., in der sie im übrigen auch für den kranken Darm am geeignetsten sind.

Von großer Bedeutung für die Verdaulichkeit sehr verschiedener Nahrungsmittel ist ferner der Umstand, daß der kranke Magen imstande ist, auf normale Weise die Speisen zu lösen, mit andern Worten, ob die Magensaftsekretion erhalten, eventuell verstärkt ist, oder ob sie erloschen oder herabgesetzt ist. Die erste Gruppe der Patienten wird weit mehr eiweißhaltige Nahrungsmittel vertragen können, speziell Fleischgerichte, als die zweite, die so gut wie kaum Fleischspeisen auflösen kann und diese notwendigerweise in fein verteiltem Zustande aufnehmen muß. Bei einem diätetisch besonders geeigneten Nahrungsmittel, der Milch, macht sich dieser Unterschied oft auf eine auffällige Weise geltend. Im Magen koaguliert die Milch rasch, und die recht losen Gerinnsel werden leicht von einem kräftigen Magensaft gelöst. Darum wird die Milch in der Regel von der ersten Gruppe der Kranken gut vertragen, dagegen von der letzten Gruppe oft schlecht. Ferner gibt die Milch häufig Gelegenheit zu Darmstörungen, Verstopfung oder Durchfalll, und zwar meist bei der letzten Gruppe Patienten. Am meisten ausgesprochen trifft dies für die rohe Milch zu, weniger für die gekochte und noch weniger für die mit Mehlen zu Milchspeisen verwandte Milch, doch geschieht es auch in solchen Fällen. Man kann dies vermeiden, wenn man die Milch als dicke Milch, Yoghurt- oder Buttermilch genießt, doch werden auch diese Formen nicht immer vertragen.

Die vollkommenste Schonung des Magens erhält man natürlich bei der absoluten Diät, wenn der Patient gar nichts oder nur Wasser in abgemessener Menge zu sich nimmt. Dies kann indiziert sein bei akuten Krankheitsfällen, eignet sich aber infolge der Natur der Sache nur für kurze Anwendung, einige wenige Tage. Vollständige Schonung des Magens erreicht man durch ausschließliche Rektal-Ernährung, von der später gesprochen werden soll.

Die strengste Diät per os gestattet nur den Gebrauch flüssiger Nahrung entweder als Milch oder Stärke- und Mehlspeisen wie Hafer-, Gerstensuppe, Salep oder Zuckerlösungen, Eiweißwasser u. ä., bisweilen dünne Bouillon. Auch diese Diät kann man nur kurze Zeit durchführen.

Will man eine mehr substantielle Kost geben, also eine etwas weniger strenge Diät, so kann man in Anlehnung an die obigen Betrachtungen besonders 2 Arten Schonungsdiät für den Magen wählen, die Milchdiät und die Püreeform, von denen die erste besonders paßt, wenn die Magensaftsekretion erhalten ist, die zweite, wenn sie fehlt oder herabgesetzt ist.

1. Bei der Milchdiät bildet die Milch einen Hauptbestandteil, teils in natura, teils in Zubereitungen, die man mit Hilfe von Mehlpräparaten herstellt; bei der strengeren Diät verwendet man Mehl oder Grieß, Reismehl, Maizena, Weizenmehlabkochungen, Sagosuppen, schließlich Hafersuppe und die leichten Obstsuppen. Dann verwendet

man in ausgedehntem Maße Eier, in Milch eingerührt, den erwähnten Gerichten zugesetzt oder auf andere Weise gegeben, auch verordnet man leichtere Fleischspeisen, geschabtes oder gehacktes Fleisch, gekochtes helles Fleisch, Gelees usw.

2. Bei der Püreediät vermeidet man Milch und Milchspeisen und wendet mit Wasser angerührte Mehlspeisen an, mit und ohne Fruchtsaft, wie Hafersuppe, Sagosuppe, Saftsuppen, Wassergrieß, leichtere Fleischsuppen und Suppen von Gemüsebrei, in Wasser mit etwas Butter oder in dünner Bouillon, vorzugsweise von Kalb oder Huhn, gekocht. Mit dem Fleisch muß man sehr vorsichtig sein und es nur in fein verteiltem Zustand verwenden, fein geschabt oder als Fleischmus, Farce oder Paste. Auch Eier kann man hierbei auf verschiedene Weise geben, sowie endlich alle Gemüse in Breiform, eventuell Obstpürees. Von Brot wendet man für beide Diäten Franzbrot, am besten geröstetes an, Zwieback, eventuell Siebbrot, und nur bei besondern Indikationen gibt man zur Püreediät Grahambrot.

An und für sich kann man diese beiden Schonungsdiäten in verschiedener Zusammensetzung kombinieren, verschiedene Anzeigen können natürliche Veranlassung zu besonderen Diätformen sein, besonders wenn es darauf ankommt, die Diät aus mehr Nahrungsmitteln als den hier kurz erwähnten leicht verdaulichen zusammenzusetzen.

Bei der weniger strengen Schonungsdiät handelt es sich nur darum, die besonders schlecht vertragenen Gerichte auszuschalten. Aus den vorangehenden Bemerkungen über die Zubereitung der Nahrung wird man sich eine Vorstellung über die Natur dieser Speisen bilden können. Von den Fleischspeisen wären besonders zu erwähnen geräuchertes und gesalzenes Fleisch, fette Braten, Schweinefleisch, Ochsenbraten, Hummer, Krebs und ähnliches. Von den Mehlspeisen gröbere Getreidepräparate (Gerstengraupe), ferner die stark durchfetteten wie Apfelflinsen, Pfannkuchen, Butterkuchen usw., alle groben Gemüse, besonders rohe Salate, fasrige und derbe Gemüse und die meisten rohen und ungesiebten Früchte. Endlich muß als besonders schädlich für den Magen Alkohol in jeder einigermaßen konzentrierten Form genannt werden, also Schnaps, Kognak, Whisky, Liköre, heißer Wein, Punsch, Champagner, Bier usw., ferner starker Kaffee und starke Gewürze.

Die andere Seite der diätetischen Behandlung besteht darin, daß die gereichte Kost nicht nur zuträglich, sondern auch ausreichend und so zweckmäßig zusammengesetzt ist, daß man eine passende Ernährung erreicht, unter der man sich meistens eine Überernährung vorzustellen hat. Um diese Notwendigkeit zu erfüllen, muß der Arzt den Nährwert der Nahrungsmittel und der daraus zusammengesetzten Gerichte kennen. Ein normaler Mensch braucht in der Regel etwa 2000—2500 Kalorien (35 per Kilo) und bei Arbeit 3000—4000 Kalorien am Tage. Wenn man eine Fettanlagerung und eine Neubildung von Eiweiß im Organismus erreichen will, muß man die Norm wesentlich überschreiten und für eine passende Mischung von Eiweiß, Kohlehydraten und Fetten sorgen. Jahrhundertelang hat der Mensch sich am besten bei einer gewissen Mischung dieser Grundstoffe befunden, doch sehen wir, wie bei den Eskimos und den Nordpolfahrern volle Lebenskraft, Leistungsfähigkeit und Aussehen bei einer fast ausschließlichen Fett-Fleischdiät erhalten bleibt, und wir sehen die Vegetarianer mit einer sehr geringen Eiweißmenge auskommen, ja man kann lange Zeit arbeitstüchtig und im Stickstoffgleichgewicht bleiben, wenn man nur ein Minimum stickstoffhaltiger Substanzen zu sich nimmt (Sivén, Chittenden, Hindhede). Abgesehen von gewissen Indikationen, besonders bei Darmkranken, haben diese Extreme keine Bedeutung für die Ernährung Magenkranker. Hier gilt es gerade sich der gewohnheitsmäßigen Mischung soweit wie möglich zu nähern, und wenn Unterernährung vorliegt, dem Organismus einen möglichst großen Überschuß zuzuführen. Bei der Überernährung abgemagerter Patienten mit Magenkrankheiten handelt es sich nicht bloß um Vergrößerungen der Fettmenge, sondern auch um Steigerung des Eiweißbestandes, und es ist nicht ausgeschlossen, daß eine erhöhte Stickstoffzufuhr und ein erhöhter Stickstoffumsatz gerade unter solchen Verhältnissen besonders günstig, ja notwendig ist, um die Folgen der Unterernährung für Muskulatur und Nervensystem auszugleichen. Man erreicht dies, wenn man die Nahrung reichlich Eiweißstoffe enthalten läßt und ferner größere Mengen bekömmlicher Fette, z. B. Sahne, Butter und ähnliches, da der Verbrennungswert des Fettes besonders hoch ist.

Eine genaue Kalorienberechnung der aufgenommenen Nahrung ist in der Regel nicht notwendig. Immerhin empfiehlt es sich, sie von Zeit zu Zeit vorzunehmen, um sich über den Brennwert der Nahrungsmenge zu orientieren, besonders bei der strengen Diät. Wenn man die Kost mehr variieren kann, haben wir in häufigen Wägungen des Patienten das beste Mittel zur Kontrolle der angestrebten Überernährung. Die Wägung soll soweit wie möglich, einmal in der Woche stattfinden, besser zweimal. Um einen Begriff von dem Ernährungszustand des Patienten zu bekommen, muß man außer dem Gewicht auch die Größe kennen. Ein Mensch befindet sich in gutem Ernährungszustand, wenn er ebensoviel Kilo wiegt, als seine Größe in Zentimeter über einem Meter ist (170 cm entsprechen also 70 kg). Junge Menschen wiegen durchschnittlich etwa 10 % weniger. Das Gewicht der Kleider kann man auf 2,5—3 kg im Sommer, 4—5 kg im Winter berechnen.

Um die erwünschte Gewichtszunahme zu erreichen, muß man natürlich von den Nahrungsmitteln, die vertragen und mit Genuß verspeist werden, vorzugsweise die mit dem größten Nährwert auswählen. Bisweilen ist die Anwendung künstlicher Nährpräparate von Nutzen, besonders bei Patienten, die nur sehr leichte Speisen vertragen oder bei denen man nur schwer eine zureichende Nahrungsaufnahme durchsetzen kann. Doch muß man sich immer erinnern, daß die künstlichen Nährpräparate unverhältnismäßig teuer sind im Verhältnis zu ihrem Nährwert und deshalb nur als Notbehelf betrachtet werden können. Einige von ihnen haben außerdem noch einen schlechten

Geschmack, können Übelkeit und Appetitlosigkeit hervorrufen und sind deshalb unzweckmäßig. Von künstlichen Nährpräparaten seien hier als besonders eiweißreich genannt: Fleischpulper (auf Grund des üblen Geschmacks lassen sie sich wohl nur einführen mit der Sonde, „Gavage"), Somatose, Riba, Nutrose, Tonin u. ä. Besonders kohlehydratreich sind: die verschiedenen Arten Kindermehl (z. B. Nestles, Mellins Food usw.), Kakaopulver, Albuminmaltose, Hygiama, Leguminose (besonders Hartensteins). Besonders fetthaltig sind: Grasin, Lebertran, die verschiedenen Speiseöle.

Zur Durchführung einer diätetischen Kur muß der Arzt über eine gewisse Technik und Übung verfügen, sowohl wenn er selbst die Ernährung des Patienten leitet als auch wenn er nur die Vorschriften gibt, im übrigen dem Kranken die Ausführung überläßt. In solchen Fällen muß der Arzt seine Vorschriften so sorgfältig und genau wie möglich geben und zwar in schriftlicher Form. Vorerst muß verordnet werden, was der Patient genießen kann und soll, mit solcher Abwechslungsmöglichkeit, als es die beabsichtigte Diät nur erlaubt. Darüber hinaus sind gerade die schädlichen Dinge zu notieren, da sonst die Kranken leicht in Versuchung kommen können, zu fehlen, um so mehr, als sie die Unzuträglichkeit nicht verstehen können.

Zur Besprechung steht noch die **extrabuccale (parenterale) Ernährung**, bei der man also versucht, den Kranken ohne Inanspruchnahme des Magens und Darms zu ernähren. Zur Schonung dieser Organe ist dies natürlich die beste Methode, bisweilen auch die einzige, wie man einen Menschen überhaupt ernähren kann, z. B. bei Stenosen im Oesophagus und an der Kardia, wenn keine Gastrotomie gemacht ist.

Die allgemein gebräuchliche Technik hierfür ist die des Nährklystiers. Außerdem hat man noch die subcutane und die intravenöse Zufuhr versucht.

1. Ernährungsklysmen hat man seit altersher in der Medizin angewendet, z. B. von Galen, ihre größte Ausbreitung haben sie aber erst in der Neuzeit gefunden, seitdem Leube die Anwendung von Fleisch-Pankreasklystieren empfohlen hatte (1872).

Von den verschiedenen Nährstoffen wird der Zucker am leichtesten resorbiert, am besten die Glykose, die in passender Verdünnung vollständig aufgesogen wird. Die Zuckerarten haben den Nachteil, daß sie leicht den Darm reizen, Abführung veranlassen und aus dem Grunde nicht zur Resorption kommen; bei verschiedenen Individuen ist die Toleranz verschieden. Am besten wird eine Auflösung vertragen und resorbiert, die nicht mehr als 6% enthält, doch kann man bei einer Reihe Patienten auch 10—20%ige Lösungen ohne Schaden geben.

Früher hat man wohl auch die Stärke verwendet, wie es scheint, wird sie schlecht ausgenutzt und dann erst nach Umwandlung in Zucker.

Ebenso schwer wird Fett aufgenommen, auch nur, wenn es in

fein verteiltem Zustande wie in Milch und Eigelb gereicht wird. Einzelne Untersucher stellen die Resorption überhaupt in Abrede oder geben sie nur in so geringem Maße zu, daß es praktisch keine Bedeutung hat. Nach Meyers Untersuchungen ist die Fettverwertung immerhin beträchtlich, wenn man Pankreatin zusetzt. K. Petrén empfiehlt als Nährklistier Sahne mit Pankreatin.

Der Hauptwert kommt den Eiweißstoffen zu. Zur Zeit sind die Meinungen über die Verwendbarkeit der Eiweiße und ihrer Abbauprodukte in Ernährungsklysmen noch geteilt. Ursprünglich nahm man mit Leube an, daß für die Resorption eine Peptonisierung erforderlich sei, aber Eichhorst und Ewald konnten zeigen, daß auch native Eiweißstoffe, speziell Eier, resorbiert werden konnten, besonders nach Zusatz von Kochsalz. In letzter Zeit hält man die Resorptionsgröße solcher Klysmen wieder für gering und empfiehlt wieder mehr die Peptone, unter denen z. B. die Präparate von Koch und Emmerich sich als resorbierbar erwiesen; doch sind sie teuer und verursachen leicht Durchfall. Besser in jeder Hinsicht scheint ein neues Präparat Riba zu sein, das peptonisiertes Fischfleisch enthält und gut resorbierbar ist (Umber, Scheel und Begtrup). Theoretisch sind nach den Untersuchungen von Henriques und Abderhalden die ganz zu Aminosäuren abgebauten Eiweißstoffe vorzuziehen, indes sind solche Präparate nicht im Handel, in den bislang hergestellten scheinen auch sie eine gewisse Eignung zur Darmreizung zu haben.

Eine Mischung der verschiedenen Nährsubstrate in einem Klysma ist im allgemeinen nicht empfehlenswert, da sie dann nicht gut vertragen werden; insbesondere ist der Zusatz von Zucker zu Eiweißklistieren zu vermeiden. Zuckereinläufe soll man lieber allein geben.

Die Technik des Nährklistiers ist folgende. Zunächst wird ein Reinigungseinlauf gegeben, eine Stunde darauf das Nährgemisch; dieses Vorgehen kann einige Male am Tage wiederholt werden. Folgende Zusammensetzungen sind zu empfehlen, besonders die beiden ersten:

1. Zuckerklistier: Traubenzucker 25 g, Wasser (oder Milch) 250 g.
2. Ribaklistier: Riba 50 g, Wasser 250 g.
3. Ei-Milchklistier: 2 Eier, NaCl 2 g, Milch 250 g.
4. Sahne-Pankreatinkistier: Sahne 300 g, Pankreatin 5 g, steigend bis auf Sahne 500 g, Pankreatin 10 g.

Das Klysma muß körperwarm sein und so hoch wie möglich in den Darm einlaufen. Bei besonders empfindlichem Darm kann man Tropfenklistiere anwenden, namentlich bei wässrigen Gemischen. Man läßt dann die Flüssigkeit tropfenweise in den Mastdarm einlaufen durch einen eingelegten Katheter. Petrén empfiehlt das Sahne-Pankreatingemisch als Tropfeinlauf, $\frac{1}{2}$ Liter in der Stunde.

Man darf sich keiner Täuschung darüber hingeben, daß eine Rektalernährung in jedem Fall unzureichend ist und eine ausgesprochene Unterernährung bedeutet. Mit Peptonklistieren kann man in glücklich verlaufenden Fällen Patienten im Stickstoffgleichgewicht halten, ihnen aber nicht die erforderlichen Kalorien zuführen. Von großer Wichtigkeit bei der rektalen Ernährung ist häufig der rein psychische

Effekt, indem man die Patienten beruhigt und ihnen den Verzicht auf die gewohnte Nahrungszufuhr leichter macht.

Man hat ferner versucht, parenteral zu ernähren durch subcutane Injektion von Zuckerlösungen oder Olivenöl (Leube), in beiden Fällen mit gelungener Resorption und Ausnutzung, indes sind die Beschwerden dieser Behandlung sehr groß, die zugeführte Menge demgegenüber gering. Besonders bei Zuckereinspritzungen sind die Schmerzen an der Injektionsstelle erheblich, doch auch bei den Öleinspritzungen, die zudem wegen der Möglichkeit von Fettembolien noch weiter zu fürchten sind.

B. Magenspülungen.

Der Erste, der Magenspülungen zu therapeutischen Zwecken vornahm, war Kußmaul, der im Jahre 1867 die Sondierung des Magens mit Entleerung seines Inhalts einführte, um Stagnationen seines Inhalts zu verhüten. Er benutzte eine recht große Sonde und pumpte den Magen leer. In den folgenden Jahren verbesserte man die Technik durch Anwendung der weichen Sonden (Jürgensen, Ewald) und der Heberwirkung zur Entleerung des Mageninhalts.

Zur Magenspülung benutzt man im allgemeinen am besten eine weiche Nélatonsche Kautschuksonde mit seitlichen Fenstern im untersten Abschnitt. Um die Sonde einzuführen, läßt man den Kranken sitzen. Man bringt die Spitze des Schlauchs über den Zungenrücken in den Rachenraum und läßt, wenn die Sondenspitze die Hinterwand berührt, den Patienten eine Schluckbewegung ausführen. Damit vermeidet man das Eingleiten in den Larynx. Dann fordert man den Patienten auf, tief Atem zu holen, und auch noch einmal zu schlucken, wobei die Sonde leicht durch den Oesophagus und die Kardia hindurchgleitet. Der Neigung des Oesophagus zu spastischen Kontrakturen und zu Würgbewegungen kann man begegnen, indem man noch eine längere Zeit die tiefen Atemzüge fortsetzen läßt, nachdem der Schlauch richtig liegt. Damit verhindert man auch die starken Kontraktionen der Atemmuskeln mit Zyanose, die häufig leicht erregbare Patienten belästigen. Die Kardia liegt 40—45 cm von der Zahnreihe; um sich nach diesem Maß zu richten, muß man am Schlauch eine Marke in der entsprechenden Entfernung von der Spitze aufwärts anbringen.

Will man nach Einführung des Schlauchs den Magen entleeren, so kann dies durch Expression oder Aspiration geschehen. Zur Expression verbindet man die Sonde mit einem längeren Kautschukrohr durch ein Zwischenstück von Glas und bringt an dem Rohr einen Trichter an. Nach Einführung der Sonde läßt man den Patienten die Bauchpresse anstrengen oder einige Hustenstöße produzieren; dadurch wird der Mageninhalt in den Schlauch gedrückt, und wenn man dann den Trichter tief hält, fließt er durch einfache Heberwirkung ab. Die Expressionsmethode ist bequem, wenn der Magen reichlich Flüssigkeit enthält, sie versagt aber oft, wenn der Inhalt spärlich, dick oder geballt ist. Die Aspirationsmethode dagegen muß immer angewendet werden, wenn man eine vollständige Entleerung des Magens anstrebt. Da man dieses Ziel eben bei der gewöhnlichen Probemahlzeit verfolgt, so muß man in solchem Falle stets zu einer kräftigen Aspiration greifen. Am besten eignet sich nach unserer Erfahrung hierzu der Madsensche Ballon, ein solider dickwandiger Gummiballon, der mit einem T-Rohr versehen ist, das direkt auf der Sonde sitzt (siehe Abb. 11). Die andere Öffnung des T-Rohrs wird als Ventil benutzt, indem man sie mit dem Finger während der Ansaugung schließt, und sie öffnet, wenn man den Ballon von Luft oder Mageninhalt freimachen will.

Will man an die Entleerung des Magens eine Spülung anschließen, so nimmt man zu diesem Zweck die bereits erwähnte, mit Trichter armierte Verlängerung des Schlauchs. Bei gewöhnlicher Ausspülung benutzt man im allgemeinen lauwarmes Wasser oder Salzlösung. Man erhebt den Trichter und läßt das Wasser ablaufen, man senkt ihn unter das Niveau des Magens,

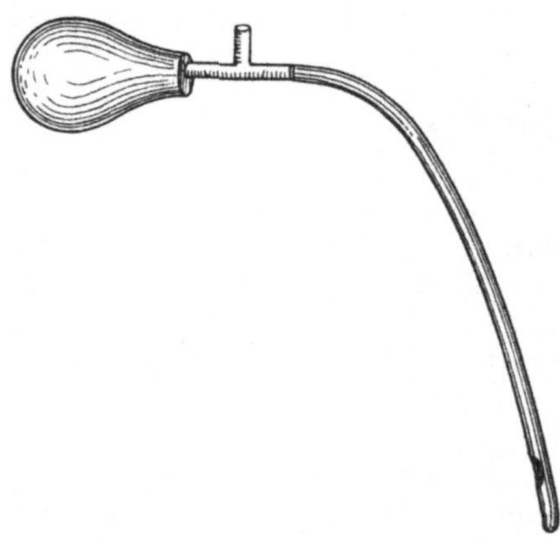

Abb. 11. Aspirationsballon nach Madsen mit T-Rohr und Sonde.

um das Wasser durch Heberwirkung wieder abzusaugen. Stockt der Ablauf, so läßt man den Patienten einige kleine Hustenstöße vornehmen, um den Heber wiedezu füllen. Ein normaler Magen nimmt in der Regel $^1/_2 - ^3/_4$ Liter ohne Belästigung auf, ein erweiterter kann weit größere Mengen fassen. Bei bestimmten Absichten kann man als Spülwasser verschiedene Lösungen benutzen, z. B. Kochsalz, alkalisches Wasser, um den im Magen enthaltenen Schleim zu lösen und zu entfernen, oder antiseptische Lösungen, z. B. Salizylsäure, Thymol u. ä., um Gärungen entgegenzuwirken usw.

4. Die wesentlichen Symptome.

Bei Erkrankungen des Verdauungsapparats, speziell des Magens, finden wir eine Reihe Symptome und Symptomenkomplexe, die ihre Ursache in verschiedenen krankhaften Zuständen haben und in derselben Weise bei verschiedenen Leiden auftreten, so daß man selten aus den Symptomen allein zur Diagnose gelangen kann. Zudem können mehrere dieser Krankheitszeichen als funktionelle Störungen eine mehr selbständige Bedeutung bekommen, teils mit, teils ohne unbedeutende organische Erscheinungen. Diese wesentlichen Symptome sollen also eine gesonderte Besprechung erfahren, bevor die organischen Krankheiten abgehandelt werden.

Krankhafte Veränderungen des Appetits — Unterernährung.

Normalerweise entspricht der Appetit des Menschen einigermaßen dem Bedürfnis des Organismus nach Nahrung. Er steigt deshalb bei verstärktem Stoffwechsel und gesteigertem Nahrungsbedarf, wie z. B. bei Diabetes, wo man bei starker Glykosurie eine beträchtliche Polyphagie, Wolfshunger, beobachten kann. Unter verschiedenen Verhältnissen kann der Appetit indes wesentlich abnorm sein und ohne jede Beziehung zum Nahrungsbedürfnis; man kann sowohl einen krankhaft gesteigerten wie einen pathologisch verringerten Appetit erkennen.

Ein verstärkter Appetit kann einmal als erhöhtes Hungergefühl vor der Mahlzeit, Bulimie, oder als vermindertes oder fehlendes Sättigungsgefühl während des Essens, Achorie, erscheinen. Die **Bulimie** erweist sich als ein starker Drang nach Nahrungszufuhr, ein peinliches Hungergefühl, das man rein körperlich als eine saugende Leere in der Kardiagegend empfinden und als eine eigene Form der Kardialgie betrachten kann. Bei psychisch abnormer Verfassung kann die Gier kürzere oder längere Zeit nach der letzten Mahlzeit eine ausgesprochen krankhafte Form annehmen, auf das Allgemeinbefinden des Patienten einwirken, Schwindel hervorrufen, Depressionszustände u. ä. auslösen; in gewissen Fällen kann der Hunger zu verbrecherischen Taten führen, z. B. Diebstahl u. a., nur um die zehrende Sucht augenblicklich zufriedenzustellen. Oft läßt das krankhafte Hungergefühl sofort nach, wenn nur etwas Nahrung in den Magen gelangt, selbst eine ganz kleine Mahlzeit kann Beruhigung und Sättigung verschaffen.

Man findet die Bulimie besonders bei nervösen Patienten mit Hyperacidität, aber auch bei andern Verdauungsstörungen, so z. B. auch bei Achylie und Darmstörungen. Die mit Hungerempfindung verbundene Kardialgie kann besonders stark bei Leuten mit Ulcus pylori oder Ulcus duodeni auftreten.

Für die **Achorie** ist charakteristisch, daß das Sättigungsgefühl entweder abnorm spät oder gar nicht erscheint. Häufige Folgen solcher Mängel sind Überfüllung des Magens und Überernährung mit Fettansatz. Stark ausgeprägt kann man diese Abnormität bei Geisteskranken und Schwachsinnigen beobachten.

Größere Bedeutung als die Steigerung des Appetits hat die krankhafte Verminderung oder das Fehlen der Eßlust, die **Anorexie**. Sie tritt gewöhnlich bei Erkrankungen der Verdauungsorgane oder bei Allgemeinleiden mit Fieber auf, weshalb die meisten Infektionskrankheiten von Appetitmangel begleitet sind. Abmagerung und Unterernährung sind die gewöhnlichen Folgen, die eine ganz besondere Rolle bei allen chronischen Krankheitszuständen der Verdauungsorgane spielen. Ein wichtiges Zeichen der Anorexie ist die verstärkte Abnahme der Eßlust bei immer weiter sich verringernder Nahrungsaufnahme. Der Organismus gewöhnt sich in einer solchen Weise an die Unterernährung, daß der Widerwille gegen die gewöhnliche Nahrungsaufnahme bis zu einer Unmöglichkeit steigt. Übelkeit und Erbrechen beim Anblick von Speisen oder Versuch zu essen können den Zustand weiter komplizieren, was besonders bei der sogenannten nervösen Anorexie von Bedeutung zu sein pflegt.

Diese nervöse Anorexie ist zuerst von W. Gull 1868 und von Lasègue 1871 beschrieben, später besonders von Charcot und Mathieu studiert worden. Am häufigsten und in seiner ausgeprägtesten Form tritt diese Abweichung bei jungen Mädchen im Alter von 16—25 Jahren auf, man findet sie aber auch vor und nachher, auch beim männlichen Geschlecht.

Die Krankheit beginnt mit der Einschränkung der Nahrungsmenge. Die Gründe können sehr verschiedene sein. Am häufigsten ist die Ursache in einem organischen oder funktionellen Leiden des Verdauungsapparats zu suchen, das Beschwerden oder Schmerzen beim Essen macht, z. B. die in dem genannten Alter so häufigen Obstipationsdyspepsien, ein Ulkus o. ä. Selbst eine leichte Kardialgie oder ein Spannungsgefühl veranlaßt die Patienten zur Nahrungsbeschränkung; oft meinen sie sogar, daß es gefährlich sei, mehr zu speisen, in jedem Fall sei es klüger, es nicht zu tun. In andern Fällen wird die Nahrungsaufnahme aus psychischen Gründen herabgesetzt. Das junge Mädchen möchte schlanker werden, sie fürchtet ein unmodernes Embonpoint, sehnt sich auf Grund erotischer Vorstellungen „hinzuwelken" oder möchte aus religiösen Motiven fasten, so asketisch wie möglich leben.

Wenn die Patienten aus diesen und ähnlichen Gründen anfangen, sich der Nahrung zu enthalten, so tritt schnell ein vollständiges Verschwinden des Appetits ein; es besteht keine Lust zum Essen, ja sehr oft sogar Abscheu und Ekel vor dem Essen. Der ursprüngliche Plan, so wenig wie möglich zu verzehren, findet so leicht seine Durchführung, wird rasch zur fixen Idee, die durch die Bitten und Drohungen der Umgebung nur verstärkt wird. Die Kranken fühlen oft ein gewisses Behagen in der Vorstellung, Gegenstand der allgemeinen Aufmerksamkeit zu sein, und übertreiben die Enthaltsamkeit bis zu völligem Fasten. Andre Patienten sind wiederum über ihren Zustand unglücklich, aber trotzdem ganz außerstande, ihre Abneigung gegen Nahrungsaufnahme zu überwinden.

Bei stark herabgesetzter oder ganz aufgehobener Speisenzufuhr treten Zeichen von Unterernährung ein.

Die Kranken magern ab, die Abmagerung kann extreme Grade erreichen. In solchen Fällen erinnern die Patienten mehr oder weniger an die Opfer von Hungersnot (siehe Abb. 12 u. 13). Alle runden Formen werden eckig, die Knochen sind überall durchfühlbar und vorstehend, die Augen tiefliegend, der magere Unterleib ist eingesunken, die Spinae iliacae treten stark hervor. Diese letzten Erscheinungen hängen ab von der mangelhaften Füllung der Unterleibshöhle durch die Därme, die ungewöhnlich kontrahiert sind, weil die Ingesta und die Luft in ihnen fehlt. Der Dünndarm schrumpft unter diesen Umständen sehr zusammen und lagert sich häufig in das kleine Becken, das Colon ist zusammengezogen, die Bauchwand ist kahnförmig eingezogen und ruht auf der hinteren Wand und der Aorta.

Während die unterernährten Patienten mitunter ihre volle Frische behalten und in ihren gewohnten Verhältnissen und Beschäftigungen zu verharren wünschen, werden andere sehr mitgenommen, verlieren ihre Kräfte und Ausdauer und werden von verschiedenen funktionellen und organischen Beschwerden heimgesucht, die sich auf dem Boden der Inanition einstellen. Schlaflosigkeit, Kopfschmerzen, verschiedene Formen von Hyperästhesie, Rückenschmerzen und andre neurasthenische Symptome entwickeln sich. Die Verdauungsorgane zeigen in der Regel

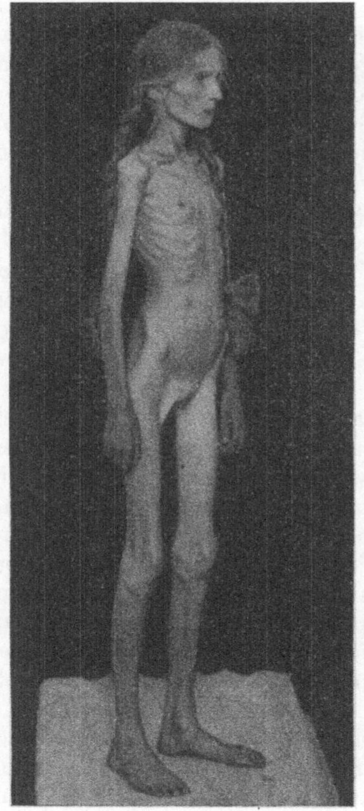 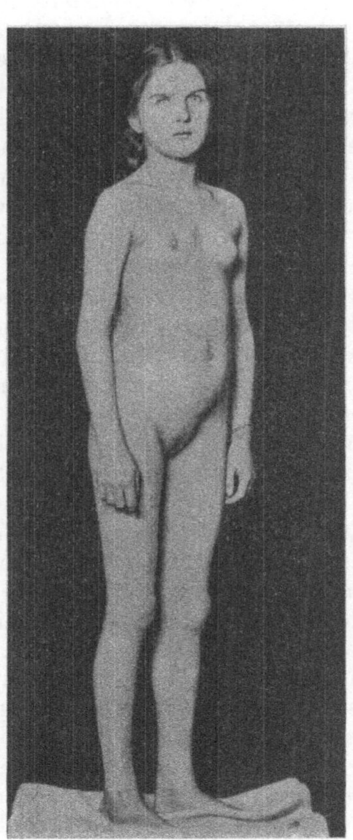

Abb. 12. Fall von nervöser Anorexie
bei einem jungen Mädchen.

Fig. 13. Dieselbe Patientin 4 Monate später völlig geheilt.

(Beobachtung von C. E. Bloch, Rigshospit.)

hartnäckige Obstipation, Magenerschlaffung, Luftaufstoßen, üblen Geschmack und Geruch aus dem Munde. Die Zunge ist belegt, hat breite Zahneindrücke. Sehr häufig tritt Amenorrhoe ein.

Leichtere Grade von Unterernährung sind eine häufige Begleiterscheinung von Krankheiten der Verdauungsorgane und eine ganz natürliche Folge von Schmerzen nach dem Essen. Charakteristisch für die nervöse Anorexie ist vor allem, daß der Appetitmangel und der Widerwillen gegen die Nahrung sich viel länger hält und ganz unabhängig entwickelt von den ursprünglichen Einleitungssymptomen. Während die Abmagerung in vielen Fällen mäßig ist und erst im Laufe von verschiedenen Jahren 20—50 Pfund ausmacht, kommt es in andern Fällen schon im Laufe von Monaten zu rascher Abmagerung. Die Kranken können bis zur Hälfte ihres Gesamtgewichts einbüßen, selbst wenn vorher keine Fettleibigkeit bestand, die N-Ausscheidung kann bis 1—2 Gramm per die niedergehen.

Da psychische Momente sehr häufig eine wesentliche Rolle bei der Entwicklung des Leidens spielen, so bezeichnet man es vielfach mit Recht als hysterische Anorexie; die Patienten lassen in solchen Fällen auch die hysterische geistige Eigenart nicht vermissen, mit dem Drang, sich bemerkbar zu machen und in ihren Ideen stark zu übertreiben. Überhaupt muß man der Suggestion oder Autosuggestion in der Pathogenese des Zustands eine große Bedeutung beimessen, auch wenn sonst alle Zeichen von Hysterie fehlen.

Für die **Behandlung** gilt vor allem, das psychische Moment in seiner Besonderheit richtig zu würdigen. Die Hauptaufgabe ist die Zufuhr einer ausreichenden Ernährung; wenn dies glückt, verschwindet oft die Anorexie von allein, die Eßlust kehrt wieder. Aber um den Wiederbeginn der Nahrungszufuhr zu erzielen, bedarf es oft der Isolierung aus der gewohnten Umgebung. Erst wenn die Trennung erfolgt ist, kann man dann den festen Willen zum Hungern brechen. Aus diesem Grunde ist klinische Behandlung, am besten im Einzelzimmer, bei allen ernsteren Fällen dringend zu empfehlen. In einigen Fällen kann die Sonderernährung notwendig werden, doch geben die Patienten in der Regel ihren Widerstand auf, wenn sie sehen, daß Ernst gemacht wird. Bei weniger ausgesprochenen Zuständen muß der Arzt sich erst Klarheit über die vorhandene Unterernährung verschaffen und versuchen, ihr mit passender Speisenordnung entgegenzuwirken. Handelt es sich um dyspeptische Störungen, so wird man im Beginn wohl leichte Kost, evtl. Milch, Eier u. ä. geben, kann aber rasch zu gemischter Kost übergehen und damit auch der starken, oft ursächlichen Obstipation begegnen.

Die sogenannte Weir-Mitchellsche Kur besteht in strenger Isolierung, so daß nur der Arzt und die Pflegerin Zutritt zum Patienten hat. Dieser wird gemästet, imdem man ihm sehr häufig kleine Mahlzeiten gibt, die im Beginn nur aus Milch bestehen; ferner behandelt man mit allgemeiner Massage und Elektrizität. Die Kur wird vorwiegend bei abgemagerten nervösen Leuten angewandt. Die Hauptsache ist die Isolierung und die Mästung.

Ist die Ernährung der Kranken wieder in Gang gebracht, so verändert sich das Aussehen rasch: die Patienten werden voller, bekommen rundere Formen, die Därme füllen sich mit Luft, der Unterleib nimmt sein natürliches Aussehen wieder an usw. Die Periode stellt sich wie früher ein als Zeichen eines besseren Gesamtzustands und meistens endet die Kur mit völliger Genesung.

Ist die Ursache der Anorexie in einem psychischen Trauma, in einer Idee u. ä. zu suchen gewesen, so ist ein Rezidiv unwahrscheinlich. Wenn aber eine Dyspepsie oder eine Magenerkrankung, eine Obstipation der Ausgangspunkt gewesen ist, so ist ein Rückfall nicht selten.

Die Prognose der einzelnen Fälle ist gut, wenn der Zustand rechtzeitig erkannt wird. Hat sich aber die Abmagerung bis zu extremen Graden entwickeln können, kann der Tod eintreten entweder als direkte Folge der Inanition oder auf Grund hinzutretender Tuberkulose. Wenn etwa 50 % des Körpergewichts verloren sind, ist die Lebensgefahr in der Regel groß.

Schmerzen (Kardialgie — Gastralgie).

Die vom Magen ausgehenden Schmerzen lokalisieren sich fast immer in das Epigastrium, besonders die obere Partie, die Herzgrube, Kardia, weshalb man sie auch mit dem Ausdruck Kardialgie zusammenfaßt. Es ist ein reflektorischer Schmerz. Der Magen selbst ist unempfindlich, so daß man seine seröse Oberfläche und seine Schleimhaut berühren kann, ohne daß das Individuum dies bemerkt; die im Magen entstehenden Empfindungen und Schmerzen werden nicht auf den Magen selbst bezogen, sondern in das Epigastrium lokalisiert, dorthin verlegt und dort empfunden. Die Schmerzen haben deshalb in der Regel ihren Sitz an dieser Stelle, selbst wenn der Magen auf einer ganz andern zu finden ist, sie werden im Epigastrium empfunden, von welchem Teil des Magens sie auch ausgehen mögen, ebenso wie auch andre Unterleibsorgane, wie die Därme, der Uterus Kardialgie verursachen können.

Die an dieser Stelle vorkommenden Schmerzen sind von großer Verschiedenheit und werden von den Patienten oft auf ganz bestimmte Weise mehr als unbehagliche Gefühle denn als eigentliche Schmerzen beschrieben. Sie werden als Druck in der Herzgrube oder Beengung der Atmung bezeichnet und können zu Verwechslung mit Kurzatmigkeit Veranlassung geben; sie werden als Auftreibung des Epigastriums oder als Saugen vermerkt, bisweilen als Hungerempfindung, als Beißen oder Brennen, dann auch als eigentliche Schmerzen von schneidendem, bohrendem, stechendem Charakter bezeichnet. Während Druck, Saugen, Beißen und Brennen in der Regel genau in die Kardia verlegt werden, strahlen die eigentlichen Schmerzen mehr längs der Kurvaturen, besonders längs der linken, aus und nach dem Rücken, der Wirbelsäule zu.

Die Kardialgie kann kontinuierlich sein, kommt aber oft anfallsweise vor mit einem Gefühl des Zusammenschnürens und Verschlechterung des Zustands, von den Patienten häufig als Magenkrämpfe bezeichnet. Die starken Schmerzen lindern die Kranken vielfach durch einen starken Druck gegen die Kardia, indem sie sich über eine Stuhllehne legen u. ä. Besonders diese anfallsweise auftretenden starken Schmerzen hat man mit dem Namen der Gastralgie belegt.

Häufig stehen die Schmerzen in einer gewissen Beziehung zu den Mahlzeiten. Bald beginnen die Schmerzen gleich nach der Nahrungsaufnahme, ja bereits während des Essens. Wenn die Speisen in den Magen gelangen, wird Brennen, Beißen, Druck, Völle, Gefühl des „Steckenbleibens" an der Kardia angegeben, auch können die Schmerzen von Erbrechen gleich nach der Mahlzeit begleitet sein.

Häufiger treten die schmerzhaften Empfindungen etwas später auf. Die Nahrungszufuhr selbst veranlaßt sogar oft ein Wohlbehagen und Schmerzfreiheit, früher oder später beginnen aber die quälenden Symptome, bisweilen schon $\frac{1}{2}$—1 Stunde nach dem Essen, in andern Fällen 2—3, ja stellenweise erst in 5—6 Stunden. Diese Schmerzen bezeichnet man als „tardive". Bei einzelnen Kranken kommen die Schmerzen ganz unregelmäßig, bald zeitig, bald spät. Bei andern wiederum kommen sie mit großer Regelmäßigkeit in gleicher Weise, worauf zu achten wichtig ist.

Kardialgie und Gastralgie begleiten so gut wie alle Magenerkrankungen, organische sowohl wie funktionelle. Art, Stärke und Erscheinungsweise der Schmerzen kann in gewissen Fällen einen diagnostischen Fingerzeig geben. Bei der Darstellung der peinigenden Beschwerden ist eine Beeinflussung durch den ausfragenden Arzt möglich, so daß an verschiedenen Tagen ganz abweichende Schilderungen gegeben werden. Vorsicht bei der Verwertung der subjektiven Symptome ist deshalb geboten. Dazu kommt der Umstand, daß Kardialgie ein Symptom ist, welches von einer Menge krankhafter Zustände außerhalb des Magens ausgelöst wird, so z. B. vielen Darmleiden, speziell Kolitiden, Verstopfung, Appendicitis, Pankreatitis, Cholelithiasis und andren Gallenerkrankungen, Nephrolithiasis, Uterusleiden, Gravidität und endlich Nervenleiden; bei diesen sind besonders gastrische Krisen der Tabes dorsalis zu beachten.

Von den verschiedenen Arten der Kardialgie sind einer besonderen Besprechung wert die typischen Ulcusschmerzen und die Begleitschmerzen von Darmerkrankungen (Darmdyspepsie, Colodyspepsie).

Die typischen Ulcusschmerzen sind meist heftig, sie sind tardiv, kommen regelmäßig 1—5 Stunden nach der Mahlzeit, besonders nach großen Nahrungszufuhren. Sie treten häufig in der Nacht auf, so daß die Patienten darüber aufwachen. Sie haben den Charakter von Hungerschmerzen, „hunger pains", teils weil sie so lange nach der Mahlzeit erscheinen, teils weil sie gelindert werden oder verschwinden, wenn die Patienten etwas essen. Sie sind charakteristisch für die juxtapylorischen Geschwüre im Magen und Duodenum, während man sie viel seltener bei Geschwüren des Corpus ventriculi antrifft. Bei solchen Ulcusformen fehlt die beschriebene typische Erscheinungsform, sie schließen sich oft gleich an die Mahlzeiten an oder treten ganz unregelmäßig zu beliebigen Zeiten auf. Das gleiche gilt von der Kardialgie bei den meiten andern Magenleiden und bei Cholelithiasis, Unterleibsleiden usw.

Bei der habituellen Obstipation tritt die Kardialgie auf, wenn die Verstopfung längere Zeit bestanden hat, und beginnt gleich nach der Mahlzeit oder schon während derselben. Sie findet sich nicht in nächtlichen Anfällen, kann aber im übrigen bedeutende Grade erreichen.

Ebenso verhält es sich mit der die Appendicitis begleitenden Kardialgie, die aber weit unregelmäßiger in ihrem Auftreten ist. Bei Colitis und ähnlichen Zuständen sieht man bisweilen das Symptom recht regelmäßig einige Stunden nach der Mahlzeit, wenn die Nahrung den Darm erreicht hat; in solchen Fällen können die erwähnten tardiven Schmerzen vorgetäuscht werden.

Bei Patienten mit Arteriosklerose kann ein Angina pectoris-Anfall den Charakter eines kardialgischen Schmerzes annehmen, indem die Schmerzen im Epigastrium beginnen. Dies findet man bei Arteriosklerose in der Bauchaorta und ihren Ästen, häufiger jedoch bei Erkrankung der Coronararterien, wie bei gewöhnlicher Angina pectoris.

Eine Kardialgie ist häufig begleitet von einer **Druckempfindlichkeit des Epigastriums**, wobei der Kranke den Druck des Gürtels nicht zu ertragen vermag.

Die Druckempfindlichkeit kann in die verschiedenen Schichten der Bauchwand lokalisiert sein oder auf Veränderungen in den Bauchorganen selbst, Wunden, Neubildungen u. ä. zu beziehen sein. In der Bauchwand selbst kann die Empfindung ihren Sitz in der Haut, im subcutanen Fettgewebe oder in den Muskeln haben.

Ebenso wie bei anderen Organschmerzen mit Ausstrahlung werden die Magenschmerzen oft von **cutaner Hyperalgesie** begleitet, die man durch Aufheben einer Hautfalte mit Daumen und Zeigefinger feststellen kann. Eine solche Hautüberempfindlichkeit ist bei Kardialgie sogar sehr gewöhnlich. Ihr Hauptsitz ist das Epigastrium, sie erstreckt sich aber auch mehr oder weniger nach den Seiten und in die unteren Bauchpartien, ist oft einseitig und reicht dann nur bis zur Mittellinie. Bisweilen bildet die hyperästhetische Zone eine gürtelförmige Figur längs der

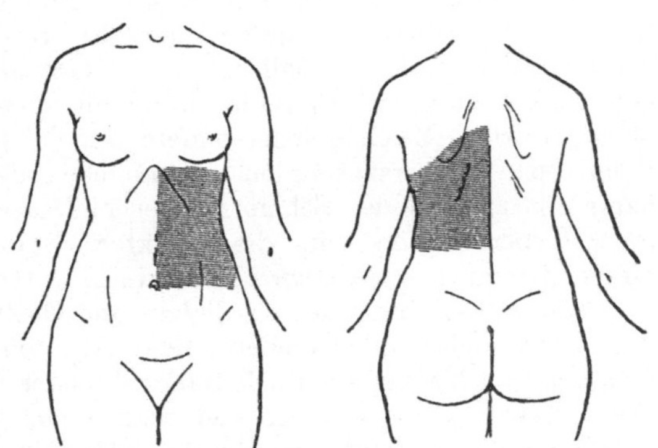

Fig. 14. Ausgebreitete kutane Hyperalgesie bei einer Patientin mit Kardialgie (Magengeschwür).

Kurvatur auf der einen Seite (meist der linken) oder auf beiden Seiten, also auch auf dem Rücken, und erreicht dann die Wirbelsäule. Auch an dieser findet sich öfter Druckempfindlichkeit (Spinalirritation) und Berührungsempfindlichkeit, meist über dem 5.—6. Dorsalwirbel, bisweilen auch weiter nach unten. Die befallenen Hautpartien entsprechen oft deutlich den sogenannten Headschen Zonen und betreffen bei Magenleiden häufig die Partie vom Epigastrium unter den Brüsten weg, durch die Regio infrascapularis am Rücken bis zur Wirbelsäule (siehe Abb. 14). Bei Darmleiden betreffen die Zonen noch tiefere Hautstellen, unterhalb der Nabelhorizontale bis in die Lumbalregion. Immerhin ist die Lokalisation der Überempfindlichkeitsgebiete nicht so gesetzmäßig, daß sie zuverlässige diagnostische Schlüsse gestattet.

Bei Menschen mit erregbarem Nervensystem können sich solche Hyperalgesien recht beträchtlich ausbreiten und lange Zeit unabhängig von dem Grundleiden bestehen. Oft werden sie von subjektiven Empfindungen begleitet, die sich meist als brennende Schmerzen in der hyperästhetischen Partie darstellen. Sie sind häufig in ausgesprochener Weise psychisch beeinflußbar, dies gilt namentlich für die ausgebreiteten cutanen Hyperästhesien bei hysterischen Personen. Sie finden sich im allgemeinen am häufigsten und in größter Ausdehnung bei Frauen, doch auch bei Männern. In der Regel begleiten sie die Schmerzen und schwanken in ihrer Stärke mit diesen, haben aber, wie gesagt, bisweilen eine Selbständigkeit.

Empfindlichkeit des subcutanen Fettgewebes, Adiposalgie (E. Faber), trifft man am häufigsten in der Bauchwand; der Sitz ist am häufigsten unter dem Nabel, wo das Fettgewebe am reichlichsten ist. Bei Betastung stellt man außer einer Empfindlichkeit eine gewisse Resistenzvermehrung des Fettgewebes fest, das man bisweilen mehr schichtförmig, grützig als gewöhnlich erkennt. Offenbar beruht diese Resistenzerhöhung auf einer lokalen Vermehrung der Gewebsflüssigkeit, jedenfalls findet man keinerlei Entzündungszeichen bei anatomischer Untersuchung, sondern herabgesetzte Gewebselastizität (Wiltrup).

Im Epigastrium läßt sich ferner nicht selten Schmerzhaftigkeit der Muskulatur, speziell der Mm. recti feststellen. Sie kennzeichnet sich dadurch, daß sie tiefer sitzt als im cutanen und subcutanen Gewebe, und zunimmt, wenn die Muskeln kontrahiert werden. Dieses letztere Zeichen insbesondere ermöglicht auch die Unterscheidung von Schmerzzuständen im Bauche selber. Ein Muskelleiden kann mit anhaltenden Schmerzen verbunden sein; dies kann die Folge einer Hyperfunktion sein, die reflektorisch durch die Schmerzen in dieser Region ausgelöst wird (Mackenzie, Helweg).

Die Behandlung der Kardialgie und Gastralgie richtet sich nach dem zugrundeliegenden Leiden. Rein symptomatisch kommen warme Umschläge, Alkalien, eventuell Narkotika oder Antineuralgika in Frage. Die cutanen Hyperalgesien soll man nicht zu häufig untersuchen, weil man sie dadurch verschlechtern kann, denn die Untersuchung selbst wirkt suggestiv; deshalb soll man sie möglichst vernachlässigen und nicht fördern. Wenn sie dennoch einer Behandlung bedürfen, kann man Wärme anwenden, Einreibungen mit Chloroformöl, Senfpapiere, Faradische Pinsel oder Massage, speziell Kneten der Haut und des subcutanen Gewebes. Bei Adiposalgie und Muskelschmerz ist die Massage das Hauptmittel.

Erbrechen — Vomitus.

Beim Erbrechen entleert der Magen teilweise oder ganz seinen Inhalt durch die Speiseröhre und den Mund. Das Erbrechen ist eine Reflexbewegung recht komplizierter Art. Der Pylorus wird geschlossen, der ganze Pyloruskanal kräftig kontrahiert, während die Kardia erschlafft und sich öffnet, wird durch eine Kontraktion der Bauchwand und des Zwerchfells (Inspiration) sowie der Magenmuskulatur der Inhalt entleert.

Die Natur und das Aussehen des Erbrochenen hängen von dem Zeitpunkt des Verdauungsprozesses ab, in dem das Erbrechen erfolgt.

Wenn der Magen leer von Speisen ist, besteht das Erbrochene aus Schleim und Magensaft, dem häufig Magensaft beigefügt ist, wodurch die Farbe grünlich oder gelblichgrün wird. Der Gallenrückfluß in den Magen aus dem Duodenum ist ein häufiges und kaum pathologisches Phänomen, so lange er sich in mäßigen Grenzen hält.

Reine Schleimentleerungen sind selten, doch werden häufig schleimige Massen durch kleine Brechbewegungen zurückgebracht, z. B. bei Trinkern. Es scheint sich dabei hauptsächlich um Schleim vom Rachen und Oesophagus zu handeln, der sich im Laufe der Nacht ansammelt, wenn die Kardia mehr als gewöhnlich geschlossen gehalten wird.·

Im übrigen ist die Reaktion und das Aussehen des Erbrochenen von der Magenverdauung abhängig, da aber häufig Schleim aus dem Magen, der Speiseröhre und dem Munde beigemischt ist, so ist die Reaktion vielfach weniger sauer. Die Feststellung der Acidität im Erbrochenen ist deshalb wertlos und oft irreleitend. Bei Stauung im Magen können die Mengen erheblich sein, bis zu einem oder mehreren Litern, und können Nahrungsmittel enthalten, die tagelang vorher aufgenommen sind, in noch erkennbarem Zustande wie z. B. Obst, Gelbrüben, Salat und Blattgemüse u. ä. Bei abnormen Gärungen kann das Erbrochene einen stark sauren penetranten oder fauligen Geruch haben. Fäkulentes Erbrechen findet sich bei Darmstenose, Ileus.

Das Erbrechen ist oft schmerzvoll, es wird durch Schmerzen in der Kardia eingeleitet oder bildet den Abschluß eines Schmerzparoxysmus, der häufig dadurch gelindert wird. In andern Fällen fängt es mit Übelkeit an, die längere oder kürzere Zeit anhält, und ebenfalls mit dem Eintritt des Erbrechens nachläßt. Eine besondere Stellung nimmt das Erbrechen ein, das ohne Schmerzen und ohne Übelkeit eintritt. Meist ist es weniger reichlich, erfolgt leichter als Speien, ohne das Allgemeinbefinden wesentlich zu beeinflussen. Diese letzte Form des Erbrechens sieht man oft bei den rein funktionellen, nervösen Formen.

Die verschiedenen Menschen haben in wesentlich verschiedenem Grade Fähigkeit oder Neigung, den Magen durch Erbrechen zu entleeren. Frauen haben wesentlich häufiger Erbrechen als Männer. Bei diesen ist das Erbrechen in Verbindung mit Magensymptomen in der Regel ein Zeichen schwerer Krankheit, während es bei Frauen namentlich in der Form des Würgens ein ganz gewöhnliches Symptom bei sehr leichten Krankheitszuständen von oft rein funktionellem Charakter ist.

Je länger ein Patient an Erbrechen gelitten hat, um so leichter und häufiger pflegt es sich einzustellen. Die Reflexbahnen werden gleichsam geübt, das vorangehende Erbrechen wirkt suggestiv fördernd auf das folgende. Vollständige Ausschaltung von Reizen durch Hungern kann bisweilen die einzige Methode sein, um die Neigung des Magens zum Erbrechen zu beseitigen.

Erbrechen tritt vor allem bei Magenleiden und Reizung der Magenschleimhaut ein. Eine einfache Überfüllung eines im übrigen gesunden Magens kann eine schnell eintretende Entleerung veranlassen, besonders wenn die große Mahlzeit schnell verzehrt wird und reizende Stoffe, Alkoholika usw. enthält. Ein solches Erbrechen aus verdorbenem Magen stellt die natürliche Selbsthilfe gegen Überlastung dar. Eine erhöhte Reizbarkeit des Magens findet man bei den verschiedensten krankhaften Zuständen, Gastritis, Ulcus, Carcinom usw. Wenn Stenose vorhanden ist, ist das Erbrechen die natürliche Folge der chronischen Erweiterung.

Auch von anderen Organen, namentlich den Unterleibsorganen, wird häufig Erbrechen ausgelöst. In erster Linie gilt dies vom Darm, dessen verschiedene Krankheitszustände in der Regel von Erbrechen begleitet werden; namentlich ist dies der Fall bei Kolitis mit starker unregelmäßiger Peristaltik, auch die einfache Obstipation kann bei dazu disponierten Individuen Erbrechen verursachen, weiter Appendicitis, Peritonitis, Hernien usw., Leber- und Gallenleiden, besonders Gallensteine, Nierensteine, Wanderniere, Leiden der Genitalorgane, besonders des Uterus, Gravidität, Endometritis usw.

Verschiedene Leiden des zentralen Nervensystems werden ebenfalls von Erbrechen begleitet, so besonders Meningitis, Hirntumoren und andere Gehirnleiden, Tabes dorsalis u. ä.

Weiter geben manche Vergiftungen Anlaß zum Erbrechen, wie mit Metallgiften, Toxinen usw., ebenso Autointoxikationen. Das Erbrechen kann rein funktionell sein, und zeigt sich in dieser Form am häufigsten als Würgen und Speien ohne weitere Schmerzen und Übelkeit. In den ausgesprochenen Fällen haben wir das Bild des unstillbaren Erbrechens. (Vomissements incoercibles, vomitus nervosus.) Erbrechen und Würgen tritt bei diesen Patienten nach ungefähr allen Mahlzeiten auf, ganz unabhängig davon, was genossen wurde. In der Regel kommt es unmittelbar nach der Mahlzeit; häufig wird nur ein Teil davon zurückgebracht, seltener alles, und die Würgbewegungen können weiter bestehen, wenn der Magen ganz leer geworden ist. Derartiges ständiges Erbrechen kann sich über Monate und Jahre erstrecken. Die Wirkung auf die Patienten ist sehr verschieden. Bisweilen behalten diese in merkwürdiger Weise ihren guten Allgemeinzustand und ihre Arbeitsfähigkeit, sind imstande am gewöhnlichen Leben teilzunehmen, würgen aber nach allen Mahlzeiten, wenigstens nach allen größeren. Der Grund zu diesem relativen Wohlbefinden ist darin zu suchen, daß die Kranken in jedem Falle nur kleine Bröckel der aufgenommenen Nahrung zurückbringen. Andere Patienten, bei denen das Erbrechen reichlicher ist und den Magen vollständiger entleert, verfallen allmählich der Unterernährung. Sie magern ab, es kann sich ganz das Bild der Inanition entwickeln, das für die nervöse

Anorexie beschrieben, wurde. Die ständigen Magenentleerungen bewirken weiter, daß die Kranken aufhören, Speise zu sich zu nehmen, so daß als Komplikation die komplette Anorexie sich hinzugesellt. Die dann entstehende Unterernährung kann ebenso hohe und gefährliche Grade erreichen wie bei der reinen Anorexie.

Die Ursache des Erbrechens ist vielfach ursprünglich durch ein anderes Magen-Darmleiden gegeben, z. B. eine Obstipation, eine Colitis, eine Gastroptose u. dgl.: doch entwickelt sich der Vomitus als selbstständiges Symptom ganz unabhängig von dem primären, vielleicht ganz vorübergehenden Leiden und ist dann unzweifelhaft als ein psychischer Zustand aufzufassen, der der Suggestion in ausgesprochener Weise zugänglich ist.

Die **Behandlung** des Erbrechens richtet sich natürlich in erster Linie gegen die Ursachen, weshalb sie bei den verschiedenen krankhaften Zuständen ihre Erörterung finden wird. Rein symptomatisch kann man im Anfall Eispillen, Äthertropfen, Spir. äther., Aqu. chloroform, kohlensäurehaltige Getränke, eventuell Opiumtropfen, Morphiumeinspritzungen und andre narkotische Mittel benutzen. — Auch bei der Behandlung des unstillbaren Erbrechens und des Würgens muß man in erster Linie sein Augenmerk auf eine eventuelle Ursache richten und diese behandeln, selbst wenn sie mit der Fortdauer des Erbrechens nichts mehr zu tun hat. Vor allem wird man bei der Behandlung auf den psychischen Charakter des Zustands zu achten haben und diesen Erscheinungen nicht mehr Bedeutung beilegen als ihnen zukommt: im Gegenteil wird eine gewisse Vernachlässigung das Richtige sein; gleichzeitig kann man aber das Milieu des Kranken berichtigen, indem man ihn unter Umständen auch isoliert.

Aufstoßen — Pyrosis.

Das Aufstoßen ist teils alimentär, teils lufthaltig (Rülpsen). Das eigentliche alimentäre Aufstoßen besteht darin, daß kleine Teile des Mageninhalts durch die Kardia in den Oesophagus und in den Mund zurückgelangen. Hier werden sie als ein wenig Flüssigkeit, in der Regel von saurem Geschmack (saures Aufstoßen), bisweilen nur als wässrig (Wasser im Munde!), auch als bitter und scharf empfunden. Sie sind oft begleitet von einem stechenden und brennenden Gefühl hinter dem Sternum, das nach dem Rachen zu hochsteigt. Diese Empfindung wird mit Pyrosis (Sodbrennen) bezeichnet. Pyrosis kann auch empfunden werden, ohne daß Flüssigkeit regurgitiert wird, möglicherweise, weil der aufgestoßene Mageninhalt nur ganz wenig in die Speiseröhre eintritt.

Das Aufstoßen kann, wenn es reichlicher ist, einen allmählichen Übergang zu dem vorher behandelten Würgen bilden, was aber doch im allgemeinen mit geringeren subjektiven Symptomen, vor allem ohne Pyrosis verläuft.

Der saure und bittere Geschmack des Aufgestoßenen ist dem Mageninhalt zu danken und leicht verständlich, wenn dieser sauer oder gar superacid ist. Aber der saure Geschmack kann auch bestehen, wenn der Mageninhalt sehr wenig sauer, ja neutral ist, wie bei Gastritis mit Achylie. Bei abnormen Gärungen des achylischen Inhalts kann das Aufstoßen übelriechend werden. Also kann Pyrosis bei allen Reaktionsverhältnissen im Magen vorkommen, bei den verschiedensten Krankheitsformen organischer und funktioneller Natur. Allem Anschein beruht sie auf einer krankhaft erhöhten Erregbarkeit und weniger kräftigem Kardiaverschluß.

Bei **Rumination,** Wiederkäuen, vermag das betreffende Individuum Mageninhalt willkürlich zurückzubringen, in der Regel in geringeren Mengen, ohne Schmerzen und Übelkeit; das Würgen geschieht bisweilen sogar während des Essens, sonst kürzere oder längere Zeit danach.

Einzelne im übrigen ganz gesunde Menschen besitzen von Geburt an eine willkürliche Beherrschung der Kardia, so daß sie den Magen nach Belieben mehr oder weniger entleeren können. Sie können also wiederkäuen oder vomieren, wie es ihnen paßt. Bei andern entsteht eine Neigung zur Rumination in der Kindheit und kann bis in spätere Jahre erhalten bleiben. Diese Menschen fühlen ein gewisses Behagen bei der Regurgitation, kauen neuerdings die Bissen und schlucken sie dann herab. Solche Gewohnheit trifft man besonders ausgesprochen bei Geistesschwachen, bei dementen und degenerierten Individuen. Bei andern findet sich das Symptom nach einer Krankheit (Typhus u. ä.), oder im Anschluß an einen dyspeptischen Zustand. Bei Neuropathen kann die Rumination eine unwiderstehliche Gewohnheit werden, die auch nach Beseitigung der primären Ursache fortbesteht.

Luftaufstoßen — Rülpsen — Aerophagie.

(Morbus ructuosus).

Unter Luftaufstoßen versteht man eine plötzliche Entleerung von Luft aus dem Verdauungskanal durch den Mund. Geschieht dies mit offenem Munde, so wird dabei in der Regel ein Geräusch, das Rülpsen, hervorgebracht, das meist wenig laut, doch auch so kräftig sein kann, daß man es auf weite Entfernung hören kann.

Das Symptom ist eine sehr gewöhnliche Begleiterscheinung dyspeptischer Zustände, namentlich stärkeren Grades.

In schwächster Entwicklung findet sich das Luftaufstoßen bei vielen Menschen im Anschluß an die Mahlzeiten, besonders nach reichlichen, ferner nach schnellem Essen und Genuß kohlensäurehaltiger Getränke. Bei andern Personen ist das Aufstoßen stärker und lauter und wiederholt sich schnell nacheinander. Es kann ganz ohne Zusammenhang mit dem Essen auftreten, vereinzelt oder in anfallartiger Häufung, so daß in langer Reihe ein Ructus dem andern folgt; gleichzeitig können die Geräusche immer reichlicher und lauter werden. In den leichten Formen kann der Patient das Aufstoßen bis zu gewissem Grade verbergen, in den schweren wird er überrascht; das Aufstoßen kommt unbeherrscht zu großer Peinlichkeit für den

Kranken und seine Umgebung. Wir haben es dann mit einem recht augenfälligen und beschwerlichen Leiden zu tun, dem Morbus ructuosus der alten Verfasser.

Während man in früherer Zeit meinte, daß die aufgestoßene Luft durch abnorme Gärung im Magen entwickelt werde, ist man jetzt darüber klar, daß eine solche Entstehung nur beim stark erweiterten Magen vorkommt. Man hat eine Zeitlang auch geglaubt, daß Luft in den Magen ausgeschieden würde. Indessen besteht die beim Aufstoßen entleerte Luft aus verschluckter atmosphärischer Luft. Dem Aufstoßen geht also immer ein Schlucken von Luft, die **Aerophagie,** voran.

Französische Kliniker, wie zuerst Bouveret, Lyon, später Mathieu, Hayem, Soupault in Paris haben besonders zur Klärung dieses eigentümlichen, sehr häufigen krankhaften Vorgangs beigetragen.

Die Luft kann mit den Speisen heruntergeschluckt werden. Dies geschieht namentlich, wenn die Nahrung unter mangelhaftem Kauen hastig geschlungen wird, oder wenn flüssige Kost „geschlürft" wird. Die auf diese Art aufgenommene Luft wird in der Regel nach dem Essen mit einigen Aufstoßen wieder entfernt. Bisweilen wird Luft zusammen mit Speichel verschluckt ohne Speise, und zwar bei Kranken mit Speichelfluß oder reichlicher Nasenrachensekretion. Ferner und zwar am häufigsten wird Luft geschluckt mit einer besonderen leeren Schluckbewegung; in seltenen Fällen wird sie sozusagen in den Oesophagus und durch die Kardia hineingepumpt, wenn beim Einatmen gleichzeitig die Stimmritze geschlossen wird.

Am leichtesten gewöhnen sich Patienten mit Dyspepsie an das Luftschlucken. Sie empfinden leichten Druck und Spannungsgefühl in der Kardia und führen dies auf eine Luftansammlung im Magen zurück. Diese suchen sie zu entfernen, bemerken aber bald, daß dies erst gelingt, wenn vorher eine Schluckbewegung vorangeht. Diese Schluckbewegung wird sehr bald unbewußt, sozusagen unwillkürlich und gar nicht mehr als Schlucken aufgefaßt. Oft wird auch das Schlucken von Luft von einem Laut begleitet, so daß die Leute denken, sie stoßen auf, während sie in Wirklichkeit erst schlucken und dann aufstoßen. Bei nervösen Patienten kann diese Aerophagie beträchtliche Grade erreichen; lange Serien von lärmendem Aufstoßen können entstehen, die dann das sicherste Zeichen eines krankhaften Luftschluckens sind.

Die Störung tritt, wie schon erwähnt, im wesentlichen bei Kranken mit andern dyspeptischen Symptomen auf, speziell kardialen Empfindungen; man trifft sie demgemäß bei den verschiedensten Magenerkrankungen, z. B. Gastritis, Ulcus, auch bei ganz leichten funktionellen Abweichungen und Verstopfung. Hierbei kann das Luftschlucken auch ohne jede Dyspepsie sich einstellen.

Die Aerophagie ist ein außerordentliches Zeichen, bei Dyspeptikern findet man sie in 5—6 %, sie kann nach Stärke und Häufigkeit erheblich schwanken. Mathieu hat bei einem Fall etwa 6000mal Aufstoßen am Tage beobachtet.

Die Folgen der Aerophagie sind zunächst Ructus. Die aufgestoßene Luft ist ohne Geruch und Geschmack und ist reine atmosphärische Luft, vielleicht mit geringen Mengen Kohlensäure. Bisweilen bemerkt man eine Auftreibung des Magens mit Vorwölbung des Epigastriums, wenn das Aufstoßen mit dem Schlucken nicht gleichen Schritt hält. Bei der Röntgendurchleuchtung erscheint die gewöhnliche Luftblase unverhältnismäßig groß.

In Zuständen, die das Aufstoßen behindern, z. B. in der Narkose, in der an sich häufig Luftschlucken besteht, kann der Magen erheblich gedehnt werden, und dadurch zur akuten Magenerweiterung Anlaß geben.

Die in den Magen durch Verschlucken eingetretene Luft kann in den Darm weiterwandern und Meteorismus sowie ständigen Abgang von gewöhnlich geruchlosen Darmgasen bewirken.

Abgesehen von der Belästigung des Kranken und seiner Umgebung kann das ständige Luftschlucken eine bestehende Dyspepsie oder ein anderes Magenleiden verschlimmern. Kardialgie und Völlegefühl im Epigastrium nehmen zu, die verschiedenen Zustände der Kranken steigern sich, ängstigen die Patienten, deren Gedanken sie völlig mit Beschlag belegen.

Bei nervösen und hysterischen Personen kann das Aufstoßen seinen höchsten Grad erreichen und das Befinden schwer beeinträchtigen.

Die **Diagnose** ist in der Regel leicht, da sie sich aus dem Luftaufstoßen ergibt, besonders wenn dieses in Serien erfolgt. Fehlt es oder ist es nur gering, so wird man vor allem auf Magenblähung und Meteorismus, unter Umständen Flatulenz zu achten haben; das Luftschlucken kann ganz übersehen werden, wird indes bei aufmerksamer Beobachtung der Kranken nicht verborgen bleiben können.

Für die **Behandlung** gilt in erster Linie, die Patienten davon zu überzeugen, daß wirklich von ihnen Luft geschluckt wird. Dies gelingt leicht, wenn die Leute die Schluckbewegungen selbst merken, andere, denen das Luftschlucken unbemerkt bleibt, stellen sich gegenüber der gegebenen Erklärung sehr zweifelnd, nehmen sogar dem Arzt eine solche Zumutung übel. Man kann solchen Menschen vorteilhaft die auf- und absteigenden Bewegungen des Kehlkopfs zeigen, die von den Patienten als Beginn des Aufstoßens gedeutet werden, oder man kann sie auf die Weise überzeugen, daß man das Schließen des Mundes verhindert, indem man einen Korkpfropfen zwischen die Zähne bringt, wobei das Aufstoßen unmöglich wird, weil auch das Schlucken von Luft bei solcher Anordnung nicht gelingt. Man wird versuchen, den Kranken die rechte Vorstellung von der Natur des Aufstoßens beizubringen, da es erst mit ihrer Hilfe gelingt, die Erscheinung zu beseitigen. Die Kranken müssen den Glauben an die Notwendigkeit des Aufstoßens aufgeben, sogar sich bemühen, es zu unterdrücken, da sie damit auch das Luftschlucken ausschalten. Das Gefühl von Dehnung und Druck in der Magengrube, das die Patienten mit dem Aufstoßen zu lindern suchen, muß vom Arzt mit andern Mitteln beseitigt werden und wie die gewöhnliche Kardialgie mit passender

Diät, Alkalien oder Bittermitteln u. ä. behandelt werden. Vorteilhaft ist bisweilen Chloroformwasser, Anästhesin und andere Medikamente zur Herabsetzung der Empfindlichkeit. Gelingt es dem Patienten nicht, ohne Kunsthilfe das Schlucken und Aufstoßen zu unterlassen, so kann man ihnen die Anwendung eines Fremdkörpers, wie des erwähnten Pfropfens, verordnen, den sie zwischen die Zahnreihen zu bringen haben, sowie sie in der Magengegend die Empfindung des Aufstoßens verspüren. Auf solche Art kann man die lästige Gewohnheit vielfach unterdrücken. Bei manchen Leuten ist der Erfolg rasch zu erzielen, wenn sie nur erst den Kern der Sache erfaßt haben; in andern Fällen gehört viel Mühe und Geduld dazu, der Aerophagie Herr zu werden.

Magenbluten — Gastrorrhagie.

Unter verschiedenen Bedingungen kann es zum Blutaustritt in die Magenhöhle kommen. Oft ist die Blutung stark, so daß sich in kurzer Zeit eine beträchtliche Menge Blut im Magen ansammelt, das entweder durch Erbrechen oder durch den Darm entleert wird. Das Erbrechen von Blut nennt man Haematemesis. Das aus dem Magen den Darm durchwandernde, durch den After austretende Blut gibt Veranlassung zur Melaena, der sogenannten schwarzen Abführung ($\mu\varepsilon\lambda\alpha\iota\nu\alpha$, schwarz), Morbus niger (Hippokrates). Die deutlich schwarze Verfärbung des Darminhalts kommt erst bei einem Blutgehalt von ungefähr 50% zustande. Geht die Blutung mehr heimlich und in kleineren Mengen vor sich, so wird sie erst bei darauf gerichteter Untersuchung erkannt; man spricht dann von okkulter Blutung. Sie zeigt sich weder als Hämatemese noch als Melaena, sondern wird erst bei chemischer Untersuchung des Stuhls offenbar.

Eine Hämatemese kann aus reinem Blut oder aus Speisebrei, der mit Blut vermischt ist, bestehen. Auch im ersten Fall kann sie sehr reichlich sein, etwa ein Liter und mehr. Sie kann sehr heftig auftreten, so daß das Blut beim Brechakt aus der Nase und dem Munde herausstürzt. Das gebrochene Blut ist meist frisch, hellrot, da es bald nach dem Austritt aus der Blutbahn aus dem Magen entfernt wird. Bisweilen kann es eine gewisse Zeit im Magen verweilen, dann ist es nicht hellrot, sondern dunkel, braunschwarz, gleicht dem Kaffeegrund, weil das Hämoglobin zu Hämatin umgewandelt ist. Diese Veränderung tritt besonders in den Fällen mit Stauung des Mageninhalts z. B. infolge von Pylorusstenose ein.

Die Blutung wird oft von subjektiven Symptomen begleitet, wie Müdigkeit, Schwäche, Ohrensausen, Schwindel, bisweilen Ohnmacht. Diese Begleiterscheinungen können vor dem Erbrechen auftreten und sind dann als Ausdruck des Blutverlusts selbst anzusehen; bis zum Erbrechen kann dann noch einige Zeit vergehen. Weiter haben die Patienten auch Kardialgie und Übelkeit vor dem Brechen.

Die Diagnose kann leicht sein, wenn man die Blutung selbst beobachtet; in anderen Fällen, wenn man nur auf die Angaben des Kranken oder seiner Umgebung angewiesen ist, ergeben sich häufig Fehlerquellen.

Erstlich muß man sicher sein, daß das Erbrochene wirklich Blut ist und nicht rot gefärbte Speisen, wie Kirschsuppe und ähnliches oder schwarzer Mageninhalt infolge von Gallezusatz. Im Zweifelsfalle wird eine Blutreaktion entscheiden. Ferner ist festzustellen, ob das Blut aus dem Magen stammt.

Hierfür spricht, daß es unter Brech- oder Würgbewegungen entleert wird, daß es mit Speiseteilen gemischt ist, und daß der Hämatemese eine Melaena oder okkulte Blutung folgt.

Eine Verwechslung kann namentlich bei einer Hämoptyse oder einer Blutung aus dem Nasenrachenraum geschehen. Das beim Bluthusten zutage geförderte Blut ist in der Regel hell und schaumig und wird durch Husten entleert. Es wird selten in großen Mengen kommen; in der Regel schließen sich an die erste größere Entleerung eine Reihe kleinerer an, die blutig gefärbte Auswurfballen liefern. Falsche Schlüsse können leichter sich ergeben, wenn der Bluthusten, wie es gelegentlich geschieht, von Erbrechen begleitet wird. Doch wird man bei einer Hämoptyse die sekundäre Schwarzfärbung des Darminhalts vermissen, auch wird in der Regel das ursächliche Lungen- oder Herzleiden bei der körperlichen Untersuchung zu erkennen sein.

Bei Blutungen aus der Nase durch die hintere Öffnung, aus dem Rachen, dem Zahnfleisch und ähnlichem wird das Blut gewöhnlich in geringerer Menge austreten und ohne Brechbewegung und Übelkeit; auch fehlt die Mischung mit Speisen, oft wird man bei der Besichtigung des Rachens und der Nase die blutende Stelle direkt sehen können. In manchen Fällen kann das Blut aus dem hinteren Nasenrachenraum in den Oesophagus heruntersickern und verschluckt werden. Durch späteres Erbrechen wird dann eine größere Menge Blut entleert, das aber aus dem Schlunde stammt. Eine genaue Untersuchung der Halsorgane wird die Quelle dieser Blutung meist freilegen.

Eine besondere Möglichkeit zu Fehlschlüssen veranlassen die kleinen, schleimigen, blutiggefärbten Massen, die gewöhnlich bei nervösen und hysterischen Personen ausgespien werden (Hämosialemesis). In der Regel wird ohne Übelkeit und Schmerzen eine blutige sirupähnliche, rote oder rotbraune aus Blut und Speichel bestehende Flüssigkeit herausgebracht. Das Blut stammt aus dem Schlunde, dem Zahnfleisch oder anderem und fließt gemischt mit Mundspeichel in die Speiseröhre hinunter, aus der es mit leichtem Würgen oder brechähnlicher Bewegung ausgestoßen wird. Zu andrer Zeit merkt der Patient das Vorhandensein der Flüssigkeit im Munde, z. B. beim Erwachen am Morgen. Nervöse Kranke mit leicht blutenden Schleimhäuten können oft wiederholt eine solche falsche Hämatemese darbieten (Haematemesis spuria), ohne daß jemals größere Mengen erbrochen oder in den Darm abgeschoben werden.

Die **Melaena** zeigt sich beim Stuhlgang, der Kot ist von schwarzer oder schwarzroter Farbe, die an Teer erinnert. Der Blutstuhl tritt etwas später nach der Blutung auf als das Erbrechen und kann mehrere Tage bestehen, selbst wenn sich die Blutung nicht wiederholt. Den Blutstuhl erkennt man leicht an der charakteristischen Farbe und Aussehen. Die gleiche Erscheinung bieten die aus dem Zwölffingerdarm und den oberen Teilen des Dünndarms stammenden Blutungen dar.

Eine **okkulte Magenblutung** kann man durch Stuhluntersuchung nachweisen. Es empfiehlt sich nicht, zum Nachweis einer kleinen oder sickernden Blutung den Magen nach Einführung der Sonde zu spülen, da die Sondierung selbst sehr häufig zu kleinen Blutungen Veranlassung gibt, besonders bei kranker Magenschleimhaut. Bei heimlichen Blutungen ist die Farbe des Stuhls unverändert; der Nachweis des Bluts erfolgt durch chemische Untersuchung.

Zum Nachweis des Bluts im Stuhl hat man verschiedene chemische Reagentien benutzt. Es kommt darauf an, daß die angewandte Methode imstande ist, kleine Blutmengen anzuzeigen, doch andrerseits nicht so empfindlich, daß sie auch die kleinen gewiß äußerst geringen Spuren Blut erkennen läßt, die sich in den Entleerungen normaler Menschen finden ($^1/_{30} - ^1/_{200}$ %). Nach Gregersens Untersuchungen werden diese Forderungen am besten von der Benzidinprobe erfüllt, während die bisweilen empfohlenen Proben mit Phenolphthalein und Thymolphthalein zu fein sind. Die Webersche und die Aloinprobe sind dagegen bedeutend gröber als die Benzidinreaktion.

Die Benzidinprobe wird folgendermaßen angestellt: Eine geringe, etwa hanfkorngroße Menge des Kots wird auf einem Objektträger ausgestrichen. Dazu setzt man 2—4 Tropfen des Reagens, das aus einer $^1/_2$%igen Lösung von Benzidin in gleichen Teilen Eisessig und Oxydol besteht. Die Lösung muß jedesmal frisch zubereitet werden, da sie sich nur kurze Zeit hält. Der Prozentgehalt an Benzidin ist insofern von besonderer Bedeutung, als eine stärkere Verdünnung die Probe weniger empfindlich, eine zu starke Konzentration zu fein macht (Gregersen). Es ist deshalb bequem, abgewogene Pulver vorrätig zu halten, z. B. mit 2,5 g[1]) Benzidin und sie in 5 g Oxydol-Essigsäuremischung zu lösen. Wenn die Faeces Blut enthalten, entsteht bei Zusatz der Mischung eine blaugrüne Farbe. Die Probe gibt einen positiven Ausfall, wenn der Stuhl etwa 1 g Blut am Tage aufnimmt. Die Verfärbung tritt um so schneller und stärker ein, je mehr Blut vorhanden ist. Ist sie schwach oder zeigt sie sich erst nach 15—60 Sekunden, so kann man $^1/_5$—1% Blut schätzen. Stellt sich nach 3—15 Sekunden eine kräftig blaue Farbe ein, so entspricht das einem Blutgehalt von etwa 1—5%; vergehen nur einige Sekunden bis zum Auftreten der Farbe, die sich in schwarzblau verwandelt, so kann man wenigstens 5% annehmen. Diese drei Grade der Reaktionsstärke kann man gut als +, ++, +++ notieren.

Bei Anwendung dieser wichtigen Untersuchungsmethode sind gewisse Vorsichtsmaßregeln notwendig. Da häufig an der Oberfläche des Stuhls Blut oder blutiger Schleim aus dem After oder dem Mastdarm haftet, soll man die Probe zur Untersuchung aus dem Innern der Kotballen entnehmen. Ferner muß man daran denken, daß Blut aus der Mundhöhle, speziell vom Zahnfleisch, aus der Nase und schließlich aus der Nahrung beigemengt sein kann; Fleisch enthält Blut in genügender Menge für eine positive Reaktion. Der Kranke muß deshalb drei bis vier Tage fleischfreie Kost genießen, bevor man die Probe anstellen soll, weil man erst so aus einer positiven Reaktion weitgehende Schlüsse ziehen kann.

Untersucht man den Stuhl auf Blut ohne diese Vorsichtsmaßregeln, so eignen sich besser die weniger empfindlichen Methoden, z. B. die Webersche, bei der man das Hämoglobin mit Eisessig und Äther aus dem Stuhl auszieht und durch Schütteln mit Guajaktinktur und Terpentinöl nachweist. Am besten bedient man sich nach Schroeder drei verschiedener Verdünnungen von Guajaktinktur mit Alkohol. Man darf nur eine geringe Menge Äther anwenden,

---

[1]) Im Handel sind Pulver von Benzidin und Bariumsuperoxyd erhältlich, die in 5 g einer 50%igen Essigsäure gelöst die gewünschte Auflösung geben.

weil die Probe damit schärfer wird. Auch bei dieser Reaktion sind die oben angegebenen Fehlerquellen aus bluthaltiger Nahrung von Bedeutung (Blutwurst, Blutpudding, Blutpräparate, stark blutiges Fleisch).

Hat man eine okkulte Blutung nachgewiesen und ausgeschlossen, daß das Blut aus der Nahrung stammt, so ist man noch nicht sicher, daß der Blutgehalt auf eine Blutung im Magen zu beziehen ist. Auch im Darm können geschwürige Krankheiten Blut abscheiden, sowohl das Duodenal- wie das Dünndarmgeschwür, auch Ulcera des oberen Dickdarms; auch bei einer nicht ulcerösen Kolitis kann blutiger Schleim Blutgehalt des Darminhalts veranlassen. Blut aus dem Mastdarm oder dem After liegt gewöhnlich außen auf den geformten Kotballen, man kann es bei der Entnahme zur Untersuchung durch große Vorsicht meist vermeiden.

Die **Ursachen** der Magenblutungen sind in erster Linie in **orga-nischen Erkrankungen des Magens** zu suchen, vor allem im Ulcus und Carcinom.

Beim Magengeschwür ist eine Blutung häufig; in einem Drittel aller Fälle findet sich Blutbrechen, meist gefolgt von Blutstuhl. Okkulte Blutungen kann man mit der Benzidinprobe in den allermeisten Fällen nachweisen, doch oft nur periodisch.

Beim Krebs ist die Blutung gleichfalls sehr gewöhnlich, jedoch das Blutbrechen seltener. Erbrechen frischen Bluts sieht man besonders beim Carcinom der Kardia oder der kleinen Kurvatur. Dagegen beobachtet man häufiger Erbrechen von schwarzen, kaffeesatzähnlichen Massen, weil man beim Magenkrebs sehr oft Pylorusverengung und Stauung finden kann. Okkulte Blutungen trifft man fast immer, sie sind überwiegend anhaltend im Gegensatz zu der heimlichen Blutung beim Geschwür.

Bei Erkrankungen des Zwölffingerdarms, besonders beim Geschwür, sind die Blutung oft nur im Stuhl nachzuweisen; gewöhnlich läuft das Blut aber doch in den Magen zurück und veranlaßt vor der Melaena eine Hämatemese.

Bei Gastritis ohne Neubildung sind spontane Blutungen ungewöhnlich; jedoch wird die Schleimhaut durch Sonden z. B. verletzt, im Anschluß kann man dann im Spülwasser und in den darauf folgenden Darmentleerungen Blut nachweisen.

Magenblutungen treten ferner auf bei Krankheiten des Herzens und der Leber, die Stauung der Schleimhautgefäße veranlassen. Bei Herzkranken kann man in seltenen Fällen tödliche Blutungen aus der Magenschleimhaut beobachten, ohne daß mikroskopisch eine Verletzung der Schleimhaut zu erkennen ist. Häufiger sind die Blutungen bei Pfortaderstauung, bei Leberleiden, namentlich Leberzirrhose. In solchen Fällen werden die Blutungen durch variköse Erweiterung der Venen im unteren Abschnitt der Speiseröhre verursacht. Aus solchen geplatzten, erweiterten oder bloß gedehnten Adern können große Blutungen geschehen, die völlig großen Magenblutungen bei Magengeschwür gleichen.

In selteneren Fällen können Magenblutungen auf rein nervösem

Wege entstehen, als sogenannte hysterische Blutungen. Abgesehen von der bereits besprochenen Hämosialemesis sind wirklich rein nervöse Blutungen doch äußerst selten. Zwar ist nicht daran zu zweifeln, daß das Nervensystem eine Bedeutung für die Entstehung der Magenblutungen hat; man sieht z. B. Hämatemesen bei Frauen zur Zeit der zu erwartenden Monatsblutung, oder bei heftigen Gemütsbewegungen, aber auch in diesen Fällen versteckt sich dahinter noch ein Ulcus als eigentliche Ursache. Man muß mit der Deutung einer Magenblutung als nervös in jedem Fall sehr vorsichtig sein.

Die **Behandlung** wird später bei den verschiedenen ursächlichen Erkrankungen besprochen werden.

5. Sekretionsstörungen.

Anomalien der Saftabscheidung werden in erster Linie mit der vorher erwähnten Ewaldschen Probekost nachgewiesen, die als Sekretionsreiz benutzt wird. Die Abweichungen der Magensekretion können in zwei Richtungen gehen, indem die Abscheidung vermehrt oder vermindert sein kann.

Eine verstärkte Sekretion kann sich in zweierlei verschiedener Weise äußern. Man spricht von Superacidität, wenn der Salzsäuregehalt des Mageninhalts erhöht ist, so daß man bei Untersuchung eine Stunde nach Einnahme des Probefrühstücks höhere Säurezahlen erhält als gewöhnlich, ohne daß die Menge des Ausgeheberten von der Regel abzuweichen braucht. Man spricht demgegenüber von Supersekretion, wenn die Saftmenge des Magens vermehrt ist, während die Acidität größer oder normal, in gewissen Fällen sogar herabgesetzt sein kann.

Wenn die Sekretion verringert ist, nimmt die Salzsäuremenge des Inhalts ab, man spricht dann von Subacidität bei vermindertem Säuregehalt und von Anacidität bei Fehlen der Säure. Häufiger gebraucht man den Ausdruck Achylie bei aufgehobener und Hypochylie bei herabgesetzter Saftabscheidung, da die gestörte Säureabscheidung in der Regel von einer mehr oder minder starken Herabsetzung der Fermentbereitung begleitet wird, so daß man sagen kann, die Sekretionsstörung beziehe sich auf den gesamten Magensaft (Chylus).

Superacidität, Hyperchlorhydrie.

Ihr Kennzeichen ist die Erhöhung der Säurezahl, die sowohl die Totalacidität wie die freie Säure betrifft. In einem nach Ewaldschem Probefrühstück ausgeheberten Mageninhalt findet man also bei Titrierung mit Phenolphthalein eine Acidität von mehr als 80, oft zwischen 90 und 100, bisweilen noch höher, bis 120 und mehr. Die Zahlen für Kongo steigen auf 50 und können 100 erreichen. Die mit Günzburgschem Reagens erhaltenen Werte gehen auf über 40 und können sich bis auf 70—80, ja 90 und 100 erheben.

Die drei Zahlenwerte entsprechen meist einander, aber nicht immer, so daß man auch eine große Gesamtsäure bei geringen Mengen freier

Säure und umgekehrt hohe Zahlen für diese ohne Erhöhung der Totalacidität erhält. Man ist geneigt gewesen, die Steigerung der Werte für
die freie Säure als das ausschlaggebende Zeichen für die Bewertung der
Superacidität anzusehen und auch die Fälle als Superacidität anzusprechen, wo keine Vermehrung der Gesamtsäure vorlag. Dieser Brauch
ist indes abzulehnen. Wie wir gesehen haben, hängt der Unterschied
zwischen diesen beiden Säurezahlen ab von der Menge der vorhandenen
Peptone, welche die Säure binden können. Bei Schwankungen in diesen
Verhältnissen bekommen wir höhere oder niedere Werte für freie Säure,
selbst wenn die Totalacidität unverändert ist. Im Gegenzatz zu vielen
andern Autoren anerkennen wir eine Superacidität erst bei einer Ge-
samtsäurezahl von über 80. Gleichzeitig damit findet man meist, aber
nicht immer, Kongozahlen über 60 und Günzburgzahlen über 40.

In den reinen Fällen von Superacidität ist der Mageninhalt nicht
vermehrt, sondern im Gegenteil häufig an Menge geringer als normal,
oft unter 100 ccm. Wenn der Mageninhalt vermehrt ist, liegt außer
der Superacidität auch noch eine Supersekretion vor.

Die Superacidität ist ein sehr gewöhnlicher Befund bei Patienten
mit Erkrankungen der Verdauungsorgane, in etwa der Hälfte aller
Fälle von Dyspepsie, gleichgültig, ob es sich um ein funktionelles oder
organisches Leiden handelt. Im letzten Fall sind es vornehmlich
Kranke mit Magengeschwür, bei denen man in 50% der Gesamtheit
Superacidität nachweisen kann. Auch bei Darmkranken, speziell mit
Verstopfung und Kolitis chronica ist Superacidität nicht selten, besonders häufig bei Neurasthenikern mit Obstipation; übrigens kann
man sie auch bei Neurasthenikern ohne jede Darmstörung finden. Die
diagnostische Bedeutung des Befundes erschöpft sich mit der Anzeige
eines Reizzustands der sekretorischen Apparate des Magens. Eine
starke und anhaltende Superacidität muß immerhin den Gedanken an
das Bestehen eines Ulcus wecken, besonders wenn sie mit Supersekretion verbunden ist. Auch bei Menschen, die keinerlei dyspeptische Symptome aufweisen, besteht in gewissen Fällen eine konstante
Erhöhung der Säurezahl auf 80—90. In der Regel handelt es sich
dann um nervöse Individuen oder Leute mit geringen und nicht be-
achteten Darmstörungen.

Die Superacidität macht an sich keine subjektiven Erscheinungen
und kann, wie gesagt, ohne das geringste Übelbefinden vorkommen.
Dennoch kennt man namentlich aus älteren Beschreibungen eine Reihe
Symptome, die man der Superacidität zur Last gelegt und mit dem
Namen Superaciditätsbeschwerden bezeichnet hat. Hierzu gehörten
vor allem Schmerzen in der Kardiagegend, die oft anfallsweise, spät
nach den Mahlzeiten erscheinen und durch erneute Nahrungsaufnahme
gelindert werden. Weiter hat man Sodbrennen und saures Aufstoßen
als Folgen der Superacidität angesehen. Für alle diese Symptome
gilt gleichermaßen, daß sie nicht von der Superacidität an sich, sondern von dem auch sie bedingenden Leiden hervorgerufen werden;
was die späten Schmerzen angeht, so ist namentlich das chronische
Magengeschwür anzuschuldigen, das früher viel seltener diagnostiziert

wurde als jetzt. Ferner können dieselben Beschwerden festgestellt werden, ohne daß Superacidität vorliegt. Die Diagnose der Superacidität darf also niemals allein aus den Symptomen erfolgen, sondern nur auf Grund einer Untersuchung nach Probekost.

Die einzige Störung, die möglicherweise direkt von der Superacidität ausgelöst werden kann, ist nach der Meinung einiger Autoren (z. B. A. Schmidt) die Obstipation, so, daß die verbesserte Verdauungskraft des Magens eine abnorm gesteigerte Ausnützung der Nahrung, speziell der Gemüse, bedingen und der Darm eine geringere Restaufgabe erhalten soll. In den meisten Fällen ist aber die Verstopfung das primäre gegenüber der Superacidität, falls nicht andere Gründe vorhanden sind, wie Ulcus u. ä.

Von einer speziellen Therapie kann nach dem Gesagten kaum die Rede sein, da sich die Behandlung gegen die andern vorhandenen Krankheitserscheinungen richten muß, also lokal gegen das Ulcus, allgemein gegen die Neurasthenie usw. Wenn die Superacidität mit Magenerscheinungen verbunden ist, wird sich der Gebrauch von Alkalien empfehlen.

Supersekretion

liegt vor, wenn der Magensaft vermehrt ist. Man unterscheidet zwischen einer dauernden Supersekretion, einer digestiven oder alimentären Supersekretion und einer anfallsweise auftretenden Supersekretion.

Bei der kontinuierlichen Supersekretion sezerniert der Magen nicht nur, wenn ihm Nahrung zugeführt wird, sondern auch im nüchternen Zustande. Der Magen ist dann niemals leer oder besser gesagt, nur für Augenblicke, da man annehmen kann, daß das ergossene Sekret in gewissen Zwischenräumen durch den Pylorus entfernt wird. Wenn man in einen solchen Magen im Hungerzustand die Sonde einführt, kann man eine gewisse Menge Saft, 20—50 ccm oder mehr, bisweilen 100 oder mehrere hundert Kubikzentimeter ausheben. Man bezeichnet den Befund von mehr als 20—30 ccm im nüchternen Magen in der Regel als pathologisches „Nüchternsekret".

Die kontinuierliche Supersekretion wird auch als Reichmannsche Krankheit bezeichnet, da sie zuerst von dem Polen Reichmann beschrieben worden ist (1881). In ihren geringeren Graden ist sie eine recht häufige Erscheinung, die man nicht selten bei anscheinend gesunden Menschen trifft, besonders bei Neurasthenikern; doch findet sie sich auch bei verschiedenen Magenleiden, namentlich bei Magengeschwür. In ihrer mehr ausgesprochnen Form mit mehr als 50 ccm Nüchternsekret spricht sie für Ulcus, wenn auch dieses bei andern Krankheitszuständen gleicherweise vorkommen kann. Bei größeren Mengen von 100 und mehr Kubikzentimeter steigt ihre Bedeutung als Ulcussymptom weiter.

Der Saft in dem im übrigen leeren Magen ist in der Regel stark sauer mit reichlich freier und wenig gebundener Salzsäure. Direkte Erscheinungen macht die Supersekretion ebensowenig wie die Superacidität.

Die digestive Supersekretion liegt vor, wenn bei den Mahlzeiten und nur bei diesen mehr Magensaft als normal abgeschieden wird. Während das Ergebnis der Sondierung nach Ewaldscher Probemahlzeit normalerweise 100 ccm beträgt, können hier etwa 200 ccm und bedeutend mehr erhalten werden. Gleichzeitig ist die Acidität meistens hoch. Auch die digestive Supersekretion wird am meisten beim Ulcus angetroffen und hat wesentlich größere diagnostische Bedeutung als die kontinuierliche Supersekretion.

Während die kontinuierliche Supersekretion von motorischen Störungen unabhängig ist und entweder auf einem krankhaften ständigen Reiz im Magen oder einer mangelhaften Hemmung des Sekretionsmechanismus beruht, scheint der Grund für die digestive Supersekretion in einer Behinderung der Entleerung zu liegen, wie man sie vor allem bei dem juxtapylorischen Ulcera findet. Man hat behauptet, daß im Gegensatz hierzu die Superacidität entsteht, wenn sich der Magen zu rasch entleert (Pawlow, Rubow). Diese Abweichung gibt nun aber wohl Veranlassung zu vermehrten Mengen freier Säure, aber nicht zu erhöhter Gesamtazidität. Wahrscheinlich wird der Magensaft bei Superacidität wirklich mit erhöhter Acidität sezerniert, also mit relativ geringerem Wassergehalt als gewöhnlich.

Als eine besondere Form ist die anfallsweise auftretende Supersekretion aufgestellt worden. Die Supersekretion ist in diesen Anfällen stark und begleitet von heftiger Kardialgie und gewöhnlich auch von Erbrechen, das ganz überwiegend aus dem dünnen stark sauren Magensaft besteht. Die Anfälle können von Stunden bis zu Tagen dauern; beim Erbrechen und bei Sondenausheberung können aus dem Magen verschiedene hundert Kubikzentimeter bis zu 1—2 l Magensaft entfernt werden. Diese anfallsweise auftretende starke Supersekretion ist charakteristisch für ein in der Nähe des Pylorus gelegenes Ulcus und beruht auf einer Verbindung von Supersekretion und spastischer Verschließung des Pförtners. Ganz gleiche Anfälle sieht man weiter bei Tabes dorsalis als Teilsymptom der sogenannten gastrischen Krisen. Sie werden von Erbrechen und starken Schmerzen in der Magengrube begleitet. Doch können diese Schmerzen auch fehlen, so daß die Supersekretion die hauptsächliche Erscheinung wird.

Achylia gastrica

wird angenommen, wenn der Mageninhalt nach Ewaldschem Probefrühstück nicht mit Kongopapier, reagiert. Dagegen gibt ein solcher Mageninhalt, wenn auch nicht immer, so doch gewöhnlich eine saure Reaktion auf Lackmuspapier und Phenolphthalein; man kann dann eine Gesamtacidität von bis 20—25 feststellen. Dies beruht auf der Bildung organischer Säuren, wenn die Salzsäure nicht mehr die Gärungen hemmt. Wegen der fehlenden Verdauung erscheint der Mageninhalt nicht mehr als ein gleichmäßiger Chymus; man sieht vielmehr die genossenen Zwiebackmassen aufgeweicht, aber im übrigen unverändert, der Geruch ist nicht sauer wie bei einem gewöhnlichen Probefrühstück.

Eigentümlich für die Achylie ist der Umstand, daß man oft den Magen leer findet, wenn man eine Stunde nach der Aufnahme eines

Probefrühstücks untersucht; der Magen entleert sich schneller als normal. Im normalen Zustand bewirkt nämlich der salzsaure Mageninhalt einen reflektorischen Verschluß des Pylorus, sobald als ein Durchtritt von Speisebrei in das Duodenum stattfindet, so daß der Pförtner sich während der Verdauung rhythmisch schließt und öffnet. Bei der Achylie fehlt diese Säurewirkung, der Pylorus ist länger offen als unter normalen Bedingungen. Um Mageninhalt zur Untersuchung zu erhalten, muß man deshalb die Sonde schon $3/4$ oder gar $1/2$ Stunde nach dem Einnehmen des Probefrühstücks einführen.

Gleichzeitig mit dem Aufhören der Salzsäuresekretion nimmt auch mehr oder weniger vollständig die Pepsinbereitung ab. Eine wirkliche Achylie darf man eigentlich nur in den Fällen annehmen, in denen auch Pepsinmangel besteht. Indessen findet man so gut wie immer neben einer Anacidität noch einen kleinen Fermentrest an den Nahrungsresten adsorbiert, absoluter Pepsinschwund ist sehr selten. Das vorhandene Enzym ist unwirksam, solange keine Salzsäure vorhanden ist; die früher vertretene Anschauung, daß ein ätiologischer oder anatomischer Unterschied zwischen den Fällen mit kompletter Apepsie und denen mit verringerten Fermentmengen bestehe, ist unrichtig. Da eine genaue Pepsinbestimmung in der Regel nicht vorgenommen wird, verwendet man gemeinhin die Bezeichnung Achylia gastrica für die Fälle mit aufgehobener Säurebereitung, abgesehen von der Möglichkeit des Vorhandenseins geringer Pepsinmengen.

Im Gegensatz zur Superacidität und Supersekretion hat die Achylie einen weitgehenden Einfluß auf den Ablauf der Verdauung und die Tätigkeit der andern Verdauungsorgane.

Die Magenverdauung ist ja vollständig lahmgelegt; im Magen erfolgt nur eine Erweichung und ein mechanisches Umrühren des Inhalts sowie eine Fortsetzung der Speichelwirkung auf Stärke, welche sonst in saurem Saft aufhört. Eine Lösung der kalkhaltigen Knochen findet nicht statt; deshalb findet man im Stuhl alle kleinen Knochenreste, z. B. Fischgräten, die aus Unachtsamkeit mit verspeist werden und auf ihrem Weg durch den Darm diesen verletzen oder sich in die Wand einbohren können. In vereinzelten Fällen sammeln sich diese Knochenreste in großen Mengen im Blinddarm oder im Mastdarm, wo sie an „Gewölle“ der Vögel erinnernde Fremdkörper bilden und beträchtliche Reizung verursachen können (Faber). Ebenso wie die Fischgräten findet man auch alles derbere Bindegewebe im Stuhl wieder, das sich auch in Form von Ballen aufsammeln kann (Schmidt).

Fleisch und andre Nahrungsbestandteile, die sonst im Magen gelöst werden, gehen in einem ganz unvollständig vorbereiteten Zustand in den Darm über, dessen Verdauungskräfte sie in viel höherem Maße beanspruchen, wobei sie auch grob mechanisch eine viel größere Belastung darstellen. Ferner wird die Salzsäure des Magens nicht wie in gesunden Verhältnissen als Anreiz für die Pankreassekretion wirken. Vermutlich nimmt diese daher häufig bei Achylie ab, bisweilen sieht man im Anschluß an die Magenachylie eine sogenannte Pankreasachylie entstehen.

Von sehr großer Bedeutung ist weiter der Verlust der desinfizierenden Kraft des sauren Magensafts bei der Achylie. Normalerweise geht der Mageninhalt in das Duodenum als sterile oder so gut wie sterile dünnflüssige Flüssigkeit über. Bei der Achylie enthält der Magen dagegen eine Menge verschiedener Mikroben, die in den Darm gelangend den sonst sterilen oberen Abschnitt des Darms bevölkern, in den unteren Teilen die gewöhnliche Flora des Darms völlig verändern und Anlaß zu abnormen Gärungen geben. Selbst im Magen treten abnorme Gärungsvorgänge auf, namentlich Milchsäuregärung; wenn noch dazu die Entleerung des Magens stark behindert ist (z. B. bei Krebs), können diese Gärungen sehr stark werden.

Wenn die antiseptische Kraft auch besonders an die freie Salzsäure gebunden ist, so kann doch, selbst wenn die Günzburgsche Probe negativ ist, eine gewisse desinfizierende Fähigkeit erhalten bleiben. Erst wenn die Reaktion auf Kongo ganz negativ ist, so kann man die antiseptischen Eigenschaften als erloschen ansehen; dies geschieht gerade beim Umschlagspunkt des Kongopapiers ($p_H \div 4,5$), wodurch der Wert dieses Indikators erhöht wird (Gregersen).

Ätiologie. Die Achylia gastrica ist ein außerordentlich verbreiteter Krankheitszustand. Man findet sie in allen Lebensaltern, sowohl beim Säugling wie beim Erwachsenen und besonders häufig bei Greisen; bei Untersuchungen von Arbeitern hat nahezu die Hälfte alter Leute Achylie gehabt (Seidelin).

Die Ursachen dieser Abweichung sind mannigfaltig; folgende Hauptgruppen können aufgestellt werden:

1. Örtliche Beeinflussung des Magens. Hier muß man in erster Linie die katarrhalischen (akuten oder chronischen) Gastriten, sodann den Magenkrebs, wo Achylie nur in wenigen Fällen vermißt wird, und das chronische Geschwür nennen, bei welchem sie indessen selten ist.

2. Auf dem Blutwege vermittelte toxische Einwirkung auf den Magen. Diese kommt vor bei einer Reihe Infektionskrankheiten, besonders, wie es den Anschein hat, bei Darminfekten wie Dysenterie, Typhus, Paratyphus, Cholerine u. ä. Auch bei anderen Infektionskrankheiten ist toxische Schädigung gesehen, wie bei Diphtherie, Influenza, Pneumonie usw., insbesondere bei Kindern. Hierher muß man wahrscheinlich auch die häufige Achylie bei Lungentuberkulose und die bei Basedow und chronischer Polyarthritis beobachtete rechnen.

3. Nach der Auffassung einiger Forscher kann auf rein neurogenem Wege durch psychische Einwirkung oder auf neurasthenischer Grundlage eine Achylie entstehen. Doch scheint die auf diese Art entstehende Hemmung der Sekretion ganz vorübergehend zu sein. Selbst bei experimenteller Durchschneidung aller zum Magen führenden Nerven erhält man nur eine ganz vorübergehende zeitweilige Achylie, da die in der Magenwand belegenen Nervenzentren die Steuerung der Sekretion übernehmen (E. Thomsen).

4. Die Hauptursache jeder Achylie, die nicht durch ein Krebsleiden oder eine ausgesprochene katarrhalische Gastritis hervorgerufen wird, ist nach der Meinung andrer Autoren (Martius u. a.) eine ange-

borene Konstitutionsanomalie. Im Gegensatz zu der lokal bedingten bezeichnen sie die angeborene als **Achylia simplex**. Man stützt diese Lehre zuvörderst auf die Häufigkeit der Achylie, ohne daß sich vielfach wahrscheinliche Gründe finden lassen, und auf die oft festzustellende völlige Symptomlosigkeit. Diese Beweisgründe haben aber nach unserer Ansicht wenig Wert, weil die in den ersten beiden Gruppen genannten Ursachen so zahlreich sind, andrerseits oft schwer in ihrer Bedeutung zu erkennen sind, wie z. B. Infektionen.

Von größerer Bedeutung wäre es, wenn man nachweisen könnte, daß die Achylie häufig, wie von mehreren behauptet wird, als familiäres Leiden auftritt. Bisher ist allerdings diese Tatsache nicht erwiesen; die große Häufigkeit der Achylie in allen Altersstufen kann leicht zu der irrtümlichern Annahme erblicher Herkunft führen. Wenn ein familiäres Auftreten festgestellt werden könnte, so brauchte dies nur eine angeborene Disposition zu bedeuten, eine geringere Widerstandsfähigkeit gegen eine exogene Schädigung des Magens. Die beiden ersten Gruppen von Ursachen werden doch immer die größte Bedeutung beanspruchen.

Symptome. Da die Achylie so gut wie immer von entzündlichen Erscheinungen in der Schleimhaut begleitet ist, wird ihre Besprechung im Kapitel „Gastritis" erfolgen. Hier sollen nur die Symptome erwähnt werden, die eine direkte Folge der Sekretionsanomalie sind, ohne daß sie in einem erheblichen Teil der Fälle irgendwelche subjektiven Erscheinungen zu machen brauchen. Kardialgie und andre dyspeptische Erscheinungen können so eine Folge der schlechten Bearbeitung der Nahrung im Magen sein, am meisten macht sich die Achylie aber doch durch ihre Einwirkung auf die Darmfunktion bemerkbar, und zwar deshalb, weil die Nahrung in unverdautem und nicht desinfiziertem Zustand in den Darm übertritt. In einzelnen Fällen stellt sich Verstopfung ein, am häufigsten ist periodisches Auftreten von **Diarrhöen** (gastrogene Diarrhöen, siehe dort). Diese sieht man in ⅓ aller Fälle von chronischer Achylie, sie sind gekennzeichnet durch dünne, mehr oder weniger überriechende, bisweilen stark stinkende Stühle.

Hiernach ist es auch sehr wahrscheinlich, daß die mangelhafte Desinfektion des Duodenalinhalts Anlaß zur **Infektion der Gallenwege** geben kann und somit Bedeutung für die Gallensteinerkrankung und ihre Komplikationen gewinnt. Jedenfalls beobachtet man auch achylischen Magensaft bei etwa ⅔ aller Gallensteinkranken.

Weiter scheint die abnorme Entwicklung der Mikroben und vielleicht das Überfüllen des Darmes mit genuinen Eiweiß eine direkte oder indirekte Ursache der **Anämien** zu sein, die so häufig die Achylie begleiten; vielleicht dürfen wir hierin eine Hauptursache der **idiopathischen perniziösen Anämien** sehen (Faber).

Bei der Hypochylie (Subacidität) ist die Sekretionsfähigkeit herabgesetzt, so daß die normalen Säurewerte nicht beim Probefrühstück erreicht werden. In den geringsten Graden fehlt die freie Salzsäure, selbst auf dem Höhepunkt der Verdauung, während die Totalacidität nur wenig herabgesetzt ist, und eine positive Reaktion auf Kongo sich ergibt. Die Kongozahlen werden bei ausgesprocheneren Fällen niedriger, die Reaktion kann ganz fehlen. Wir nähern uns damit der Achylie, zu der allmähliche Übergänge bestehen. Wir setzen die Grenze gewöhnlich bei einer Totalacidität von mehr als 20—25 bei fehlender Kongoreaktion, wobei man in der Regel noch etwas (gebundene) Salzsäure und eine gewisse Menge Pepsin finden wird, vorausgesetzt, daß die Acidität nicht durch eine Milchsäuregärung bedingt ist, worauf natürlich zu achten ist. Als Achylie zeigt sich die Hypochylie besonders bei Gastritis, man trifft sie ferner bei mehr vorübergehenden dyspeptischen Zuständen, die von einigen Autoren als leichte Katarrhe, von andern als neurasthenische Erscheinungen aufgefaßt werden.

Wechselt ein achylischer Zustand mit normaler Sekretion oder gar Supersekretion, so spricht man von Heterochylie, die vorwiegend als ein auf krankhaft nervöser Einwirkung beruhendes Symptom betrachtet werden kann, jedoch auch bei Gastritis vorkommt.

6. Störungen der Magenmotilität.

Den motorischen Apparat des Magens kann man in drei Hauptabschnitte teilen:

1. Kardia, die während der Mahlzeiten geschlossen gehalten wird und sich nur öffnet, wenn Speise aus dem Oesophagus in den Magen übertritt.

2. Pylorus und Pyloruskanal, der die Austreibung des Mageninhalts reguliert und aktiv bewirkt und

3. die Muskulatur des Magensacks, die eine feste Umschließung des Inhalts durch die Magenwände bewirkt und den Inhalt tragen hilft.

In jedem dieser drei Abschnitte können Funktionsstörungen auftreten. An der Kardia äußern sie sich am häufigsten als Erbrechen, womit der Magen seinen Inhalt in umgekehrter Richtung entleert. Im Gegensatz zu dieser bereits besprochenen Eröffnung des Magenmundes steht die Stenose, die den freien Zutritt der Nahrung zum Magen verhindert. Diese wird außer durch den Speiseröhrenkrebs an der Kardia hervorgerufen durch Neubildungen im Magen in der Nähe des Oesophagusendes; hierüber wird beim Magenkrebs mehr zu sagen sein. Eine andere mindestens ebenso häufige Ursache ist der chronische Kardiospasmus.

Störungen in der regelrechten Tätigkeit des Pyloruskanals können sich in gewissen selteneren Fällen darstellen als beschleunigte Entleerung des Mageninhalts, wenn eine Schlußunfähigkeit oder ein Offenstehen des Pylorus vorliegt, wie bei gewissen Formen von Pyloruskrebs. Im wesentlichen ist als Zeichen abweichenden Verhaltens der Bewegungsvorgänge am Pylorus und Pyloruskanal die verzögerte Entleerung des Mageninhalts anzusehen; wie wir sie vor allem bei Pylorusstenose bemerken.

Störungen in der Motilität des Magensacks kennzeichnen sich durch eine Schwäche der Kontraktionsfähigkeit der Muskulatur und entsprechen ungefähr dem Begriff der Atonia ventriculi, in der von den Röntgenologen in letzter Zeit allgemein gegebenen Definition.

A. Kardiospasmus.

Unter Kardiospasmus versteht man einen zu starken Kontraktionszustand der Kardiamuskulatur, so daß sich die Kardia nicht auf gewöhnliche Weise öffnen kann, um die Speisen durchtreten zu lassen, womit die Nahrungsaufnahme in den Magen erschwert oder ganz unmöglich gemacht wird.

Die **Ätiologie** dieser Krankheit ist dunkel. In Analogie mit krankhaften Zuständen an andern Schließmuskeln muß man an das Vorhandensein eines Geschwürs, einer Wunde oder einer Fissur an oder in der Nähe der Kardia denken. In einzelnen Fällen konnte man in der Tat ein Geschwür in dem der Kardia nächstgelegenen Teil der Magenschleimhaut feststellen, doch sind solche Befunde Ausnahmen. Für die meisten Fälle trifft ein solcher Grund nicht zu, so daß in der Mehrzahl aller Beobachtungen die Pathogenese unklar bleibt.

Es handelt sich, wie bereits gesagt, nur teilweise um eine echte spastische Kontraktion. Ebenso wahrscheinlich ist die Annahme, daß die Kardia die Fähigkeit verloren hat, sich beim Andrängen von Bissen zu öffnen. Diese Öffnung geschieht normalerweise auf reflektorischem Wege, ihr Ausbleiben bildet ein Hindernis für das Weitergleiten der Speisen. Ein solches Sperren der Kardia geschieht nicht selten bei ganz gesunden Menschen während einer Mahlzeit, z. B. wenn jemand einen besonders großen Bissen herunterschlucken will. Vielleicht ist gelegentlich ein solcher vorübergehender „akuter Spasmus" der Anlaß zu einem chronischen Spasmus.

Am häufigsten entsteht der Kardiospasmus in jüngeren Jahren von 20—30, häufiger bei Frauen als bei Männern, die aber auch nicht so selten betroffen werden; schon bei Kindern hat man das Leiden beobachtet. Wenn auch bei einigen Patienten eine gewisse nervöse Disposition nachgewiesen werden kann, so findet sich die Störung doch fast ebenso oft bei kräftigen und gesunden Menschen.

Pathologische Anatomie. Die Untersuchung der Kardia selbst zeigt keinerlei Veränderungen, doch verursacht der chronische Spasmus eine **diffus spindelförmige Erweiterung der Speiseröhre.** Diese Erweiterung beginnt gleich über der Kardia und ist besonders ausgesprochen über dem Zwerchfell. Die Dehnung betrifft den ganzen Oesophagus und ist richtig spindelförmig, so daß sich die größte Erweiterung unten etwas über dem Zwerchfell findet. Die Folge der Dilatation ist eine Stauung der Speisen in der Speiseröhre. Ihre Muskulatur ist oft verstärkt, die Schleimhaut in den meisten Fällen Sitz einer chronischen Entzündung, Rötung und schleimigen Belags, bisweilen sind auch einige oberflächliche Ulcerationen vorhanden. Diese Oesophagitis ist anscheinend eine sekundäre Erscheinung der Stauung. Einige Autoren wollen ihr primäre Entstehung und damit ätiologische Bedeutung für das Auftreten des Kardiospasmus zuschreiben.

Symptome. Das Leiden beginnt schleichend. Die Kranken merken zuerst einen Schmerz, als einen eigentümlichen Druck oder ein Gefühl des Zusammenschnürens in der Brust hinter dem unteren Teil des Brustbeins. Die Empfindung zeigt sich in der Regel im

Beginn einer Mahlzeit, so daß die Kranken das Essen eine Zeit lang unterbrechen müssen. Allmählich wird der Schmerz häufiger und stärker. Er tritt bei jeder Mahlzeit auf und wird unangenehm, so daß die Eßlust vergeht; dann zeigen sich drückende Schmerzen hinter dem Sternum auch außer der Essenszeit. Außer den Schmerzen tritt als weiteres Krankheitszeichen Würgen auf. Im Anfang hören die Schmerzen nach einigen Minuten auf, der Patient kann seine Mahlzeit fortsetzen, später geschieht dies nicht mehr, der Schmerz läßt nur nach, wenn ein Aufstoßen erfolgt. Hierbei wird die aufgenommene Nahrung faßt unverändert zurückgebracht, und zwar unter Übelkeit und Brechreiz. Gewöhnlich kann sich der Patient das Würgen erleichtern, wenn er sich vornüber beugt. Der Inhalt der Speiseröhre wird damit leicht in den Mund hineinbefördert. Die Schmerzen scheinen auf Spasmen zu beruhen, die in der Speiseröhre auf Grund der Ausspannung auftreten. Die zusammenschnürenden Schmerzen treten bei den verschiedenen Nahrungsmitteln in verschiedener Häufigkeit auf. Merkwürdigerweise werden flüssige Sachen wie Milch, Wasser usw. noch schlechter vertragen als feste oder halbfeste Bestandteile, die einen besseren Öffnungsreflex auf die Kardia geben. Sehr warme und namentlich kalte Speisen verursachen leicht Schmerzen.

Allmählich wird es für den Patienten immer schwerer, sich zu ernähren. Beim Versuch zu essen entstehen sofort Schmerzen und Würgen, die Mahlzeiten müssen sich auf kleine Mengen beschränken und gehen in Absätzen vor sich. In schweren Fällen entsteht eine starke Abmagerung, die Patienten kommen in einen mehr oder weniger ausgesprochenen Inanitionszustand.

Die Krankheit entwickelt sich im Anfang nur langsam, so daß in der Regel zwei bis drei Jahre bis zum Eintritt ernsterer Beschwerden vergehen. In den ersten Jahren bemerken die Patienten nur drückende Schmerzen hinter dem Sternum, erst wenn das Würgen sich einstellt, wird der Zustand bedenklicher. Mit dem weiteren Fortschreiten der Symptome und der Abmagerung werden die Leute arbeitsunfähig; manche lernen inzwischen von selbst oder nach entsprechender Behandlung sich so einzurichten, daß der Zustand erträglich bleibt und sich das Leben ihnen wie früher gestaltet. Die Symptome beruhen in erster Linie auf der durch die Stauung bedingten Erweiterung und Reizung der Speiseröhre, es scheint, als ob die Oesophaguskrämpfe und Schmerzen weniger hervortreten, wenn sich erst eine permanente Dilatation entwickelt hat. Ein absoluter Verschluß der Kardia tritt äußerst selten ein, die Nahrung passiert nach und nach in den Magen, nach kürzerer oder längerer Verweilzeit im Oesophagus, falls sie nicht inzwischen herausgewürgt ist. Die Kranken können mitunter die Abschiebung der über der Kardia stehenden Massen beschleunigen durch eine Art Ärophagie. Sie schlucken Luft, die in der Speiseröhre als Druck auf den angesammelten Inhalt wirkt, der dadurch schneller durchgepreßt wird.

Bei der objektiven Untersuchung der Patienten fällt in vielen Fällen die mitunter extreme Abmagerung auf, die wiederum in andern völlig fehlen kann. Die bei Krebsstenosen gewöhnliche Anämie wird beim Spasmus vermißt. Wendet man die Magensonde an, so beginnt bereits 20—30 cm hinter der Zahnreihe Speisebrei auszufließen, beim Ansaugen kann man 50—100 ccm Flüssigkeit mit aufgeweichten Speiseresten und mehr oder weniger Schleim fördern, ja noch größere Mengen, bis zu $1/_2$ Liter. Bei weiterer Einführung der Sonde stößt man 42—45 cm hinter der Zahnreihe auf einen Widerstand, den man nicht überwinden kann. Erst wenn man die Sonde in dieser Stellung unter einem leichten Druck gegen die Kardia wirken läßt, kann man in vielen Fällen nach Verlauf von einigen Minuten merken, daß der Widerstand plötzlich aufhört und die Sonde durch den Magenmund hindurchgleitet. Bisweilen muß man mehrere Male versuchen, aber so gut wie immer wird man schließlich den Schlauch in den Magen bringen und sich damit von der wechselnden Stärke der Kontraktion überzeugen. Besser als die gewöhnliche weiche Nélatonsche Sonde ist für diese Versuche die steife französische Gummisonde.

Der aus dem Oesophagus ausgehobene Inhalt reagiert neutral und enthält natürlich keine Fermente. Gelangt der Schlauch dagegen in den Magen, so erhält man gegebenen Falles Mageninhalt von gewöhnlicher Beschaffenheit mit freier Salzsäure und Pepsin. Die Sekretion des Magens ist fast immer ungestört.

Prognose und Verlauf. Die Krankheit hat die Neigung, sich in gleichmäßigem Fortschreiten von dem ersten Stadium der kurzdauernden und zeitweiligen Verschließung bis zu dem voll entwickelten Bilde mit dauernder Erweiterung der Speiseröhre und Stauung der Nahrung im Oesophagus zu entwickeln. Nach langwierigen und peinvollen Zeiten kann sich die Krankheit insofern bessern, als die Schmerzen abnehmen und das Würgen aufhören kann; diese ruhige Periode kann einigermaßen stationär bleiben. Die Abmagerung und Entkräftung kann zu gefahrdrohenden Zufällen führen, doch wird sich mit geeigneter Behandlung im allgemeinen eine ernstere Bedrohung vermeiden lassen.

Diagnose. Die Kranken wenden sich an den Arzt wegen der drückenden retrosternalen Schmerzen, die sie allgemein als Kardialgie auffassen. Kommt dazu Würgen und Erbrechen, so erhält der Arzt den Eindruck eines Magenleidens. Die Diagnose wird erst bei der Einführung des Magenschlauchs gestellt werden können. Aber auch hierbei kann der Arzt Irrtümern verfallen. Er bringt die Sonde bis ungefähr 42 cm hinter die Zahnreihe und fördert einen flüssigen Speisebrei heraus, der einem achylischen Mageninhalt sehr ähnlich sieht, da er neutral reagiert. Viele Patienten werden darum lange Zeit an ihrer vermeintlichen Achylie behandelt. Stellt sich infolge des Charakters der Schmerzen und namentlich wegen des Würgens der Verdacht auf Kardiospasmus ein, so muß man sich zuvörderst darüber klar werden, ob die Schmerzen, der Druck hinter dem Brustbein und das Würgen in präziser Weise im Beginn des Essens auftreten; bei einer nun vorgenommenen Sondenuntersuchung wird dann

die Frage geklärt werden können. Man achte darauf, daß die Sonde
bei vierzig und einigen Zentimetern stehen bleibt, dann probiere man,
ob man in einer Entfernung von 30 cm Inhalt aus dem Oesophagus
aspirieren kann. Beweisend ist, wenn man erst neutralen Speise-
röhreninhalt und dann sauren Mageninhalt erhalten kann.

Wenn man auf diese Art die beiden voneinander getrennten
Hohlräume feststellen kann, ist das Bestehen einer Verengung der
Kardia und einer Erweiterung der Speiseröhre erwiesen. Es bleibt
dann noch die Frage nach der Art der Stenose zu lösen. Wenn es
sich um ein Krebsleiden handelt, entwickelt sich das Krankheitsbild
verhältnismäßig rasch, ist von viel häufigeren Schmerzen begleitet
und nimmt den Kranken weit mehr mit als ein spastischer Zustand;
die Speiseröhrenerweiterung erreicht geringe Grade, das Würgen überwiegt. Für den Kardiospasmus ist dagegen die langsame Entwicklung
und der Mangel an Kachexie charakteristisch. Weiter kann man oft
mit der Sonde den Spasmus direkt fühlen als einen sich abwechselnd
zusammenziehenden und nachlassenden ringförmigen Widerstand um
die Sondenspitze, wenn es gelingt, in die spastische Zone einzudringen.

Verengerungen in höheren Abschnitten der Speiseröhre, maligner
oder benigner Art, merkt man beim Einführen des Schlauchs, evtl.
der Knopfsonde, und kann den Sitz durch Messung des Abstands von
der Zahnreihe feststellen.

Eine wichtige Unterstützung der Diagnose liefert das Röntgenverfahren. Nach Einnahme einer Kontrastmahlzeit sieht man den
Oesophagus als einen spindelförmigen dichten Schatten im Mediastinum,
in der Regel am besten bei Durchleuchtung von Seite zu Seite.
Wenn man das Eintreten der ersten Bissen des Kontrastbreis beobachtet, so kann man direkt sehen, wie sie durch den Oesophagus hindurch gleiten und dicht über der Kardia stehen bleiben. Allmählich
wird die Speiseröhre gefüllt mit oft recht beträchtlichen Teilen der
Mahlzeit; im allgemeinen muß man aufhören, wenn 100—200 g eingenommen sind. Den Magen sieht man bei der Durchleuchtung erst,
wenn etwas von dem Brei die Kardia passiert hat, was durchschnittlich eine Viertelstunde dauert.

In den Abb. 15 u. 16 sieht man einen dilatierten und mit Kontrastbrei gefüllten Oesophagus. Das Lumen ist am unteren Ende spitz ausgezogen und geht am medialen Rand in den Magenschatten über, an
der Stelle, wo man die Kardia zu suchen hat. Bei einer neoplastischen
Stenose sieht man dieses regelmäßige und glatte Zuspitzen nicht. Die
Ränder des Schattens sind sehr unregelmäßig und die Dilatation ist
gewöhnlich viel weniger ausgesprochen als beim Kardiospasmus.

Man kann auch eine Oesophagoskopie zur Klärung benutzen.

Behandlung. Wenn man einen Kardiospasmus festgestellt hat,
muß sich die Behandlung teils gegen den Verschluß der Kardia als
solchen, teils gegen den Reizzustand des Oesophagus und schließlich
auf den Allgemeinzustand des Patienten richten. Dem Kardiospasmus wirkt man entgegen durch tägliches Sondieren und Liegenlassen
der Sonde für 5—10 Minuten. Man verwendet am besten eine große

Sonde oder ein Oesophagusbougie von möglichst großer Dicke. Bei beginnenden Fällen kann man auf diese Weise viel erreichen. Man kann in gewissen Fällen den Spasmus beseitigen, meist aber soweit gelangen, daß der Krampf nur gelegentlich eintritt, doch muß die Behandlung lange Monate und Jahre fortgesetzt werden, bevor man

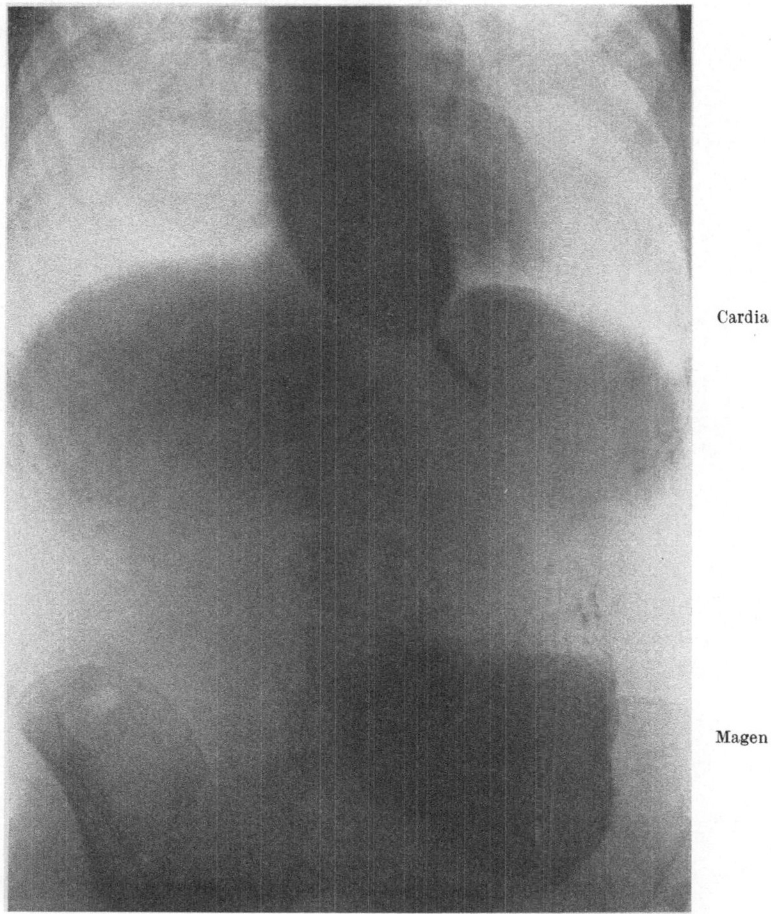

Abb. 15. Röntgenbild eines Patienten mit Kardiospasmus und Oesophagusdilatation nach Einnahme von Bariumbrei (Rigshosp.).

sicher sein kann, daß das Leiden nicht nach einer Ruhepause wieder aufflackert.

In weiter vorgeschrittenen Fällen muß man versuchen, die Kardia mit Gewalt zu erweitern. Hierzu sind verschiedene Apparate angegeben worden. Mit gutem Erfolg kann man den Oesophagusdilatator von Gottstein benutzen. Er besteht aus einem Gummirohr, dessen

Wand an einem Stück von einem mit dehnbarem dünnem Kautschuk-
häutchen bekleideten Seidentaffet gebildet wird. Durch Füllung mit
Wasser wird diese Partie ausgedehnt, nachdem die Sonde in die
Kardia eingeführt ist. Bei längerer Benutzung des Gottsteinschen
Dilatators habe ich wiederholt eine bedeutende und anhaltende Besserung gesehen. Man hat auch Dilatatoren aus Metall benutzt und
damit eine einmalige forcierte Erweiterung zustandegebracht.

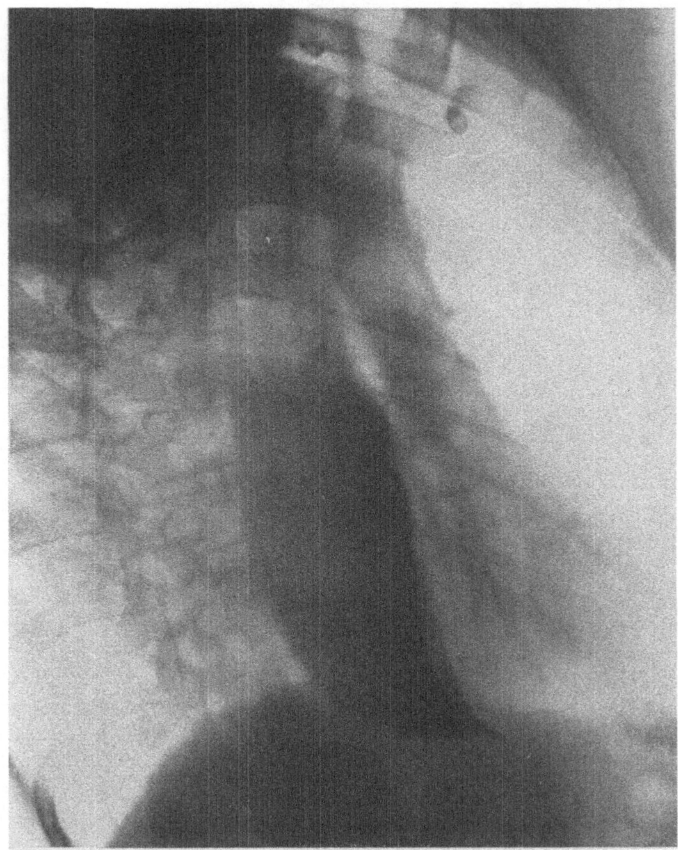

Abb. 16. Röntgenbild der erweiterten Speiseröhre. Von der Seite durchleuchtet.

Wird mit diesen Methoden nichts erreicht, so muß man seine
Zuflucht zu operativem Vorgehen nehmen. Von den verschiedenen in Frage kommenden Verfahren ist am häufigsten die Gastrotomie mit Dilatation der Kardia entweder mit dem Finger oder mit
Instrumenten, die vom Magen aus eingeführt werden, vorgenommen
worden (Mikulicz). Man hat ferner die Durchschneidung der Sphinkter-
muskulatur der Speiseröhre oder auch bloß die Lösung des die Kardia
umgebenden fibrösen Gewebes oder schließlich als das radikalste die

Ösophagoplastik angewandt. Die Ergebnisse dieser Operationen werden als befriedigend bezeichnet.

Die Speiseröhre selbst erfordert eine Behandlung, wenn sie gereizt, entzündet und stark schleimabsondernd ist. Hiergegen kann man Spülungen mit abgekochtem Wasser vornehmen. Die Erweiterung verlangt nur eine spezielle Behandlung, wenn es geglückt ist, den Spasmus zu beseitigen und wenn die Stagnation zurückgeblieben ist. In Frage kommt die Faradisation der Speiseröhre durch eine eingeführte Sonde. Dies Verfahren wird aber nur selten zur Anwendung kommen.

Der Allgemeinzustand wird durch Verbesserung der Ernährung des Kranken gehoben. Bei starker Abmagerung muß man sich zur Sondenfütterung bequemen, welche die Kräfte schnell wieder hochbringt, so daß man bald eine beträchtliche Gewichtszunahme feststellen kann. Ferner muß man den Patienten den Rat geben, selbst diejenigen Nahrungsmittel ausfindig zu machen, welche am besten die Kardia passieren. In der Regel werden am besten halbfeste, breiartige oder eingeweichte Gerichte vertragen, während ganz flüssige ebenso wie ganz feste schlecht vertragen werden. Wenn die Kranken vorsichtig und langsam essen und sich sowohl vor zu warmen wie zu kalten Speisen in Acht nehmen, werden sie sich oft schmerzhafte Spasmen und Würgen ersparen können.

B. Verzögerte Entleerung des Mageninhalts durch den Pylorus

kommt vor bei abnormer Beschaffenheit und abnormer Funktion des Pylorus und des Pyloruskanals. Eine verhinderte oder verzögerte Entleerung bezeichnet man auch als motorische Insuffizienz; besser ist aber an der Benennung aufgehobene oder herabgesetzte Entleerungsfähigkeit festzuhalten.

Ihre Hauptursache ist eine Pylorusstenose, gleichgültig ob sie auf der Grundlage von organischen Veränderungen oder auf funktioneller Basis einer spastischen Kontraktion, einem sog. Pylorospasmus entsteht. Eine verzögerte Entleerung kann man auch als Ausdruck mangelhafter Leistungsfähigkeit der Pyloruspartie ohne Stenose oder Hindernis wahrnehmen. Eine derartige Verzögerung sieht man bei pylorusfernen Ulcera, bei Gastritis u. ä.; in seltenen Fällen findet sie sich auch ganz ohne organische Veränderung der Magenwand.

Der Grad der Entleerungsverzögerung ist sehr verschieden. Bisweilen ist sie leicht, so daß die Speisen, insbesondere die festen Bestandteile nur einige Stunden länger im Magen verweilen. In andern Fällen ist die Verzögerung so groß, daß der Magen niemals leer wird, indem die 12 Stunden, die in der Regel zwischen der Abend- und der Morgenmahlzeit vergehen, zur Entleerung des Organs nicht ausreichen. Man hat dann die 12-Stunden-Retention vor sich. Bisweilen bezeichnet man eine solche verstärkte Verzögerung als motorische Insuffizienz 2. Grades, während man die leichten Fälle als motorische Insuffizienz 1. Grades bezeichnet (Boas).

Diese Einteilung der Motilitätsstörungen ist unpraktisch. Den Grad der Verzögerung bestimmt man am besten durch die oben beschriebenen Retentionsmahlzeiten, z. B. die von Kemp. Man spricht nach ihrem Ausfall von einer 12-Stunden-Retention oder einer 8- oder 6-Stunden-Retention usw., statt die beiden Gradeinteilungen zu benutzen.

Eine 12-Stunden Retention (motorische Insuffizienz 2. Grades nach Boas) findet man bei organischer oder spastischer Pylorusstenose, die durch diese Verzögerung charakterisiert wird. Nur in ganz seltenen Fällen sieht man eine so große Retention auch bei chronischer Atonie ohne Stenose. Dagegen ist sie ein regelmäßiger Befund bei der sog. akuten Atonie.

Bei den geringeren Graden der Entleerungsbehinderung, der 6- oder 8-Stunden-Retention, können die Ursachen verschieden sein. Wir sehen eine solche leicht herabgesetzte Entleerungsgeschwindigkeit bei Ulcus und Krebs, bisweilen auch bei benigner Gastritis mit Achylie, weiter ist sie häufig bei funktioneller Dyspepsie ohne organische Magenveränderung. Besonders in den leichtesten Graden von 5—6-Stunden-Retention begleitet sie derartige Zustände gern und verschwindet mit der Besserung. Man hat dieser motorischen Schwäche den Namen Magenatonie gegeben, ein Wort, das neuerdings in verschiedener Bedeutung gebräuchlich ist (siehe unten).

Eine kleine Retention hat wesentlich nur dann diagnostische Bedeutung, wenn man sie 12 Stunden nach Einnahme der Retentionsmahlzeit findet. Dies ist der Fall vor allem bei Krebs und Magengeschwür, doch auch noch oft bei benigner Achylie.

Pylorusstenose.

Stenosis pylori.

Die Ursache einer Pylorusverengung kann sein:

1. Organische Veränderungen, sowohl narbige Einschnürung nach einem Ulcus, entzündliche Schwellung mit Kontraktion auf dem Boden eines floriden Geschwürs am Pylorus, Neubildungen oder Verwachsungen außerhalb des Magens.

2. Pylorospasmus. Diese krampfhafte Zusammenziehung sieht man oft bei Geschwüren und besonders denen, die im Pylorusteil des Magens oder im obersten Teil des Duodenums sitzen, ohne daß der Pylorus selbst an dem krankhaften Prozeß beteiligt zu sein braucht. Der Spasmus ist bei Ulcus häufig intermittierend und kann bei seinem Bestand eine entzündliche oder narbige Stenose verstärken. Vorübergehend begleitet der Spasmus eine Cholelithiasis. Auch ohne organisches Grundleiden hat man Pylorospasmus auftreten sehen; dies bleibt immerhin zweifelhaft.

3. Eine besondere Form der Pylorostenose bildet die angeborene Stenose, welche zuerst von Hirschsprung beschrieben wurde (1887). Das Leiden tritt bei Säuglingen im ersten Halbjahr des Lebens auf. Es hat seine Ursache in einem Spasmus, der hyper-

trophischen Muskulatur des Canalis pylori. Wegen dieser Krankheit wird im übrigen auf die Lehrbücher der Kinderheilkunde verwiesen.

Symptome. Das typische Bild der Stenose des Pylorus liefert die organische Stenose, während die spastische in der Regel so intermittierend verläuft, daß wir zwar Anfälle von Stenosensymptomen, aber nicht den vollausgebildeten Komplex zu sehen bekommen, wie wir ihn bei einer Dauerverengung auf dem Boden eines Geschwürs oder einer Neubildung erleben. Seine vollste Entwicklung zeigt der Zustand bei der benignen Stenose bei Ulcus oder auf narbiger Grundlage.

Im Beginn der Stenosenbildung kann der flüssige Teil der Nahrung noch leicht passieren, also auch der im Magen aufgelöste Anteil des Inhalts, während die unlöslichen Bestandteile wie Gemüse, Obst, Bindegewebe, Fascien u. ä. schlecht durch die Enge hindurch können. Nach und nach vergrößert sich der Nahrungsrückstand, der sich im Magen staut, nämlich um den Anteil, der nicht im Laufe von 12 Stunden abgeschoben wird. Die Stagnation hat zur Folge, daß die austreibenden Kräfte des Magens mehr angestrengt werden. Es kommt zu einer Hypertrophie der Magenmuskulatur als Kompensation des erhöhten Widerstands; die Zunahme der Muskeln betrifft nicht bloß die Pyloruspartie, sondern auch den Magenkörper, dessen Kontraktionen direkt die entleerenden Kräfte zu verstärken suchen. Der ursprünglich funktionelle Unterschied zwischen beiden Teilen verschwindet.

Bisweilen gelingt auf diese Weise die Kompensation der Stenose, so daß man lange Zeit trotz eines recht engen Ausgangs doch keine Stauung vorfindet. Dies gilt aber nur, so lange die Nahrung aus leicht löslichen oder leicht zerfallenden Bestandteilen besteht. Führt man einem solchen Magen unauflösliche Nahrung zu, wie wir sie bei den Retentionsmahlzeiten benutzen (Zwetschgen u. ä.), so entdecken wir sie in einer 12-Stunden-Retention wieder. Bei den meisten stenosierenden Vorgängen wird indessen früher oder später Stagnation eintreten, mit der zusammen sich eine Dilatation entwickeln wird. Das Fassungsvermögen des Magens wird erhöht, so daß er mehrere Liter zu bergen vermag, ohne daß es zum Erbrechen kommt. Die große Kurvatur sinkt unter Erweiterung mehr und mehr herunter, die kleine bleibt bisweilen hochstehend, doch in vielen Fällen wird auch sie gedehnt, so daß sie ebenfalls unter die Nabelhorizontale kommt.

Der erweiterte Magen ist in ausgeprägten Fällen nicht imstande, sich um seinen Inhalt in normaler Weise zusammenzuziehen. Die Speisen lagern sich am tiefsten Punkt und verteilen sich nicht wie sonst im ganzen Magen.

Leichtere oder kompensierte Fälle von Stenose machen keine eigentlichen Stenosenerscheinungen, die vielmehr in den Hintergrund treten gegen die Symptome der ursächlichen Erkrankung, wie Ulcus und Carcinom. Die Entleerungserschwerung wird erst durch den objektiven Befund festgestellt, besonders durch die Retentionsmahlzeit. Wenn es sich um intermittierende Fälle handelt, wie bei Pylorospasmus, so sind die Erscheinungen überhaupt weniger ausgesprochen.

Anfälle von Spasmus machen sich bemerkbar durch Erbrechen, Schmerzen und nachweisbare Reste, wenn jedoch der Krampf nachläßt, entleert sich der Magen in gewöhnlicher Weise und es bildet sich weder
eine Erweiterung noch eine Hypertrophie des Magens.

Bei voll entwickelter Stenose finden wir ein charakteristisches Krankheitsbild. Die Patienten fühlen nach der Mahlzeit Schwere

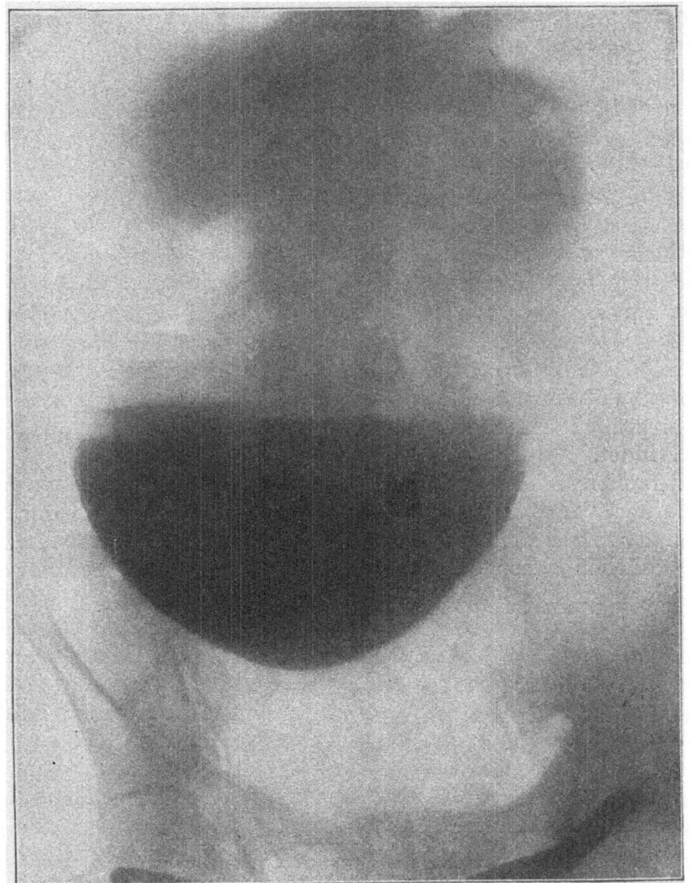

Abb. 17. Fall von starker Magenerweiterung bei Pylorusstenose. Röntgen-
photographie nach Einnahme von Wismutbrei (Rigshosp.).

und Druck im Epigastrium, weiter gewöhnlich auch Übelkeit, Aufstoßen und Sodbrennen. In der Regel erfolgt im Laufe einiger Stunden eine Zunahme der Schmerzen, die sehr heftig werden können,
bis ein Teil des Inhalts durch Erbrechen oder auf andre Weise entleert ist. Reichliches Erbrechen pflegt im allgemeinen sofortige Linderung zu bringen. Typisch für das Stenosenerbrechen ist der lange
Zeitabstand von der Mahlzeit, die Reichlichkeit wegen der vorhan-

denen Stauung im Magen, schließlich das Vorhandensein von Speiseresten, die ein oder mehrere Tage vorher genossen wurden. Wenn Gärung besteht, ist das Erbrochene übelriechend.

Das Erbrechen ist das hauptsächliche Symptom und hat namentlich bei Männern, diagnostische Bedeutung, weil diese viel weniger Bereitschaft zum Brechen haben als die Frauen. In manchen Fällen kann es ganz fehlen, so bei unvollständigen Stenosen, wo der Inhalt allmählich und langsam in das Duodenum abgeschoben wird; auch bei voll entwickelter Verengung kann das Erbrechen sehr in den Hintergrund treten oder ganz ausbleiben. In solchen Fällen spricht man von kompensierter Stenose; bei der Aufnahme gröberer schlecht löslicher Nahrungsmittel nimmt indes die Retention zu, es stellen sich sofort Schmerzen und Erbrechen ein.

Die Kranken leiden in der Regel an starker Verstopfung und herabgesetzter Diurese. Sie magern ab und werden infolge der ungenügenden Zufuhr von Speise und Trank von Durst gequält.

Bei den stark ausgeprägten Fällen ist der objektive Befund recht charakteristisch. Die Leute sind meist mager, bei längerer Dauer der Krankheit und der folgenden Unterernährung, die Haut ist oft eigentümlich trocken.

Durch die dünnen Bauchdecken sieht man den erweiterten Magen sich breit vorwölben im Epigastrium oder etwas mehr nach unten als runden langgestreckten Körper, der einen großen Teil des Leibes einnimmt. Oft bemerkt man an dieser Vorwölbung langsame peristaltische Wellen von links nach rechts gegen den Pylorus sich bewegen als Zeichen der Muskelhypertrophie und der verstärkten Peristaltik, oder man sieht den ganzen Magen sich tetanisch um seinen Inhalt kontrahieren. Gleichzeitig ist der übrige Teil des Bauchs eingesunken, weil die Dünndärme leer und zusammengezogen sind, was die Konturen des gefüllten Magens noch deutlicher hervortreten läßt.

Führt man einen Schlauch bei einem solchen Kranken ein, so spritzt der Mageninhalt mit einer gewissen Kraft aus der Sonde hervor wegen des Drucks, der im Magen herrscht; es können beträchtliche Mengen aus einem solchen erweiterten Magen ausgehebert werden. Der Inhalt beläuft sich gewöhnlich auf 1—2 Liter, in veralteten Fällen kann es sich aber um wesentlich mehr handeln.

Die Beschaffenheit des Inhalts hängt vorwiegend davon ab, ob die Salzsäureabscheidung erhalten ist oder nicht. Ist ein Ulcus die Ursache der Stenose, so wird man meistens erhaltene oder verstärkte Salzsäuresekretion finden; auch bei Krebs kann dies gelegentlich der Fall sein, doch herrscht hierbei vorwiegend, wie auch bei einzelnen Fällen von Ulcus, die Achylie vor.

Ist die Salzsäurebereitung erhalten, so ist der Mageninhalt stark sauer mit reichlicher freier Salzsäure. Stärkere Zersetzung besteht nicht, doch gewöhnlich ein aromatischer oder scharfer Geruch wegen der Gärung. Bei mikroskopischer Untersuchung findet man reichliche Hefezellen und gewisse Bakterienarten, die nur in saurer Flüssigkeit gedeihen, besonders häufig Sarzine.

Liegt Achylie vor, ist der Mageninhalt zwar auch sauer, jedoch infolge des Vorhandenseins von organischen Säuren, speziell Milchsäure, weiter Buttersäure, Bernsteinsäure u. ä. Die letzten Säuren geben dem Inhalt einen **stark sauren Geruch oder Gestank**. Die Flüssigkeit reagiert gegen Kongopapier in der Regel mit blauvioletter Farbe, aber nicht gegen Günzburgsches oder Boassches Reagens. Die Totalacidität kann wesentlich höher sein als gewöhnlich, weit über 100. Mikroskopisch sieht man zahlreiche Bakterien, vornehmlich eine Menge Milchsäurebazillen, die zu langen Fäden auswachsen (Boas-Opplersche Bazillen).

Der Mageninhalt kann braunschwarz sein infolge Beimengung von Blut, wenn das Hämoglobin unter dem Einfluß der Stauung sich in Hämatin umgewandelt hat. Eine braune Farbe kann entstehen durch bakterielle Pigmentbildung, ohne daß Blut vorhanden ist.

Wenn die Stenose so vollkommen ist, daß Chymus in nennenswerter Weise nicht mehr passiert, sondern die Hauptmenge erbrochen wird, entsteht nicht nur eine Unterernährung, sondern auch eine Entwässerung der Gewebe, besonders ausgesprochen bei den Patienten, die neben der Stenose auch Hypersekretion haben. Die getrunkene Flüssigkeit gelangt nur bis in den Magen und wird von hier zusammen mit dem gebildeten Magensaft entweder durch Erbrechen oder mit der Sonde entleert. Der Körper verliert also Wasser aus seinen Verdauungsorganen statt es aufzunehmen; die Gewebe werden wasserarm, der Turgor wird herabgesetzt, die Kranken können in solchen Spätstadien außerordentlich verfallen und spitznäsig aussehen wie bei heftigen Durchfällen.

Man hat diese Entwässerung oft als Ursache einer bisweilen bei großen Erweiterungen des Magens beobachteten Komplikation, nämlich der Tetanie, betrachtet. Dabei sind schmerzhafte Kontraktionen und Empfindlichkeit der Extremitäten, besonders der Hände und Füße, und mitunter stärker entwickelte Konvulsionen charakteristisch. Die anfallsweise auftretenden Erscheinungen wurden von Kussmaul, der sie zuerst bei Magenerweiterung beobachtete, auf eine Wasserverarmung der Gewebe bezogen; andre führten sie auf eine Intoxikation zurück. Es herrscht hier auch heute noch ebenso wenig Einigkeit hinsichtlich der Pathogenese wie bei einem andern nervösen Symptom, dem sog. Coma dyspepticum, das man bei solchen Patienten in den Endstadien bisweilen zu sehen bekommt und das große Ähnlichkeit mit dem Coma diabeticum hat.

Die **Diagnose** der Pylorusstenose läßt sich oft schon bei Betrachtung des Bauchs und aus den Symptomen stellen, aber nur in den ausgesprochenen Fällen. Unter den Symptomen verdient besonders das kopiöse Erbrechen eine Beachtung, namentlich, wenn es Reste aus Mahlzeiten enthält, die vor einigen Tagen genossen wurden. Im übrigen beruht die Diagnose auf der Sondenuntersuchung, eventuell nach einer Retentionsmahlzeit: denn ein Zwölfstundenrest bedeutet, wenn es sich nicht bloß um ganz geringe Rückstände handelt, so gut wie immer eine Pylorusstenose. Über Ausnahmen von dieser Regel siehe den nächsten Abschnitt. Entscheidend für die Diagnose ist also der Ausfall der am Abend eingenommenen, am nächsten Morgen untersuchten Retentionsprobemahlzeit. Der Nachweis von Resten einer für Röntgendurchleuchtung eingegebenen Kontrastmahlzeit nach 24 Stunden gestattet dieselbe sichere Stellungnahme.

Sehr wichtig für die Diagnose ist das Resultat einer Röntgendurchleuchtung. In leichteren Fällen von Stenose sieht man keine Änderung der Form und Größe des Magens. Sehr oft sieht man aber eine verstärkte Peristaltik, die zur Stenoseperistaltik steigen kann. Die peristaltischen Wellen fangen höher am Magen an als gewöhnlich, umfassen beide Kurvaturen und gehen viel tiefer als unter normalen Verhältnissen. In schwereren Fällen sieht man die Dilatation der Magen. Wenn der Kranke aufrecht steht, liegt die Kontrastmahlzeit am Boden, und der Schatten hat die Form eines Halbmondes mit wagerechter Oberfläche (siehe Abb. 17). Die Peristaltik ist verschieden. Bisweilen sieht man gar keine Peristaltik, zu anderen Zeiten sieht man große aber sehr langsame Bewegungen an der großen Kurvatur, sehr selten antiperistaltische Bewegungen. Wenn der Kranke die Bauchlage einnimmt, sieht man die Dilatation des Magens besonders gut. Die Kontrastmahlzeit verteilt sich über den ganzen Magenkörper, man sieht nun auch die Pyloruspartie. Handelt es sich um eine stenosierende Geschwulst, so kann man einen Defekt des Schattens sehen, bei Ulcus dagegen sehr selten eine Nische in dieser Region. Das typische Röntgenbild einer Ventrikeldilatation mit dem halbmondförmigen Schatten sieht man am häufigsten bei benigner Stenose. Bei maligner Stenose bekommt der Magen nicht Zeit genug zur größeren Dilatation.

Über die Stenosenursache wird übrigens in den Kapiteln Ulcus und Carcinom das Nötige in diagnostischer Hinsicht gesagt werden; diese beiden Krankheiten kommen ja im wesentlichen in Frage. Eine Schwierigkeit ergibt sich, wenn Achylie vorhanden ist, weil saure Gärungen zwar hohe Aciditätswerte, aber negative Reaktion gegen Kongopapier geben kann. Bei beträchtlicher Retention muß man deshalb zunächst den Magen vorsorglich entleeren und rein waschen; nach Entfernung alles Spülwassers kann man dann durch Eingabe eines Ewaldschen Probefrühstücks die wahren Sekretionsverhältnisse leicht klarstellen.

Behandlung der Pylorusstenose und der Magenerweiterung. Die erste Frage nach gestellter Diagnose ist, ob man die Stenose beseitigen kann durch Behandlung des Grundleidens. Beim Krebs ist natürlich eine medizinische Behandlung in dieser Richtung erfolglos, aber beim Geschwür sieht man mitunter eine Stenose durch eine Ulcusdiät verschwinden. Am leichtesten geschieht dies bei dem auf dem Boden eines Ulcus entstandenen Pylorospasmus, doch auch in Fällen entzündlicher Verengung mit und ohne Spasmus kann eine sorgfältige Ulcuskur zur Beseitigung der Stenose und Heilung des Geschwürs führen. Stets muß man sich aber vergegenwärtigen, daß es sich vielleicht nur um eine Besserung handelt und Rückfälle der Stenose zu befürchten sind.

Im übrigen kann man durch symptomatische Behandlung den Patienten erhebliche Linderung verschaffen. Eine leicht lösliche, fein verteilte Diät verringert die stenotischen Anfälle und kann das Erbrechen hintanhalten. Bei Supersekretion ist es die Milchdiät, bei der Achylie im wesentlichen die Breidiät, die die Grundlage der Ernährung bilden. Wichtig ist die Verhütung der Unterernährung, der Gebrauch von konzentrierten, leicht löslichen Nährpräparaten wie Somatose, Leguminose, Fleischsaft u. ä. außer Eiern, Butter und Sahne ist zu empfehlen. Bei spastischen Fällen kann man mit Vorteil Olivenöl oder Erdnußöl mit oder ohne Bismut. carbon. geben.

In schweren Fällen werden Ernährungsklysmata anzuwenden sein, speziell gegen den Wasserverlust und Durst sind Wassereinläufe geboten. Mehrmals am Tage gibt man einen Einlauf von 300—400 g.

Handelt es sich um eine dauernde Stagnation, so ist die beste Behandlung die chirurgische, insbesondere die Gastroenterostomie, die in der Regel mit einem Schlag die Stauung beseitigt und die darauf beruhenden Schmerzen zum Verschwinden bringt. In gewissen Fällen sind die Chirurgen imstande, auch die stenosierende Ursache durch eine Pylorusresektion zu entfernen.

Ist der Kranke für eine Laparatomie zu schwach oder nicht dazu geneigt, so ist man auf die symptomatische Behandlung angewiesen, deren Hauptmittel die Magenspülung ist.

Selbst in solchen Fällen soll man die Spülung nur innerhalb gewisser Grenzen anwenden, da sie sehr oft die Patienten ermüden und der Ernährung durch Fortschaffung von Speisen und Flüssigkeit entgegenwirken. Wenn es sich um Gärung handelt, gebraucht man als Spülflüssigkeit antiseptische Lösungen. Bei Achylie kann man mit Vorteil zu den Spülungen eine verdünnte Salzsäurelösung verwenden (Gregersen).

Atonia ventriculi.

Bei **akuter Magenatonie** oder akuter Magenerweiterung handelt es sich um ein eigentümliches Magenleiden, wobei dieser plötzlich die Fähigkeit der Entleerung verliert und aufs höchste ausgedehnt wird. Das Leiden wurde zuerst von Brinton 1857 beschrieben und früher als ein sehr seltenes Vorkommnis betrachtet; in letzter Zeit hat es wesentlich an Bedeutung gewonnen, weil es erstens nicht so selten auftritt und sich als eine gefährliche, oft tödliche Komplikation großer Operationen erwiesen hat.

Die akute Ventrikeldilatation kann als Folge einer plötzlichen Überfüllung des Magens entstehen, besonders wenn diese gleich nach starker körperlicher Anstrengung stattfindet oder nach einigem Fasten (Dilatatio ex ingestis). Man sieht sie ferner bisweilen bei Genesenden nach akuten fieberhaften Krankheiten wie Pneumonie und Typhus oder im Verlaufe chronischer zehrender Krankheiten wie Lungentuberkulose, Spondylitis, Diabetes u. ä. Am häufigsten tritt sie auf nach Operationen in Narkose und beginnt dann meist 2—3 Tage nach der Narkose, die als die eigentliche Ursache erscheint. Bedeutungslos ist, ob dazu Äther oder Chloroform verwendet wurde. Die Atonie entsteht häufiger bei Unterleibsoperationen, z. B. an den Gallenwegen, am Darm usw. als bei Operationen an den Gliedmaßen; doch wird sie auch bei solchen nicht ganz vermißt.

Man denkt sich in der Regel, daß die Ursache der Dilatation in einer Lähmung der neuromuskulären Austreibungskräfte zu suchen sei, in einer „Gastroplegie" oder akuten Atonie, gleichsam als ob der Magen im ganzen seine Fähigkeit zur Kontraktion und Entleerung seines Inhalts verloren hätte. Indessen scheint auch ein rein mechanisches Moment eine Rolle zu spielen, in einzelnen Fällen als primäre Ursache, in andern als Komplikation und als Ursache der maximalen Entwicklung der Dilatation. Es scheint nämlich unter gewissen Bedingungen ein Abschluß des Duodenums durch die sogenannte arteriomesenteriale Kompression (Rokitansky) geschehen zu können. Durch die Verschiebung der Dünndärme nach unten wird die Wurzel des Mesenteriums mit den darin verlaufenden Gefäßen fest gegen die Übergangsstelle des Duodenums in das Jejunum gepreßt; die dabei entstehende Abschließung kann dann die Ursache der Stauung und Erweiterung des Duodenums und Magens werden. Die Kompression und Stauung kann dadurch zustande kommen, daß ein erweiterter Magen den Dünndarm bis in das kleine Becken hinunterschiebt, also als sekundäre Komplikation der akuten Atonie, vielleicht kann sie auch primär sein, vorbereitet durch einen abnormen Tiefstand des Dünndarms. Die Kompression erweist sich in solcher Lage als die eigentliche Ursache des ganzen Zustands, den man aus diesem Gesichtspunkt auch als Magenileus bezeichnet.

Die Krankheit entwickelt sich in den typischen Fällen als ein plötzlich auftretender, gefahrdrohender Zustand mit Schmerzen im Unterleib, Erbrechen und Kollaps. Der Unterleib wird gedehnt, namentlich in den oberen Partien, wo man den Magen sich vorwölben sieht; im übrigen fühlt man über den ganzen Bauch verbreitet bei der Palpation Magenplätschern. Oligurie und

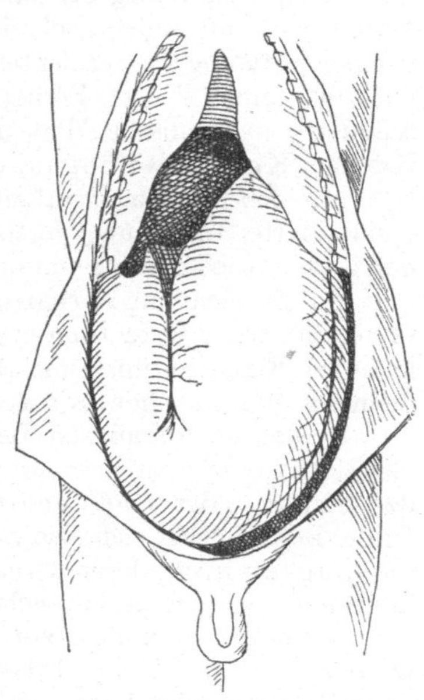

Abb. 18. Fall von akuter Magenerweiterung (nach Hilton Fagge).

Durst vervollständigen das Bild der akuten Ektasie. Gleichzeitig mit der starken Dehnung wird Aufhebung oder doch wenigstens starke Beschränkung der Austreibungsfähigkeit des Magens festgestellt. Der Magen ist von Speisebrei gefüllt, der meist mehr oder weniger zersetzt ist. Im Erbrochenen findet man gewöhnlich mehrere Tage alte Speisereste. Auch enthält der Magen allgemein reichlich Luft, die wohl durch Luftschlucken in ihn hineingekommen ist; bisweilen hat sich Gärung entwickelt.

Bei der Mehrzahl der Patienten tritt der Tod nach einigen Tagen ein. Bei der Sektion findet man den enorm erweiterten Magen, der ungefähr den ganzen Unterleib einnimmt, während die Därme zusammengefallen in das kleine Becken gedrängt sind (siehe Abb. 18).

In andern Fällen ist der Verlauf weniger stürmisch, die Dauer beträgt etwa eine Woche, endlich kann in etwa der Hälfte der Fälle Heilung eintreten nach einem sich über Wochen und Monate erstreckenden Schwächezustand des Magens, dessen motorische Kraft beträchtlich herabgesetzt ist. Man kann verzögerte Entleerung nachweisen, bei Diätfehlern haben die Patienten erneutes Erbrechen, Schmerzen und Übelsein.

Während diese akute Dilatation ein recht ernstes Krankheitsbild ist, gibt es möglicherweise leichtere Fälle von akuter Erweiterung, die sich während einiger Tage mit Schmerzen und Erbrechen, mit verzögerter Entleerung und Erweiterung des Magens äußert. Augenblicklich vermag man solche akute „Indigestion" kaum von einem akuten Katarrh zu trennen.

Die Behandlung der akuten Atonie besteht in der Entleerung des Magens von Luft und Speisebrei, Verhütung einer eventuellen Aerophagie, sowie Kräftigung des Patienten mit Kampfer, Koffein u. a., am besten auf subkutanem Wege. Ferner muß man vor allem auf das vorhin geschilderte mechanische Moment Rücksicht nehmen, in dem man den Kranken Knie-Ellenbogenlage oder rechte Seitenlage einnehmen läßt. In den langsamer verlaufenden Fällen wird man mit vorsichtiger kondensierter Ernährung versuchen, die Kräfte aufrecht zu halten, bis der Magen wieder seine motorische Leistungsfähigkeit erlangt hat.

Die Bezeichnung **chronische Magenatonie** ist im Laufe der Zeiten in verschiedener Bedeutung gebraucht worden; auch heute besteht noch keinerlei Einigkeit über den Begriff. Man wird deshalb jetzt diese Benennung nur mit gewisser besonderer Erläuterung anwenden dürfen.

In der ursprünglichen Bedeutung sprach man von einer Atonia ventriculi, wenn man eine verzögerte Entleerung ohne irgendein Zeichen der Stenose oder einer andern Wandveränderung des Magens fand. Dieser Begriff deckt sich also mit einer funktionellen Austreibungsverlangsamung, deren Grund man in einer Schwäche der Muskulatur des Pylorusteils zu suchen hat.

Dann hat man das Wort Atonie angewendet auf die atonische Dilatation, d. h. eine Dilatation, die nicht durch Stauung infolge eines Passagehindernisses entstanden ist, sondern ausschließlich durch eine mangelhafte Fähigkeit der Magenmuskulatur, sich um den Inhalt zu kontrahieren.

Die modernen Röntgenologen definieren die Atonie schärfer als einen herabgesetzten oder fehlenden Tonus des Digestionssacks, gleichgültig ob eine Erweiterung oder Längenzunahme des Magens besteht. Die Röntgendiagnose der Atonie beruht auf der abnormen Ansammlung des Kontrastbreis im untersten Teil des Magens, während der obere schmal und leer ist. Das Bild kommt dadurch zustande, daß der Brei auf den Grund des Magens fällt, weil nicht wie in normalen Fällen eine Verteilung über die ganze Länge des Magens stattfindet durch die Kontraktion der Quer- und Schrägmuskulatur des Magensacks, bei der „Peristole" des Organs.

Wenn wir unter Atonie eine funktionelle Entleerungsverzögerung verstehen, eine atonische motorische Imsuffiziens, so ist sie ein recht häufiger Befund bei Dyspeptikern, ohne indes jemals einen besonders hohen Grad zu erreichen. Es handelt sich meist um eine leichte Herabsetzung der Austreibungsfähigkeit. Bei Anwendung der gewöhnlichen Retentionsmahlzeit findet man einen 5—6-, bisweilen 8-, aber sehr selten einen 12-Stundenrest. Mat hat früher auch in unklarer Weise eine solche motorische Insuffizienz 1. Grades mit einer Atonia ventriculi identifiziert (Boas).

Die funktionelle Entleerungsverlangsamung findet sich besonders häufig bei der neurasthenischen Dyspepsie, also sehr oft bei jungen Frauen, überhaupt bei Patienten, die auch andere Zeichen von Schwäche, Asthenie usw. aufweisen, so bei abgemagerten Leuten mit Kardialgie und Obstipation und verschiedenen nervösen Symptomen wie Kopfschmerzen, Schlaflosigkeit, Müdigkeit u. ä. Oft sieht man sie bei Patienten mit Gastroptose (siehe dort).

Auch vom röntgenologischen Standpunkt, als eine aufgehobene oder herabgesetzte Kontraktionsfähigkeit des Digestionssacks findet sich die Atonie im wesentlichen bei denselben Zuständen, jedoch durchaus nicht immer mit Entleerungsverzögerung verbunden. Klinisch fließen die Begriffe zusammen und werden auch von den Autoren durcheinander gebraucht. Die röntgenologische Atonie, die atonische Dilatation findet sich überwiegend bei Gastroptose (siehe dort).

Die eben besprochene leichte Verzögerung der Magenentleerung hat im übrigen nur geringe Bedeutung für den Kranken und verschwindet gemeinhin auch ohne besondere Behandlung, wenn die gewöhnlichen dyspeptischen und neurasthenischen Symptome berücksichtigt werden. Die verzögerte Entleerung hat eine gewisse diagnostische Bedeutung, da ihr Vorhandensein das Vorliegen eines Schwächezustandes des Magens anzeigt; da man sie aber bei Gastritis mit Achylie, bei Ulcus und beginnendem Carcinom findet, so sinkt der Wert des Befundes auf eine allgemeine Anzeige eines Magenleidens. Besserung oder Aufhören der Verspätung ist ein prognostisch günstiges Zeichen, das beweist, daß die Ursache nicht in organischer Erkrankung, sondern in funktionellen Abweichungen zu suchen ist.

Die Behandlung der chronischen Atonie ist in der Mehrzahl der Fälle gleichbedeutend mit der Therapie des gesamten asthenischen Zustands. Die Allgemeinbehandlung ist die Hauptsache. Dyspepsie wird mit Schonungsdiät ohne Berücksichtigung der Leerungsverzögerung behandelt, und mit Regelung des Stuhlgangs.

Man sucht die Unterernährung zu vermeiden und einen Gewichtsansatz zu erzielen, möglichst 1 kg je Woche oder mehr. Die Überernährung hat einen außerordentlichen günstigen Einfluß und kann im Laufe eines Monats oder von sechs Wochen den Kranken völlig verändern. Man leitet sodann eine allgemeine antineurasthenische Behandlung ein, deren Erfolg auch die Dyspepsie, die Kardialgie und eventuell auch die Obstipation beseitigt. Schlaf und Appetit kehren zurück, die Müdigkeit verschwindet, gleichzeitig mit der Besserung dieser Symptome läßt in der Regel von selbst die Verzögerung der Entleerung nach, die atonische Insuffizienz.

7. Gastritis.

Während früher die Bezeichnung Magenkatarrh sehr beliebt war (akut oder chronisch), bevorzugt man heute in der Regel das Wort Gastritis für eine Entzündung der Schleimhaut des Magens. Diese ist nämlich wohl in der obersten Lage wie alle andern Schleimhäute mit einem schleimsezernierenden Epithel versehen, der größte Teil wird aber von einer Schicht Drüsen eingenommen, die ein spezifisches Sekret absondern. Eine Entzündung der Zellen der obersten Lage, einen eigentlichen Katarrh, zu unterscheiden von der tieferen Entzündung, die auch die Drüsenschicht angreift, ist unmöglich; beide Schichten werden gleichzeitig betroffen, die Bezeichnung Gastritis ist deshalb die korrekte.

Geschichtliches. Abgesehen von einigen älteren Beobachtungen von Morgagni, Fr. Hoffmann u. m. wurde die Lehre von der Gastritis als einer anatomisch wohl charakterisierten Erkrankung von Broussais begründet (etwa 1812). Er stützte sich allerdings auf ganz oberflächliche Sektionsresultate, nahm postmortale Erscheinungen für Entzündungsphänomene und legte der Gastritis eine übertriebene Bedeutung als Ursache für alle möglichen, besonders akuten Krankheiten bei. Die Reaktion erfolgte schnell, und seitdem haben die Ansichten über die Häufigkeit der Gastritis außerordentlich gewechselt. Früher diagnostizierte man die Krankheit viel öfter als jetzt, indem man sie gleichzeitig als Ursache einer Menge akuter, fieberhafter Infektionen des Verdauungsapparats ansah: „gastrisches Fieber", auch leichte Typhusfälle, Paratyphus, Fleichvergiftung u. ä. sind hier zu erwähnen, Krankheiten, die jetzt von der Gastritis abgetrennt sind. Noch lebhafter wogte der Streit um die chronische Gastritis, den chronischen Magenkatarrh. Als Reaktion gegen Broussais' Lehre wurde in Frankreich die Lehre von der chronischen nervösen Dyspepsie oder nervösen Gastralgie aufgestellt (Barras, Chomel, Beau). Mit der Entwicklung der Mikroskopie wurde in der Mitte des 19. Jahrhunderts die Vorstellung von der chronischen Gastritis als einer häufigen Krankheit zuerst in England wieder lebendig (Handfield Jones, W. Fox) und danach in Deutschland und den skandinavischen Ländern. Die damalige stark anatomische Strömung der Medizin verlangte auch nach einer anatomischen Diagnose für die chronische Dyspepsie, „Magenkatarrh" wurde eine häufige Diagnose. Eine abwehrende Bewegung wurde von Leube in Deutschland mit seiner Lehre von der nervösen Dyspepsie 1872 eingeleitet; mit der Aufnahme der funktionellen Untersuchungsmethoden in den achtziger Jahren stellte man in Deutschland besonders spezielle Bilder von Sekretionsanomalien auf; Superacidität und Supersekretion (Reichmann, Riegel), Achylie (Einhorn, Martius); man betrachtete sie als funktionelle nervöse Störungen ohne anatomische Grundlagen oder als angeborene, konstitutionelle Anomalien.

Erneute anatomische Untersuchungen von Mägen, die vor dem Eintritt von postmortalen Veränderungen fixiert waren, zeigten indes, daß die chronische Gastritis eine nicht ungewöhnliche Erkrankung und im großen ganzen die Ursache der chronischen Achylie ist (Hayem, Faber und seine Schüler, besonders Lange, Permin, Meulengracht).

A. Die akute Gastritis.

Man unterscheidet drei Formen der akuten Gastritis:
1. die akute Reizgastritis,
2. die akute hämatogene Gastritis,
3. die akute phlegmonöse Gastritis.

1. Die akute Reizgastritis

ist der typische akute „Magenkatarrh".

Die Ursachen sind vor allem in reizenden Nahrungstoffen zu suchen, die auf die Schleimhaut toxisch einwirken, ohne Anlaß zur Nekrose zu geben. In erster Linie ist hier der Alkohol, speziell in der mehr konzentrierten Form als Schnaps, Likör, Kognak und heißem Wein in großen Mengen zu nennen. Danach kommen starke Gewürze wie Senf, Pfeffer u. ä., sowie große, unzweckmäßig zusammengesetzte Mahlzeiten. Überfüllung des Magens mit grober, schlecht gekauter Nahrung kann, besonders wenn sie mit starken Gewürzen und Spirituosen gemischt ist, Veranlassung zur Entstehung einer akuten Gastritis geben. Als Ursache muß ferner die Einnahme verschiedener Gifte in nicht ätzenden Dosen genannt werden. Hierher gehören verschiedene Stoffe wie Phosphor, Arsenik, Sublimat, Krotonöl u. a.

Diese Ursachen erweisen sich verschieden wirksam bei den verschiedenen Menschen; einige bekommen verhältnismäßig leicht einen Krankheitsanfall nach groben Diätfehlern u. ä., während andere ihrem Magen mehr bieten können, ohne krank zu werden. Wahrscheinlich haben die ersten vorher schon eine chronische Gastritis, die nur durch die schädliche Einwirkung verstärkt wird.

Anatomisch erweist sich die Schleimhaut rot und geschwollen, bisweilen mit Ecchymosen oder Erosionen. Mikroskopisch sieht man Hyperämie und mehr oder minder ausgesprochen Rundzelleninfiltrate im interstitiellen Gewebe, in schweren Fällen Blutaustritte und Ödem.

Die Symptome sind wesentlich dieselben wie bei andern akuten Dyspepsien. Nach einer großen Mahlzeit mit viel schädlichen Ingredienzen, besonders Alkoholika, empfinden die Kranken einen Druck in der Kardia, eine Spannung, haben Aufstoßen und Übelkeit, und zuletzt kommt meistens Erbrechen, bei dem große Mengen Nahrungsbestandteile herausbefördert werden. Ist die Überfütterung am Abend erfolgt, so tritt das Erbrechen gewöhnlich am Morgen in den frühen Stunden ein; die große Menge des Mageninhalts beweist die Verlangsamung der Entleerung. Nach dem Erbrechen fühlt sich der Patient leichter, immerhin noch matt und schlecht aufgelegt. Es besteht eine ausgesprochene Unlust gegen Nahrungsaufnahme, beim Versuch zu essen stellt sich wieder Übelkeit, bisweilen Erbrechen ein. In der Regel besteht starker Kopfschmerz, meist in der Stirngegend; gewöhnlich hat der Kopfschmerz einen pulsierenden Charakter, weshalb man ihn im skandinavischen Sprachgebrauch als „Zimmerleute", „Kupferschmied" (s. Katzenjammer) usw. bezeichnet. Bei nervösen Menschen kann die Müdigkeit und der Kopfschmerz hohe Grade erreichen und von Krämpfen und starker Erschöpfung begleitet sein. Der Stuhlgang ist entweder träge oder wird in den nächsten Tagen dünn und übelriechend als Zeichen dafür, daß auch die Darmverdauung in stärkerem Grade gestört ist.

Im Laufe eines Tages bessert sich im allgemeinen das Befinden, namentlich wenn der Magen durch Erbrechen entleert worden ist. Übelkeit und Krankheitsgefühl nehmen ab, in leichteren Fällen können die Erscheinungen im Verlauf von wenigen Tagen ganz vorübergehen. In andern Fällen halten sich Müdigkeit, Krankheitsgefühl und Appetitlosigkeit mit leichter Kardialgie, besonders nach den Mahlzeiten, etwa eine Woche lang.

Bei der objektiven Untersuchung findet man die Patienten bleich und mitgenommen aussehend. Die Zunge ist belegt, weißlich, aber feucht. Es besteht Druckschmerz in der Magengrube, häufig Auftreibung des Epigastriums durch den gefüllten Ventrikel oder zufolge des bestehenden Meteorismus. Bei der Untersuchung des Magens mit der Sonde kann man fast immer erhöhte Schleimproduktion nachweisen. Die Salzsäureabscheidung ist häufig, aber durchaus nicht immer, vermindert oder gar aufgehoben.

Die Diagnose des akuten Magenkatarrhs ist oft leicht, namentlich dann, wenn die Krankheitserscheinungen im Anschluß an einen groben Diätfehler auftreten. Da die Störungen aber ganz den bei allen akuten dyspeptischen Zuständen auftretenden gleichen, muß man vor Stellung der endgültigen Diagnose alle in Betracht kommenden ernsteren Krankheiten ausschließen, wie Appendicitis, Gallensteinleiden, Hernien, akute Darmerkrankungen, Angina pectoris usw. Weiter kann die chronische Gastritis, das chronische Magengeschwür, und chronische Darmstörungen wie Kolitis und Obstipation lange latent verlaufen und erst durch einen Diätfehler offenbar werden. Nach unsrer heutigen Auffassung ist die akute Gastritis nicht mit Fieber verbunden und unterscheidet sich dadurch von Paratyphus, Fleischvergiftung und Appendicitis usf.

Die Behandlung der akuten katarrhalischen Gastritis besteht vor allem in der Schonung des Magens durch Entleerung und Vermeidung weiterer alimentärer Reize. Nach reichlichem Erbrechen wird man es oft bei dieser Selbsthilfe bewenden lassen können; im gegensätzlichen Fall, wenn die Übelkeit fortbesteht, kann man den Magen mit der Sonde aushebern und mit lauwarmem Wasser spülen, was in der Regel wesentliche Erleichterung bringt. Nur selten wird man zur Verordnung eines Brechmittels genötigt sein, etwa einer subcutanen Apomorphingabe. In schwereren Fällen empfiehlt sich Bettruhe, die Schmerzen in der Magengegend kann man gut durch einen warmen Umschlag oder eine Wärmflasche lindern.

Die Diät muß zunächst streng sein; es darf nur Wasser genossen werden oder Schleimsuppen oder Limonade, eventuell kohlensäurehaltiges Wasser, dünner Tee, Hühnerbrühe. Wenn die subjektiven Beschwerden abgenommen haben, geht man zu einer Schonungsdiät über, die aus Mehlsuppen, Milch, Milchspeisen, später Weißbrot, Eiern, gekochtem Fisch, leichten Fleischgerichten bestehen soll. Im allgemeinen wird der Kranke in einigen Tagen soweit sein, daß er eine leichte ungesalzene Kost vertragen wird; doch muß er sich längere Zeit grober Fleischkost, faseriger Vegetabilien und namentlich der Gewürze, des Alkohols, Biers, Kaffees enthalten.

Wichtig ist die Sorge für eine geregelte Verdauung, unter Umständen ist man zum Gebrauch leichter Abführmittel, wie Ol. ricini oder Karlsbader Salz genötigt, noch besser sind im Bedarfsfalle Darmeingießungen.

Von Medikamenten werden vorwiegend die Bittermittel, wie Gentianainfus, Tct. amara, Kondurangoextrakt u. ä. in Frage kommen. Bei starker Übelkeit kann man mit Vorteil Chloroformwasser, Hoffmannstropfen, kohlensäurehaltige Getränke oder Eiswasser versuchen.

2. Die akute hämatogene Gastritis.

Ätiologie. Diese Form der akuten Gastritis findet sich vor allem als Begleiterscheinung einer allgemeinen Intoxikation, wie wir sie am häufigsten im Verlauf von akuten Infektionskrankheiten sehen, außerdem bei verschiedenen Autointoxikationen.

Bei den akuten Infektionskrankheiten wird der Magen auf dem Blutwege in derselben Weise angegriffen wie die andern, drüsigen Organe, Nieren, Leber usw.; akute Gastriten sind bei vielen akuten Infektionen zu treffen, so bei Masern, Scharlach, Pneumonie, Erysipel, Sepsis, Influenza, Diphtherie und namentlich bei Darminfekten, wie Dysenterie, Typhus, Paratyphus. Es handelt sich bei diesen Krankheiten im wesentlichen um eine Toxinwirkung, bisweilen kann man aber in der Magenschleimhaut auch Bakterienhaufen nachweisen und spezifische Mikroben zur Entwicklung kommen sehen, wie Pneumo- und Streptokokken.

Als Beispiele für Gastritis durch Autointoxikation kann die urämische Form bei Nephritis oder die durch das putride Gift erzeugte bei Ileus genannt werden. Auch bei Schwangerschaft findet sich häufig eine Benachteiligung des Magens, so daß bei der Geburt in $^1/_3$ aller Fälle eine Achylie besteht, bei Eklamptischen in mehr als der Hälfte (Krahmer-Petersen). Wenn es sich in diesen Fällen auch sicher um eine Giftwirkung handelt, so ist doch bisher noch nicht erwiesen, ob sich eine Gastritis anatomisch nachweisen läßt.

Anatomisch liegt oft kein makroskopischer Befund außer Hyperämie vor. Mikroskopisch besteht Hyperämie, Rundzelleninfiltration und Vermehrung des follikulären Gewebes. In andern Fällen sieht man bereits makroskopisch zahlreiche kleine Blutaustritte in der Schleimhaut, die als kleine schwarze Punkte die ganze Innenfläche des Magens übersäen. Diese Blutungen können hämorrhagische Erosionen veranlassen, einzelne können sich zu kleinen Geschwüren entwickeln. Auf diese Weise entsteht eine ulceröse Gastritis, die wir häufig bei Typhus, Pneumonie sehen.

Alle diese anatomischen Veränderungen können wieder verschwinden, so daß die Gastritis völlig ausheilt. In andern Fällen entwickelt sich eine chronische Gastritis, wiederum in andern können sich von den erwähnten kleinen Geschwüren ein oder mehrere zu einem Ulcus chronicum ausbilden.

Die Symptome der hämatogenen Gastritis können sehr unbedeutend sein. Es ist eine bekannte Tatsache, daß Fiebernde meist an Appetitlosigkeit leiden, oft Übelkeit und Kardialgie haben, insbesondere nach allen schweren Speisen, und auch gelegentlich Erbrechen.

Man muß annehmen, daß allen diesen Erscheinungen in einem Teil der Fälle eine Gastritis zugrunde liegt, namentlich bei den stärker ausgesprochenen. Die Magensekretion scheint oft herabgesetzt zu sein, kann aber auch intakt sein, selbst bei hochfieberhaften infektiösen Zuständen.

Die hämorrhagischen und ulcerösen Formen können zu stärkerer Kardialgie und Erbrechen Anlaß geben, auch werden ernste Blutungen mit Blutbrechen als Folge der Erosionen oder Geschwürchen beobachtet. Bei Pneumonie und Appendicitis hat man aus solcher Ursache tödliche Hämorrhagien gesehen. (Dieulafois „vomito negro appendiculaire".)

Die Behandlung der hämatogenen, toxi-infektiösen Gastritis besteht in der Schonung des Magens. Man gibt zu diesem Zweck Fiebernden eine leichte Kost-Fieberdiät. Es ist die gewöhnliche Schonungsdiät mit Milch, Milchspeisen, Mehlgerichten, Brühe, Ei, ganz leichten Fleischspeisen wie oben beschrieben. Man kann ferner angesäuerte Getränke wie Mixt. acid. sulfur s. hydrochlor. u. ä. geben, was besonders bei herabgesetzter Salzsäuresekretion indiziert ist und seit langer Zeit bei Fieberzuständen geschätzt ist. Bei den geschwürigen Formen können die Schmerzen die Verordnung von narkotischen Mitteln notwendig machen. Bei starken Blutungen muß man völlige Ruhe, Eisblase auf den Leib, strenge Diät, eventuell Eispillen verordnen. Außerdem gebe man Sol. ferr. chlorat. 20 Tropfen innerlich oder spüle bei wiederholten Hämatemesen den Magen mit einer Eisenchloridlösung.

3. Die akute phlegmonöse Gastritis.

Während bei den gewöhnlichen Formen nur die Schleimhaut angegriffen ist, ist bei der bedrohlichen Gastritis phlegmonosa der Magen in allen seinen Schichten betroffen und ganz besonders das subcutane Bindegewebe Sitz einer akuten Entzündung von eitriger Art. Die im ganzen seltene Krankheit ist bereits im 17. Jahrhundert beobachtet (Borel, 1656). Bei Autopsien hat man im ganzen etwa 130 Fälle gesammelt.

Die Ursachen des Leidens sind in einer bakteriellen Infektion des Magens, speziell seiner Bindegewebsschichten zu suchen. Die Erreger sind die gewöhnlichen Eitererreger, also Streptoc. longus, Staphyloc. pyogenes aureus und citreus u. a.

Die Eingangspforte für die Infektion wird oft von einem schon bestehenden Ulcus ventriculi, seltener von einem Carzinom gebildet. In einzelnen Fällen ist eine Schleimhautverletzung bei der Sondeneinführung als Gelegenheitsursache beobachtet worden. In andern Fällen ist die Entzündung von eitrigen Prozessen in der Gallenblase oder Vena portarum, einer Pylephlebitis, fortgeleitet, häufig läßt sich keine Ursache nachweisen. Patienten mit chronischer Gastritis und Achylie, z. B. Alkoholiker, scheinen der Krankheit leichter zu verfallen als andre.

Anatomisch besteht eine Entzündung, in den typischen Fällen

von phlegmonösem Charakter, in allen Schichten des Magens. Dieser ist auf mehrere Zentimeter verdickt, steif und unnachgiebig, das Gewebe ist ödematös und eitrig infiltriert, mit Blutungen und kleinen Abscessen durchsetzt, namentlich in der Submucosa, wo die Geschwulst und Infiltration am stärksten ausgesprochen ist. Die Entzündung betrifft auch die Schleimhaut, die injiziert, infiltriert, gewöhnlich perforiert ist, so daß sich aus zahlreichen kleinen Öffnungen Eiter entleert. Durch die Muskularis breitet sich die Entzündung nach dem Bauchfell zu aus; es ensteht eine lokale Peritonitis mit Fibrinbelägen und Eitermembranen auf dem Magen und dem angrenzenden Teil des Peritoneums. Bisweilen entsteht eine allgemeine Peritonitis daraus. Die Entzündung kann sich auch vom Magen aus nach dem Oesophagus nach oben, nach dem Duodeneum zu nach unten, auch auf andre Darmteile, fortpflanzen. Außer dem Bauchfell kann auch die Pleura, besonders die linke, infiziert werden, so daß es zum Empyem kommt.

Wenn die Entzündung weniger diffus ist, und nicht zu rasch entsteht, können sich in der Magenwand größere oder kleinere Abscesse bilden, so daß man unterscheiden kann zwischen einer Gastritis phlegmonosa diffusa und circumscripta s. Abscessus ventriculi; alle Übergänge zwischen diesen beiden Formen sind beobachtet worden. Die Abscesse können sich durch die Schleimhaut entleeren und als eitriges Erbrechen Kenntnis von der Natur des Leidens geben. In andern Fällen bilden sich abgekapselte Eiteransammlungen im anstoßenden Teil des Peritoneums.

In der Regel verläuft die Krankheit rasch tödlich. Wenn sich auf die beschriebene Weise eine Abgrenzung bildet, die entstehenden Abscesse sich spontan oder durch operativen Eingriff entleeren können, kann Heilung eintreten. Nach einer solchen Heilung pflegen im Magen starke Narben und Einziehungen zurückzubleiben, es kann zu Sanduhrmagen und ähnlichen Mißbildungen kommen.

Symptomenbild. Die Krankheit beginnt plötzlich als akute Infektionskrankheit mit Schüttelfrost und Fieber und allgemeinem Übelbefinden. Das Fieber ist unregelmäßig, in der Regel zwischen 40 und 41 Grad. Schnell treten lokale Symptome auf, namentlich Schmerzen im Epigastrium und den Hypochondrien. Die Schmerzen sind gewaltig, ständig, wenn auch in der Stärke schwankend. Erbrechen, meist sehr gewaltsam, häufig Aufstoßen und Gefühl von Spannung vervollkommnen das Bild. Alle Symptome werden stärker, wenn die Patienten versuchen, Nahrung zu sich zu nehmen.

Wenn das Bauchfell angegriffen wird, entwickelt sich schnell das Bild der bedrohlichen Peritonitis. Die Empfindlichkeit des Epigastriums nimmt zu, der Bauch wird aufgetrieben, es kann sich Exsudat entwickeln. Die Patienten liegen zu Bett mit eingefallenem Antlitz, kleinem raschen Puls, Erbrechen und Singultus; der Zustand endet mit dem Tode.

In andern Fällen sind die peritonealen Erscheinungen weniger hervortretend. Es besteht ein gewöhnlicher Infektionszustand mit lokalen gastrischen Symptomen, die dem Krankheitsbilde das Gepräge geben. Nur in wenigen Fällen kommen die Patienten nach langwierigem Krankenlager zur Heilung.

Die Diagnose ist schwer zu stellen, erst in den letzten Jahren ist sie häufiger geglückt. Von Bedeutung sind außer den gewöhnlichen Zeichen einer Eiterung und Pyämie die starken Lokalerscheinungen von seiten des Magens. Die Differentialdiagnose hat namentlich gegenüber Appendicitis, Cholelithiasis, Ulcus ventriculi perforans, akuter Pankreatitis und akuter Peritonitis aus andrer Ursache zu unterscheiden. Die Lösung dieser Aufgabe ist gewöhnlich vor einer Laparotomie unmöglich.

Behandlung. Bei gesicherter Diagnose hat die Überweisung des Patienten an den Chirurgen zu erfolgen, besonders in allen Fällen, wo man einen Absceß vermutet. In andern Fällen ist die Operation indiziert bei Zeichen einer akuten Peritonitis, besonders mit Lokalisation in den oberen Anteilen, wenn man keine bestimmte Diagnose stellen kann. In einigen Fällen ist allerdings der Zustand zu unklar, oder die Patienten für eine Laparotomie bereits zu schwach, in andern kann eine plötzliche Spontanentleerung des Eiters die Operation überflüssig machen.

Die medizinische Behandlung ist rein symptomatisch schmerzstillend mit Umschlägen, Narkoticis und subcutan gegebenen Stimulantien, sowie der leichtesten, flüssigen Kost.

B. Die chronische Gastritis.

Wie bereits erwähnt, haben die Anschauungen über die Bedeutung und Ausbreitung der chronischen Gastritis im Laufe der Zeit lebhaft gewechselt. Vor einem Menschenalter war der chronische Magenkatarrh die am meisten gebräuchliche Diagnose bei chronischen Verdauungsstörungen; nach dem Bekanntwerden der Funktionsprüfungen diagnostizierte man ihn seltener und seltener und endlich nur, wenn man abnorme Schleimmassen im Mageninhalt nachweisen konnte. Nachdem sich aber gezeigt hat, daß die chronische Gastritis fast immer die Ursache der chronischen Achylie ist, hat dieser Begriff wieder größere Bedeutung als Krankheitsursache erlangt.

Die Entstehung der chronischen Gastritis ist, ebenso wie bei der akuten, auf den beiden Wegen der direkten Schleimhautreizung und der Wirkung vom Blut aus möglich. In manchen Fällen muß man annehmen, daß die chronische Gastritis sich aus einer akuten entwickelt hat, wenn die Entzündung nicht ganz zurückgegangen, sondern in ein schleichendes latentes Stadium übergegangen war, in dem die Schleimhaut besonders leicht empfänglich für neue schädliche Einwirkungen ist. Wir können also bei der chronischen Gastritis die uns schon bekannten Ursachen der akuten wieder erwarten.

Dies gilt erstens von den direkt auf die Schleimhaut einwirkenden Ursachen, deren Wiederholung oder längere Dauer den chronischen Verlauf veranlaßt. So ist es eine alte Erfahrung, daß der chronische Alkoholismus von einer chronischen Gastritis begleitet wird, die man sogar als eine typische Erscheinung des Alkoholmißbrauchs bezeichnen kann. In gleicher Weise wirken starke Gewürze und andre Reizstoffe. Ebenso kann schlechtes Kauen, mangelhafte Zahnbeschaffenheit und die schlechte Angewohnheit des zu raschen Essens als ätiologische Bedingungen genannt werden. Besonders zeigt sich dieser Zusammenhang bei geistesschwachen Personen, die oft mit erstaunlicher Schnelligkeit das Essen herunterschlingen, die auch andere Gegenstände, wie kleine Zweige, Zeugstücke, Steinchen verschlucken. Bei solchen Schlingern hat man (Åkeson, Hallas) ausgeprägte Zeichen der Gastritis finden können.

Von andern lokal wirkenden Ursachen sind zu nennen Neubildungen des Magens. Wir finden also bei den meisten Krebskranken eine Gastritis mit Achylie. Nach einer Feststellung von Kelling besteht in solchen Fällen in 75% Achylie, und auch wo die Sekretion erhalten geblieben war, konnte man Gastritis nachweisen (C. E. Bloch). Ob auch Krebs in andern Organen Gastritis hervorrufen kann, ist zweifelhaft. Wir finden dann nicht selten eine Gastritis bei Diabetikern, vielleicht auf Grund der groben Kost, und bei Nierenkranken, aber hier vermutlich als Folge des auch die Gastritis auslösenden Alkoholismus. Bei Patienten mit chronischem Magengeschwür können wir in manchen Fällen ebenfalls eine chronische Gastritis finden, die sich auch zu einer Achylie entwickeln kann.

Die hämatogenen, toxischen Ursachen fallen in das Gebiet der Infektionskrankheiten. Bei diesen entsteht, wie erwähnt, oft eine akute Gastritis, die sich in gewissen Fällen auch im postinfektiösen Stadium erhält. Besonders häufig geschieht dies bei den Darminfektionen, namentlich Dysenterie, Paratyphus, Typhus, infektiöser Durchfall. Wahrscheinlich sind manche chronische Achylien der Erwachsenen auf Infektionen im Kind exakter zurückzuführen, da man sich sonst ihre Entstehung nicht enträtseln kann.

Auch die chronischen Infektionskrankheiten geben Veranlassung zur chronischen Gastritis, vornehmlich die Lungentuberkulose. Permin fand Achylie bei 38%. Je fortgeschrittener die Krankheit ist, desto häufiger ist die Achylie. Im letzten Stadium fand Permin Achylie bei 75%. Eine chronische Gastritis ist auch bei Syphilis gesehen, sowohl bei der erworbenen als bei der angeborenen Lues. Es ist aber noch ungewiß, wie häufig man dieser Ätiologie begegnet.

Wir kennen weiter die chronische Polyarthritis (Faber) und den Morbus Basedowii (Friis Möller) als sehr häufig mit Achylie verbunden, wahrscheinlich gehört diese Formen zu den toxisch ausgelösten.

Was die Häufigkeit und die Verteilung nach Alter und Geschlecht angeht, so können diese Fragen nur für die Formen mit Achylie, die allein erkannt werden können, beantwortet werden. Die chronische Achylie ist ein sehr häufiges Leiden, daß man bei ungefähr 20% aller Dyspepsien findet. Ihre Häufigkeit nimmt mit dem Alter stark zu, so daß man bei über Fünfzigjährigen bei ungefähr der Hälfte Sekretionsminderung (Seidelin) und bei anatomischer Unter-

suchung ausgesprochene Gastritis nachweisen kann (Meulengracht).
Im übrigen gehört die Krankheit allen Jahresklassen an. Zwischen
den beidern Geschlechtern besteht kein wesentlicher Unterschied, man
kann wohl eine etwas größere Häufigkeit bei Männern wegen des
häufiger vorkommenden Alkoholmißbrauchs vermuten.

Pathologische Anatomie. Bei makroskopischer Untersuchung
kann man die chronische Gastritis in der Regel nicht erkennen. Die
früher als wichtig betrachteten Kennzeichen, wie Hyperämie, Blutaus-
tretungen und Erweichungen sind postmortale Veränderungen; der
mamellonierte Zustand der Schleimhaut, den man gewöhnlich im Py-

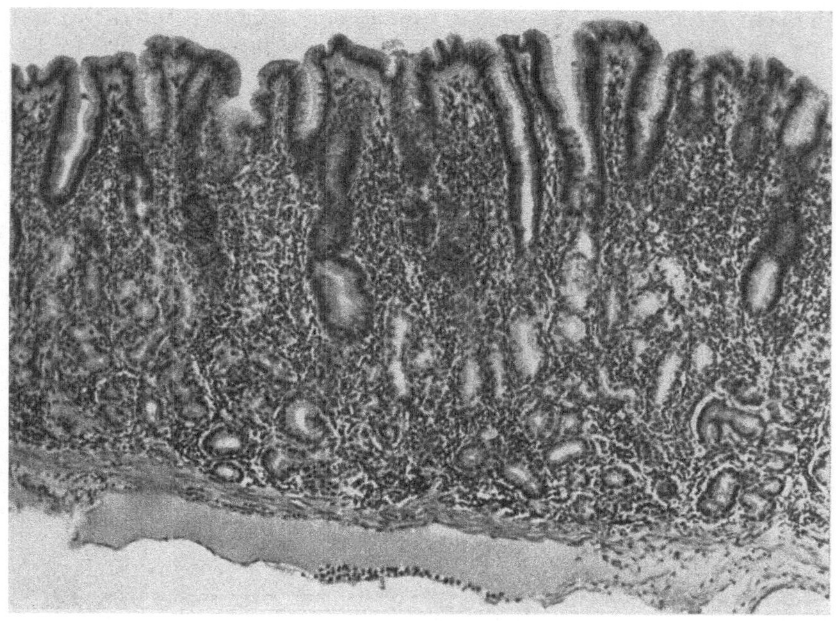

Abb. 19. Mikrophotographie der Magenschleimhaut bei chronischer Gastritis
(Vergr. 1:70). Man sieht die starke Rundzelleninfiltration und die teilweise
zerstörte Drüsenschicht.

lorusteil trifft, beruht auf der Kontraktion der Schleimhaut. Dagegen
bietet die mikroskopische Untersuchung ausgeprägte Veränderungen,
besonders wenn man Mägen untersucht, die man vor postmortaler
Fäulnis und Verdauung geschützt hatte.

Man sieht in der Schleimhaut alle Zeichen der chronischen Entzündung, besonders im interstitiellen Gewebe und weiter Epithelver-
änderungen, sowohl an den Drusen- wie an den Oberflächenzellen
(siehe Abb. 19 u. 20). Im Zwischengewebe finden wir eine mehr oder
weniger diffuse Rundzelleninfiltration, vorwiegend mit Plasmazellen und
Lymphozyten. Weiter besteht eine bedeutende Vermehrung des follikulären Gewebes mit Einlagerung zahlreicher lymphoider Follikel. In

gewissen Fällen kann diese Follikelentwicklung so beträchtlich sein, daß man von einer chronischen follikulären Gastritis sprechen kann. Im interstitiellen entzündeten Gewebe liegen zahlreiche hyaline Körper.

Die Drüsenepithelien sind im Beginn unverändert. Selbst bei kompletter Achylie mit Aufhören der Sekretion kann man die Zellen

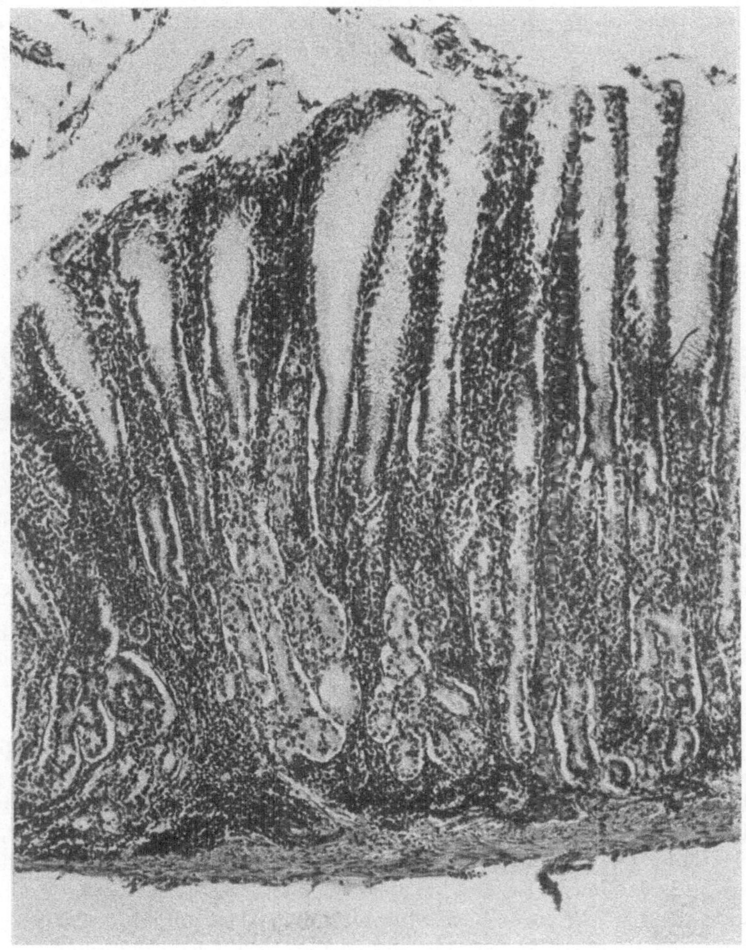

Abb. 20. Mikrophotographie der Magenschleimhaut bei chronischer Gastritis mit Achylie.

sekretgefüllt finden, die intrazellulären Kanäle können vom Sekret erweitert sein. Allmählich machen die Drüsenzellen eine Entartung und Atrophie durch, erst fleckweise, später in größerem Umfange, so daß sie zuletzt vollständig zugrunde gegangen oder nur als rudimentäre Drüsenreste nachweisbar sind. Man spricht in solchen Fällen von **Anadenie** oder weniger korrekt von einer völligen Magenatrophie (siehe Abb. 21).

Bisweilen entwickeln sich **Cysten** in der Schleimhaut, die besonders von den Magengrübchen ausgehen. In gewissen Fällen besteht eine ausgesprochene Wucherung der Drüsenepithelien, so daß eine **polypöse Gastritis** entsteht mit Bildung zahlreicher kleiner oder größerer Polypen auf der Schleimhaut. Stellenweise können diese kammartige oder kleinknotige Bildungen darstellen, oder auch mehr begrenzte Polypen. Dadurch kann die Innenfläche des Magens ein ungemein charakteristisches Aussehen bekommen (siehe Abb. 22). Manchmal durchbricht die Drüsenwucherung die Muskelschicht der Schleimhaut, ohne daß man schon von Carcinom sprechen kann (Hallas), doch ist die Möglichkeit, daß eine solche proliferierende chronische Gastritis in Krebs übergehen kann, sehr naheliegend.

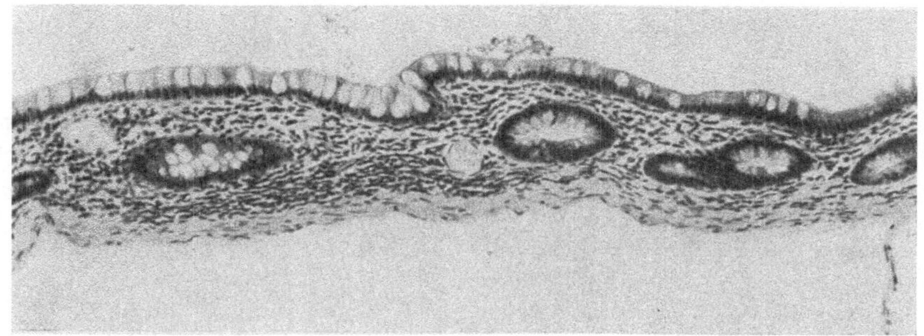

Abb. 21. Mikrophotographie einer Magenschleimheit bei chronischer Gastritis. Die Drüsenschicht ist komplett atrophirt (Anadenie). Nur die Oberflächenepithelien und einzelne Magengruben sind erhalten, an Stelle der gewöhnlichen Schleimzellen des Magens sieht man an den meisten Stellen Becherzellen, die normalerweise im Darm vorkommen (Vergr. 1 : 120).

Eine eigentümliche Erscheinung bieten oft die Oberflächenepithelien, die sich sonst unverändert erweisen. Man sieht nämlich ganz allgemein das Auftreten von echten **Lieberkühnschen** Darmdrüsen mit **Panethschen** Zellen und Darmepithelien mit Becherzellen, die sich beim Fortschreiten der Entzündung weiter entwickeln und das gewöhnliche Oberflächenepithel verdrängen (Abb. 23). Die Magenschleimhaut nähert sich in ihrer Beschaffenheit einer Darmschleimhaut, was vielleicht mit dem Aufhören der Magensekretion zusammenhängt.

Symptome. Im Krankheitsbilde der chronischen Gastritis sind gewisse Symptome gemeinsam der großen Anzahl Fälle, die man von altersher als Kennzeichen des „chronischen Magenkatarrhs" kannte, wie Kardialgie, Anorexie, Übelkeit, Aufstoßen, Sodbrennen, eventuell Erbrechen. Das sind alles Symptome, die man bei den verschiedenen Magenaffektionen nachweisen kann; aber abgesehen von diesen gemeinsamen Zügen haben die einzelnen Fälle oft ein sehr verschiedenes Gepräge. Der maßgebende Faktor sind die verschiedenen Sekretionsstörungen, die durch die chronische Gastritis ausgelöst werden. Man muß deshalb in symptomatologischer Hinsicht unterscheiden zwischen der sauren Gastritis, mit erhaltener oder verstärkter Sekretion, der Gastritis mit Hypochylie mit herabgesetzter oder wechselnder Sekretion und endlich der Gastritis mit Achylie mit erloschener Sekretion.

Nehmen wir z. B. die alkoholische chronische Gastritis, so fand Vogelius unter 83 Alkoholikern mit Gastritissymptomen 29 Kranke mit erhaltener, 13 mit herabgesetzter und 41 mit aufgehobener Se-

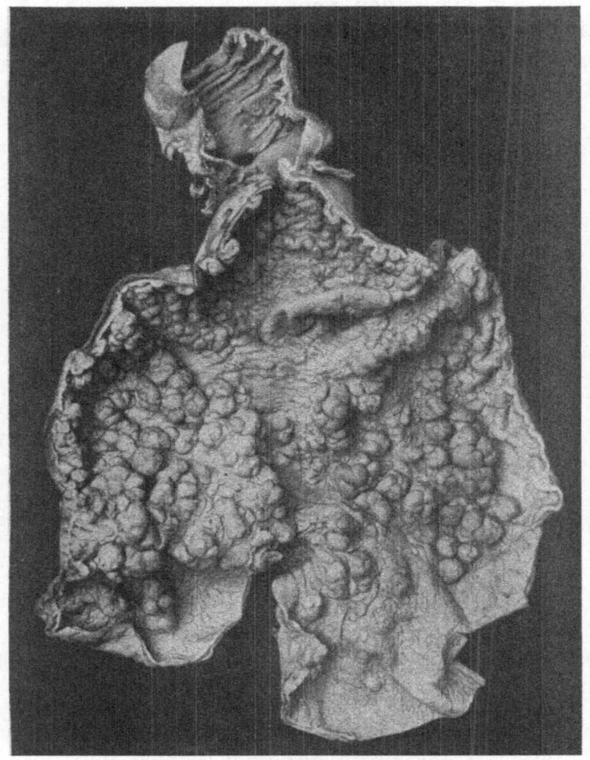

Abb. 22. Magen mit polypöser Gastritis (Beobachtung von Meulengracht, Allgem. Hospital, Lopenhagen).

kretion. Auch bei andern chronischen Gastritiden können wir diese drei Gruppen von Patienten nachweisen. Åkeson und Hallas untersuchten zusammen 66 schlingende Idioten und fanden darunter 26 mit normaler, 19 mit verstärkter Sekretion, 10 mit Hypochylie, 11 mit Achylie.

Im übrigen handelt es sich nicht um drei verschiedene Formen der chronischen Gastritis, sondern um drei Stadien der Krankheit, die chronische Achylie bildet nicht nur das Endstadium, sondern auch die für die Krankheit wesentliche Erscheinung. Wenn dies letzte

Stadium erst eingetreten ist und eine Weile bestanden hat, so wird es wohl als dauernd angesehen werden dürfen. Die Achylie bildet den Schwerpunkt der ganzen Erscheinungen.

Ein gemeinsames Symptom aller drei Stadien ist die erhöhte Schleimsekretion, die man früher als das am meisten charakteristische Zeichen der chronischen Gastritis angesehen hat. Wir haben vorher die Schwierigkeiten des Nachweises besprochen. In manchen Fällen kann das Phänomen vorhanden sein, aber es kann auch — und das gilt für alle drei Stadien — ganz fehlen, und zwar ebenso häufig fehlen wie vorhanden sein.

Als besonders beachtenswert hat man früher die schleimigen Erbrechen am Morgen bezeichnet, die man so häufig bei Alkoholikern zu sehen Gelegenheit hat. Dabei handelt es sich aber nicht um ein

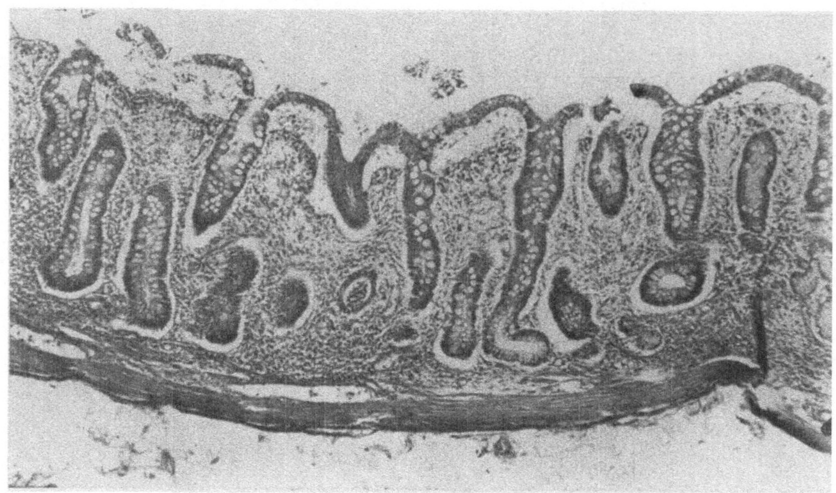

Abb. 23. Chronische Gastritis, Darmepithelien und Lieberkühnschen Drüsen.

Erbrechen von Schleim, der im Magen abgesondert wurde, sondern um Herauswürgen von Schleim aus dem Rachen und der Speiseröhre, der sich im Laufe der Nacht in den beiden Organen angesammelt hat. Die Erscheinung ist mehr für die alkoholische Pharyngitis als für die chronische Gastritis zu verwerten.

Die **saure Gastritis** ist aller Wahrscheinlichkeit nach kein seltenes Leiden, namentlich in ihren weniger ausgeprägten Formen; ihre Symptome sind indes so wenig charakteristisch, daß ihr Nachweis an großer Unsicherheit leidet. Man trifft sie am häufigsten als erstes Stadium der katarrhalischen Gastritis bei Alkoholikern.

Die Erscheinungen sind die gewöhnlichen dyspeptischen, speziell Kardialgie gleich nach den Mahlzeiten, Übelkeit, Aufstoßen, Sodbrennen, bisweilen Erbrechen; weiter Kopfschmerzen, Verstopfung, belegte Zunge, schlechter Geschmack, mitunter Widerwillen gegen Essen.

Bei der Funktionsuntersuchung ergibt sich das Erhaltensein der Salzsäuresekretion, oft in normaler Stärke, in einzelnen Fällen besteht Superacidität, ja es kann anscheinend sogar Supersekretion vorliegen. Bei der experimentell erzeugten alkoholischen Gastritis herrscht im Beginn eine ausgesprochene Supersekretion vor (E. Thomsen). Die frühere Annahme einer besonderen Gastritis acida als Hauptursache der kontinuierlichen Supersekretion ist nicht richtig. Die Supersekretion ist eine Funktionsstörung, die bei vollkommen intakter Schleimhaut beobachtet werden kann; nur in einigen wenigen Fällen kann man eine chronische Gastritis als Ursache anerkennen. Bei der Untersuchung nach Probemahlzeit kann man bei der sauren Gastritis bisweilen eine reichliche Schleimabsonderung nachweisen; eigentlich sind es nur diese Fälle, die überhaupt eine sichere Diagnose ermöglichen. Da aber das Symptom in vielen Fällen fehlt, kommt man dann nicht über eine Wahrscheinlichkeitsdiagnose hinaus.

Die **chronische Gastritis mit Hypochylie** unterscheidet sich in ihren Symptomen wenig von den andern Stadien, speziell von dem der Anacidität. Charakteristisch ist der Befund herabgesetzter Säurezahl bei der Funktionsprüfung, keine freie Salzsäure bei der Günzburgschen Reaktion, niedrige Zahlen bei Prüfung mit Kongo und Phenolphthalein. Gewöhnlich schwanken die Werte bei den verschiedenen Untersuchungen sehr, so daß man das oder die ersten Male niedrige Zahlen, anscheinend Achylie, später mehr normale Zahlen feststellt, wenn sich die Krankheit durch die Behandlung bessert; umgekehrt abnehmende oder unregelmäßige Zahlen bei Ausbleiben der Besserung. Auch bei diesen Patienten kann man gewöhnlich vermehrte Schleimproduktion nachweisen.

Die **chronische Gastritis mit Achylia gastrica** bildet, wie schon gesagt, das letzte Stadium des Leidens, das von den direkten Folgen der aufgehobenen Sekretion beherrscht wird. Die Achylie ist die selbstverständliche Folge der anatomischen Veränderungen der Magenschleimhaut, was aber nicht so zu verstehen ist, als ob ein genauer Parallelismus zwischen der anatomisch nachweisbaren Drüsenatrophie und der Sekretionsanomalie bestünde. Natürlich besteht eine Achylie bei völliger Anadenie, einer gänzlichen Atrophie des Drüsenapparats; aber auch wenn die Drüsenschicht erhalten ist und die Entzündung sich nur durch eine Infiltration der Zwischenschichten zu erkennen gibt, kann die Sekretion vollständig aufgehoben sein. In der Mehrzahl der Fälle findet man die Drüsen teils erhalten, teils atrophiert.

Wie viele andere Magenerkrankungen verläuft die chronische Gastritis mit Achylie in vielen Fällen latent, entweder periodisch oder stets; es gibt wohl kaum ein anderes Magenleiden, bei dem sich so lange symptomlose Perioden finden. Die Patienten können jahrelang, vielleicht einen großen Teil ihres Lebens eine Achylie haben, ohne Magenerscheinungen zu bemerken. Immerhin gehört es zu den Seltenheiten, daß die Gastritis sich nicht bald mehr, bald weniger bemerkbar macht; in vielen Fällen sind die Krankheitszeichen sehr ausgesprochen.

Es sind teils solche Symptome, die den kranken Magen selbst betreffen, teils ausgesprochene Darmsymptome und teils endlich Störungen des Allgemeinbefindens und des Nervensystems. Die Magenbeschwerden werden oft zuerst bemerkt und treten am deutlichsten hervor, in einer großen Zahl der Fälle werden sie aber von den Darmerscheinungen überdeckt, die dann nicht nur die ersten Anzeichen der Krankheit, sondern auch das einzige und auf alle Fälle beherrschende Symptom sein können. Auch die nervösen Beschwerden können bei gewissen Patienten weit mehr in die Augen fallen als die Magenerscheinungen.

Von den Magenerscheinungen ist eine Kardialgie am häufigsten. Selten äußert sie sich als eigentlicher Schmerz, in der Regel nur als ein drückendes, nagendes Gefühl in der Kardia oder ein Stechen und Brennen. Sie tritt auf nach dem Essen und währt einige Stunden, namentlich nach grober Kost; leichte Kost wird meist gut vertragen. Gleichzeitig besteht oft Sodbrennen, Aufstoßen säuerlicher salziger Flüssigkeit; gewöhnlich ist auch Luftausstoßen vorhanden, eine Ärophagie mit starken Ructus kann beobachtet werden.

Einzelne Patienten haben Übelkeit nach den Mahlzeiten; Erbrechen, das meist fehlt, kann bei andern zu einem wesentlichen Symptom werden. Es äußert sich namentlich bei Frauen in Form des Würgens nach Tisch. Der Appetit ist gewöhnlich schlecht, bisweilen besteht Ekel vor dem Essen; bei andern wiederum ist er normal.

Außer diesen gastrischen Erscheinungen werden die Kranken mitunter von verschiedenen abnormen Empfindungen belästigt, die sich als Klopfen, Schnurren oder Aufgeblasensein im Epigastrium zeigen; auch Palpitationen können namentlich nach den Mahlzeiten besonders bemerkt werden.

Einzelne Kranke neigen zu Schwindel. Dieser — vertigo e stomacho laeso — kann sogar sehr stark sein. Es handelt sich um einen echten Drehschwindel, da die Patienten das Gefühl haben, daß sich die Gegenstände an ihnen vorbei bewegen, und sie mitunter ganz das Gleichgewicht verlieren. Aus dem Schwindel kann eine Ohnmacht entstehen.

Besonders deutlich treten bei einzelnen Patienten die Darmerscheinungen hervor. In vielen Fällen handelt es sich um eine sonst nicht viel genierende Verstopfung, viel wesentlicher ist der sehr häufig beobachtete Durchfall. Wir haben früher die Beziehungen dieser Darmstörungen, speziell der Diarrhöen, zu der Aufhebung der Magenfunktionen besprochen; die Durchfälle werden direkt als gastrogene Diarrhöen bezeichnet. Oft ohne besondere Veranlassung stellen sich mehrere dünne Stuhlentleerungen am Tage ein, im Beginn meist nur alle paar Tage, später in längeren Perioden mit freien Zwischenräumen; bisweilen hält die Diarrhöe Monate lang an und nimmt die Patienten stark mit. Diese bei Achylie häufigen Diarrhöen findet man mindestens in einem Drittel der Fälle. Sie können sich über Jahre erstrecken, sind in der Regel aber in kürzeren Zeiträumen vorhanden und wechseln mit Perioden geregelter Abführung oder leichter

Verstopfung ab. Vielfach ist der Stuhlgang selbst in ruhigen Zeiten nicht ganz ordentlich, sondern weich, breiartig. Selten bestehen bei diesen Diarrhöen Schmerzen, höchstens ein geringes Kneifen oder Rumoren im Leibe.

Die dünnen Stühle sind meist übelriechend, bisweilen stark stinkend. Sie enthalten keinen Schleim. Nur bei Kombination der rein gastrogenen Formen mit Enteritis oder Kolitis findet man reichliche Schleimbeimengungen.

Diese Diarrhöen nehmen die Patienten meist sehr mit. Die Ernährung leidet, infolgedessen tritt Abmagerung ein. Die Kranken fühlen sich matt und müde, unpäßlich, besonders wenn sich wieder ein dünner Stuhl ankündigt. Sie haben oft ein ausgesprochenes Gefühl der Unsicherheit, weil die Diarrhöen so überraschend kommen können. Die Durchfälle beeinflussen auch die Magenerscheinungen, welche völlig fehlen können bei geregelter Verdauung, aber auch mit dem Durchfall als Kardialgie, Übelkeit, Wehsein sofort einstellen. Die Hauptaufgabe des Arztes wird sowohl wegen der Ernährung wie wegen des Allgemeinbefindens sein, das Verhalten des Darms zu überwachen und die Kranken auf die Wichtigkeit einer geregelten Darmtätigkeit hinzuweisen.

Außer Magen- und Darmerscheinungen sind oft noch ausgesprochen nervöse Symptome festzustellen. Sie zeigen sich vorwiegend als allgemeine Abgeschlagenheit und neurasthenische Verstimmung mit Kopfschmerzen und schlechtem Schlaf. Die Kranken sind schlecht aufgelegt, außerstand zu arbeiten, fühlen sich ausgesprochen krank und vor allem ganz außerordentlich müde. Diese nervösen Erscheinungen können sehr wechselnd sein, stehen oft auch in Beziehung zu den Darmerscheinungen, indem schon eine geringe Darmstörung Müdigkeit und Arbeitsunfähigkeit hervorruft, während mit der Besserung der Verdauungsbeschwerden sich Wohlbefinden einstellt.

Bei der Untersuchung der Kranken mit Achylie fällt mitunter schon im ganzen Habitus eine Kennzeichnung durch das Leiden auf, auch wenn es noch nicht so ausgesprochene Symptome macht. Trotz des mangelnden Magensaftes wird die Nahrung voll ausgenutzt, eine Abmagerung braucht deshalb nicht notwendigerweise eine Folge der Achylie zu sein. Dennoch besteht oft eine ausgesprochene Magerkeit wegen des Appetitmangels und der Völlegefühle nach den Mahlzeiten, besonders beim Vorhandensein von Durchfällen. Die Patienten können in solchen Fällen sehr verfallen aussehen und eingefallene magere Gesichtszüge haben.

Die Zunge ist mitunter leicht belegt, häufiger indes rein, glatt und spiegelnd (A. Faber). Die Glätte der Oberfläche ist besonders auf dem Zungengrund ausgesprochen und beruht auf einer Atophie der Zungenpapillen. Diese Zungenathrophie ist ein recht charakteristisches Zeichen für die Achylie bei längerem Bestande. Im übrigen wird die Diagnose abhängen von der Untersuchung der Magenfunktion. Bei Ewaldschem Probefrühstück konstatieren wir das Vorliegen einer Achylie in der oben beschriebenen Weise. Die ausgeheberten Speisereste sind ganz ungelöst, liegen als Klumpen oder als nur erweichter Brei in einer spärlichen Flüssigkeit. Der Inhalt reagiert weder auf Günzburg noch auf Kongo und gibt oft eine schwache Reaktion mit Lakmus. Oft ist er stark mit Schleim durchsetzt und bildet dann eine zusammenhängende geleeartige Masse. In ungefähr der Hälfte der Fälle findet sich diese Verschleimung nicht. Die motorischen Leistungen sind insofern gesteigert, als die gewöhnliche Probekost den Magen rascher als normal verläßt, oft im Verlaufe einer halben Stunde. Gibt man eine größere Mahlzeit, z. B. die gewöhnliche Retentionsmahlzeit, so wird man gelegentlich doch eine gewisse Verlangsamung feststellen können; der Magen ist erst nach 6—8 Stunden leer.

Eine große 12-Stunden-Retention wird nicht beobachtet. Zu dieser Zeit ist bereits der ganze Mageninhalt abgeschoben, sehr oft läßt sich nur eine kleine Retention von einigen Preiselbeerkernen und einigen Zwetschgenresten nachweisen. Eine solche kleine 12-Stunden-Retention ist bei der chronischen Gastritis mit Achylie eine gewöhnliche Erscheinung, wenn auch jede Stenose oder ein Krebsleiden auszuschließen ist. Vom Pepsin sondet man eine mehr oder minder herabgesetzte Menge, oft nur eine Spur. Ganz vermißt man aber das Pepsin nur sehr selten.

Bei Sondenuntersuchung erweist sich die Schleimhaut als leicht verletzlich. Dies zeigt sich an Blutspuren oder Blutstreifen in dem ausgeheberten Inhalt, man kann bisweilen sogar im Spülwasser kleine losgerissene Schleimhautfetzen finden.

Neben diesen Abweichungen bei der direkten Magenuntersuchung finden wir bei der objektiven Untersuchung sonst kaum etwas von Belang, insbesondere nur ab und zu eine gewisse Empfindlichkeit im Epigastrium.

Als Komplikationen der chronischen Gastritis sind vor allem außer den bereits besprochenen Darmstörungen und neurasthenischen Beschwerden Anämien zu erwähnen. Sie scheinen an das achylische oder hypochylische Stadium gebunden zu sein. In manchen Fällen treten sie als einfache Anämien mit einem Färbeindex unter 1 auf, gleichen einer starken Chlorose und sind sehr hartnäckig sowie rückfällig. Von noch größerer Bedeutung ist die echte perniziöse Anämie, die gewöhnlich mit einer chronischen Achylie verläuft, in ihr wohl auch ihre indirekte Ursache zu suchen hat. Sie hat, wie an andrer Stelle ausgeführt ist, eine sehr schlechte Prognose und drängt die chronische Gastritis in ihrer Bedeutung völlig in den Hintergrund.

Eine umstrittene Frage ist, ob die chronische Gastritis Ursache oder Vorstadium eines Krebsleidens werden kann. Möglich ist der Übergang einer Gastritis in Carcinom, wie häufig dies aber geschieht, weiß man nicht.

Verlauf und Prognose. Der Verlauf einer chronischen Gastritis wird in erster Linie davon abhängen, ob Behandlung stattfindet und ob die schädlichen Ursachen ferngehalten werden können. Gelingt dies nicht, so ist der Verlauf meist durch fortschreitende Verschlechterung gekennzeichnet.

Von dem Stadium der sauren Gastritis geht sie allmählich über in das hypochylische und endlich in das Endstadium der Achylie. Während im Beginn des letzten Stadiums der sekretorische Apparat des Magens noch einigermaßen intakt und unter günstigen Bedingungen noch reparabel ist, führen die fortschreitenden anatomischen Veränderungen allmählich zu Degeneration und Atrophie der Drüsen, womit sich das irreparable Stadium der Drüsenlosigkeit, der Anadenie, vorbereitet.

Diese progressive Verschlechterung sieht man besonders bei den chronischen katarrhalischen Gastriten, z. B. bei der alkoholischen. Die Krankheit entwickelt sich hier schubweise. Unter dem Einfluß der schädlichen Ursachen entwickeln sich subjektive Beschwerden, die wieder von Zeiten völligen Wohlbefindens abgelöst werden und keinerlei objektive Symptome aufweisen. In der ersten Zeit ist die Sekretion erhalten, später findet man allmählich Hypo- und Achylie, die schließlich dauernd wird, allerdings häufig erst sehr spät. Bei der toxischen Gastritis pflegt dagegen das saure Vorstadium zu fehlen. Es tritt rasch eine Achylie ein, die von dauerndem Bestand ist und allmählich zur Schleimhautatrophie führt. Bei Permanenz der Achylie kommt es, wie auch bei der katarrhalischen Form, zu periodischen Symptomen von seiten des Magens und des Darms, mit wechselnder Besserung und Verschlechterung. Eigentümlicherweise überwiegen mit zunehmendem Alter die Perioden der Latenz, bei der mit starker Drüsenatrophie verbundenen Greisenachylie sind die subjektiven Symptome oft sehr gering. In dem letzten atrophischen Stadium tritt in den Äußerungen der Krankheit Ruhe ein, die Patienten haben sich an das Fehlen der Magensekretion gewöhnt.

Die Prognose hängt, wie erwähnt, wesentlich von der Behandlung ab. Wenn die Patienten im sauren oder subaciden Stadium der Gastritis zur Behandlung kommen, wird man in der Regel, falls sich die Ursache, z. B. der Alkoholmißbrauch, beseitigen läßt, die subjektiven Symptome zum Verschwinden bringen und die weitere Entwicklung der Krankheit verhüten können. Auch wenn die Achylie bereits eingetreten ist, so wird man doch im Anfang noch sie zum Aufhören bringen können. Oft genug kann man die Beschwerden einem Wohlbefinden für längere Zeit Platz machen sehen, trotzdem daß die Achylie weiter besteht. In einzelnen Fällen hat man noch nach Jahren eine Heilung der Achylie beobachtet. Die Fähigkeit der Sekretion findet sich in solchen Fällen nach und nach wieder, erst sind die Befunde noch etwas wechselnd, bis schließlich ganz normale Werte erhalten werden. Namentlich in den Fällen mit erhaltener Pepsinsekretion kann man einen solchen späten Rückgang der krankhaften Störungen erleben.

Die Diagnose der chronischen Gastritis wird durch den Nachweis der Achylie gesichert. Bei der sauren Gastritis kann man in gewissen Fällen die erhöhte Schleimbereitung feststellen, sonst muß man in diesem Stadium seine Zuflucht zu den ätiologischen Faktoren und den subjektiven Erscheinungen nehmen. Mit Rücksicht auf die Ätiologie hat namentlich der Nachweis des chronischen Alkoholmißbrauchs Bedeutung, weniger der Zahnmangel, schlechtes Kauen u. ä.

Die Symptomatologie bietet nur geringe diagnostische Handhaben. Von Bedeutung ist höchstens die Kardialgie, besonders wenn sie nach den Mahlzeiten auftritt, namentlich wenn sie durch große und kompakte Zufuhren bedingt ist.

Die Achylie erkennt man durch die Untersuchung des Probefrühstücks. Wichtig ist, sich nicht auf das Resultat einer Untersuchung von wenigen Kubikzentimetern Saft zu verlassen; in so geringen Mengen wird man oft keine Säure finden, während die Titrierung größerer Mengen ganz normale Zahlen liefern kann. Zu einer brauchbaren Untersuchung sind mindestens 20 ccm Mageninhalt erforderlich.

Bei dem Nachweis der Achylie ergibt sich als Hauptfrage, ob es sich um eine primäre Gastritis handelt, oder ob sie sekundär ist; diese Entscheidung ist besonders mit Rücksicht auf das Vorhandensein eines Carcinoms wichtig, wobei man nicht vorsichtig genug sein kann. Erst wenn man Krebs ausschließen kann, soll man sich bei der Diagnose chronische Gastritis beruhigen. Man wird also auf einen Tumor fahnden, auf Drüsenschwellungen, auf Zeichen von Pylorusstenose, auf das Vorkommen von Blutbrechen oder Blutstuhl, besonders auch auf okkulte Blutungen; in Zweifelfällen wird man eine Röntgenuntersuchung vornehmen lassen.

Bei der Diagnose einer sauren Gastritis wird man zuvörderst andere Leiden wie Ulcus, Darmkrankheiten ausschließen müssen und dann unter Berücktichtigung der Ätiologie (Alkoholmißbrauch) und durch Nachweis großer Schleimmengen Anhaltspunkte für die Diagnose zu gewinnen suchen.

Bei der Behandlung der chronischen Gastritis hat der Arzt die Pflicht, die Ursache des vorliegenden Falles zu ergründen, um sich auf diese Weise die Möglichkeit einer erfolgreichen Behandlung zu schaffen. Es handelt sich also zuerst um die Feststellung, ob der Kranke Alkohol in konzentrierter Form wie Schnaps, Kognak usw. genossen hat, ob er Kautabak benutzt, was natürlich zu verbieten ist.

Dann wird man auf eitrige Nasen-Rachenkatarrhe oder Erkrankungen der Nasennebenhöhlen, Verschlucken eitrigen Auswurfs usw. achten, um zutreffendenfalls die Grundleiden zu behandeln.

Besonderes Interesse wird man den Tischgewohnheiten der Kranken zu schenken haben. Man muß feststellen, ob ihre Kost auffallend schwer verdaulich ist, wie z. B. eine grobe Gemüse-Obstnahrung, ob sie schnell essen, das Essen schlucken, ohne genügend zu kauen. Man wird dann untersuchen, wie es mit dem Gebiß bestellt ist. Die ursächliche schlechte Vorbereitung der Speisen im Munde scheint oft ihren Grund in schlechter Zahnbeschaffenheit zu haben.

In solchen Fällen ist ein tüchtiger Zahnarzt zu Rate zu ziehen und die schlechten Zähne durch einen gut sitzenden Ersatz zu ergänzen.

Die eigentliche Behandlung der chronischen Gastritis beruht in erster Linie auf der Schonung des Magens, nicht bloß vor den erwähnten Schädlichkeiten, sondern vor allen Reizen, die auch ein nicht ausschweifendes Leben mit sich bringen kann. Hierzu dient in erster Linie die Diät. Weiter ist 2. zu berücksichtigen eine medikamentöse Behandlung, 3. eine lokale Behandlung des Magens mit der Sonde, 4. eine allgemeine physikalische Behandlung, besonders mit Rücksicht auf den Allgemeinzustand und die Neurasthenie, Anämie oder andre Allgemeinleiden, die oft eine Gastritis begleiten.

Behandlung der chronischen sauren Gastritis. Die Diät bei dieser Form ist eine gewöhnliche Schonungsdiät; bei erhaltener, oft sogar verstärkter Säuresekretion kann man sich mit Vorteil der Milchdiät bedienen. Wenn die Magenerscheinungen einigermaßen ausgesprochen sind, beginnt man mit einer strengen Milchdiät mit Milch, Hafersuppe, Brei, Reismehlgrütze, Eiern, und kann bei Nachlassen der Symptome zu einer leichteren Schonungsdiät übergehen mit Milchspeisen, Wassergrütze von feinem Gerstenmehl, Sagosuppe, Hühnerbouillon, Eierspeisen, gekochtem Fisch, Fleischfarcen, gekochtem Fleisch, Hühnerfricasse u. ä., sowie Tee, Franzbrot, Zwieback, Kartoffelbrei. Bei dieser Diät muß der Patient eine längere Zeit bleiben, auch wenn die Symptome verschwunden sind, erst ziemlich spät kann dem Patienten der Genuß von Braten, weichen Gemüsen, gekochtem Obst gestattet werden. Auf Jahre hinaus sind Alkoholica, Wein, starke Gewürze, fette und gesalzene Speisen verboten.

Von Medikamenten gibt man Alkalien nach den Mahlzeiten, Natriumbicarbonat, Natriumcitrat, Magnesiapräparate. Bittermittel kann man im Infus zusammen mit Alkalien verordnen, z. B. Mixtura amaro-alkalina oder als Tinkturen (amara, chinae comp.).

Bei reichlicher Schleimproduktion sind Magenspülungen angezeigt, wenigstens kürzere Zeit. Bei stärkeren Schmerzen empfiehlt sich, Bettruhe halten zu lassen und gleichzeitig lokale hydropathische Prozeduren anzuwenden, wie heiße Umschläge, Packungen usw. Die häufige begleitende Obstipation wird mit Ölklysmen, salinischen Abführmitteln wie Karlsbader Salz morgens u. ä. bekämpft. Nach Aufhören der der subjektiven Symptome wird bei Ablösung der Milchdiät durch festere Kost, z. B. zellulosehaltige Breie ohnehin die Abführung etwas befördert werden.

So leicht man Kranke mit saurer Gastritis zeitweise von ihren subjektiven Beschwerden befreien kann, muß man Rückfälle stets gewärtigen, weil die Ursachen des Leidens zu sehr mit den Lebensgewohnheiten und Untugenden verbunden sind.

Behandlung der chronischen Achylie. Die Diät bei diesem Leiden ist die Püreeform der Schonungsdiät. Bei ausgesprochenen Magensymptomen muß die Diät sehr streng sein. Man gibt Mehlsuppen, wie Hafer-, Gersten-, Sagosuppe, weiter Hühnerbrühe, leichte Kalbssuppe, Kartoffelsuppe, Eier, geröstetes Franzbrot, Zwieback, dünnen Tee und vermeidet ganz Fleischspeisen, gibt höchstens wenig geschabtes, leicht angebratenes Kalbfleisch, evtl. einige künstliche Nähr-präparate.

Sind die gastrischen Symptome geschwunden, kann man die Kost etwas abwechlungsreicher gestalten, ja es kommt auf möglichst große Abwechslung an, weil man in der Regel annehmen darf, daß die Achylie bestehen bleibt und ständig diätetische Rücksichten erfordern wird, selbst in den beschwerdefreien Perioden. Auch wird man durch eine sorgfältige Variation der Gefahr der Unterernährung begegnen, die bei diesen Patienten wie bei allen chronischen Dyspeptikern besteht.

Bei den unkomplizierten Achylien ohne Darmstörungen kann man außer den oben genannten Gerichten noch verschiedene Grützen, besonders von feinen Mehlen, Reisspeisen, durchgeschlagenen Suppen von Kartoffeln, Gelbrüben, grünen Erbsen, Bohnen u. ä., Fleischsuppen ohne starke Gewürze und ohne kompakte Wurzeln und Gemüse geben.

Vom Brot wird außer Zwieback geröstetes Brot, wohlgekautes Knickebrot, Grahambrot gegeben, besonders bei Neigung zur Obstipation; dagegen wird saueres Roggenbrot schlecht vertragen, besser gemalztes Roggenbrot, das ohne Sauerteig bereitet ist; Eier werden in allen Formen vertragen, weich gekocht, gehackt, gebraten oder als Omelette.

Vom Fleisch werden am besten gekochte Gerichte vertragen, insbesondere die hellen Sorten als Frikasse, ferner gekochtes Geflügel (Huhn, Taube, Kapaun, Pute usw.), namentlich im Dampftopf zubereitet, noch besser gekochter Fisch; auch Fleischfarcen und Hackfleisch sind gestattet. Bestimmend für die Leichtigkeit der Auflösung des Fleisches im Magen ohne Hilfe des Magensafts ist der Gehalt an Bindegewebe. Vermieden werden müssen stets die harten Fleischsorten wie Rindfleisch, derbes Schweinefleisch, besonders in gebratenem Zustand, auch geräuchertes und gesalzenes Fleisch. Geräucherter Schinken wird demnach verboten, selbst weicher gekochter Schinken wird nur ausnahmsweise zu gestatten sein und dann nur in geschabtem Zustand. Bei gutem Befinden können die Patienten leichte gebratene Speisen nehmen, Farcen, Geflügel, Beef oder Karbonade, sogar Schweinebraten, doch soll man beim Auftreten der geringsten Beschwerden sofort davon Abstand nehmen lassen.

Gemüse sind in Form von Breien zu gestatten, also Kartoffel, Gelbrüben, Bohnen, Blumenkohl, Erbsen, Erdschocken, Tomaten und besonders Spinat, Sellerie- und Kastanienpüree. Man kann diese Breie als Zukost zu Fleischgerichten, zusammen mit Omeletten oder Eiern in andrer Form unter reichlicher Beigabe von Butter erlauben. Diese Speisen haben für die Ernährung der Patienten große Bedeutung. Weiche Gemüse kann man auch in ganzer Gestalt geben, aber nur in Perioden besten Befindens. Festere Vegetabilien wie Gurken, Spargel, Porree, rohen Salat, Radiese, Rettig, Kohlsorten sind zu verbieten.

Rohes Obst wird fast nie vertragen, dagegen gekochtes in Form von Kompoten, insbesondere von Äpfeln, Aprikosen u. ä.

Von Getränken sind natürlich alle stärkeren Spirituosen, namentlich Schnaps, Kognak, Liköre, heißer Wein, Champagner usw. auszuschließen. In leichteren Fällen und in guten Zeiten werden leichte Weine mit Wasser verdünnt ertragen, ebenfalls aber nicht bei schlechterem Befinden. Dagegen kann Tee, Kakao, Sodawasser, dünner Kaffee mit Milch, kein starker Kaffee genossen werden.

Alle stärkeren Gewürze sind verboten, wie Senf, Pfeffer, Lauch u. ä. Manche Patienten sind besonders empfindlich gegen saure Zugaben von Essig, wonach Schmerzen und Unbehagen, bisweilen Durchfälle sich einstellen können.

Eine besondere Besprechung erfordert die Milch. Gewöhnlich wird sie von Achylikern nicht gut vertragen, weil diese danach Unbehagen und Völlegefühl bekommen, auch gibt die Milch meist Anlaß zu Darmstörungen, gewöhnlich Verstopfung, noch häufiger Diarrhöe. Man muß deshalb zunächst von vornherein Milch und Milchspeisen verbieten. Dagegen wird Sahne auffallend gut vertragen, auch saure und Buttermilch meist, die man vorteilhaft gemischt mit Sahne als zweckmäßiges Nahrungsmittel geben kann. Es gibt indes auch Fälle von Achylie, die Milch gut nehmen können, weshalb ein Versuch mit Milch in allen Fällen, deren Ernährung schwierig ist, gestattet ist; jedoch muß man bei den geringsten Anzeichen einer Darmverstimmung, besonders Durchfall, die Milch absetzen.

Butter wird immer gut vertragen, ebenso Margarine, speziell Pflanzenmargarine.

Die Kranken, die leicht dyspeptische Symptome und Kardialgie bekommen, merken jeden Verstoß gegen das zuträgliche Regime prompt, während Patienten, deren Krankheit leichter ist, sich weit größere Freiheiten gestatten können, ja mitunter sogar volle Kost genießen und nur gestört werden, wenn sie über die Schnur schlagen.

In gewissen Fällen muß der Arzt besondere Sorgfalt walten lassen. Bei unterernährten Patienten kommt alles darauf an, bald einen normalen Ernährungszustand zu erreichen, dessen Kontrolle durch ein- oder zweimal wöchentlich erfolgende Wägungen zu geschehen hat. Für diese Fälle ist reichlich Butter und Sahne zu verschreiben. Die Butter kann teils auf Brot, teils in Gemüsebrei usw. gegeben werden. Eier kann man in großen Mengen geben, auch ist in solchen Fällen die Anwendung von Kohlehydraten, Mehlspeisen in verschiedener Form, auch die Benutzung künstlicher Mehle, wie Leguminose, Nestles Kindermehl, Somatose zu empfehlen.

Von Medikamenten sei zuerst die Salzsäure erwähnt, die bei Achylie vorteilhaft ist. Wenn im achylischen Zustande Magensymptome überhaupt bestehen, werden sie durch Gebrauch von Salzsäure sehr oft gelindert. Auch kleine Dosen z. B. 20—30 Tropfen Acid. mur. dil. nach den Mahlzeiten, können nützlich sein, wenn man damit natürlich in keiner Weise die Sekretion des gesunden Magens ersetzt. Oft bewähren sich weit größere Mengen. Leo hat diese besonders empfohlen; einzelne Patienten befinden sich bei dieser Behandlung wirklich besser. Die Wirkung des Pepsins ist weniger auffällig, das liegt teils an der Unzulänglichkeit der meisten Pepsinpräparate, teils an dem Verschwinden der proteolytischen Kraft des Pepsins beim

Stehen mit Salzsäure (Liebmann und Johannesen). Am besten gibt man es in Pulverform und läßt es gleichzeitig mit Säure einnehmen. Bequemer, aber weniger wirksam, sind Acidolpepsintabletten, 1—4 Stück nach den Mahlzeiten.

Zweckmäßig gibt man solchen Kranken auch Bittermittel. Sie regen den Appetit an und beseitigen oder erleichtern gewisse dyspeptische Erscheinungen, wie schlechten Geschmack, Aufstoßen, Kardialgien u. a. Man kann Kondurango in Form von Fluidextrakt teelöffelweise verordnen, oder Nux vomica als Extrakt oder Tinktur, oder Chinatinktur usw.

Magenspülungen mit lauwarmem Salzwasser sind bei verstärkter Schleimsekretion angezeigt, auch bei Leuten mit Schwindel oder Aufstoßen, Würgen u. ä. Man macht sie morgens, setzt sie aber nicht allzulange fort. Zusatz von medikamentösen Stoffen wie Silbernitrat ist häufig versucht worden, jedoch ohne besonderen Nutzen.

Von großer Bedeutung ist die allgemeine physikalische Behandlung, namentlich in den Fällen mit neurasthenischen Beschwerden. Aber auch sonst hat die Allgemeinbehandlung wesentliche Vorteile. Zur Anwendung kommen hydrotherapeutische Maßnahmen wie Halbbäder, milde Duschebehandlung u. ä. Weit wichtiger kann es sein, die Kranken ganz aus ihrem gewohnten Kreis zu entfernen, sie aufs Land zu schicken, noch besser in die Berge, um sie in freier Luft leben zu lassen. Man hat merkwürdig rasche Besserung dabei gesehen, wenn nur etwas Rücksicht auf die Diät genommen werden kann.

Trinkkuren in Badeorten sind ohne Nutzen, doch kann ein Aufenthalt an einem Kurort mit guten äußeren Bedingungen, Hydrotherapie und vernünftiger Diät besonders gute Wirkung haben. Zu empfehlen sind z. B. die deutschen Kurorte wie Kissingen, Homburg u. a. sowie verschiedene der nordischen Plätze.

Von den Komplikationen sind die Darmstörungen die wichtigsten. Es kann nicht genug hervorgehoben werden, daß hierin die Gefahr für die Kranken liegt, und die geringste Störung das Wohlbefinden sehr nachteilig beeinflußt. Besonders die gehäuften Diarrhöen untergraben die Gesundheit.

Bei Obstipation ist sofort diätetisch zu behandeln. Die Milch wird abgesetzt, das Hauptgewicht auf zellulosehaltige Nahrungsmittel wie Grahambrot, Hafergrütze, Gemüsebreie, Fruchtpuddings gelegt. Abführmittel soll man solange wie möglich vermeiden; wenn nötig, kann man einen Öleinlauf oder eine kleine Menge Rizinusöl geben.

Bei einigermaßen anhaltenden Diarrhöen ordnet man Bettruhe an, während man sonst Achyliekranke im allgemeinen ambulant behandeln kann. Man gibt ihnen dann zunächst eine stopfende Diät, Wasserreis, Blaubeersuppe, Hafersuppe, Makkaroni, Salep, Franzbrot, Zwieback, unter Umständen etwas gekochten Fisch und Kartoffelbrei. Dann verordnet man ein Mittel zum Stopfen; das vorwiegend in Frage kommende ist Bismut. subnitr. in Dosen von 1 g, 3—4 mal täglich, am besten während des Essens. Größere Gaben — 2 g — sind kaum jemals nötig. Wirkt dieses Mittel nicht genügend, so kann man Tannalbin oder Orphol oder andere gleichartig wirkende Medikamente versuchen, doch ist Bismut subsalicylat wegen seiner gleichzeitigen desinfizierenden Wirkung überlegen. Opium soll man in der Regel vermeiden. Die Salzsäurebehandlung soll man fortsetzen.

Ist der Durchfall gestopft, so kann man vorsichtig die Kost wieder mannigfaltiger gestalten. Die Behandlung mit Wismut und Salzsäure wird längere Zeit fortzusetzen sein, da Rückfälle leicht eintreten können. Man kann etwa so vorgehen, daß man am Morgen noch je 1 g Wismutsalz gibt, auch wenn keine Diarrhöe mehr besteht. Man muß allerdings aufpassen, daß nicht an Stelle des Durchfalls Verstopfung auftritt mit Stauung des Kots, vermehrter Gärung und Durchfall, sondern auf diätetischem Wege die Darmtätigkeit zu regulieren suchen. Auch bei ständig rezidivierender Diarrhöe hat eine passende Allgemeinbehandlung, speziell Arbeitsunterbrechung, namentlich bei geistiger Arbeit, großen Wert.

Bei anämischen Patienten gibt man Arsenpräparate und Eisen, solange keine Diarrhöe besteht.

Kranke mit Hypochylie sind wie solche mit Achylie zu behandeln, bis die Sekretion wieder in Ordnung ist. Dann richtet man sich nach den Vorschriften für die saure Gastritis.

8. Magengeschwür.

Ulcus simplex ventriculi.

Geschichtliches. Die Beschreibung des Magengeschwürs als besondere Krankheit ist auf den französischen Pathologen Cruveilhier zurückzuführen, der in den Jahren 1825—1838 das Leiden sowohl klinisch wie pathologisch-anatomisch schilderte. In der Literatur vor seiner Zeit liegen verschiedene Berichte über den Befund von einfachen Magengeschwüren bei Sektionen vor, zuerst von Bauhin im 16. Jahrhundert, doch machte man damals keinen Unterschied zwischen den einfachen und den krebsigen Geschwüren. Erst Cruveilhier vollzog die Trennung scharf, beschrieb die einfachen Geschwüre und ihre Hauptsymptome, die Blutungen, und gab die Milchdiät als wesentliches Behandlungsmittel an. 1839 gab Rokitansky eine ausgezeichnete Beschreibung in deutscher Sprache.

In der Mitte des 19. Jahrhunderts häuften sich die Beobachtungen, so daß Brinton im Jahre 1859 eine Beschreibung auf Grund von 1200 Fällen mit Autopsie und 200 eignen klinischen Fällen geben konnte. Gegen die zu häufige Stellung der Diagnose erhob besonders Trousseau 1861 seine Stimme, dem viele sich anschlossen. In Dänemark kämpfte With in einer Arbeit von 1881 und auch sonst während seiner ganzen Wirksamkeit für die Bedeutung und große Häufigkeit des Magengeschwürs.

Die Einführung der Magensonde bewirkte, besonders in Deutschland, eine weitere Verkennung der Frequenz des Leidens, man schuf Krankheitsbilder der Supersekretion und Superacidität als Grundlagen der Kardialgie unabhängig vom Geschwür. Eine Wendung führte der Beginn der operativen Behandlung herbei. Mikulicz war der erste, der bei Perforation (1880) und bei Blutung (1888) eingriff, erst 1895 ging man auch an das unkomplizierte Ulcus heran (Doyen). Von großer Bedeutung war der durch Soupault und Hartmann geführte Beweis des Zusammenhangs des Reichmannschen Komplexes mit einem pylorusnahen Geschwür und seiner Heilung durch die Gastroenterostomie. Die Wichtigkeit der kleinen Retentionen für die Diagnose ist hervorgehoben von Hayem, Madsen und Kemp, die Bedeutung der Supersekretion besonders von Rubow, der diagnostische Wert der tardiven Schmerzen zuerst von Soupault, später von Kemp und Faber in Dänemark bei den juxtapylorischen Geschwüren und von Chirurgen (Moynihan, Mayo u. m.) bei Duodenalgeschwüren, schließlich hat Boas zuerst die diagnostische Wichtigkeit der okkulten Blutung bei Ulcus und Carcinom studiert.

Sehr wesentlich für die Diagnose des Magengeschwürs ist ferner die Untersuchung mit Röntgenstrahlen geworden, besonders nachdem Holzknecht 1906 die funktionelle Sanduhrform und Haudek die nach ihm benannte Nische als Ulcuszeichen erkannt hatten.

Bei Anwendung dieser Untersuchungsmethoden ist man zu weit zuverlässigeren Resultaten gelangt als früher, und das Magengeschwür hat wieder die hervorragende Stelle in der Pathologie der Magenkrankheiten erlangt, die Cruveilhier und With ihm angewiesen hatten.

Man bezeichnet das Magengeschwür häufig als einfaches Geschwür im Gegensatz zum cancrösen auf Grund seines scharfrandigen Aussehens. Andre Namen sind: Ulcus rotundum wegen der runden Form, Ulcus corrosivum s. pepticum wegen der Bedeutung des verdauenden Magensafts für die Entstehung und Entwicklung und Ulcus chronicum wegen der Neigung zu langer Krankheitsdauer.

Man hat aber nicht Veranlassung, das Magengeschwür als ausschließlich chronisches Leiden zu betrachten. Im Gegenteil darf man vermuten, daß eine große Anzahl Magengeschwüre sich sehr rasch entwickeln und auch rasch in Heilung ausgehen. Diese Ulcera bezeichnet man als „frische Magengeschwüre" im Gegensatz zu den chronischen; zwischen beiden finden sich Übergänge.

Ätiologie und Pathogenese. Das Magengeschwür ist ein häufig vorkommendes Leiden. In etwa 4% aller Sektionen wird es nachgewiesen; da es häufig ausheilt, oder, falls dies nicht geschieht, viele Jahre lang bestehen kann, so wird es bei einer großen Zahl der Bevölkerung vorkommen. Es betrifft alle Altersstufen, doch scheint es im Alter von 20—40 Jahren häufiger zu sein, weniger häufig im Kindesalter, obwohl es auch in ganz früher Jugend schon angetroffen werden kann. Bei Frauen ist es bedeutend häufiger als bei Männern. Harslöf fand unter 1596 Sektionen am Kommunehospital zu Kopenhagen im ganzen 4% Geschwüre und Narben des Magens. Ulcera wurden bei 1,3% der obduzierten Männer und 3,8% der Frauen nachgewiesen; Narben bzw. bei 0,3 und 5%. Offene Geschwüre sowohl wie Narben finden sich also wesentlich öfter bei Frauen, besonders gilt dies für die Narben. Dies deutet dahin, daß man am häufigsten die leichten durch medizinische Behandlung zu heilenden Fälle bei Weibern antrifft. Andre Statistiken stimmen mit der angeführten namentlich mit Rücksicht auf die Häufigkeit des Vorkommens überhaupt und das Überwiegen beim weiblichen Geschlecht gut überein. Wenn gewöhnlich, namentlich von chirurgischer Seite, betont wird, daß die Männer die größere Zahl Ulcuskranker stellen, so bezieht sich dies auf die juxtapylorischen Geschwüre. Diese Form kommt wegen der damit verbundenen Folgeerscheinungen häufiger zur Operation als die Körpergeschwüre, die bei Frauen öfter beobachtet werden (Faber).

Nach dem Stande unserer heutigen Kenntnisse ist die Pathogenese des Magengeschwürs am natürlichsten auf folgende Weise zu erklären. Die Magenwand wird gegen die verdauenden Kräfte des Magensafts vor allem durch das Oberflächenepithel geschützt, das eine zusammenhängende Lage von stark schleimsezernierenden Zellen bildet. Bei einer Verletzung der Schleimhaut mit Entblößung der tieferen Schichten wird die Magenwand durch Kontraktion den Substanzverlust zu decken versuchen, um ihn der Einwirkung des Saftes zu entziehen. Bei kleinen Läsionen wird dies leicht gelingen, schwieriger, wenn eine lokale Nekrose entstanden ist, da gerade solche Stellen der zerstörenden Kraft des Magensafts besonders anheimfallen.

In der Regel wird man eine solche Verletzung, besonders eine Nekrose, als Beginn der Entwicklung eines Geschwürs ansehen dürfen. Eine Nekrose kann zustande kommen durch eine kleine Blutung, eine Embolie oder Thrombose der Schleimhaut mit nachfolgendem hämorrhagischem Infarkt; die Wunde kann zunächst in Form einer hämorrhagischen Erosion auftreten. Nekrosen können ferner auf dem Boden eines infektiösen Infarkts bei verschiedenen allgemeinen Infektionskrankheiten, wie Pyämie, Pneumonie u. ä. entstehen, oder eine kleine entzündliche Nekrose kann bei einer akuten oder chronischen Gastritis dieser den Charakter der ulcerösen Gastritis verleihen.

Die aus diesen lokalen Nekrosen entstehenden frischen Geschwüre können sich über den ganzen Magen verbreiten. Oft scheinen sie rasch zu heilen, dank der Eigenschaft des Magens zu lokaler Kontraktion; in einer gewissen Anzahl Fälle bilden sie den Ausgang für ein chronisches Magengeschwür. Dies ist namentlich an den Stellen der Fall, wo die Kontraktionsfähigkeit des Magens gering ist oder fast fehlt, zuvörderst also an der kleinen Kurvatur und am Pylorusteil (C. E. Bloch). Dieser Teil des Magens ist während der Verdauung der Sitz der kräftigsten Peristaltik. Wenn man bedenkt, daß die sogenannte Magenstraße gerade an dem kleinen Magenrande entlang läuft und daß die Nahrung vor allem hier vorwärts geschoben wird, hat man eine weitere Vorstellung von der Bevorzugung der kleinen Kurve als Sitz der Geschwüre, ganz gleich, ob sie den Körper oder den Pylorusteil betreffen.

Hat ein Geschwür chronischen Charakter angenommen, so wird der Magensaft stets für Offenhaltung und Vertiefung sorgen. Hierzu scheint beizutragen, daß die Umgebung eines Geschwürs immer der Sitz von Entzündungsprozessen ist, deren Produkte, das Wundsekret und die nekrotischen Massen, sofort vom Magensaft verdaut werden. Das Geschwür erhält auf diese Weise das „reine" Aussehen mit scharfen Rändern und glattem Grund, zugleich aber auch seinen Anreiz zum Wachsen.

Außer den besprochenen Ursachen sind noch die chronischen Infektionskrankheiten Syphilis und Tuberkulose zu nennen.

Die Syphilis gibt nicht selten Anlaß zu gummösen Ulcerationen im Magen. Zunächst scheinen sich Infiltrate zu bilden, die allmählich zerfallen und den Charakter eines chronischen Geschwürs annehmen mit mehr oder weniger ausgesprochener Verhärtung des Grunds und der Umgebung. Die Ansichten über die Häufigkeit einer spezifisch luischen Ätiologie sind geteilt, vorläufig kann man sich nur auf eine Reihe Einzelbeobachtungen stützen.

Auch bei der Tuberkulose sieht man zuweilen Ulcerationen im Magen. Im Vergleich zu den außerordentlich häufigen Geschwüren des Darms sind sie doch als selten zu bezeichnen. Meist sind die kleinen Defekte ohne Bedeutung für den Patienten, nur ein untergeordnetes Lokalsymptom im letzten Stadium der Lungentuberkulose; in andern Fällen können sich große chronische Ulcera entwickeln. Dies geschieht gerade bei solchen Kranken, wo sich nur geringe anderweite Erscheinungen der Tuberkulose zeigen, wie eine kleine fibröse Phthise, eine überstandene Pleuritis o. ä.

Pathologische Anatomie. Das typische Magengeschwür stellt einen Substanzverlust mit rundem regelmäßigen Rand dar, gleichsam wie ausgestanzt aus der Schleimhaut. Makroskopisch bieten sich dem Untersucher keine Entzündungserscheinungen in der Umgebung, keine Eiterabsonderung vom Grunde oder Rande. Die Größe ist meistens einem 5—10-Pfennig-Stück entsprechend. Frische Geschwüre können ganz klein sein, so daß sie nur mit Mühe in der Schleimhaut entdeckt werden; sehr oft halten sich die Ulcera lange Zeit unverändert

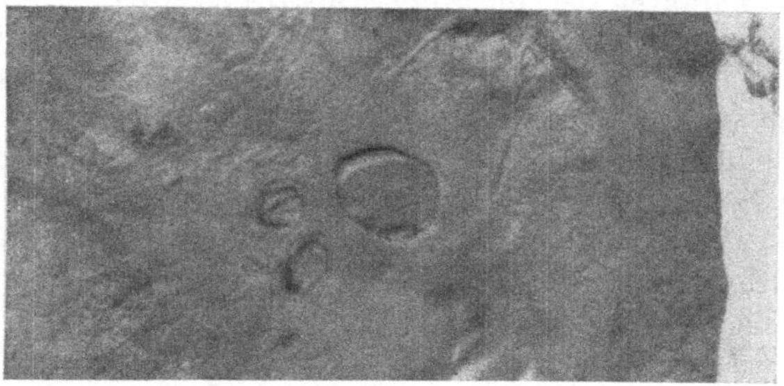

Abb. 24. Drei einfache Magengeschwüre (Pathol.-anatom. Institut, Kopenhagen).

in der angegebenen Größe. Bei einem etwas längerem Bestand geht das Ulcus gewöhnlich durch die oberen Schleimhautschichten in die Tiefe bis zur Submucosa, bisweilen auch bis zur Muscularis mit dem Bestreben, diese und die Serosa zu durchbohren. Bei Heilung eines einigermaßen frischen Geschwürs entsteht eine weiche weißliche fibröse Narbe in der Schleimhaut und den darunterliegenden Schichten, oft jedoch bleibt die Tendenz zur Heilung aus, das Geschwür wird chronisch. In der Umgebung und am Grund des Geschwürs entwickeln sich Reaktionserscheinungen wesentlich fibröser Natur mit Rundzelleninfiltration, die Entzündung kann sich mehr und mehr auf der Magenschleimhaut ausbreiten. Die fibrösen Produkte machen den Grund hart, die Ränder und die tieferen Schichten werden verdickt, es kann eine beträchtliche Verdickung der Umgebung entstehen. Auf dem Bauchfell sieht man öfters weiße fibröse narbenartige Partien, die den Sitz eines sogenannten kallösen Ulcus andeuten; in einigen Fällen kann durch das neugebildete Bindegewebe und die entzündliche Infiltration die kranke Stelle ein geschwulstartiges Aussehen bekommen (Ulcustumor). Kallöse Geschwüre hinterlassen erheblich größere

Narben als die frischen Ulcera. Man kann alle Schichten des Magens von fibrösen Narben durchsetzt sehen, die bisweilen bei strahlenförmiger Schrumpfung Anlaß zu bedeutenden Gestaltsveränderungen des Magens geben, namentlich Einschnürungen, die am Pylorus zu Stenosen, am übrigen Magen zu Sanduhrformen führen.

Die syphilitischen Geschwüre können von gummösen Infiltraten umgeben sein und können einen beträchtlichen Ulcustumor bilden, nach der Heilung auch starke Retraktionen veranlassen. Die tuberkulösen Geschwüre erweisen sich teils als multiple recht oberflächliche Ulcera ohne große Schrumpfung, teils sind sie größer und in der Regel solitär. Sie können ebenfalls von größeren Geschwulstbildungen

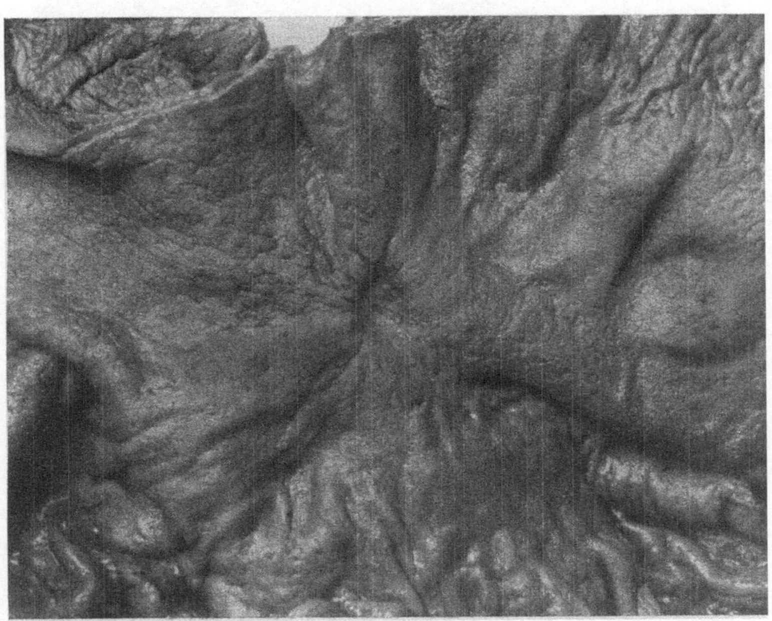

Abb. 25. Magen mit einem etwa 27 Jahre alten kallösen Geschwür der kleinen Kurvatur (Rigshosp.).

und Verdickung des Bauchfells begleitet sein mit lokaler tuberkulöser Peritonitis und Tuberkulose der benachbarten Drüsen.

Der Sitz der Magengeschwüre ist in der Regel dicht an der kleinen Kurvatur, doch können sie sich überall im Magen ansiedeln. Sie finden sich etwas häufiger an der Hinterfläche als an der Vorderfläche, selten am äußeren Rande und an der Kardia. Von 244 Geschwüren und Narben, die bei Sektionen am Kopenhagener Komunehospital gefunden wurden, saßen 56% an der kleinen Kurvatur des Magenkörpers, 14% in der Pars pylorica (Harslöf). Nach andern Angaben beherbergt der Pylorusteil etwa $^3/_4$ aller chronischen Geschwüre. Meist handelt es sich um ein einzelnes Geschwür, in etwa $^1/_5$ der Fälle finden sich mehrere Ulcera gleichzeitig, meist zwei, doch mitunter wesentlich mehr. Bei Autopsien findet man häufig als Reste früherer Geschwüre die erwähnten Narben, besonders im höheren Alter. Bei einer Reihe Sektionen von alten Leuten fand Grünfeld in 20% der Fälle solche Narben.

Das chronische Magengeschwür kann, falls die Heilung ausbleibt, sich lange Zeit recht stationär halten, indem die Bindegewebsbildung mit dem nekrotischen Zerfall Schritt halten kann; in einer ganzen Anzahl der Fälle ist der Verlauf aber fortschreitend. Das Geschwür

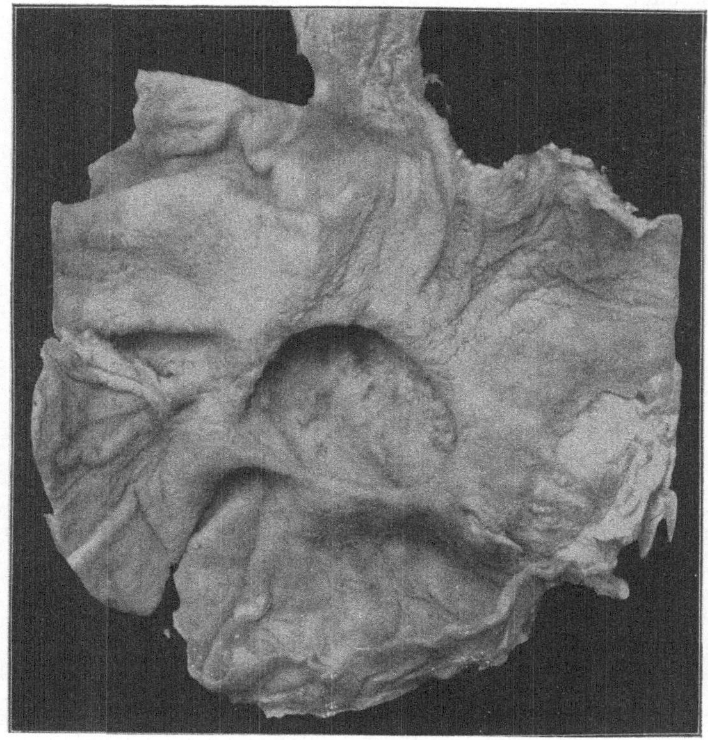

Abb. 26.   Großes penetrierendes chronisches Geschwür der kleinen Kurvatur
(Pathol.-anatom. Institut, Kopenhagen).

geht mehr und mehr in die Tiefe, arbeitet sich durch alle Magenschichten durch, nähert sich und durchbricht auch den serösen Überzug. Eine solche Perforation führt in die Bauchhöhle, besonders wenn das Geschwür an der Vorderfläche sitzt und keine Verwachsungen die Oberfläche des Magens decken. Häufig wird der Magen aber in der Zwischenzeit vor der Perforation mit den Nachbarorganen Verklebungen eingegangen sein. In solchen Fällen kann sich der geschwürige Prozeß in das umgebende Gewebe und die Nachbarorgane fortsetzen, es können tiefe Ulcera entstehen, die sich vom Magen in die Leber oder das Pankreas, seltener in die Milz erstrecken. Diese Geschwüre bezeichnet man als penetrierende. Wenn die Perforation in das Bindegewebe um den Magen erfolgt, so bilden sich perigastritische Entzündungen mit Eiterung, und namentlich an der Hinterwand und der kleinen Kurvatur können sich Abscesse entwickeln. In einzelnen Fällen breitet sich ein solcher Absceß unter dem Zwerchfell aus zu einem sog. subphrenischen Absceß, der sich lange gegen die freie Bauchhöhle abgeschlossen halten und eine große Eiterhöhle zwischen Leber und Zwerchfell oder zwischen Magen und Zwerchfell darstellen kann. Perigastritische Entzündungen können durch das Zwerchfell hindurch die Pleura angreifen und Veranlassung zu einer, meist linksseitigen, Pleuritis oder einem Empyem geben.

Nach der Anschauung mancher Chirurgen kann in einem chronischen Ulcus eine carcinomatöse Degeneration auftreten, indem sich atypisches Zellenwachstum am Rande oder am Grunde des Geschwürs einstellt; diese Zellwucherung soll dann den Anstoß zur Entwicklung eines stark wachsenden Krebses geben. Über die Häufigkeit dieses Geschehens bestehen jedoch Zweifel (siehe S. 135).

Das Magengeschwür wird wie erwähnt umlagert von einer umschriebenen Schleimhautentzündung und in ungefähr der Hälfte aller Fälle finden sich Zeichen einer diffusen Gastritis. Die Entzündung ist meist milde und auf die Nachbarschaft des Ulcus beschränkt; bei alten Geschwüren nimmt sie gewöhnlich höhere Grade an, besonders bei Stagnation. Dann können wir auch das Bild einer diffusen Gastritis mit Achylie bekommen.

Außer im Magen selbst kann der säurepeptische Saft Geschwürsbildung im Oesophagus gleich über der Kardia und namentlich im Duodenum veranlassen, wo der Inhalt ganz die gleiche Beschaffenheit hat wie im Magen.

Symptome. Ein Magengeschwür kann in seltenen Fällen latent verlaufen, meist gibt sich sein Bestehen durch sehr ausgeprägte Symptome zu erkennen. Beim chronischen Magengeschwür ist ihr Vorhandensein oft wechselnd, kürzere oder längere Perioden der Latenz alternieren mit solchen starker Erscheinungen. In vielen Fällen sind diese dauernd vorhanden.

Die wichtigsten Ulcussymptome sind Schmerzen, Erbrechen und Blutungen.

Die Schmerzen sind ein außerordentlich häufiges Zeichen, die nur in den seltensten Fällen ganz fehlen, selbst wenn Perioden absoluter Latenz beobachtet werden.

In erster Linie haben die Schmerzen den Charakter der Kardialgie. Nach der Magengrube werden gewöhnlich die Schmerzen lokalisiert, ganz gleich wo das Geschwür auch im Magen sitzt. Alle Arten des kardialgischen Schmerzes kommen vor, Drücken, Saugen, Brennen, gewöhnlich auch schneidende Schmerzen, die von der Magengrube am linken Rippenkurvatur entlang nach dem Rücken in den Zwischenschulterblattraum ausstrahlen und hier besonders intensiv sein können. Die Schmerzen können auch ziemlich auf die Gegend unter der linken Kurvatur beschränkt sein. Gerade daß sie stark sind, ist besonders bezeichnend für ein Magengeschwür, daß sie oft in Anfällen kommen, in denen sich die Patienten krümmen und sich durch Druck in die Magengrube mit der Hand oder indem sie sich über eine Stuhllehne legen, Linderung zu verschaffen suchen. Zu andern Zeiten erleichtert es die Kranken, wenn sie sich flach oder auf eine Seite hinlegen. Die Schmerzen stehen in der Regel in einer gewissen Beziehung zu den Mahlzeiten. Sie kommen mitunter gleich nachher, häufig aber erst eine gewisse Zeit später, als tardive Schmerzen eine, zwei oder drei Stunden nach den größeren Mahlzeiten, auch noch später. Sie hängen also etwas von den Zeiten der großen Mahlzeiten ab; oft sind sie am Abend am schlimmsten, bis in die Nacht hinein, können aber auch fast den ganzen Tag bestehen. Das späte Auftreten beobachtet man am ehesten bei den am Pylorus sitzenden Geschwüren. Sie scheinen vorwiegend von der motorischen Tätigkeit des Pylorusteils abzuhängen; wichtig ist ferner, daß gerade zu den Mahlzeiten besonders reichlich freie Salzsäure sezerniert wird und im Überschuß vorhanden ist, die dann auf das Geschwür reizend wirkt. Bei eiweißreicher Nahrung ist dies ungefähr in einer bis zwei Stunden erreicht, gerade zu dieser Zeit beginnen die starken Schmerzen. Die spät auftretenden Schmerzen haben oft den Charakter einer saugenden Hungerempfindung in der Kardia und werden durch Nahrungsaufnahme gelindert. Man nennt sie auch Hungerschmerzen, Hungerpains. Außer durch Mahlzeiten können sie auch von körperlichen Bewegungen, namentlich Strecken und Beugen des Rumpfes, hervorgerufen werden, auch Kälteeinwirkung kann sie auslösen.

Sie werden oft von Wehgefühl in der Magengrube, im oberen Teil des Bauchs begleitet. Die Patienten ertragen den Druck der Kleidung nicht. Die Empfindlichkeit kann mit einer cutanen Hyperästhesie verbunden sein, häufiger sind aber die tieferen Schichten betroffen. Die Überempfindlichkeit ist beim Ulcus meist in das Epigastrium lokalisiert und erstreckt sich mehr oder minder gürtelförmig nach links bis in die Schulterblattpartien und bis zur Wirbelsäule.

Ebenso häufig ist das Erbrechen, das in mehr als der Hälfte aller Fälle angetroffen wird, namentlich bei Frauen. Das Symptom ist vorwiegend mit den Schmerzanfällen zusammen zu beobachten, also einige Stunden nach dem Essen; nach dem Erbrechen pflegen die Schmerzen auch geringer zu werden. Bei nervösen Frauen können die Magenentleerungen durch Erbrechen sehr häufig sein, zu den verschiedensten Zeiten auftreten und das ganze Krankheitsbild beherrschen; bei Männern sind sie meist seltener und fehlen oft ganz. Ruhe und zweckentsprechende Behandlung bringt das Erbrechen meist rasch zum Verschwinden. Wenn sich im Verlauf der Krankheit Stenosen, besonders am Pylorus entwickeln, werden die erbrochenen Massen reichlicher und zeigen die allgemeine für Pylorusstenosen charakteristische Beschaffenheit.

Außer den Schmerzen und dem Erbrechen findet man häufig noch andere leichtere dyspeptische Symptome, namentlich Aufstoßen,

Würgen, Sodbrennen, bisweilen Luftaufstoßen. Meist sind diese Erscheinungen wenig hervortretend. Übelkeit leitet oft zusammen mit Schmerzen das Erbrechen ein, kann aber in einer Reihe von Fällen auch ein sich über den größten Teil des Tages sich erstreckendes besonderes Symptom sein.

Der Stuhlgang ist meist träge, oft hartnäckig verstopft, der ständige Gebrauch kräftiger Abführmittel ist dann nötig; nur selten entsteht infolgedessen periodische Diarrhöe oder Zeichen von Kolitis.

Die Blutung ist das wesentlichste diagnostische Zeichen des Magengeschwürs. Sie kann als Blutbrechen, Hämatemesis, oder als Blutstuhl erscheinen.

In den allermeisten Fällen von Magengeschwür kann man Blut nachweisen. Blutbrechen scheint in der Hälfte der Fälle vorzukommen, vielleicht noch häufiger, in einem Dreiviertel; in der Hälfte dieser Fälle besteht außerdem noch Melaena; bei den übrigen Fällen sind die Blutungen nur klein. Bei einzelnen Patienten besteht nur Blutstuhl, bei einer noch größeren Zahl nur in Form der okkulten Blutung. Rechnet man diese mit, so kann man bei allen Magengeschwüren zu einer oder anderer Zeit Blut finden. Die Blutung kann in allen Entwicklungsstadien des Ulcus eintreten, gleich nach dem Entstehen oder nach jahrelangem Verlauf. Es kann eine einmalige starke Blutung oder mehrere hintereinander in längeren oder kürzeren Zwischenräumen vorkommen. Selbst ganz frische kaum sichtbare Schleimhautwunden können starken Blutabgang veranlassen.

In den gefährlichsten Fällen können die Patienten sich in kurzer Zeit verbluten; doch ist dies Ereignis selten.

Bei den großen Blutungen von $^1/_2-1$ Liter Blutverlust treten alle Zeichen akuter Anämie, Schwindel, Ohnmacht, Blässe usw. auf, Wiederholung kann auch in diesen Fällen lebensgefährlich werden. Die Gefahr ist besonders bei starken und anhaltenden Blutungen entweder als Erbrechen oder namentlich als Melaena groß. Eine solche anhaltende Blutung, die meistens durch Anreißen eines größeren Gefäßes zustande kommt, kann im Laufe einiger Tage oder in einer Woche zum Tode führen. Im allgemeinen pflegen die Blutungen doch noch zum Stillstand zu kommen, rufen dann aber eine starke Anämie hervor. Bei nicht sonderlich starken Blutungen von längerem Bestande geraten die Patienten in einen Zustand von chronischer Blutarmut; dies kann auch, wenn keine sichtbare, sondern nur okkulte Blutabgänge vorgekommen sind, geschehen.

Objektiv bieten die Kranken bei der Untersuchung keinen wesentlichen Befund dar. Häufig finden sich die Zeichen einer mehr oder weniger ausgesprochenen Anämie entweder als Folge der Blutungen oder auch ohne diese; es besteht Abmagerung infolge Unterernährung durch Erbrechen, oder wegen Schmerzen beim Essen, besonders in chronischen Fällen. Im Epigastrium läßt sich wie erwähnt Empfindlichkeit feststellen, entweder als cutane Hyperästhesie oder auf tiefen Druck. Auch im Verlauf der Rippenkurvaturen, besonders der linken, ist Wehsein vorhanden, namentlich finden sich Schmerzpunkte am Rücken

zu beiden Seiten der Wirbelsäule in Höhe des 10. bis 12. Brust-
wirbels. Diesen dorsalen Druckpunkten hat man zu Unrecht diagnostische Bedeutung beigelegt; die Empfindlichkeit ist in der Regel
nicht auf einen umschriebenen Punkt begrenzt, sondern bezieht sich
auf die ganze linke Seite im Bereich der linken Rippenkurvatur als Erfolg einer cutanen Hyperästhesie, die man zwar gewöhnlich bei Ulcus-
patienten, aber auch bei andern dyspeptischen Zuständen findet.

Von besonderer Bedeutung ist die Untersuchung der Magenfunktion. Man findet häufig sowohl Superacidität wie Supersekretion.
Bei Superacidität kann nach Ewaldschem Probefrühstück eine Totalacidität von 90—100 und mehr sich ergeben, und die freie Säure,
nach Günzburg bestimmt, kann Werte von 60—70 erreichen. Superacidität besteht in etwa 58% aller Magengeschwüre, ist aber nicht
absolut beweisend für die Diagnose, da sie sich auch in Fällen von
Dyspepsie nachweisen läßt. Sie zeigt sich vorwiegend in Form der
kontinuierlichen Supersekretion, so daß man bei Ausheberung aus
dem nüchternen Magen sauren Inhalt erhält. Man kann mit der
Sonde 40—50, sogar 100 ccm und mehr fördern. Häufiger ist die
digestive Supersekretion. Nach einem Ewaldschen Probefrühstück (mit
35 g Brot) bekommt man oft 200—300 ccm dünnen sauren Magensafts;
dieser reichliche salzsaure Mageninhalt ist ein für das Magengeschwür besonders charakteristisches Zeichen (Rubow). Von besonderer Bedeutung ist die anfallsweise auftretende Supersekretion, die
viel größere Mengen, bis zu mehreren Litern, dünnen Magensafts liefert.
Die starke Supersekretion wird in der Regel von starken Schmerzen
begleitet und veranlaßt das reichliche wäßrige Erbrechen; gleichzeitig
besteht oft Retention. Man hat diese Anfälle von Supersekretion
und Schmerzen mit dem Namen der Reichmannschen Krankheit
zusammengefaßt. Sie ist wie die Supersekretion überhaupt charakteristisch für die am Pylorus gesessenen Ulcera und wird weiter unten
noch näher besprochen werden.

Die Supersekretion ist meist von Superacidität begleitet, bisweilen ist die Acidität aber nicht erhöht, sondern sogar niedriger als
normal. Bei einigen alten chronischen Geschwüren trifft man verminderte Acidität, Subacidität, ja komplette Achylie; es hat sich dann
eine chronische Gastritis entwickelt.

Die Motilität ist häufig verändert, man findet verlangsamte
Austreibung in der Mehrzahl der Ulcera, namentlich bei den chronischen. Bei der Retentionsmahlzeit ist die Entleerung in etwa $^3/_4$
der Fälle verlangsamt (Kemp). In der Hälfte dieser Fälle ist es nur
eine leichte Verzögerung, ein 5-Stunden-Rest, während der Magen nach
6 Stunden leer ist. Bei vielen Fällen findet man indessen größere
Reste von 6—8, in einer gewissen Anzahl auch solche von 12 Stunden
bei der Retentionsmahlzeit. In einigen Fällen handelt es sich nur
um kleine Restbestandteile, kleine Zwetschgenstücke oder Preißelbeerkerne, also eine kleine 12 stündige Retention; in andern Fällen
läßt sich konstant oder periodisch eine große 12 stündige Retention
nachweisen, so daß der Magen nie völlig leer ist. Dies ist der Fall

bei den mit Stenosen verbundenen Fällen (Pylorusstenose), mag diese Stenose fibrös und dauernd oder spastisch, auch intermittierend sein. Auf entsprechende Weise stellt man die Entleerungsverzögerung mit dem Röntgenverfahren fest. Der Magen enthält Kontrastbrei 5 bis 6 Stunden nach der Einnahme, bei Stenosen sieht man doch noch nach 24 Stunden beträchtliche Reste.

Klinische Formen.
a) Nach dem Verlauf.

Das latente Magengeschwür. Das Magengeschwür kann latent verlaufen und macht dann, wenigstens periodisch, nicht die geringsten Symptome. Namentlich im Beginn kann es bisweilen kürzere oder längere Zeit ganz still sein, besonders bei Männern, oder sich hinter einer hartnäckigen Verstopfung und anderen dyspeptischen Erscheinungen verstecken. Wenn bei einem Patienten, der vorher nie Magenerscheinungen gehabt hat, plötzlich Blutbrechen auftritt, so kann ein jüngst entstandenes frisches Geschwür, aber auch ein älteres bis dahin latentes vorliegen. Ja sogar aus ganz alten kallösen Ulcera von jahrelanger Latenz kann plötzlich eine todbringende Blutung oder Perforation als erstes Symptom erfolgen. Doch sind solche Erscheinungen selten; in der Regel gibt sich ein Magengeschwür sehr bald mit präzisen Erscheinungen zu erkennen.

Das akute frische Magengeschwür fängt insgemein mit Kardialgie einer oder andrer Art an, wie Druck, Saugen, Stechen oder stärkeren Schmerzen von tardivem Charakter, die einige Stunden nach der Mahlzeit beginnen und einige Stunden anhalten. Weniger einförmig treten Erbrechen, Übelkeit und andre dyspeptische Symptome auf. Nach kürzerer oder längerer Zeit erscheinen Blutungen, die auch als Frühsymptom auftreten können. Hämatemese oder Melaena können ganz fehlen. Selbst bei einem ganz beginnenden frischen Ulcus kann eine gewaltige, ja tödliche Blutung erfolgen, häufig genug geschieht dies bei zwar frischen und kleinen, aber tiefen Ulcerationen.

Durch Ruhe und passende Behandlung kann ein frisches Geschwür verhältnismäßig schnell heilen. Offenbar verlaufen eine ganze Anzahl Ulcusfälle auf solche Weise, besonders wenn sie am Körperteil des Magens sitzen. Ohne den Charakter eines frischen Geschwürs zu verlieren, also ohne größere Infiltration kann eine Ulceration längeren Bestand von mehreren Monaten haben und doch gut ausheilen. Man kann klinisch nicht zwischen kleinen Schleimhautläsionen bzw. hämorrhagischen Erosionen und tiefgehenden, aber rasch heilenden frischen Defekten auch submuköser und tieferer Schichten unterscheiden. Über die Häufigkeit solcher frischen Geschwüre weiß man nicht viel.

Das chronische Magengeschwür besteht lange Zeit, Jahre, Jahrzehnte, meist kommen die Kranken erst nach vieljährigen Leiden in klinische Behandlung. Die Symptome sind selten ununterbrochen, jedenfalls nicht immer in gleicher Stärke nachzuweisen, im Gegenteil besteht oft ein ausgesprochen intermittierender Verlauf mit Wechsel von starken und schwachen Erscheinungen. Unter Ruhe und Milchdiät schwinden die Symptome, die Patienten können sich Monate lang völlig wohl befinden, bis wieder bei gröberer Kost, körperlicher Anstrengung oder ohne äußere Veranlassung sich Schmerzen einstellen. Oft sind die Erscheinungen im Sommer weniger ausgesprochen, nehmen aber bei kalter und unbeständiger Witterung wieder zu, so daß gerade im Frühjahr und Herbst die meisten Beschwerden bestehen.

Im Laufe der Jahre kommen neue Erscheinungen hinzu. Früher oder später werden sich Blutungen zeigen, ihre Wiederholung ist von chronischer Anämie gefolgt. Erbrechen, Appetitverschlechterung stellen sich ein, wegen ungenügender Ernährung entwickelt sich ein Zustand deutlicher Unterernährung. Die Kranken werden entkräftet und arbeitsunfähig, oft für längere Zeit bettlägerig und gehen, falls nicht eine entsprechende Behandlung Besserung bringt, zugrunde. Dies geschieht seltener durch Entkräftung und Abmagerung, vielmehr häufiger durch eine große Blutung oder eine der sich an das Geschwür anschließenden Komplikationen. Eine große Zahl Ulcuskranker lebt aber mit dem Leiden unter ständigen Beschwerden ohne besondere Lebensgefahr. Sehr wichtig ist für den klinischen Verlauf im übrigen der Sitz des Geschwürs.

b) Nach der Lokalisation

kann man die chronischen Ulcera in zwei Hauptgruppen einteilen, die in ihren Erscheinungen wesentlich voneinander abweichen. Die erste Gruppe umfaßt die Geschwüre in der Nähe des Pylorus, die juxtapylorischen Ulcera, die andere die pylorusfernen Geschwüre, die ihren Sitz im Körper, meist an der kleinen Kurvatur haben.

Die juxtapylorischen Geschwüre findet man ungefähr doppelt so häufig bei Männern als bei Frauen. Sie geben die deutlichsten Symptome. Hierzu gehören alle Geschwüre, die am Pylorus selbst oder im Pyloruskanal, also in 4—5 cm Abstand vom Magenausgang ihren Platz haben. Man kann hierbei auch die im obersten Teil des Duodenums angesiedelten Ulcera rechnen, die die gleichen Erscheinungen machen.

Beim pylorusnahen Geschwür haben wir außer Blutungen und andern gewöhnlichen Ulcussymptomen den üblichen langen Verlauf mit ausgesprochener Periodizität der Schmerzen und ferner folgende drei Hauptsymptome: Die tardiven Schmerzen, Supersekretion und Retentionserscheinungen. Die Spätschmerzen 2—4 Stunden nach dem Essen, die durch neue Nahrungsaufnahme gelindert werden, oder nach einer mit Erbrechen erfolgenden Leerung des Magens, sind äußerst charakteristisch und fehlen bei diesen Formen fast nie, während sie bei anderer Lokalisation seltener sind. Das gleiche gilt von der digestiven Supersekretion, die einen stark sauren Magensaft nach einem Probefrühstück liefert. Auch kontinuierliche Supersekretion und Superacidität findet man hierbei häufig, doch als weniger typische Zeichen. Dagegen ist die Verzögerung der Entleerung ein wichtiges Symptom des juxtapylorischen Ulcus.

Charakteristisch ist ferner die Bereitschaft zur Stenosenbildung. Eine organische Stenose kann sich leicht bei pylorusnahem Sitz des Geschwürs entwickeln; bei einiger Entfernung bildet sie sich langsamer und meist nur dann, wenn das Geschwür tiefgreifend und mit Infiltration der Umgebung verbunden ist. Eine solche Stenose kann auf einer Narbe beruhen, die nach einem Ulcus entstanden ist; in der Regel begleitet sie ein florides Geschwür mit entzündlicher Verdickung und fibröser Verhärtung der Umgebung. Sie führt zur Ausbildung des charakteristischen Symptomenkomplexes der benignen Stenose, die oben näher beschrieben worden ist (siehe S. 73).

Besteht keine ständige Stenose, so handelt es sich oft um intermittierende Verengung auf Grund von Pylorospasmus. Die Spasmen erscheinen häufig anfallsweise mit Schmerzen, gelegentlich Erbrechen, Supersekretion und verlangsamter Austreibung. In einem solchen Anfall können beträchtliche Mengen sauren Magensafts entleert werden, durch Erbrechen oder Ausheberung 200—300, ja bis 1000 und 2000 ccm einer klaren, stark sauren Flüssigkeit. Gleichzeitig findet man eine schlechte Entleerung des Magens, das Erbrochene enthält alte Speisereste, eine Retentionsmahlzeit gibt einen großen 12-Stunden-Rest. Spasmen, Erbrechen und Schmerzen machen nach einigen Tagen einem Stadium verhältnismäßiger Ruhe Platz, in dem sich der Magen ungefähr auf normale Weise entleert, das Erbrechen fehlt, die Schmerzen erträglich sind, die Supersekretion nur unbedeutend ist.

Sind die Anfälle weniger ausgesprochen, so findet man sie nur bei besonders darauf gerichteter Aufmerksamkeit. Sie äußern sich als Schmerzen von dem gewöhnlichen tardiven Auftreten, vielleicht besteht hie und da Erbrechen; erst durch Sondenuntersuchung stellt man eine auffallende Supersekretion und verlangsamte Entleerung fest. Die Kombination der späten Schmerzen, der Supersekretion und der Retention nannte Soupault das „Syndrome pyloricue", weil es eben in ausgesprochener Weise bei Läsionen am oder in der Nähe des Pylorus zu finden ist und in Verbindung mit schmerzhaften Spasmen, einer Kontraktion der pylorischen Muskulatur steht.

Bei der Röntgenuntersuchung zeigt der Magen mit einem juxtapylorischen Ulcus in der Regel gleich nach Einnahme des Breis keine auffallenden Abweichungen. Dagegen findet man in zwei Drittel der Fälle eine Entleerungsverzögerung mit bedeutendem Rest nach 5—6 Stunden, recht oft auch noch nach 24 Stunden. Bei ausgesprochener Pylorusstenose mit Stagnation kann man den breiten halbmondförmigen Schatten am Grunde des Magens sehen, bei leichteren Fällen eine Stenoseperistaltik (siehe S. 77).

Geschwüre des Magenkörpers sitzen in der Mehrzahl der Fälle an der kleinen Kurvatur und werden deshalb als Ulcera der kleinen Kurvatur bezeichnet. Besser ist der Name pylorusferne Geschwüre. Diese Ulcera finden sich besonders häufig bei Frauen, mindestens viermal so oft als bei Männern. Sie scheinen oft rasch zu heilen und zu den akuten oder frischen Geschwüren zu gehören, eine große Zahl wird aber zu echten chronischen Wunden und zeichnet sich dann durch einen noch langwierigeren Verlauf aus als die juxtapylorischen. Nicht selten sieht man Geschwüre, die 30—40 Jahre lang ständig Erscheinungen gemacht haben, ohne dabei zu bedenklichen Zuständen geführt und den Patienten in seiner Lebensführung gestört zu haben. Derartige alte Geschwüre sind meistens in der Jugend des Kranken, vor dem 30. Lebensjahr entstanden.

In gewisser Hinsicht verhalten sich solche Geschwüre wie alle andern chronischen Geschwüre. Der Verlauf zeigt eine ausgesprochene Periodizität mit schmerzvollen Zeiten, besonders während der Übergangsjahreszeiten, und Perioden von Wohlbefinden, namentlich im Sommer. Blutbrechen und Blutstuhl treten bei solchen Kranken ein oder mehrere Male auf. Die Schmerzen kommen wie bei andern Formen oft in starken Anfällen und enden bisweilen mit Erbrechen. Ihr Auftreten ist indes viel weniger gesetzmäßig als bei den juxtapylorischen Geschwüren. Bei den meisten Patienten erscheinen sie recht unregelmäßig unabhängig von den Mahlzeiten, oft gleich nach diesen; typische tardive Anfälle findet man nur bei einer Minderheit, ebenso die eigentlichen Hungerschmerzen, die zwar vorhanden sein, aber auch fehlen können. Wegen dieses atypischen Auftretens der Schmerzen wird die Krankheit viel öfter verkannt, als wenn es sich um pylorusnahe Ulcera handelt. Auch bei der Magenfunktionsprüfung findet man weniger ausgesprochene Abweichungen. Die Supersekretion fehlt in den allermeisten Fällen. Reichlicher saurer Inhalt ist nach unsern Erfahrungen nur in etwa ein Zehntel der Fälle nachzuweisen; Superacidität ist etwas häufiger und findet sich in etwa ein Fünftel der Fälle.

Auch die verzögerte Entleerung tritt hierbei weniger deutlich hervor als bei den juxtapylorischen Ulcera, weil der Pylorus frei ist. In einer nicht geringen Anzahl der Fälle kann man indes eine große 12-Stunden-Retention nachweisen, in einer noch größeren leichtere Verzögerungen von 8—10 Stunden. Eigentliche Anfälle von Pylorospasmus gehören nicht zum Krankheitsbilde, wenn man sie auch nicht ganz vermißt. Die Entleerungsverspätung scheint in den betreffenden Fällen auf einer atonischen Beschaffenheit der Muskulatur des Pylorusanteils zu beruhen.

Im Gegensatz zu den Ergebnissen beim juxtapylorischen Geschwür liefert die Funktionsprüfung meist wenig präzise, oft ganz negative Resultate. Desto größere Bedeutung hat die Röntgenuntersuchung für die Erkennung dieser Zustände.

Während die Pylorusstenose für die juxtapylorischen Ulcera beweisend ist, ist für die pylorusfernen Geschwüre das Auftreten von sanduhrförmigen Einschnürungen charakteristisch (siehe Abb. 27 bis 31). Diese Einschnürungen können organisch, also vorwiegend narbig sein, der Magen kann von ihnen in zwei Hälften mit einem mehr oder weniger engen Verbindungskanal geteilt sein; der Engpaß kann für den oberen Teil des Magens als Stenose wirken. Solche Sanduhrmägen können bei geheiltem, narbigen Ulcus vorkommen, häufiger besteht aber gleichzeitig ein frisches Geschwür, die Einschnürung

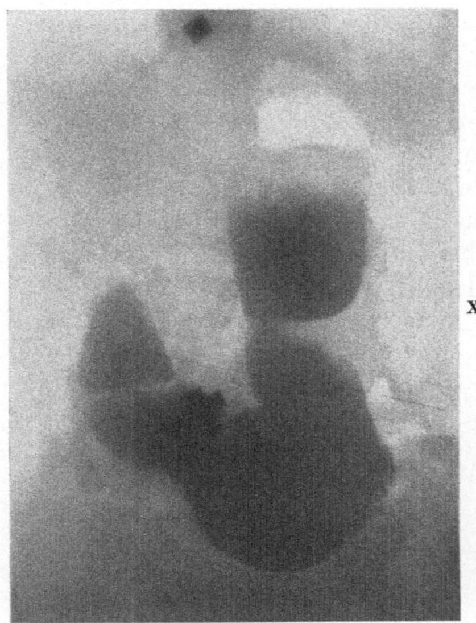

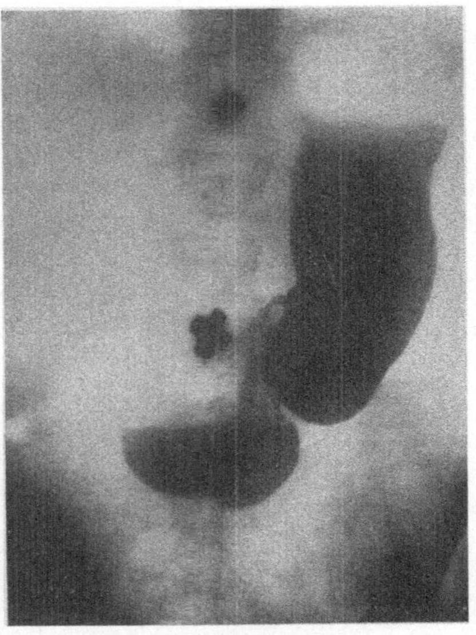

Abb. 27. Röntgenbild eines Magens mit chronischem Ulcus der kleinen Kurvatur. Sanduhrförmige Einschnürung durch spastische Kontraktion (bei x). (Rigshosp.)

Abb. 28. Sanduhrförmige Einschnürung des Magens bei chron. Uleus der kleinen Kurvatur.   Atonie der Pars pylorica. (Röntgenbild Rigshosp.)

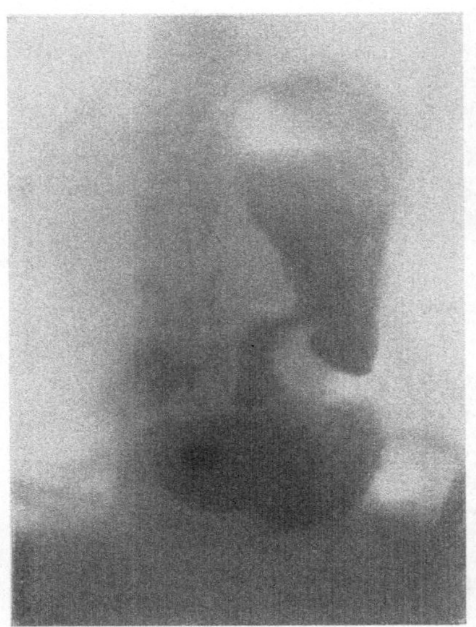

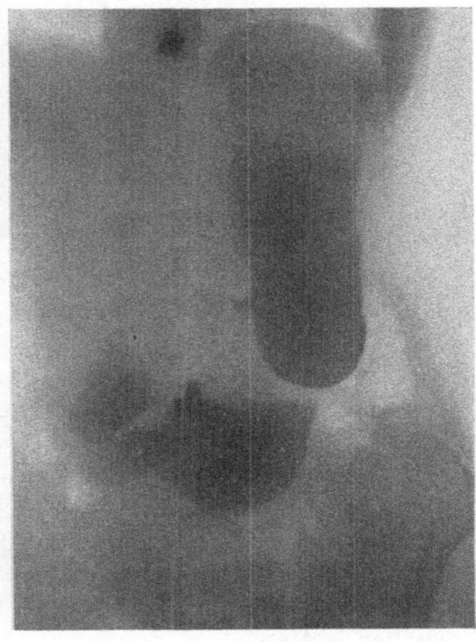

Abb 29.   Sanduhrmagen mit Haudekscher Nische mit kleiner Luftblase, bei penetrierendem Ulcus der kleinen Kurvatur (Röntgenbild, Rigshosp.).

Abb. 30. Sanduhrmagen mit Haudekscher Nische mit kleiner Luftblase, bei penetrierendem Ulcus der kleinen Kurvatur (Röntgenbild, Rigshosp.).

kommt dann durch fibröse Veränderungen und Kontraktionen in der Umgebung zustande. In vielen Fällen von Geschwüren der kleinen Kurvatur findet man nur eine lokale spastische Einziehung der Quermuskulatur des Magens an der Stelle des Ulcus. Die große Kurvatur wird dann gegen die kleine herangezogen und es entsteht auch auf diese Weise ein sanduhrförmiger Magen. Im Gegensatz zum organischen ist dieser spastische Sanduhrmagen nicht konstant nachweisbar, gewöhnlich fehlt er, wenn das Abdomen zum Zweck der Operation oder Sektion geöffnet wird; er tritt aber bei gefülltem Magen auf und wird deshalb oft nur bei Röntgendurchleuchtung gesehen. Häufig besteht eine Kombination von organischem und spastischem Sanduhrmagen; bei Röntgendurchleuchtung sieht man dann eine sehr veränderte Magensilhouette, während bei der Operation nur eine leichte Einziehung an der großen Kurvatur gefunden wird.

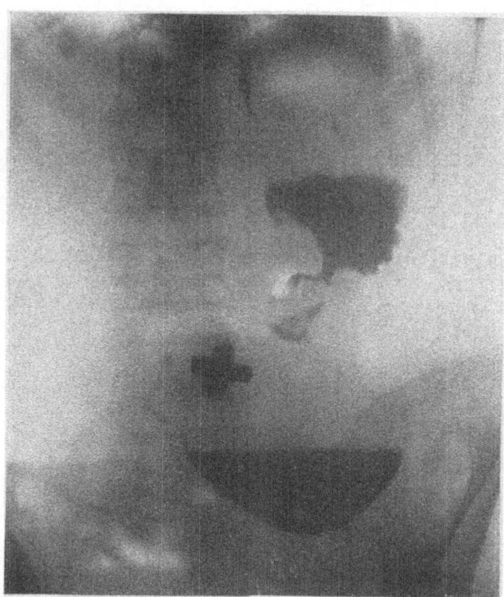

Abb. 31. Ausgesprochener Sanduhrmagen mit Haudekscher Nische und Atonie der Pars pylorica.

Eine andere Eigentümlichkeit der Korpusgeschwüre ist ihre Neigung zu penetrieren. Zwar geschieht dies auch gelegentlich bei den juxtapylorischen, aber doch viel seltener, anscheinend weil die Magenwand im Pyloruskanal viel dicker ist als am Körper. Die Penetration geschieht gewöhnlich in der Weise, daß das Geschwür durch die Wand hindurch in das umgebende fibrös veränderte fetthaltige Gewebe des kleinen Netzes oder in die Leber eindringt, nachdem vorher Verwachsungen zwischen diesen Organen und dem Magen entstanden sind. Diese Durchbrüche markieren sich im Krankheitsverlauf nicht auffällig, abgesehen von einer eigentlichen Perforation mit Entleerung von Mageninhalt in die Peritonealhöhle. Eine solche Perforation kommt im ganzen häufiger bei Korpusgeschwüren vor, die an der Vorderfläche des Magens entfernt von der kleinen Kurvatur sitzen, wo sie keine Gelegenheit zur Anregung schützender Verwachsungen hatten.

Im Röntgenbild gibt das penetrierende Ulcus oft ein recht typisches Zeichen (siehe Abb. 29—31). Man sieht an der kleinen Kurvatur eine Ausbuchtung des Barium- oder Wismutschattens als einen kleinen

Kegel oder gefüllten Krater. Bisweilen deckt eine kleine Luftblase das Dach dieses Nebenschattens. Es handelt sich dann um eine Luftansammlung in der von dem penetrierenden Ulcus gebildeten Höhle oder Kanal. Diese Erweiterung des Schattens nennt man in der Regel eine Haudeksche Nische, nach dem Deutschen Haudek, der sie zuerst beschrieben hat. Auch ohne eigentliche Penetration kann ein altes kallöses Geschwür mit Verdickung der umgebenden Partien eine deutliche Haudeknische geben, doch dann ohne Luftblase (siehe Abb. 32). In seltenen Fällen kann man auch beim Carcinom eine Nische sehen. Sie hat aber dann gewöhnlich einen atypischen Sitz und einen unregelmäßigen Boden mit Schattendefekt.

Außer diesen zwei nach der Lokalisation bestimmten Hauptgruppen hat man noch andre klinische Formen des Ulcus aufgestellt. Man hat speziell die stark schmerzenden und die stark blutenden Geschwüre als eine besondere Gruppe herausgegriffen, denn sicher gibt es Fälle mit ungewöhnlich starken Schmerzen oder ungewöhnlich häufigen und großen Blutungen. Sonst weichen diese Geschwüre aber nicht von den gewöhnlichen Formen ab.

Bei einzelnen Menschen scheint eine gewisse Neigung zur Ulcusbildung zu bestehen, bei ihnen bilden sich mit so großen vollständig freien Zwischenräumen wiederholt im Leben Rezidive, daß man dabei nicht mehr von einer bloßen Latenz sprechen kann. Es bleibt aber immer unsicher, wie lange bei einem chronischen Ulcus die Latenzperioden dauern können. Da es mehrere Jahre sein können, wird die Unterscheidung zwischen einem neu entstandenen und einem aus der Latenz heraustretenden alten Geschwür schwer sein.

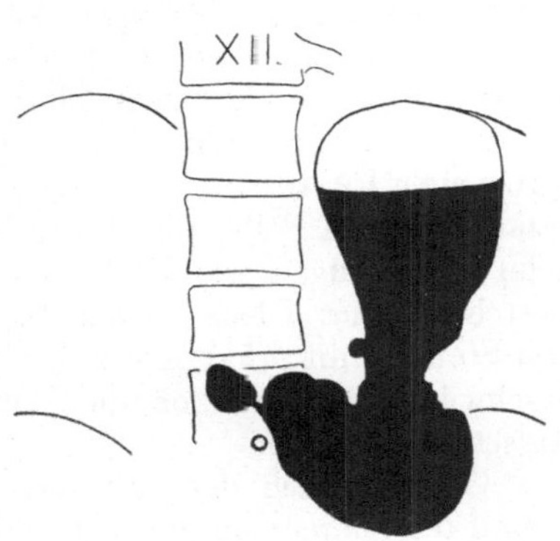

Abb. 32. Chronisches Ulcus der kleinen Kurvatur mit Haudekscher Nische (ohne Luftblase) und leicht spastischer Sanduhrbildung an der großen Kurvatur. Bild des in Abb. 25 abgebildeten Magens (Rigshosp.).

Die **Diagnose** des unkomplizierten Magengeschwürs kann sehr leicht sein. Sie stützt sich auf folgende Hauptsymptome und Befunde: Ulcusschmerzen, Blutungen, Supersekretion, verlangsamte Entleerung, insbesondere kleine oder große 12-Stunden-Retention.

Die Diagnose kann leicht sein, wenn mehrere oder nur wenige dieser Hauptsymptome vorhanden sind, aber da alle Symptome eine andre Grundlage haben können, so steht der Arzt oft einer schwierigen Aufgabe gegenüber, wenn er entscheiden soll, ob es sich um ein Geschwür handelt oder nicht.

Den sichersten Anhaltspunkt gewähren die Blutungen, insbesondere ein Blutbrechen, doch muß man hierbei gewiß sein, daß es sich auch um erbrochenes Blut, nicht um einen Bluthusten oder eine Blutung aus dem Nasenrachenraum handelt; dann können die Blutungen auch aus Speiseröhrenvarizen stammen, aus einem Krebsgeschwür oder aus einem gestauten Magen. Auch die Schmerzen werden viel bedeuten, wenn sie charakteristische tardive Schmerzen sind, die regelmäßig einige Stunden nach der Mahlzeit kommen und vielleicht von Erbrechen begleitet werden. Bei unregelmäßigem Auftreten oder früherem Erscheinen sind sie weniger wichtig. Ähnliche Schmerzen können nun aber bei einer ganzen Reihe von Krankheiten vorhanden sein, die im oberen Bauchraum lokalisiert sind, wie in der Leber, den Gallenwegen, dem Pankreas, Kolon, Appendix, ferner bei Gastritis, Gastroptose, Krebs, so daß viele Zweifel entstehen können. Von großer Wichtigkeit ist der Nachweis von Störungen der Sekretion und der Motilität, also einer digestiven Supersekretion, eines vermehrten sauren Inhalts nach Ewaldschem Probefrühstück (200 ccm und mehr) oder eines großen Nüchterninhalts (über 50 ccm). Superacidität hat nur in der Begleitung der Supersekretion eine Bedeutung. Bei den Motilitätsstörungen hat der Nachweis einer kleinen oder großen 12-Stunden-Retention diagnostischen Wert.

Beim chronischen Ulcus bietet das Vorhandensein einer ausgesprochenen Periodizität einen wesentlichen Anhaltspunkt. Die ständig rezidivierenden Fälle, die durch Milchdiät gebessert und durch körperliche Bewegung sowie Diätfehler verschlechtert werden, sind auf das Bestehen eines Ulcus verdächtig. Weiter wird man beim Bestehen von Stenose mit erhaltener Sekretion kaum noch zweifeln. Bei Körpergeschwüren wird endlich die Röntgenuntersuchung meist vollgültigen Aufschluß bringen.

Oft muß sich der Arzt mit einer Wahrscheinlichkeitsdiagnose auf Grund der Schmerzen und der andern subjektiven Symptome begnügen, bis man mehr objektive Anhaltspunkte, wie Blutungen, Supersekretion, Entleerungsstörungen beobachtet.

Eine Reihe krankhafter Zustände kann in den Symptomen einem Ulcus sehr ähneln und zu Fehldiagnosen Veranlassung geben.

Von Magenkrankheiten sei hier zunächst das Carcinom genannt, das, besonders als Pyloruskrebs, recht oft schmerzhaft sein kann, doch im allgemeinen von einer herabgesetzten oder aufgehobenen Sekretion begleitet ist. Sehr schwer wird die Diagnose, wenn es sich um ein cancröses Geschwür handelt. Hier wird die Kachexie und das Vorhandensein eines fühlbaren Tumors im allgemeinen entscheidend sein. Eine anhaltende okkulte Blutung wird in Zweifelsfällen für Carcinom sprechen. (Siehe im übrigen S. 144.)

Eine häufig mit Magengeschwür verwechselte Krankheit ist ein Gallensteinleiden, wenn es nicht von Ikterus begleitet wird. Auch dabei tritt die Kardialgie als ein häufiges und hervorstechendes Symptom auf, teils in stärkeren Anfällen, teils mehr anhaltend. Für die Diagnose bedeutungsvoll ist, daß die Schmerzen bei Gallensteinen unregelmäßiger und nicht an die gleiche Zeit nach den Mahlzeiten gebunden sind, daß sie mitunter schon während der Mahlzeit auftreten und nicht von dem begleitenden Erbrechen gemildert werden oder gar aufhören, wenn man im Anfall den Magen spült, wie es bei einem

Pylorospasmus nach Ulcus der Fall ist. Besonders verwirrend ist, wenn man auch bei Cholelithiasis gelegentlich Verlangsamung der Magenentleerung, wahrscheinlich auf Grund spastischer Zusammenziehung des Pylorus findet. Man kann eine große 12-Stunden-Retention finden und sich dadurch verleiten lassen, ein Leiden des Pylorusgebiets anzunehmen. Die Diagnose Gallensteinleiden wird man häufig nur dadurch stellen können, daß man in der rechten Seite des Epigastriums, besonders am rechten Rippenbogen eine schmerzhafte Stelle, eventuell eine Auftreibung findet, sowie durch genauste Untersuchung auf Ikterus. Die leichtesten Grade der Gelbsucht kann man gewöhnlich nur durch den Nachweis des Gallenfarbstoffs im Blutplasma feststellen, wozu der Apparat von Meulengracht sehr bequem ist.

Außer Krebs und Cholelithiasis kann eine Reihe andrer Krankheiten mit Kardialgie zu Verwechslungen führen. Das gilt sowohl von der Gastritis acida, der Obstipation und leichterer Kolitis mit Darmdyspepsie, chronischer Appendicitis, Gastroptose und Enteroptose, Salpingitis, Endometritis usw. Bei diesen ganz verschiedenen Zuständen kommt die Kardialgie in der Regel gleich nach der Mahlzeit, strenge Diät hat nur bei der sauren Gastritis dieselbe gute Wirkung wie beim Ulcus. Im übrigen muß man an die verschiedenen krankhaften Zustände denken und nach dafür sprechenden Zeichen suchen, bevor man die endgültige Diagnose stellt, sich aber auch erinnern, daß man eine Obstipation oder eine Magensenkung auch bei Ulcuskranken findet. Die Gefahr, daß man ein Ulcus übersieht, ist bei diesen Krankheiten größer als das Umgekehrte. Auch Pankreaserkrankungen, besonders akute Pankreatitis oder Pankreassteine sind mitunter schwer von Ulcus zu unterscheiden.

Auch gastrische Krisen bei Tabes können damit verwechselt werden.

Was endlich die Differentialdiagnose zwischen Ulcus ventriculi und Ulcus duodeni angeht, so fällt ein Teil der Symptome der letzten Krankheit unter das juxtapylorische Geschwür, eine spezielle Diagnose ist dabei oft nur mit Hilfe des Röntgenverfahrens möglich und eventuell bei der Operation (siehe S. 249). Die entfernteren Duodenalulcera kennzeichnen sich durch die Lokalisation der Schmerzen im rechten Hypochondrium, durch das Auftreten von Melaena ohne Blutbrechen und durch das Fehlen von motorischen und sekretorischen Magenstörungen.

Die spezielle Diagnose auf ein tuberkulöses oder syphilitisches Geschwür läßt sich nur selten mit Sicherheit stellen. Man muß auf das Vorhandensein anderer syphilitischer (Wassermannsche Reaktion usw.) oder tuberkulöser Erscheinungen fahnden. Verhältnismäßig oft sind diese Ulcusformen von Tumorbildung und von Gastritis mit herabgesetzter Acidität begleitet, so daß sie ein Krebsleiden vortäuschen können.

Komplikationen. Die wichtigste lokale Komplikation ist die Perforation der Wand des Magens oder des Duodenums. Bei seinem Fortschreiten durch die Magenschichten nähert sich das Ulcus dem Peritoneum und kann es schließlich durchbrechen. Falls vor der Perforation keine Verwachsungen gebildet sind, entsteht eine Verbindung mit der freien Bauchhöhle, welche bei einigermaßen großem Loch eine Entleerung von Mageninhalt in den Bauchraum gestattet. Wenn dagegen ausreichende Verwachsungen gebildet sind, um das Loch im Bauchfell zu decken, entstehen nach dem Durchbruch mehr oder weniger ausgedehnte Entzündungen in der Nachbarschaft.

Die Perforation in die freie Bauchhöhle geschieht namentlich, wenn das Geschwür an der Vorderseite sitzt, weil sich dann schlecht Adhäsionen bilden können. Der Durchbruch kann eintreten sowohl bei einem chronischen Ulcus mit lange bestehenden ausgesprochenen Erscheinungen, aber auch bei Patienten mit bis dahin sehr wenig deutlichen Symptomen oder bei völliger Latenz. Die stürmisch verlaufenden Peritonitisfälle kommen ganz plötzlich und unerwartet bei einem bis dahin anscheinend gesunden Menschen. In solchen Fällen kann es sich um ein akutes rasch in die Tiefe gehendes Geschwür handeln, meist jedoch ist es ein latentes chronisches Ulcus, das sich durch eine Perforation manifestiert. Das plötzliche Auftreten einer Perforation scheint öfter beim Ulcus duodeni vorzukommen als beim Ulcus ventriculi, was wohl darin seinen Grund hat, daß das chronische Ulcus sich dort länger latent halten kann als im Magen.

Die Symptome der Perforation sind die auch von andern Bauchfelldurchbrüchen her bekannten. Plötzlich entstandener gewaltiger Schmerz in der Magengrube und im Bauche ist das erste Symptom, dann kommt der Kollaps mit dem Auftreten der übrigen Zeichen wie eingefallene Züge, kühle Extremitäten, kleiner, in der Regel rascher Puls, niedrige oder unveränderte Temperatur. Erbrechen kann fehlen. Die objektive Untersuchung zeigt nur Schmerzhaftigkeit, vielleicht eine Auftreibung des Abdomens.

In diesem Stadium des Kollapses können die Patienten im Laufe des ersten Tages sterben, in der Regel treten aber in dieser Zeit Reaktionserscheinungen in Form einer akuten allgemeinen Peritonitis auf. Die Schmerzen halten an, der Unterleib schwillt an, wird fest und hart, sehr schmerzhaft. Es entwickelt sich Exsudat, die Temperatur steigt auf 39—40. Das Aussehen ist sehr verfallen mit den eingesunkenen Gesichtszügen und der bleichen, feuchten Haut. Starkes Erbrechen tritt jetzt in den Vordergrund. Der Puls wird sehr beschleunigt und klein, der Patient stirbt, wenn nicht operative Hilfe gebracht wird. Nur in einzelnen Fällen kommt es sofort nach dem Durchbruch zu einer Abkapselung des Exsudates und einer Begrenzung der Entzündung, so daß der Patient gerettet werden kann. Dagegen gibt eine möglichst umgehend ausgeführte Laparotomie verhältnismäßig viel Aussicht auf Erhaltung des Lebens, wobei noch von Bedeutung ist, daß der Mageninhalt im allgemeinen bei seinem Eintritt in die Bauchhöhle steril ist.

Die Diagnose der Perforation ist oft schwer und kann gewöhnlich mit Sicherheit erst nach der Eröffnung der Bauchhöhle gestellt werden. Man kann eine Perforationsperitonitis vermuten, doch unmöglich sagen, wo der Sitz der Perforation ist. Man hat in solchen Fällen zwischen Perforationen des Magens und Duodenums und solchen der übrigen Bauchorgane (Typhusgeschwüre, Krebs), der Appendix, Gallenblase oder einer entzündeten Salpinx zu unterscheiden. Aber auch stärkere Schmerzanfälle, Koliken ohne Perforation können eine solche vortäuschen; dies bezieht sich vor allem auf Gallensteinanfälle, wo die Schmerzen so stark sein können, daß sie von Kollaps begleitet werden, wie man ihn bei Peritonitis sieht. Auch eine akute Pankreatitis kann einem perforierten Magengeschwür gleichen, in etwas geringerem Maße gilt das auch für eine Bleikolik, gewisse incarcerierte Hernien, Thrombose der Mesenterialvenen. Für den Erfolg der chirurgischen Behandlung ist es von der größten Wichtigkeit, daß die Diagnose möglichst bald gestellt wird, innerhalb 6 oder höchstens 12 Stunden nach der Perforation; oft muß der Chirurg eingreifen, ohne daß man den Sitz der Perforationsstelle bestimmt hat.

Perigastritische Eiterungen mit und ohne Perforation. Wenn eine Perforation des Geschwürs nach der Bildung ausreichender Verklebungen eintritt, so entsteht keine allgemeine Peritonitis, sondern eine lokale Entzündung, die gewöhnlich Veranlassung zu Eiterung und Absceßbildung, teils im retroperitonealen Bindegewebe, teils und namentlich in den an sich abgeschlossenen Bauchfellhöhlen, die die Kuppen der oberen Bauchorgane umgeben. Diese Abscesse können zwischen Leber und Magen liegen oder sich nach der rechten Niere zu erstrecken und perinephritische Eiterungen bilden. Wichtiger sind die zwischen Leber und Zwerchfell gelegenen Abscesse, und die zwischen Magen und Zwerchfell, die sogenannten subphrenischen Abscesse. Auch ohne eigentliche Perforation kann eine Infektion sich von einem Ulcus auf das Peritoneum ausbreiten und Entzündung erregen.

Die perigastritischen Abscesse können akut wie eine Perforation beginnen, meistens aber beginnen sie subakut. Zu den Symptomen des Geschwürs gesellen sich stärkere und ausgebreitetere Schmerzen und Fieber, vom Charakter des unregelmäßigen Eiterfiebers, bisweilen begleitet von Schüttelfrösten. Peritoneale Erscheinungen können fehlen, sind aber manchmal ausgeprägt vorhanden und deuten auf das Bestehen einer Perforationsperitonitis. Lokale Entzündungszeichen können bei Entzündungen hinter dem Magen vermißt werden. Einer Entzündung auf der Vorderseite entspricht eine Auftreibung mit Dämpfung und Schmerzhaftigkeit. Besondere Verhältnisse bieten die subphrenischen Abscesse dar. Da hierbei die Bauchfellbekleidung des Zwerchfells miteinbegriffen ist, so entsteht oft ein Krankheitsbild, das sehr an eine eitrige Pleuritis oder einen Pyopneumothorax, die sich übrigens beide an einen subphrenischen Absceß anschließen können, erinnern. Auch ohne eine solche Komplikation bekommt man Dämpfung und aufgehobenes Atemgeräusch in dem entsprechenden Infraskapularraum nebst aufgehobenem Stimmfremitus. Bei der Durchleuchtung sieht man auf der kranken Seite die Kuppel des Zwerchfells hochstehend den Schatten begrenzen, während der durch eine Pleuritis erzeugte Schatten nicht mit einer scharfen oberen Grenze abschneidet.

Bisweilen enthalten die subphrenischen Abscesse nicht bloß Eiter, sondern auch Luft wegen Gasbildung; der Absceß kann dann Kavernensymptome geben wie ein Pyopneumothorax. Man bezeichnet einen solchen Absceß auch als Pyopneumothorax subphrenicus. Bei der Röntgenuntersuchung sieht man in solchen Fällen die Luftblase unter der Kuppel des Zwerchfells.

In andern Fällen stehen abdominale Symptome im Vordergrunde. Die Schmerzen werden in der Regel nach einer Seite lokalisiert, man findet dementsprechend eine gewisse Vorwölbung des Unterleibs gleich unter dem Rippenbogen, gedämpften Perkussionsschall und Druckempfindlichkeit. Die Leber ist unter den rechten Rippenbogen geschoben, während man auf der linken Seite Dämpfung des Traubeschen Raumes bekommt.

Die Diagnose eines subphrenischen Abscesses kann schwierig sein, besonders werden sie mit Empyemen verwechselt, selbst bei der Punktion kann der Trokar durch die Pleura und das Zwerchfell hindurch aus der Absceßhöhle Eiter entleeren. Die Röntgenuntersuchung ist sehr wichtig. Entscheidend kann der gleichzeitige Befund von klarer, seröser Flüssigkeit im Pleuralsack und von Eiter im subdiaphragmatischen Raum sein.

Perigastritische Adhäsionen. Außer Eiterungen veranlaßt ein Ulcus oft mehr schleichende flächenhafte Entzündungen, die zur Bildung von Adhärenzen und lokaler fibröser Peritonitis führen können. Die Adhäsionen können lange nach der Heilung des Ulcus unbehagliche Zustände verursachen und sind deshalb bedeutungsvoll. Am häufigsten sitzen sie im Gebiet des Pylorus, der ebenso wie das Duodenum mit der Gallenblase oder dem Kolon verkleben kann; Verwachsungsstränge können den Magen und den Querdarm einschnüren und schmerzhafte Passagehindernisse darstellen.

Von andern Komplikationen sind starke Blutungen zu nennen, die auftreten, wenn das Geschwür bei seinem Tiefenwachstum ein größeres Gefäß des Magens oder des Pankreas anfrißt. Die starken Blutungen sind bereits bei der Symptomatologie abgehandelt worden.

Unter den Komplikationen kann man auch die chronische Anämie aufführen, die bei Patienten mit chronischem Ulcus stark hervortreten kann, selbst wenn lange Zeit keine Blutung erfolgt war; sie kann lange nach der Wundheilung die Rekonvaleszenz beherrschen. Immer hat sie den Charakter einer sekundären Anämie mit niedrigem Index, sie erreicht selten hohe Grade, im allgemeinen findet man um 60% Blutfarbstoff; oft ist sie sehr wenig therapeutisch beeinflußbar.

Behandlung.

Bei einem zur Behandlung kommenden Magengeschwür wird in der Regel nicht mehr von der beginnenden Verletzung oder der beginnenden Nekrose gesprochen werden können. Die Aufgabe der Behandlung ist das peptische Geschwür, dessen natürliche Heilungstendenz durch den verdauenden Magensaft und die ständigen Magenbewegungen beeinträchtigt wird. Es müssen also besonders diese beiden für das Geschwür nachteiligen

Faktoren berücksichtigt werden, was besonders auch bei der medizinischen Behandlung im Vordergrund stehen muß, von der wir vorläufig nur sprechen wollen. Zu einer wirklichen Geschwürsheilung genügt nicht eine palliative Behandlung, die nur die belästigenden Symptome zu beseitigen bestrebt ist. Dieses Ziel kann man recht bald erreichen, indessen belehren schnell auftretende Rezidive darüber, daß das Geschwür in keiner Weise geheilt ist. Hierzu muß man eine wirkliche Ulcuskur von gewöhnlich mindestens 5—6wöchentlicher Dauer durchführen.

Das Hauptprinzip der Ulcuskur ist die Diät, welche auf die wirksamste Weise dem Geschwür Ruhe gönnt, besonders in Verbindung mit Bettruhe.

Bereits Cruveilhier stellte fest, daß Milch der Hauptbestandteil der Diät sein müsse und ernährte die Patienten ausschließlich mit Milch. Die reine Milchdiät zeigte indessen gewisse Schwierigkeiten. Zur ausreichenden Ernährung müßten 2—3 Liter Milch täglich verzehrt werden, was oft schwierig ist, und die große Menge Milch scheint gewöhnlich große schwer lösliche Gerinnsel im Magen zu bilden. Man kam deshalb recht bald von der reinen Milchdiät ab.

In Dänemark war lange Zeit die von With angegebene Ulcusdiät im Gebrauch. Zunächst gab man reine Milch und Zwieback, welche man zusetzte, um die festen Kaseingerinnsel zu verhindern. Nachher gab man außerdem Hafersuppe, Grützer, gesüßte Suppe, gekochten Fisch, Frikassee, Franzbrot mit Butter, in der angeführten Reihenfolge, so, daß ein Fortschritt in der Kost erst geschah, wenn der Patient bei der bisherigen Ernährung vollständig beschwerdefrei gewesen war. Ungefähr gleichzeitig empfahl Leube in Deutschland eine andere Diät, die sich etwas weniger auf Milch gründete.

Diese beiden Diätformen stellten eine ausgeprägte Schonungsdiät dar; einen Schritt weiter in derselben Richtung ging man, indem man die Kur wenige Tage bis zu einer Woche mit Ernährungsklystieren und absoluter Diät beginnen ließ. Indessen zeigte sich, daß man zwar auf diese Weise die Schmerzen meist beseitigen konnte, doch wurden die Patienten unterernährt, ihre Erholung langwierig, auch förderte die Unterernährung nicht die Heilung des Geschwürs. In neuerer Zeit hat man deshalb mit gutem Erfolg eine kräftige Ernährung, sogar Überernährung gleichzeitig mit der Schonungsdiät angegeben, womit man weiter einer anderen Indikation genügt, nämlich der schädlichen Wirkung der Superacidität und Supersekretion auf das Geschwür durch Bindung der freien Säure mit ständig zugeführten Eiweißstoffen entgegenzuwirken. In Frankreich führte Debove diese „suralimentation", oder „réalimentation" ein, indem er den Patienten ein- bis mehreremal täglich Fleischpulver mit der Sonde zuführen ließ. In Deutschland setzte sich namentlich Lenhartz für die kräftigere Ernährung ein, die er in Form von frühzeitigen Zulagen von Eiern und geschabtem Fleisch zur Milch empfahl.

Eine Ulcuskur muß der Arzt nach einem klaren Ernährungsschema mit Konsequenz durchführen, bis die subjektiven Symptome geschwunden sind, indem er dem Withschen Prinzip folgt, nur dann Zulagen zu geben, wenn der Kranke ganz symptomfrei bleibt.

Die Kur, die seit langer Zeit auf unsrer Klinik zur Anwendung kommt, und sich bewährt hat, ist folgendermaßen aufgebaut:

Ist bei einem Ulcus vor kurzer Zeit eine Blutung vorhanden gewesen oder sind sehr starke Schmerzen vorhanden, so wird dem Patienten fürs erste alle Nahrung entzogen, er erhält statt dessen 1 bis 2 Ernährungsklysmen täglich, 2—3 Tage lang. Im andern Fall beginnt man sofort mit der Diätkur.

Erste Woche: Zuerst gibt man Milch mit Ei, $^1/_2$ Liter Milch, in den 2 Eier verrührt sind, am nächsten Tag 1 Liter mit 4 Eiern und so steigend täglich um $^1/_4$ Liter bis auf 2 Liter mit 6 Eiern.

In der zweiten Woche gibt man allmählich folgende Gerichte: Mehlsuppen, Reismehlauflauf und Koteletten von 50 g geschabten Kalbfleisch in leicht geröstetem Zustand.

Dritte Woche: dazu ferner Sagosuppe, Hafersuppe, Sagosaftsuppe, Zwieback, dünnen Tee.

Vierte Woche: Gekochter Fisch, Franzbrot mit Butter, und wenn der Kranke ständig schmerzfrei ist, allmählich leichte Gerichte, wie gekochte Fleischfarce, gekochte oder gedämpfte Taube und Huhn, Frikasse, Grieß, Graupen, Wassergrütze, Buttermilchsuppe, Kartoffelpüree; gleichzeitig gibt man weniger Milch und beschränkt die Zahl der Eier, die man als weichgekochte Eier, Rührei oder Omeletten gibt. Auf diese Weise ist man dann zu einer leichten ungesalzenen Schonungsdiät gelangt, bei der man den Patienten längere Zeit halten kann.

Zu weiterer Kräftigung kann man Sahne geben, sowie ohne besondere Indikation Olivenöl, Fleischpulver (siehe später).

Gleichzeitig mit der Diät verordnet man Bettruhe, die man durchführen läßt, bis die leichte Kost mit gekochtem Fleisch ohne Beschwerden vertragen wird und der Ernährungszustand zufriedenstellend ist.

Während der Kur wird im allgemeinen das Aufhören der Blutungen bald beobachtet werden können, auch der okkulten, ebenso werden die subjektiven Symptome bald an Stärke nachlassen. Gewöhnlich wird man diese besonders zu lindern versuchen, insbesondere die Kardialgie und die übrigen Schmerzen. Hierzu bedient man sich vor allem der Wärme und der Alkalien. Lokale Wärmeprozeduren werden in Form der Warmwasserumschläge angewandt (Leube benutzte heiße Grützumschläge), warme Packungen aufs Epigastrium u. ä. Andere ziehen die Eisblase auf die Magengrube vor. Als Alkali verwendet man Natriumbicarbonat, davon einen kleinen Teelöffel nach jeder Mahlzeit, oder Magnesiapräparate, wie Magnesiumhydrocarbonat, Magnesiumoxyd oder Natrium citricum. Häufig gibt man Mischungen der verschiedenen Stoffe und gibt sie teelöffelweise um die Zeit, in der man die höchsten Aciditätswerte vermutet, also $^1/_2$—1 Stunde nach dem Essen.

Von besonderem Rufe in der Ulcustherapie, speziell als schmerzstillende Mittel, sind die Wismutsalze; früher gebrauchte man Bism. subnitric., neuerdings vorwiegend das Carbonat. Zuerst von Graves in Dublin im Beginn des 19. Jahrhunderts empfohlen, wurden die Wismutsalze später vorwiegend von With und Kussmaul gegeben. Der Letzte führte (durch seinen Schüler Fleiner) die großen Dosen, bis zu 5 g, ein, um damit die Vernarbung zu beschleunigen. Indes ist der Erfolg sehr zweifelhaft. Dagegen ist die schmerzstillende Wirkung ausgezeichnet.

With gab in der Regel das Wismut zusammen mit Alkalien, bisweilen auch mit leichten Narkoticis, Extrakt. Hyoscyami oder sogar Morph. hydrochl. Ein geeignetes Rezept ist folgendes:

> Magnes. hydrocarbon.
> Bismut. subnitric.
> aa 15,0.
> Extract. Hyoscyam. 1,0.
> MDS. teelöffelweise.

Unter gewöhnlichen Verhältnissen dauert eine Ulcuskur 6 Wochen, bevor man das Ziel erreicht, den Patienten beschwerdefrei bei der leichten Kost halten zu können. Ist er soweit gelangt, so kommt es unter allen Umständen darauf an, ihn längere Zeit, $^{1}/_{2} - 1$ Jahr, dabei bleiben zu lassen, gröbere Gerichte auf jeden Fall zu vermeiden, namentlich auch stärkere körperliche Anstrengungen zu unterlassen, Strecken, Heben usw., wodurch der Zustand des Geschwürs mitunter erheblich verschlechtert werden kann. Treten wieder Symptome des Ulcus auf, muß der Patient wieder strenge Diät halten, in schweren Fällen kann die Wiederholung der ganzen Kur in Frage kommen, bevor ein gutes Dauerresultat erreicht wird.

Vielfach erfordern besondere Symptome eine besondere Rücksichtnahme auf spezielle Indikationen.

Schmerzen können in selteneren Fällen den Gebrauch stärkerer narkotischer Mittel notwendig machen, in der Regel nur bei Pylorospasmus. Ständiges Erbrechen kann bei einzelnen Patienten, vorwiegend Frauen, für längere Zeit den Gebrauch von Ernährungsklysmen und Nahrungsenthaltung notwendig machen. Eine anhaltende Empfindlichkeit des Epigastriums beruht gewöhnlich auf einer Hautüberempfindlichkeit, die durch Wärmeanwendung, Einreibungen, Sinapismen u. ä. zu behandeln ist. Die früher viel gebrauchten Vesicantien sind nicht zu empfehlen.

Die beim Magengeschwür gewöhnliche Obstipation wird mit leichten Laxantien, Karlsbadersalz, Sennapräparaten oder Eingießungen bekämpft.

Eine Magenblutung muß in jedem Fall als ernste Komplikation betrachtet werden, die volle Aufmerksamkeit des Arztes erfordert, besonders bei wiederholtem Auftreten oder bei länger anhaltender Melaena.

Zuvörderst muß man dafür sorgen, daß der Patient sich absolut ruhig hält; günstig wirkt eine Eisblase im Epigastrium, die neben der Schmerzstillung auch die Ruhigstellung besorgt. Gaben von

Morphin oder Opium soll man lieber vermeiden; nur bei sehr unruhigen Kranken, wie es bei starker Anämie mitunter geschieht, soll man ohne Bedenken zur Beruhigung auf eine Morphineinspritzung zurückgreifen.

Der Kranke wird sofort auf Nahrungsenthaltung gesetzt, gegen den Durst gibt man morgens und abends etwa $^1/_4$ Liter Wasser als Einlauf. Wenn sich die Blutung nicht wiederholt, kann man nach Ablauf von 24 Stunden mit der Darreichung von etwas eisgekühlter Milch beginnen, bereits am nächsten Tage kann man schon $^1/_2$ Liter geben und dann die besprochene Ulcuskur mit Ei-Milchnahrung anfangen.

Bleibt die Blutung dagegen bestehen, wiederholt sich das Blutbrechen, hat die Melaena längeren Bestand, so muß man die Nahrungsenthaltung oder doch eine sehr beschränkte Ernährung längere Zeit fortsetzen und Klysmen geben. Außerdem kann man Gelatine anwenden; 40 ccm steriler Gelatine wird ein- oder mehreremal täglich subcutan injiziert. — Man kann auch per os eine Gelatinelösung geben, z. B. 50 g Gelatine, 3 g Calciumchlorid, 50 g Sirup, 200 g Wasser, davon eßlöffelweise.

Früher verwandte man viel Sol. ferr. chlorat., 10—15 Tropfen per os. Besser sind dann die von Bourget empfohlenen Magenwaschungen mit einer Eisenchloridlösung (30 g offizineller Lösung auf einen Liter Wasser). Nach Einführung der Sonde und Entleerung des Magens von seinem Inhalt, eventuell mit Nachwaschen, spült man den Magen mit der Eisenlösung, bis diese ohne Blutbeimischung herauskommt.

Größere Blutungen können zu bedrohlichen Situationen führen, starke Anämie hervorrufen, so daß die Patienten in benommenem, sterbendem Zustand zu liegen scheinen; doch können sie sich noch erholen. Anscheinend trägt die dem Schwächezustand folgende Herzschwäche mit zum Aufhören der Blutung bei. Man soll deshalb keine Stimulantien anwenden wie Campher u. m., besonders auch keine Salzwasserinfusionen machen. Oft sind gerade Blutungen aus einem kleinen akuten Geschwür ausnehmend gefährlich, dennoch sterben gerade bei solchen die Patienten meist nicht. Am gefährlichsten sind die Blutungen aus einem chronischen Geschwür, da sie aus einem arrodierten Gefäß unterhalten werden können. Klinisch sind diese beiden Arten der Blutungen kaum zu unterscheiden.

Bei den starken Blutungen ist man wohl versucht, die chirurgische Behandlung anzuwenden. Wenn man in solchen Fällen den Chirurgen in Anspruch nimmt, so leitet den praktischen Arzt dabei das Verantwortungsgefühl und das Bestreben, in einem verzweifelten Falle keine Chance auszulassen. Doch muß man zugeben, daß die Erfolge der chirurgischen Behandlung des blutenden Ulcus entmutigend sind. Die zuletzt erwähnten Fälle mit dem offenen Gefäß in einem chronischen Geschwür sind eben schwer operativ angreifbar, und die akuten Fälle bedürfen der Operation nicht. Außerdem sind in beiden Fällen bei dem stark mitgenommenen Zustand der Kranken die Aussichten für das Überstehen des Eingriffs nicht gut, es sei denn, daß man den Fall so frühzeitig operiert, daß man nicht absehen kann, ob er nicht auch von selbst zur Ruhe gekommen wäre. Selbst unter Zuhilfenahme des Rovsingschen Gastroskops wird der Chirurg in den meisten Fällen ein kleines frisches Ulcus kaum finden können, deshalb wird er in den meisten Fällen entweder machtlos oder entbehrlich sein. Wenn die Blutungen sich wiederholen, können sie dagegen eine Indikation zum Operieren werden.

Bei Stenose des Pylorus wird man die Stagnation mit Spülungen zu bekämpfen haben. Bei bleibender Stenose wird sich die chirurgische Behandlung als notwendig erweisen. Bei zeitweiser Stenosierung können die Spülungen sowohl gegen die Schmerzen als auch gegen die Spasmen wirken.

Bei Anfällen von Pylorospasmen, tardiven Schmerzen und Supersekretion kann man außerdem neben der Ulcuskur und den Spülungen mit Vorteil Olivenöl geben. Meistens gibt man es in einer größeren Dosis von 50—100 g am Morgen oder am Abend, bisweilen jedoch in verteilten Dosen, Kinder- oder Eßlöffelweise vor jeder Mahlzeit. Zweckmäßig ist oft die Entleerung des Magens von dem sauren gestauten Inhalt und zum Schluß die Eingießung des Öls. Im Öl kann man dann mit Vorteil eine Dosis Wismut, z. B. 5 g, emulgieren.

Bei stark abgemagerten Patienten muß man eine Überernährung versuchen, indem man reichlich Eimilchgemisch, Sahne, künstliche Nährpräparate gibt. Hin und wieder sieht man gute Erfolge von der täglichen Eingabe von Fleischpulver, Albuminmaltose u. a. durch die Sonde („Gavage").

Bei der medizinischen Behandlung des Magengeschwürs verschwinden in der Regel die Symptome rasch, bei einem frischen Ulcus kann eine Ulcuskur völlige Heilung bewirken, selbst wenn die Erscheinungen mehrere Monate bestanden haben. Auch bei dem chronischen Geschwür kann man in einer Reihe von Fällen noch eine Heilung bei der medizinischen Behandlung herbeiführen. Immerhin darf man sich nicht wundern, wenn man diesen Erfolg nicht gleich bei der ersten Kur buchen kann. Das Geschwür ist zwar symptomlos geworden, aber nicht geheilt und kann später wieder Erscheinungen machen. Erst nach mehreren konsequent durchgeführten Kuren kann man in solchen Fällen ein zuverlässiges Resultat erhalten. Nach den Erfahrungen unsrer Klinik des Rigshospitals zeitigt eine medizinische Behandlung ein gutes Dauerresultat in etwa $^3/_4$ der Fälle, wenn die Symptome weniger als ein Jahr bestanden, und in $^2/_3$ wurden diese Patienten völlig gesund. Nach einer Krankheitsdauer von 3—5 Jahren ergab sich völlige Heilung in etwa 20%, nach 5—10 Jahren bei etwa 10%, bei 10—20jähriger Dauer nur in 3%; doch konnte selbst bei einzelnen Fällen, die über 20 Jahre Symptome gemacht hatten, vollständige Heilung beobachtet werden (Aage Nielsen). Vieles hängt davon ab, ob die Kranken in einer solchen Lage sich befinden, daß sie in Rücksicht auf die Diät und körperliche Arbeit sich schonen können. Je länger ein chronisches Magengeschwür bestanden hat, desto geringer sind im allgemeinen die Aussichten, es durch interne Behandlung zu heilen, desto häufiger wird sich die Indikation zur chirurgischen Behandlung ergeben.

Absolute Indikationen der chirurgischen Behandlung sind:

1. Zeichen einer Pylorusstenose (großer 12-Stundenrest), der nicht rasch bei medizinischer Behandlung verschwindet.

2. Wiederholte Anfälle von Pylorospasmus mit Retention trotz zweckmäßiger Behandlung.

In beiden Fällen wird eine Gastroenterostomie die mechanischen Hindernisse beseitigen und die Spasmen beruhigen, sowie die Heilung des Ulcus ermöglichen. Die Wirkung ist gewöhnlich so eklatant, daß die Schmerzanfälle sofort aufhören. Wie häufig und wie rasch die Ulcusheilung eintritt, ist schwer zu beurteilen, doch scheint es in der Mehrzahl der Fälle zu geschehen.

Die jetzt erwähnten Symptome sind ja meist beim Ulcus juxta-pyloricum zu finden; für den seine Technik beherrschenden Chirurgen wird diese Lokalisation in zunehmendem Maße eine bedingte Indikation zum Eingriff abgeben. Man wird sich dabei von folgenden Umständen leiten lassen: a) In Jahren sich wiederholende Anfälle von Pylorospasmus mit Retention; b) langdauernder Verlauf mit ständig sich erneuernden Symptomen trotz konsequenter medizinischer Behandlung; c) häufige erschöpfende Blutungen. Hauptsächlich wird außerdem auch der Grad der durch das Leiden bedingten Invalidität mit Rücksicht auf den Beruf mitsprechen.

Bei einem Geschwür des Magenkörpers werden Stenosenerscheinungen und Pylorospasmen in der Regel fehlen. Hat sich bei der Untersuchung mit Röntgenstrahlen ein organischer Sanduhrmagen ergeben (mit Nischensymptom), so werden die Aussichten der internen Behandlung nur gering sein können, so daß man verhältnismäßig schnell zur Operation zureden kann. In diesen Fällen wird die Gastroenterostomie nicht das Rechte sein, vielmehr kommt eine Magenresektion, am besten eine Querresektion in Frage. Die Operation ist zwar schwieriger als eine Gastroenterostomie, aber die Resultate sind auch sehr gute. Bei einem spastischen Sanduhrmagen ist die Heilung des Ulcus durch medizinische Behandlung nicht in Frage gestellt, selbst bei vorhandener Nische kann man sie gewöhnlich erreichen (Oehnell). Man wird deshalb auch bei diesen Formen seine Entschließung von der Dauer des Leidens, der Stärke der Symptome abhängig machen, und nicht zu schnell die Hoffnung auf operationslose Heilung aufgeben. Wenn eine Luftblase über der Nische steht, als Zeichen einer Perforation, bietet die interne Behandlung allerdings keine Aussicht auf Heilung.

Gegenüber der Gastroenterostomie hat die Resektion im ganzen genommen den Vorteil, daß man mit der Entfernung des Geschwürs spätere Symptome und Blutungen unmöglich macht, auch die spätere Entwicklung eines Krebsleidens nicht zu fürchten braucht. Man soll eine Resektion auch in allen den Fällen ausführen, die auf Carcinom verdächtig sind. Verschiedene Chirurgen empfehlen die Resektion des

Magens oder die Exstirpation des Geschwürs als Normalmethode bei allen Ulcera. Doch scheint die Heilung eines juxtapylorischen Ulcus meistens mit der Gastroenterostomie zu gelingen, indem die Pylorospasmen und die Stauungen aufhören; wenn das Geschwür geheilt ist, ohne daß der Pylorus entfernt oder geschlossen zu werden brauchte, besteht die Möglichkeit, daß er nach Heilung wieder seine Funktionen aufnimmt und daß die Verhältnisse sich überhaupt den normalen möglichst nähern. Die Pyloruspassage gleichzeitig mit der Gastroenterostomie zu verschließen, ist nicht zu empfehlen, da man damit die Gefahr eines später auftretenden Ulcus pepticum jejuni erhöht.

9. Magenkrebs.

Cancer ventriculi.

Ätiologie. Der Magen ist das Organ, das am meisten von bösartigen Neubildungen angegriffen wird. In Dänemark wird z. Zt. jeder zehnte Todesfall durch Krebs bedingt, bei einem Drittel dieser Fälle handelt es sich um Lokalisation im Magen. In der lebenden Bevölkerung fand man bei der Zählung des Dänischen Krebskomitees Krebskranke 0,43 auf Tausend, von diesen litt etwa ein Viertel an Magenkrebs, also etwa 0,1 $^0/_{00}$.

Der Magenkrebs findet sich etwa ebenso häufig bei Männern wie bei Frauen. Wie alle Krebsleiden, befällt er vorwiegend ältere Leute von ungefähr 50 Jahren ab, nimmt in absoluter Häufigkeit im Alter von über 60 zu, obgleich die Menschen über 60 Jahre nur etwa $^1/_{10}$ der Bevölkerung ausmachen. Auch jüngere Individuen werden häufig angegriffen, sogar bis zu den 20er Jahren trifft man allerdings in seltenen Fällen Magenkrebs. Im Kindesalter ist er so gut wie unbekannt.

Der Magenkrebs ist als eine der häufigeren Todesursachen bekannt, solange man diese durch Obduktionen feststellt. Erst um 1830 lernte man (Cruveilhier) zwischen den einfachen und den cancrösen Geschwüren des Magens unterscheiden. Nach der Einführung der Magensonde wurde man besser mit dem Bilde und der Behandlung der durch Krebsverengung entstehenden Magenerweiterungen bekannt, 1881 erwies v. d. Velden den häufigen Salzsäuremangel bei Magenkrebs. Die chirurgische Behandlung des Magenkrebses wurde von Billroth und Péan eingeleitet, die 1881 die ersten Pylorusresektionen wegen Magenkrebs ausführten.

Pathologische Anatomie. Der Krebs tritt im Magen in den verschiedenen auch von den andern Schleimhäuten her bekannten Formen auf, als Adenocarcinom, Cylinderzellenkrebs, Medullarkrebs und Kolloidkrebs, schließlich in scirrhöser Form. Je weicher der Tumor ist, um so schneller entwickelt er sich, um so mehr breitet er sich auf die Nachbarorgane aus und macht Metastasen. Besonders langsam wächst der Scirrhus, bei dem gleichzeitig mit der nicht sonderlich starken krebsigen Infiltration sich eine starke Bindegewebsentwicklung zeigt. Die Magenwand wird dicker, fester und härter, allmählich treten Schrumpfungsprozesse ein, so daß der Magen an Rauminhalt abnimmt.

Die Neubildung beginnt immer in der Schleimhaut, durchbricht die Muscularis mucosae bis in die Submucosa, wo sie sich dank der besonders günstigen Bedingungen gut ausbreiten kann. Sie infiltriert die Muscularis und erreicht die Serosa. Die weichen Formen — medulläre, kolloide Krebse — führen zu stark wuchernden Schleimhautneubildungen, die häufig ulcerieren und zerfallen, während die scirrhöse Form sich stark in der Magenwand ausbreitet, ohne auf der Schleimhaut geschwulstig zu wachsen.

Vom Magen breitet sich der Krebs auf dem Lymphwege zu den Lymphknoten an den Magenrändern und weiter auf das Mesenterium, den Leberhilus und weiter entfernte Lymphbezirke aus. Gelegentlich sieht man geschwollene Lymphknoten über dem linken Schlüsselbein.

Von der Serosa kann sich der Krebs auf das Bauchfell ausdehnen, die Nachbarorgane anlöten und sie infiltrieren. Mitunter erfolgt eine Aussaat ins Peritoneum, in dem sich dann in weitem Umfange kleinere Metastasen bilden. Es kommt dann zu einer carcinomatösen Peritonitis mit Ascites. Von Bedeutung ist die häufige Metastasierung des Magenkrebses nach der Leber, in der die Neubildungen eine beträchtliche Größe erreichen können.

Große klinische Bedeutung hat die verschiedene Lokalisation des Tumors im Magen. Am häufigsten entwickelt sich die Geschwulst in der Pylorusgegend, auf die ungefähr $^3/_4$ aller Neubildungen kommen. Der Krebs infiltriert den Pylorus selbst, breitet sich aber nicht auf das Duodenum aus, dagegen mehr oder minder kopfwärts auf das Korpus und die Kardia und kann gelegentlich den ganzen Magen einnehmen. Am Pylorus gibt er Anlaß zur Stenosenbildung, der Dilatation des Magens folgt, die oft mit wesentlicher Hypertrophie der Muskelschicht verbunden ist. Nächst dem Pylorus wird die Kardia am häufigsten vom Krebs befallen. Die eigentliche Kardia kann selbst in den Tumor mit einbezogen werden, doch sitzt die Hauptmasse der Geschwulst unter der Kardia im Magen, sich auf das Korpus ausbreitend. Hierbei entsteht Stenose des Magenmunds, woraus sich Erweiterung und Stauung in der Speiseröhre entwickeln kann. In einer geringeren Anzahl von Fällen entwickelt sich die Neubildung im Magenkörper selbst, vorwiegend an der kleinen Kurvatur. Wie an andern Stellen kann sie auch hier sich ringförmig ausbreiten und Anlaß zu Einschnürung geben.

In der Überzahl der Fälle führt der Magenkrebs zur Ausbildung einer Gastritis diffusa, die sich klinisch durch eine Achylie bemerkbar macht, anatomisch durch diffuse Rundzelleninfiltration und Drüsenatrophie.

Bisweilen hat der Magenkrebs mehr oder minder das Aussehen eines kallösen chronischen Ulcus und wird erst bei mikroskopischer Untersuchung richtig erkannt. Derartige Ulcera cancrosa entstehen besonders bei erhaltener Magensaftsekretion, wobei die Neubildung

ständig der Einwirkung des peptischen Safts ausgesetzt ist. Diese
Formen sind als primäre Ulcera aufgefaßt worden, auf denen sich
eine carcinomatöse Degeneration entwickelt hat, die den Kern der
Lehre vom Carcinoma ex ulcere ausmacht. Verschiedene Chirurgen,
insbesondere Mayo, sind soweit gegangen, die Entwicklung des Krebses
auf dem Boden eines Geschwürs als den häufigsten Fall zu bezeichnen.
Diese Anschauung hat man u. a. damit zu stützen versucht, daß man
in einem chronischen Geschwür in den Randpartien und in den nächstgelegenen Drüsen häufig leichtere Epithelwucherungen nachweisen
konnte (Wilson, Mc. Carty). Indessen beweisen diese Epithelproliferationen keineswegs das Entstehen einer Neubildung. Daß die erwähnten cancrösen Geschwüre von vornherein krebsig gewesen sind,
dafür spricht sowohl der anatomische Befund (Strohmeyer) und die
Tatsache, daß sie sich nicht über einen Zeitraum von 4—5 Jahren
erstrecken (Aage Nielsen). Wenn auch die Entstehung eines Krebses
aus einem chronischen Geschwür eine Wahrscheinlichkeit besitzt, so
entbehrt doch die Lehre vom Carcinoma ex ulcere der genügenden
Begründung. Ein anderer Anlaß zur Krebsbildung ist möglicherweise
eine Gastritis. Man hat bisweilen aus einer chronischen Gastritis
Epithelproliferationen bis in die Submucosa sich entwickeln sehen
(Hallas), so daß die Annahme einer Beziehung dieser Wucherung zur
Krebsentstehung für gewisse Fälle naheliegend ist.

Symptome. Der Magenkrebs beginnt in der Regel schleichend,
es dauert oft lange, bis ausgeprägte Symptome sich zeigen. Diese
beziehen sich teils auf den Magen, teils auf den von der Krebskrank-
heit beeinflußten Gesamtorganismus, hinter denen die lokalen Erscheinungen vielfach ganz zurücktreten.

Die lokalen Magensymptome unterscheiden sich im Beginn nicht
weiter von den Erscheinungen anderer Magenleiden, speziell denen der
gewöhnlichen Achylie: Herabgesetzter Appetit, Kardialgie, Aufstoßen,
Sodbrennen, bisweilen Übelkeit, Schmerzen und später Erbrechen.
Besonders hervortretend sind häufig die Erscheinungen der Anorexie.
Der Appetit fehlt völlig, dagegen besteht Unlust und Widerwillen
gegen das Essen, besonders gegen Fleischspeisen und überhaupt gröbere
Kost. Die Schmerzen haben meistens den Charakter der Kardialgie
in ihren verschiedenen Formen, als Druck, Brennen usw., bisweilen
gleichen sie neuralgischen Schmerzen; bei andern sind die Schmerzen
weniger hervortretend und können bis in die Endstadien ganz fehlen,
speziell bis sich Stenoseerscheinungen geltend zu machen beginnen.
Auch die andern dyspeptischen Erscheinungen wie Aufstoßen, Sodbrennen und Übelkeit sind inkonstant; bei einzelnen Kranken beherrschen sie das Krankheitsbild, bei andern fehlen sie völlig.

Erbrechen ist ein häufiges und wichtiges Symptom bei allen
Patienten mit Sitz des Tumors in der Pars pylorica oder der Kardia.
Aber auch bei andrer Lokalisation kann es im Anschluß an die übrigen
dyspeptischen Beschwerden entweder gleich nach der Mahlzeit oder zu
andern Tageszeiten auftreten.

Sehr oft ergeben sich aus der Entwicklung des Magenleidens

Funktionsstörungen des Darms; Verstopfung, die sehr häufig ist, kann ein Frühsymptom sein. Gewöhnlich wechselt sie mit Durchfällen ab; bei einzelnen Patienten sind periodische Diarrhöen, bisweilen von putrider Beschaffenheit, ein besonders hervortretendes Krankheitszeichen wie bei der gutartigen Achylie.

Wesentliche Bedeutung hat beim Magenkrebs die Magenblutung. Da Neubildungen gewöhnlich schnell geschwürig zerfallen, ist reichliche Gelegenheit zur Blutung gegeben, die in verschiedener Stärke in den verschiedenen Fällen beobachtet wird. Sie kann klinisch auftreten als Blutbrechen, als Blutstuhl und als okkulte Blutung. Sie können reichlich sein und den Blutungen beim Geschwür völlig gleichen. Blutbrechen frischer Massen sieht man bisweilen beim Korpus- und Kardiacarcinom. Gemeinhin hat das erbrochene Blut ein stark verändertes Aussehen, es ist infolge der Umwandlung des Hämoglobins in Hämatin dunkel, beinahe schwarz. Dies sieht man besonders beim Pyloruskrebs mit Stauung des Mageninhalts, ferner bei großen zerklüfteten Tumoren, in deren Buchten das Blut auch längere Zeit stagnieren kann. Solches „kaffeesatzartiges‟ Erbrechen ist für Krebs im Gegensatz zum Ulcus besonders charakteristisch. Melaena kommt zwar auch vor, ist indes beim Krebs verhältnismäßig selten, dagegen ist die okkulte Blutung ein recht gewöhnliches Vorkommnis, das fast bei jedem Fall zu einem oder dem andern Zeitpunkt nachweisbar ist, mitunter konstant, jedenfalls bei den meisten Untersuchungen gefunden wird.

Wenn die okkulte Blutung sich beim Krebs erst einmal gezeigt hat, pflegt sie trotz aller diätetischen Maßnahmen und anderer Behandlung längere Zeit anzuhalten.

Außer diesen direkt auf den Magen hinweisenden Symptomen entwickelt sich bei den Kranken eine Menge mehr allgemeiner Erscheinungen. Hierzu gehört vor allem die Abmagerung, meist als Frühsymptom. Sie beruht in erster Linie auf der Anorexie und andern dyspeptischen Beschwerden, die eine Unterernährung infolge der zu geringen Nahrungszufuhr bewirken. Bei Stenose am Pylorus oder der Kardia kann die Unterernährung intensiv werden, ist aber gewöhnlich auch in den anderen Fällen stark und gibt den Kranken das Gepräge schwerkranker Menschen. Man beobachtet oft Gewichtsverluste von 20—50 Pfund im ersten Halbjahr, ohne daß sich sonst erhebliche Symptome zeigen.

Bei den meisten Krebskranken entwickelt sich im Verlaufe der Krankheit eine oft bedeutende Grade erreichende Anämie. Sie kann durch die Blutungen zustandekommen; auch wenig intensive schleichende Hämorrhagien selbst in der Form der okkulten Blutungen können von Bedeutung sein. Es finden sich auch andere Ursachen der Blutarmut, wahrscheinlich bilden sich in den Neubildungen hämolytische Stoffe, die, in den Kreislauf gelangt, zur Blutzerstörung führen.

Die Blutarmut zeigt die Beschaffenheit der einfachen Anämie, die Hämoglobinwerte nehmen rascher ab als die Blutkörperchenzahl, der Färbeindex sinkt unter 1. Bisweilen ist die Herabsetzung beträchtlich mit einer Hämoglobinmenge unter 50% und einer Erythrozytenzahl von weniger als 3—4 Millionen, in anderen Fällen weniger stark. In ganz vereinzelten Fällen entwickelt sich das Bild der perniziösen Anämie; vermutlich ist die Ursache in der gleichzeitig bestehenden Achylie zu suchen.

Mit der Anämie geht meistens eine Leukozytose einher, mit besonderer Vermehrung der polymorphkernigen Leukozyten.

Abmagerung und Anämie sind die wesentlichen Erscheinungen der sogenannten Krebskachexie. Die Patienten sind mager und blaß, müde und kraftlos; im späteren Stadium bieten sie ein recht charakteristisches Aussehen. Das Fettpolster ist geschwunden, die Muskeln sind schlaff und atrophisch, die Haut trocken und bleich, die Gesichtsfarbe wachsgelb, die Züge eingefallen, die Augen tiefliegend. Oft treten zuletzt Oedeme auf, mitunter verfallen die Kranken in einen komatösen Zustand, der an das diabetische Koma erinnert und wie dieses einer Autointoxikation des Organismus zur Last gelegt werden muß.

Man sieht auch gewöhnlich Fieber bei dem Krebskranken auftreten, was besonders mit der Verschwärung und dem Zerfall der Geschwülste in Verbindung zu stehen scheint. Das Fieber ist unregelmäßig, bewegt sich zunächst um etwa 38°, kann aber in den späteren Stadien sowohl dauernd als auch höher sein. In einzelnen Fällen zeigt es einen intermittierenden Verlauf und kann Malaria vortäuschen.

Von den objektiv nachweisbaren Veränderungen ist außer der Abmagerung und Anämie namentlich der Befund eines Tumors im Epigastrium von Bedeutung, den man bei den verschiedenen Patienten zu den verschiedensten Zeiten erhebt. Sitzt die Neubildung an der kleinen Kurvatur oder am Korpus, so fühlt man die Geschwulst sehr spät oder gar nicht, wogegen ein Pyloruskrebs recht frühzeitig palpabel werden kann. Bei den scirrhösen Formen fühlt man keinen Tumor, einen sehr großen dagegen bei den medullären und rasch wachsenden Formen. Am häufigsten fühlt man in der linken Seite des Epigastriums gleich unter dem Rippenbogen eine erhöhte Resistenz oder einen wohl abgrenzbaren Tumor, der sich bei der Inspiration verschiebt und bei zunehmender Größe auch für das Auge sichtbar werden kann. Einen Pylorustumor fühlt man in einzelnen Fällen etwas rechts von der Mittellinie oder tiefer unten im Leibe. Bei Senkung kann man ihn sogar ganz unten am Nabel feststellen. Meist hat die Geschwulst eine rundliche Gestalt, bisweilen eine unregelmäßige höckrige Oberfläche; gewöhnlich ist er bei der Palpation schmerzhaft.

Sind Metastasen in der Leber entwickelt, so fühlt man das dadurch vergrößerte Organ, das entweder ganz oder nur mit den die Tumormassen enthaltenden Teilen den Rippenbogen überragt. Die Metastasen kann man als abgrenzbare prominente Knoten fühlen, die namentlich im Epigastrium schwer von Geschwülsten des Magens selbst zu unterscheiden sind.

Bei Untersuchung der Magenfunktion findet man in der Regel bei den meisten Fällen eine ausgesprochene Achylie als Zeichen der vorhandenen Gastritis. Doch handelt es sich dabei nicht um einen konstanten Befund, vielmehr hat man in einem gewissen Prozentsatz der Fälle die Magensekretion erhalten gefunden. Eine Achylie ist fast immer komplett. Häufig besteht reichliche Schleimsekretion, doch kann sie auch vermisst werden. Die Gesamtazidität kann niedrig sein, ist aber meist höher als bei einfacher Achylie und kann sogar beträchtliche Grade erreichen, weit über normal, bis 100 und mehr, bezogen auf Phenolphthalein. Die Ursache dieser Säurevermehrung ist die Bildung organischer Säuren, vorwiegend von Milchsäure, gelegentlich auch Buttersäure u. a. im Mageninhalt infolge der Bakterienentwicklung. Die Erhöhung der Säurewerte wird begünstigt durch eine Stauung des Mageninhalts; man begegnet ihr daher vor allem bei stenosierenden Pyloruskrebsen, doch auch bei andern, unregelmäßig gestalteten Tumorbildungen ohne Verengung werden oft erhebliche Nahrungsreste zurückgehalten, so daß sich Milchsäure entwickeln kann, insbesondere bei zerfallenden Neoplasmen. In besonderer Beziehung zur Milchsäurebildung steht der Boas-Opplersche lange Milchsäurebacillus, den man oft in großen Mengen bei der mikroskopischen Untersuchung des Mageninhalts nachweisen kann. Bei Stenose mit hochgradiger Stauung und aufgehobener Salzsäuresekretion kann die Zersetzung des Mageninhalts einen sehr hohen Grad erreichen. Die Flüssigkeit kann stark übelriechend werden, oft hat sie einen scharfen, eigentümlich sauren Geruch nach den flüchtigen Fettsäuren, Bernsteinsäure, Buttersäure; zu andern Zeiten kann sie mehr putrid, verfault riechen.

Die motorische Tätigkeit des Magens ist beim Krebsleiden fast immer sehr verändert. Nur in ganz vereinzelten Fällen von Korpuscarcinom kann während der ganzen Dauer der Krankheit die Motilität unverändert sein, meist ist die Verlängerung der Austreibungszeit ein frühzeitiges und in die Augen fallendes Symptom. Vor allen Dingen gilt dies für die am Pylorus oder in seiner Nähe gesessenen Tumoren, bei denen infolge der Stenose und Stauung der Magen niemals leer wird, sondern selbst am Morgen noch mehr oder weniger große Reste der aufgenommenen Nahrung enthält. Auch beim Korpus- oder Funduscarcinom ist die Motilität herabgesetzt, die Nahrung verläßt langsamer als gewöhnlich den Magen; wenn allmählich größere Teile der Magenwand infiltriert werden, so wird die Kraft noch weiter geschwächt, es tritt auch in solchen Fällen Stagnation ein. Bei Untersuchung mit der gewöhnlichen Retentionsmahlzeit findet man in $^2/_3$ der Fälle einen großen 12-Stundenrest (kontinuierliche Retention) und in $^1/_3$ 6—8-Stundenreste. Selbst wenn der Magen auch bei solchen Kranken sich über Nacht entleeren kann, geschieht dies doch selten vollständig. Man wird in der Regel am Morgen einen kleinen Rest, Zwetschgenteile oder Preißelbeerkerne nachweisen können.

Von den Komplikationen eines Magenkrebses sind erwähnt starke Blutungen, schwere Anämie, Metastasen in den Drüsen und in der Leber; man kann noch hinzufügen Metastasen in andern Organen, wie im Peritoneum mit Ascites und carcinomatöser Peritonitis, in den Lungen und der Pleura, in den Knochen, z. B. der Wirbelsäule usw.

Nicht selten sieht man Verklebungen von Magen und Darm mit Einwuchern des Krebses in den Darm, speziell in das Colon transversum. Bei geschwürigem Zerfall kann eine Kommunikation zwischen Magen und Querdarm entstehen. Im übrigen gehört die Magenperforation zu den selteneren Ereignissen, die man nur ab und zu zu sehen bekommt. Bisweilen tritt eine Thrombose der Vena cava und der Venae iliacae mit Oedemen der unteren Gliedmaßen auf.

Klinische Formen.

Die einzelnen Fälle von Magenkrebs können in den Symptomen und im Verlauf recht erheblich von einander abweichen. Einzelne Fälle entwickeln sich rapid, andre auffallend langsam, bei einigen sind Blutungen, Anämie und Schmerzen besonders hervortretend, die bei andern wiederum bis in das letzte Stadium wie auch sonstige Lokalsymptome fehlen. Nach dem Auftreten der ersten Symptome dauert die Krankheit in der Regel bis zum Tode $1/_2 - 1 1/_2$ Jahre, meist weniger als 1 Jahr. In einzelnen Fällen zieht sich das Leiden viel länger hin, bis zu mehreren Jahren, Der Erkennung des Leidens pflegt ein Latenzstadium vorauszugehen, in dem keine präzisen, oder nur ganz allgemeine dyspeptische Symptome bestehen. Möglicherweise kann ein solches Latenzstadium Monate und Jahre dauern, doch fehlen hierüber genaue Kenntnisse. Die größte Wichtigkeit für die verschiedene Entwicklung hat der anatomische Charakter des Krebses.

Die rasch wachsenden Formen mit Tumorbildung geben früh zu Blutungen Anlaß mit subjektiven und objektiven Erscheinungen, da sie leicht ulcerieren und Stenose hervorrufen. Umgekehrt sieht man einen langdauernden Verlauf bei den scirrhösen Formen, die ohne Blutung und Ulceration verlaufen. Der diffuse Scirrhus, der zu Magenschrumpfung führt, „Feldflaschenmagen“, bietet oft das Bild der chronischen Achylie mit Anorexie, vielleicht geringem Erbrechen, aber ohne Anämie und ohne Stagnation und Stenose. Weiter ist für das Krankheitsbild der Sitz des Tumors von entscheidender Bedeutung.

Kardiacarcinom. Die im oberen Teil des Magens angesiedelten Krebse beziehen früher oder später die Magenmündung der Speiseröhre ein, falls sie nicht schon dort begonnen haben, und rufen in beiden Fällen die Erscheinungen der Kardiastenose hervor. Außer den gewöhnlichen Beschwerden wie Blutungen, Abmagerung, Kardialgie, Dyspepsie treten Erbrechen und Schluckbeschwerden auf. Eigentliches Erbrechen ist es bei diesen Formen meist nicht, vielmehr ist es das Würgen, das zusammen mit den Schmerzen hinter dem Brustbein nach der Nahrungsaufnahme auftritt. Das Würgen erscheint oft schon während der Mahlzeit und stört diese. Die Patienten beschränken deshalb die Nahrungszufuhr, nehmen meist nur noch flüssige Kost zu sich und müssen allmählich auch davon Abstand nehmen. Die Abmagerung ist demgemäß bei solchen Kranken rapid. Die Schmerzen sind oft sehr stark, schließen sich an jeden Versuch zum

Essen an und treten bisweilen auch außerhalb der Mahlzeiten auf. Bei Einführung einer Sonde stößt man bei 42—45 cm von der Zahnreihe auf Widerstand. Im Beginn kann man das Hemmnis forcieren, bald aber gelingt die Passage nur noch mit einem dünnen steifen Bougie oder einem dünnen Katheter. Da die Geschwulst oft ulceriert ist, entstehen meist mehr oder weniger deutliche Blutungen als Folge der Sondierung. Wegen der Verengung am Magenmund kommt es zu Stauungen meist nur geringen Grades in der Speiseröhre, selten sieht man größere Dilatationen etwa wie beim Kardiospasmus. Meistens erhält sich eine schmale Passage durch die Geschwulst, selbst wenn sie stark buchtig und eng ist, so daß man ein Bougie nicht hindurchführen kann; der fortschreitende geschwürige Zerfall verhindert gewöhnlich, daß die Verengung komplett wird. Doch kommt auch dies vor.

Der Kardialkrebs entwickelt sich auf Grund der starken, durch die Ernährungsschwierigkeiten hervorgerufenen Unterernährung sehr schnell, die Patienten gehen an zunehmender Kachexie zugrunde. Bisweilen wird die Entwicklung durch größere Blutungen beschleunigt, die entweder in Form der Hämatemese oder als Melaena auftreten.

Der Pyloruskrebs sitzt entweder am Pylorus selbst oder im pylorischen Teil des Magens und erstreckt sich nach dem Pylorus zu, der dann in die Entwicklung mit einbezogen wird. Das Hauptsymptom dieser Form ist die frühzeitig eintretende Pylorusstenose mit Stagnation und kontinuierlicher Retention. Im Beginn versucht der Magen durch kompensatorische Hypertrophie die Entleerungshindernisse zu überwinden, bald gelingt dies aber nicht mehr; es kommt zur Erweiterung des Magens, der sich seines Inhalts durch Erbrechen entledigen muß. Frühzeitiges Erbrechen und reichliches Erbrechen sind also für diese Form typisch. Das Erbrechen tritt oft ein- bis zweimal am Tage auf, kann reichliche Nahrungsreste enthalten, die zum Teil zersetzt sind und übel riechen. Wegen der vorhandenen Stauung erscheint eine Blutung in den Magen nicht als eine Hämatemese mit frischem Blut, sondern es werden dunkle, kaffeesatzartige Massen von verändertem Blut entleert.

Die Entwicklung des Pyloruskrebses ist sehr verschieden und hängt von der Natur der Neubildung ab, ob diese medullär oder scirrhös ist, ferner von der Schnelligkeit, mit der die Stenose eintritt. Verhältnismäßig früh fühlt man in solchen Fällen den Tumor.

Das Korpuscarcinom umfaßt die Neubildungen, die am Magenkörper lokalisiert sind und weder den Pylorus noch die Kardia befallen. Stenosen treten deshalb nicht auf, es vergeht oft ein verhältnismäßig langes Latenzstadium, in dem der Allgemeinzustand des Kranken von der Appetitlosigkeit und der Abmagerung beeinträchtigt wird, auch von einer Blutarmut, wo man vielleicht eine Achylie nachweisen kann, aber kein Tumor zu fühlen, keine Stenose zu erkennen ist.

Als eine besondere Form ist das carcinomatöse Geschwür zu erwähnen. In seinen Symptomen gleicht es völlig einem Ulcus simplex. Die Kranken haben tardive Schmerzen, mitunter richtige Hungerschmerzen, Supersekretion, Superacidität und Entleerungsverzögerung ganz wie bei einem juxtapylorischen Geschwür, bisweilen kommen noch Blutbrechen und Blutstuhl hinzu. In der Regel pflegen die Patienten doch schneller mitgenommen zu werden als bei einem gutartigen Ulcus. Dennoch kann das wahre Bild des Leidens oft erst nach jahrelangem Verlauf, vielleicht gelegentlich einer Operation erkannt werden, ja erst durch mikroskopische Untersuchung. Die Kräfte nehmen schneller ab, es tritt wegen der häufig vorhandenen okkulten Blutung eine zunehmende Anämie ein. Allmählich kann sich auch ein Tumor zeigen. Die Superacidität geht in eine Hypochylie und Achylie über, so daß die Erscheinungen schließlich dieselben werden wie bei den andern Krebsformen; in andern Fällen hält sich dauernd eine reichliche Säuresekretion. Der Verlauf eines cancrösen Geschwürs kann recht lang sein, doch meist nicht über 4—5 Jahre. Die Krankheit tritt im wesentlichen bei älteren Leuten auf, sehr selten vor dem 30. Lebensjahr. Sitzt das cancröse Ulcus an der kleinen Kurvatur im Körper, so kann Sanduhrform auftreten, die aber im Röntgenbild viel weniger gleichmäßig erscheint als die spastische des gewöhnlichen chronischen Geschwürs.

Die verschiedenen Formen des Magenkrebses lassen sich oft in schöner Weise durch die Röntgenuntersuchung des Magens nachweisen. Bei der Durchleuchtung nach Eingabe einer Kontrastmahlzeit (z. B. Barium- oder Wismutbrei) kann man die von der Geschwulst veranlaßten Formveränderungen des Magenlumens sehen. Die Neubildungen erscheinen als Füllungsdefekte, so daß bisweilen einzelne Partien in dem im übrigen schattengebenden Magenlumen fehlen, während in andern Fällen das Bild verunstaltet erscheint. Weiter zeigt der Rand des Schattens an der Grenze der Neubildung oft eine Unregelmäßigkeit, er sieht wie angenagt und verschwommen aus; dies kommt durch die unregelmäßige Oberfläche des Tumors zustande. Man kann durch das Röntgenverfahren die tumorbildenden Formen von den mehr diffus infiltrierenden scirrhösen schrumpfenden unterscheiden. Oft kann man auch die Größe der Neubildung bestimmen, vor allem aber ihren Sitz im Magen.

Bei der tumorbildenden Form des Magenkrebses in der Pylorusgegend sieht man an dieser Stelle in mehr oder weniger großer Ausdehnung den Schatten nicht. Die Figur des vertikalen Magenanteils endet mit einem unregelmäßigen, angenagten Rand, an der Übergangsstelle in den horizontalen Teil (siehe Abb. 33 u. 34). In einzelnen Fällen sieht man die Reste des Lumens der Pylorusgegend als feinen Kanal in einer knopfförmigen Erweiterung enden, die dem Anfang des Duodenums entspricht (siehe Abb. 34).

Im Korpus und Fundus zeichnet sich ein Tumor als ein mehr oder weniger wohl abgegrenzter Schattendefekt an der großen oder kleinen Kurvatur (siehe Abb. 36 u. 37).

Bei Carcinom des Cardiateiles sieht man bisweilen einen Schatten am medialen Teil der Magengasblase. In Rückenlage dagegen zeigt sich ein solcher Tumor als Schattendefekt.

Bei den mehr diffus infiltrierenden Carcinomen erscheint das

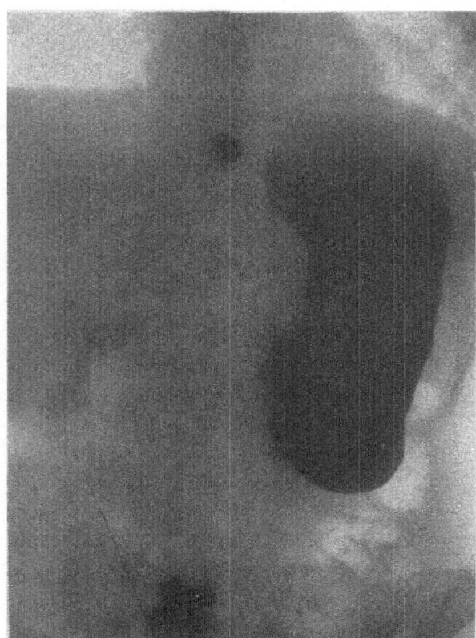

Abb. 33. Cancer pylori. Am Magenschatten fehlt der Pylorusteil.

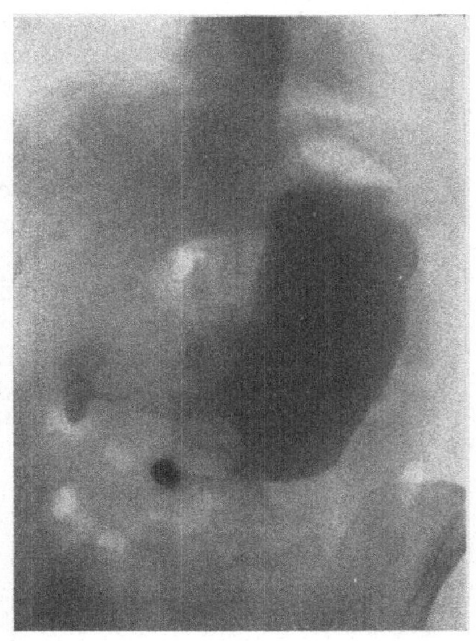

Abb. 34. Cancer pylori. Pylorus aus-
gespart. Man sieht sein Lumen nur als
undeutlichen Strich, der in einen knopfförmigen Schatten im obersten Duode-
nalteil endet (bei x).

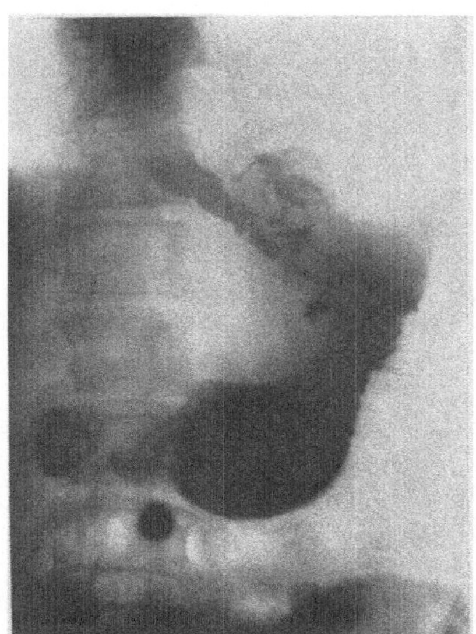

Abb. 35. Krebs des Kardiateils. Unregelmäßiger Defekt des obersten Teils
und an der kleinen Kurvatur. Stauung
im Oesophagus.

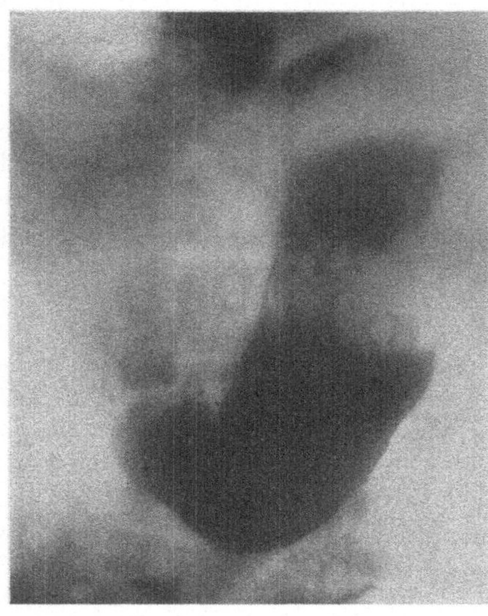

Abb. 36. Cancer corporis ventriculi aus-
gehend von der großen Kurvatur, die
einen großen Defekt des Schattens zeigt.

Magenlumen in größerer Ausdehnung verengt, und man sieht an den unregelmäßigen Schattenrändern, daß sie von unregelmäßigen Neubildungen an Stelle der glatten Magenwand begrenzt werden (siehe Abb. 38). Beim reinen Scirrhus ist das Lumen stark eingeengt, zeigt aber glattere Ränder. Da der Magen in seiner Gesamtheit verkleinert ist, liegt der Schatten verhältnismäßig hoch.

Diagnose. Der Verdacht auf Magenkrebs ist gegeben, wenn bei Patienten über 40 Jahren ohne frühere Krankheitserscheinungen und ohne begründete Veranlassung dyspeptische Symptome mit Appetitlosigkeit und Abmagerung oder Anämie oder Schmerzen und Übelkeit nach den Mahlzeiten oder eine ausgesprochene Verstopfung

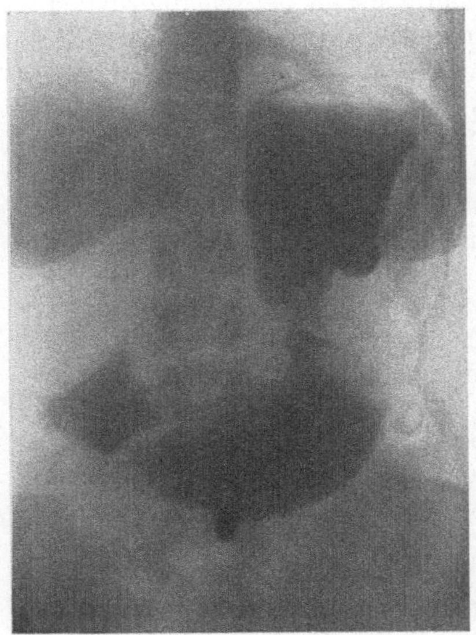

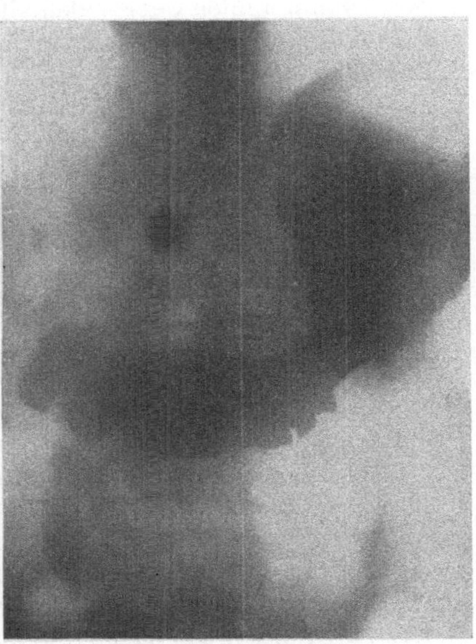

<table>
<tr><td>Abb. 37. Krebs des Magenkörpers. Die Neubildung verursacht eine sanduhrförmige Einschnürung des Lumens.</td><td>Abb. 38. Diffus infiltrierender, wesentlich scirrhöser Krebs des untersten Teils des Körpers und Pylorus.</td></tr>
</table>

auftritt. Die Wahrscheinlichkeit für Krebs steigt, wenn die Patienten Erbrechen bekommen, besonders wenn es sich um Männer handelt, und wenn ausgesprochene Abmagerung und Blässe bestehen. Von besonderer Wichtigkeit ist der Nachweis von Blut oder kaffeesatzähnlichen Massen im Erbrochenen und das Auftreten von Blutstühlen.

Von diagnostischer Bedeutung ist der Nachweis der Achylia gastrica, ein stärkerer Grad von Blutarmut vom Typ der einfachen Anämie und eine manifeste oder okkulte Darmblutung; besonders der Wert des ständigen okkulten Blutnachweises kann gar nicht oft genug betont werden. Entscheidend ist der Befund eines epigastrischen Tumors, von Metastasen oder Stenosensymptomen.

Die Untersuchung auf das Bestehen einer Geschwulst muß

sehr sorgfältig geschehen. Der Patient liege auf dem Rücken mit leicht gebeugten Knien und erschlafften Bauchdecken. Wenn man zunächst keinen Tumor fühlt, lasse man den Kranken tief einatmen, wobei man oft eine Vorwölbung gegen die palpierende Hand andrängen fühlt, meist in der linken Seite, selten auf der rechten Seite des Epigastriums. Die Anspannung des obersten Abschnitts des M. rectus kann zu Fehldiagnosen führen, indem man die oberste Sehneninskription als den unteren Rand einer Geschwulst deutet. Sie läßt sich von einem intraperitonealen Tumor unterscheiden durch das Fehlen der respiratorischen Verschieblichkeit und die deutlichere Abgrenzung beim Kontrahieren der Bauchmuskeln, wenn der Kranke sich halb aufrichtet. In solcher Lage wird man einen Magentumor wohl kaum fühlen oder jedenfalls undeutlicher als bei schlaffen Bauchdecken. Verwechslung kann auch eintreten mit einem Tumor andrer Bauchorgane, namentlich der Leber, wenn der linke Lappen quer über das Epigastrium sich erstreckt, oder der Gallenblase, die vergrößert oder Sitz von Steinen oder Geschwülsten sein und in der rechten Oberbauchgegend gefühlt werden kann. Auch Geschwülste des Pankreas können im Epigastrium zum Vorschein kommen, die Milz kann so weit unter dem linken Rippenbogen hervorragen, daß man sie für einen Magentumor halten kann.

Metastasen haben als Zeichen einer fühlbaren Geschwulst oder bloßen Vergrößerung der Leber diagnostische Bedeutung; dasselbe gilt von Drüsenmetastasen, besonders über der linken Clavicula, von Peritonitis mit Ascites. Bisweilen hat eine linksseitige Pleuritis die Aufmerksamkeit auf einen Magenkrebs gelenkt.

Pylorusstenosen werden durch Sonderuntersuchung nachgewiesen. Kopiöses Erbrechen kann gewiß die Diagnose einer Stenose mit Sicherheit erweisen, es gilt aber, diese Feststellung so frühzeitig wie möglich zu treffen; eine Stenose kann schon weit entwickelt sein, wenn Erbrechen und Schmerzanfälle noch ganz fehlen. Beweisend ist der 12-Stundenrest nach Retentionsmahlzeit. Findet sich dabei ein großer Rest mit gleichzeitiger Achylie, so ist die Diagnose Krebs besonders wahrscheinlich. Eine nur kleine Retention zeigt wohl ein organisches Leiden an, doch kann es sich dabei sowohl um eine gewöhnliche Gastritis wie um ein Ulcus handeln.

Geringere Grade von Motilitätsschwäche, 8-Stundenretention, deuten auf das Bestehen von Carcinom, namentlich im Verein mit Achylie, schließen aber das Vorliegen einer benignen Gastritis nicht aus.

Unsere Bestrebungen müssen auf die möglichst frühzeitige Diagnose gerichtet sein. Bei voll entwickelter Krankheit mit fühlbarem Tumor, Kachexie und Blutungen, ist die Diagnose meist nicht schwer, zu einem frühen Zeitpunkt kann sie sehr schwierig sein. Die beiden differentialdiagnostisch wichtigen Krankheiten sind die gutartige Achylie und das chronische Magengeschwür.

Bei der benignen chronischen Achylie haben wir ebenso wie beim Krebs Fehlen der Salzsäure, oft kleine Retention nach 12 Stunden; wir können dieselben dyspeptischen Symptome und häufig

Anämie haben. Das Vorhandensein von Tumor, Metastasen oder
Stenoseerscheinungen entscheidet für Karzinom; beim Fehlen dieser
Zeichen ist der Nachweis der okkulten Blutung von der größten Bedeutung. Sie ist beim Magenkrebs besonders häufig und anhaltend,
dagegen nicht vorhanden oder nur ganz vorübergehend bei Achylie
auf dem Boden einer gewöhnlichen Gastritis.

Gegenüber dem Ulcus ist von besonderer Wichtigkeit die hierbei gewöhnliche Supersekretion und Superacidität. Wenn die Salzsäuresekretion bei Carcinom erhalten ist, ist sie doch meist herabgesetzt, so daß man wohl geringere, aber nicht erhöhte Werte erhält.
Bei den Krebsfällen mit gewöhnlichen Erscheinungen vermißt man
auch die charakteristischen Ulcusschmerzen, die Symptome sind schwächer, die Entwicklung des Leidens mehr schleichend, die Blutungen
weniger imposant. Diese Unterschiede können aber so verwischt sein,
daß ein Carcinom einem Ulcus sehr ähnlich sein kann, was besonders
für das cancröse Ulcus zu gelten hat. In solchen Fällen können ausgesprochene Ulcussymptome mehrere Jahre lang bei den Kranken beobachtet werden. Typische Supersekretion und anfallsweise Schmerzen
können das Bild des Ulcus wiedergeben, die Diagnose wird vielfach
erst durch Operation oder Autopsie geklärt. In solchen Fällen, auch
für die Unterscheidung von der benignen Gastritis, können eine Reihe
von Allgemeinerscheinungen wichtig sein, nämlich das Alter und der
Allgemeinzustand der Patienten. Selbst beim Fehlen einer eigentlichen Kachexie zeigen die Krebskranken meist einen auffälligen asthenischen Habitus. Der Gesichtsausdruck, die Züge und die Hautfarbe
deuten auf ein ernstes Leiden mehr als wir dies beim Ulcus zu sehen
pflegen; Müdigkeit, Abmagerung und eine gewisse seelische Depression
sind mehr ausgesprochen. Doch darf man sich auf diese Symptome
nicht allzu fest verlassen, es kann eine Diagnose so lange unmöglich
sein, bis die Krankheit sich weiter fortentwickelt hat. Von diagnostischer Bedeutung ist auch eine langdauernde okkulte Blutung, die
auf diätetische Behandlung nicht aufhört, was beim chronischen, nicht
carcinomatösen Geschwür im allgemeinen der Fall ist.

Hohe Bedeutung hat in der letzten Zeit die Anwendung des
Röntgenverfahrens erlangt. In manchen Fällen zeigt dieses Ver-
fahren zwar nur die Ausbreitung eines auch sonst diagnostizierbaren
Tumors an, kann aber schon dadurch wichtige Aufschlüsse vermitteln.
In den Fällen, in denen bisher das Bestehen eines Tumors unsicher
war, kann durch die Röntgenstrahlen der Zweifel entschieden werden,

Man hat versucht, die Frühdiagnose durch verschiedene serologische Re-
aktionen zu verbessern. Bisher ist man indes nicht zu praktisch brauchbaren
Resultaten gelangt. Von den verschiedenen Serumproben hat namentlich die
Meiostagminreaktion das Interesse der Forscher angezogen. Nach Wissings
Untersuchungen gibt sie meist eine positive Reaktion beim Krebs, aber gleichzeitig auch bei Kranken mit Diabetes, florider Phthise, Stauungszuständen, Fieber
und andern Krankheiten, wie auch bei Gravidität. Nach unsrer eigenen Erfahrung gibt sie auch bei gutartigen afebrilen Erkrankungen der Verdauungsorgane recht häufig positive Resultate, weshalb man sie vorläufig nur mit
äußerster Vorsicht anwenden soll, in dem Sinne, daß eine besonders starke
Reaktion die Diagnose Krebs stützen kann, ohne irgendwie entscheidend zu sein.

Bei der Behandlung des Magenkrebses hat man zwischen medizinischer und chirurgischer Behandlung zu unterscheiden. Die erste ist rein symptomatisch, die chirurgische geht in gewissen Fällen darauf aus, radikal zu sein, in andern muß sie sich mit palliativen Wirkungen begnügen, deren Wert nicht verkannt werden darf.

Die medizinische Behandlung des Margencarcinoms ohne Stenose ist dieselbe wie die der gewöhnlichen Gastritis, da ja bei beiden Krankheiten in der Regel Achylie besteht.

Die Patienten sollen sich an eine leichtere Diät halten, insbesondere eine Breiform ohne Milch. Besondere Rücksicht wird man wie bei andern Achylien auf den Zustand des Darms nehmen und die Ernährung danach einrichten, ebenso wie man genötigt sein kann, bald Stopfmittel, wie salizylsaures Wismut oder Tannalbin, bald Ölklysmen oder leichte Laxantien für gute Abführung zu geben.

Gegen die dyspeptischen Symptome gibt man Salzsäure — Acid. hydrochl. dil. — 25 Tropfen nach den Mahlzeiten oder größere Dosen. Günstige Wirkungen sieht man weiter von Bittermitteln. Besonders beliebt sind beim Krebs Kondurangopräparate, denen man eine Zeitlang, allerdings mit Unrecht, spezifische Wirkung zuschrieb. Man kann sie als kalte Aufgüsse der Rinde eßlöffelweise oder als Extr. fluid. Condurango teelöffelweise vor den Mahlzeiten geben. Bisweilen erweist sich bei Schmerzen Anästhesin nützlicher oder man muß seine Zuflucht zu Narkotica nehmen, wie Kodein, Opium, Pantopon und Morphin. Bei weiterer Entwicklung des Leidens wird man mit den Diätvorschriften weniger streng sein und die Wünsche des Patienten sowie die individuellen Empfindungen eher berücksichtigen, auch wird man in den letzten Stadien keinen Grund haben, mit Morphin zu sparen, besonders wenn es gilt, Nachtruhe und Schmerzstillung zu gewähren.

Beim Bestehen von Stenose muß man eine besonders weiche Kost verordnen, Fleischspeisen vermeiden, gröbere Gemüse u. a. Mit täglicher Sondierung und Spülung des Magens wird man die Patienten von Schmerzen, Übelkeit und Erbrechen befreien können. Bei einzelnen Patienten verursachen die Spülungen lebhafte Erschöpfung, bisweilen Schmerzen und werden dann besser unterlassen, wenn die Stenose nicht zu stark ist. Wichtig ist die Verhütung der Unterernährung als Folge des Appetitlosigkeit und Stenose; man muß die Kranken veranlassen, konzentrierte und leicht lösliche Nahrung zu sich zu nehmen und sieht gewöhnlich Nutzen von dem Gebrauch künstlicher Nährpräparate, wie Somatose, Tonin, Albuminmaltose u. a.

Während die medizinische Behandlung rein symptomatisch ist, kann auf chirurgischem Wege in gewissen Fällen eine radikale Heilung erwartet werden. Diese versucht man durch Exstirpation der Neubildung mit Resektion des Magens. Man kann aber nur selten die Diagnose so zeitig stellen, daß eine Radikaloperation möglich ist. Die Geschwulst ist meist so ausgebreitet, daß man die Entfernung entweder aufgeben, oder, wenn man sie versucht, den Patienten zu sehr erschöpfen muß, um doch bald ein Rezidiv zu bekommen. Immerhin gibt es eine Reihe Fälle, in denen man so zeitig eingreifen konnte, daß ein Rückfall wenigstens in einer Reihe von Jahren ausblieb. Dies trifft besonders auf das cancröse Geschwür zu, wo die Operation auf Grund einer Ulcusdiagnose vorgenommen wurde.

Selbst wenn kürzere oder längere Zeit nach der Operation ein Rezidiv eintritt, hat man immer dem Kranken eine Periode relativen Wohlbefindens verschafft, manchmal sogar Symptomenfreiheit. Der Arzt muß daher seine ganze Kunst anwenden, um zu einer Frühdiagnose zu gelangen, die eine Resektion ermöglicht.

Bei Stenosefällen, in denen sich die Radikaloperation nicht ausführen läßt, kann man durch eine Gastroenterostomie meistens die Patienten außerordentlich erleichtern. Vorbedingung ist auch hierzu, wie bei der Resektion, daß die Kräfte des Kranken den Eingriff gestatten, und daß die Neubildung nicht zu ausgebreitet ist. Häufig irrt man sich in beiden Bedingungen, so daß der für besonders geeignet gehaltene Patient trotz gelungener Operation bald stirbt.

10. Gastroptose.

Die Lehre von der Gastroptose wurde zu einer Zeit begründet, als man nur sehr unvollkommene Vorstellungen von der normalen Form und Lage des Magens hatte. Zuerst hat Morgagni (1760) die Abweichung besprochen, der bei einer Sektion eines Patienten sie feststellte, bei dem Valsalva die Veränderung während des Lebens diagnostiziert hatte. Diese Beobachtung ging aber spurlos verloren, bis Kussmaul 1881 die verschiedene Lage des Magens beschrieb, darunter die Vertikalstellung. Kurz danach schuf Glénard in Vichy (1885) den Begriff der Enteroptose, als deren Teilsymptom er die Gastroptose beschrieb. Er ging davon aus, daß der normale Magen ungefähr ohne Zwischenraum an der Leber und dem Zwerchfell angeheftet sei und unterschied eine totale Gastroptose, wenn der ganze Magen sich vom Zwerchfell entfernt hatte, von einer teilweisen Gastroptose, wenn Kardia und Fornix wie gewöhnlich lagen, während der Pylorusteil und die kleine Kurvatur herabgesunken waren, d. h. sich aus ihrer gewöhnlichen Stellung dicht unter der Leber entfernt hatten, indem die Bänder hier gelockert waren. Während die totale Gastroptose ziemlich selten war, wurde die teilweise Senkung als sehr gewöhnlich, besonders bei Frauen, bezeichnet und wurde im Verein mit der Enteroptose verantwortlich gemacht für eine ganze Reihe dyspeptischer und nervöser Erscheinungen; Glénard hielt die Enteroptose für die Hauptursache der bei Frauen so gewöhnlichen dyspeptischen und neurasthenischen Zeichen, die man in Frankreich meistens als nervöse Dyspepsie bezeichnete oder einer Magenerweiterung zur Last legte (Bouchard). Glénards Lehre kam zu einer außerordentlichen Verbreitung, zuerst in Frankreich, später in Deutschland, wo Ewald 1890 die Frage angriff, und wo später Stiller, Meinert, Strauß, Riegel und viele andere den Gegenstand behandelten. In Dänemark wurde die Gastroptose bereits 1892 von Hertz, später von Vermehren, der im Jahre 1896 seinen Gürtel konstruierte, von Rovsing, der 1897 die erste Gastropexie ausführte, von Blad u. m. a. studiert.

Nach der Einführung der Röntgenuntersuchung gesunder und kranker Mägen im Anfang des 20. Jahrhunderts erfuhr das Studium der Gastroptose neue Belebung. Im Jahre 1904 empfahl Rieder in München den Gebrauch großer Kontrastmahlzeiten, in den folgenden Jahren wurde die Frage auf diese Weise von Cerné und Béclerc in Paris, von Holzknecht in Wien, Groedel in München, Faber in Kopenhagen u. m. a. untersucht. Die Röntgenologie des Magens wurde später einer besonders gründlichen Untersuchung durch Forssell in Stockholm unterworfen. Gleichzeitig hatte die unter Rovsings Führerschaft aufgenommene operative Behandlung der Gastroptose zu lebhafter Erörterung geführt.

Die Anschauungen wurden durch die Röntgenuntersuchung in mehreren Punkten geändert. Zunächst wurde die Glénardsche Auffassung von der Fixierung des Magens allgemein verlassen. Man fand den Magen in der überwiegenden Mehrzahl der Fälle senkrecht gestellt und konnte dieses daher nicht als abnorm ansehen. Das Hauptgewicht wurde auf die Verlängerung des Magens und die Pylorussenkung gelegt (Abb. 39 u. 40). Die französische Schule faßte nunmehr die Gastroptose auf als eine „atonische Dilatation", Holzknecht sprach von einer „Relaxatio ventriculi" und Groedel von einer Längendilatation oder einer „Belastungsektasie". Forssell machte später darauf aufmerksam, daß der Magen normalerweise in hohem Grade seine Länge nach den wechselnden Verhältnissen im Unterleibe verändern könne, indem der muskuläre Stützapparat erschlaffen und der Magen sich strecken kann, wenn die Tragfähigkeit der Därme vermindert würde. Nach ihm ist es zweifelhaft, ob die Gastroptose überhaupt eine pathologische Erscheinung ist. Neuere deutsche Verfasser,

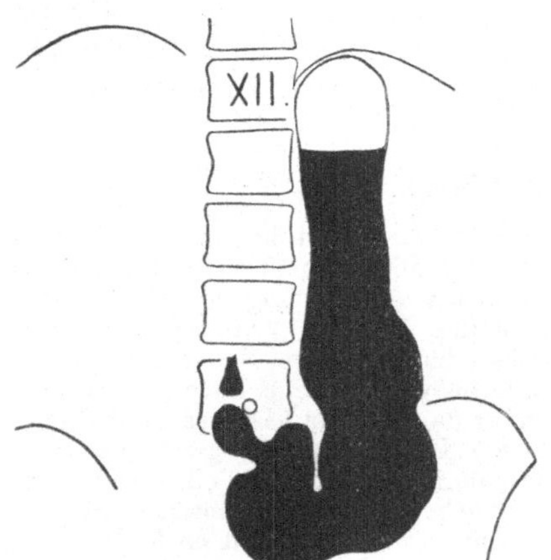
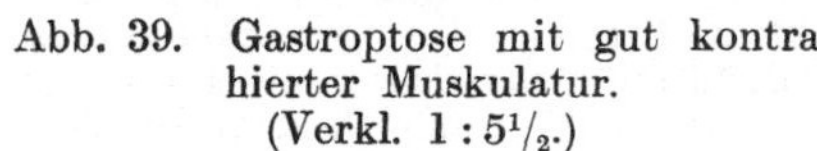
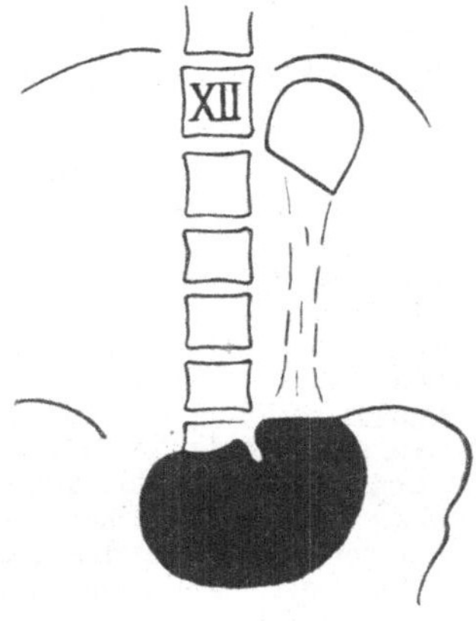

<table>
<tr><td>Abb. 39. Gastroptose mit gut kontrahierter Muskulatur.
(Verkl. 1 : 5$^1/_2$.)</td><td>Abb. 40. Gastroptose mit schlaffer „atonischer" Muskulatur.
(Verkl. 1 : 5$^1/_2$.)</td></tr>
</table>

wie v. Bergmann, haben in teilweiser Anlehnung hieran das neutrale Wort „Langmagen" für die besprochene Abnormität angewandt.

Die Vorbedingung für das tiefe Hinabreichen des Magens in den Unterleib ist außer der senkrechten Stellung die ungewöhnliche Länge. Die Verlängerung trifft vorwiegend den Magenkörper; beide Ränder sind länger als normal, der Abstand vom Scheitel bis zum kaudalen Pol des Magens beträchtlich vermehrt. Dieser längste Durchmesser des Magens mißt nach Einnahme einer Kontrastmahlzeit bei Gastroptose zwischen 30 und 36 cm, während er normal nur 26 bis 29 cm ausmacht. Der absteigende Teil der kleinen Kurvatur von der Kardia bis zum Angulus, der auf normalen Röntgenbildern ungefähr 14—15 cm lang ist, kann auf 20 cm und darüber steigen. Der Angulus ventriculi liegt nicht länger über dem Nabel oder in gleicher Höhe mit ihm, sondern mehr oder weniger tief, gewöhnlich 4—8 cm, unter ihm; die große Kurvatur steht in der Mittellinie tief im Becken und liegt gewöhnlich näher an der Symphyse als am Magen (siehe Abb. 39).

Außer der Verlängerung des Magens selber findet man eine entsprechende Längenzunahme des rechten Schenkels der Magenschlinge, die aus dem Pyloruskanal, der Pars prima duodeni und dem Ligamentum hepato-duodenale besteht. Dieses Ligament ist oft verlängert, kann 10 cm lang sein, gegen 3—5 cm normalerweise. Bei solcher vermehrten Länge des Bandes liegen Pylorus und Duodenum tiefer als gewöhnlich und sind abnorm beweglich, es handelt sich in solchen Fällen um eine Pyloroptosis.

Wir haben auf S. 9—12 gezeigt, daß Gastroptosen, lange Mägen, sich in großer Anzahl beim Menschen ohne jede krankhafte Erscheinung finden. Es ist deshalb die Grenzbestimmung zwischen normal und abnorm recht willkürlich. Man hat früher allgemein eine Lage der kleinen Kurvatur unter der Nabelhorizontale beim stehenden Patienten als abnorm bezeichnet. Am besten setzt man die Grenze etwas tiefer, auf wenigstens 2 cm unter der Nabellinie. Bei dieser Begriffsbestimmung findet man Gastroptose ohne krankhafte Erscheinungen bei etwa 5% Männern, etwa 11% Frauen, die nicht geboren haben, und etwa 23% Frauen, die geboren haben.

Unter den Begriff totale Gastroptose rechnete man früher Mägen, bei denen außer dem Pylorus auch die Kardia tiefer lag als gewöhnlich. In Wirklichkeit sieht man ab und zu, daß die Kardia 4—5 cm unter dem Zwerchfell steht, statt 2—3 cm, wie in normalen Fällen; indessen braucht es sich nicht um eine Gastroptose in gewöhnlichem Sinne zu handeln. Man kann darin eine ganz bedeutungslose anatomische Abweichung sehen, in dem die Kardia in der abnormen Stellung genau so fest fixiert ist als sonst. In einzelnen Fällen kann die tiefe Lage der Kardia jedoch vielleicht eine Abknickung der Speiseröhre mit Passageschwierigkeiten bedingen.

Ätiologie. Die Umstände, die zur Gastroptose führen, sind teilweise bereits früher besprochen. Hier sollen die verschiedenen Ursachen etwas eingehender erörtert werden.

Dominierend ist der Körperbau und speziell die Form des Brustkastens des Individuums; in einer sehr großen Zahl von Fällen kann man den Langmagen als anatomische Anpassung an den schmalen Brustkasten und die damit verbundene schmale Bauchform auffassen. Wir haben früher die zahlenmäßigen Verhältnisse besprochen, die man zwischen den Brustmaßen und der Länge des Magens gefunden hat (S. 12). Ein epigastrischer Index unter 25 oder eine relative Brustweite unter 46 bei Frauen wird in der Mehrzahl der Fälle von Gastroptose begleitet sein. Das gleiche gilt für einen epigastrischen Index unter 35 bei Männern. Je mehr man sich diesen Maßen nähert, desto häufiger wird eine Gastroptose vorliegen.

Der schmale Brustkasten kann teils auf angeborener Grundlage beruhen, teils ist er aber als Entwicklungsstörung zu betrachten. Die Menschen sind während des Wachstums ungünstigen hygienischen Bedingungen und mangelhafter Ernährung, infolgedessen einem Zurückbleiben ausgesetzt gewesen, oder haben Krankheiten durchgemacht, z. B. wiederholte Magen-Darmstörungen, eine leichte Tuberkulose u. ä.

Auch der Gebrauch einschnürender Korsetts während der Pubertät kann die Entwicklung des Brustkastens hemmen. Der schmale Brustkasten ist oft mit allgemeiner Muskelschwäche und Kraftlosigkeit verbunden, so daß einige den Zustand als allgemeine Asthenie bezeichnen (Stiller). Aber auch ohne Asthenie können gewisse Menschen einen verhältnismäßig schmalen Brustkorb haben; dies sieht man namentlich recht häufig bei sehr hochgewachsenen Individuen, bei denen man deshalb die langen Mägen häufiger trifft als bei kleinen Leuten.

Die zweite Hauptursache zur Gastroptose ist die mangelhafte Unterstützung des Magens durch das Darmpolster; man trifft sie vor allem bei Frauen, die nach Geburten schlaffe Bauchdecken mit **Hängebauch** und **Enteroptose** zeigen.

Wie früher erwähnt, ruhen die Organe in der Bauchhöhle unter normalen Verhältnissen aufeinander, es erfolgt nur ein geringer Zug an den fixierenden Ligamenten. Die Hauptrolle als Träger der andern Organe spielen die Dünndärme, sie besonders bilden das Kissen, auf dem der Magen ruht. Wenn die Bauchdecken erschlaffen, wie nach Geburten, besonders wenn Spalten in der Bauchmuskulatur entstehen, wird die Trägfähigkeit der Därme verringert. Sie lagern sich in den untersten Teil der Bauchhöhle, es entsteht eine Enteroptose, bei jeder Füllung des Magens entbehrt er der gewohnten Unterstützung und gibt allmählich dem Druck nach. Die Magenwände strecken sich, wir bekommen eine Verlängerung des Körpers mit seinen beiden Rändern. In den meisten Fällen folgt darauf eine Dehnung des Lig. hepatoduodenale, eine tiefere Lage des Pylorus und des ganzen Duodenums, der Pylorusteil wird beweglicher als normal. Diese Form der Gastroptose ist infolge ihres Entstehungsmodus nur eine Teilerscheinung einer allgemeinen Enteroptose (hierüber siehe S. 273).

Auf gleiche Weise vergrößert eine starke **Abmagerung** den Bauchraum, indem sonst normalerweise am Mesenterium, der Darmwand und zwischen den Organen eine Fettablagerung stattfindet. Alle Zustände mit Unterernährung disponieren infolgedessen zur Enteroptose.

Als dritte Ursache der Gastroptose muß eine verminderte **Widerstandskraft der Magenmuskulatur** erwähnt werden, speziell der Längenmuskelschicht im Korpus, die den Druck des Nahrungsgewichts auszuhalten hat. Ist diese geschwächt, atonisch, so wird der Magen allmählich in der Längsrichtung gedehnt, ebenso wie bei Erschlaffung der Bauchwand, es entsteht eine „atonische Gastroptose", die man mit einem gewissen Recht als **atonische Dilatation** bezeichnen kann. Wahrscheinlich hat man bei dieser Atonie weniger an muskulären Veränderungen als an eine geänderte zentrale, speziell eine herabgesetzte parasympathische Innervation zu denken.

Bei der Röntgendurchleuchtung bietet ein solcher atonisch dilatierter Magen ein charakteristisches Bild. Der Kontrastbrei sinkt sofort nach dem Schlucken auf den tiefsten Punkt des Magens und lagert sich dort mit mehr oder weniger horizontaler Oberfläche ab, während der oberste Teil des Magens leer bleibt (siehe Abb. 40).

Eine solche Atonie beobachtet man bei ungefähr der Hälfte der

Gastroptosen, nur selten bei normaler Magenform. Oft sieht man sie bei den Magen, die wegen der Deformität des Brustkorbes eine abnorme Länge haben. Offenbar besteht ein Circulus vitiosus, indem der konstitutionelle Längsmagen eine unzweckmäßige Form darstellt, die zur Atonie disponiert, welche wiederum zur Verlängerung des Organs beiträgt, aber auch ohne konstitutionelle Disposition sieht man atonische Gastroptosen.

Im Hinblick auf die zwei erstgenannten Ursachen der Gastroptose kann man diese einteilen in die konstitutionelle, die von der Körperform abhängig ist, und die erworbene, die auf der mangelhaften Stützung des Magens bei der Enteroptose beruht. Doch kann natürlich eine Erschlaffung der Bauchdecken sich besonders bei den von vornherein konstitutionell bedingten Langmägen geltend machen. Auf Grund einer ausschließlich mechanischen Auffassung der Gastroptoseentstehung als Folge von Schnürleib oder Hängebauch hat Rovsing die Fälle in virginelle und maternelle Gastroptosen eingeteilt.

Eine „virginelle" Gastroptose bedeutet eigentlich eine Magensenkung bei einem Individuum mit virgineller Bauchwand, die man ebenso wie die konstitutionelle Form sowohl bei Männern wie bei Frauen finden kann, die nicht nur verheiratet sind, sondern auch geboren haben, weshalb die im übrigen so sprechende Bezeichnung weniger gut erscheint. Gegen das Wort maternell läßt sich nichts einwenden.

Die Gastroptose findet man bei beiden Geschlechtern, viel häufiger allerdings bei Frauen als bei Männern, eine Folge der größeren Häufigkeit des schmalen Brustkorbs beim weiblichen Geschlecht; hinzu kommt, daß der andere Hauptfaktor, die Enteroptose nach überstandenen Geburten, nur bei Frauen zu finden ist.

Symptome. Da der lange Magen, die Gastroptose, ein so häufiges Phänomen bei völlig gesunden Individuen ist, die niemals Erscheinungen von seiten der Verdauungsorgane gehabt haben, muß man sich fragen, ob es sich überhaupt um einen krankhaften Zustand handelt. Zweifellos ist die pathologische Bedeutung bisweilen sehr überschätzt worden (Glénard, Rovsing u. m.), bei einem Teil von Patienten ist die Gastroptose doch mit einer Reihe krankhafter Erscheinungen kompliziert. Im ganzen findet man die Gastroptose ungefähr doppelt so häufig bei Dyspeptikern als bei Gesunden, und oft vereinen sich die Symptome zu einem charakteristischen Bilde. Die hauptsächlichsten Beschwerden sind Kardialgie, Schmerzen im Unterleib, Appetitlosigkeit, darauf beruhende Unterernährung, Verstopfung und verschiedene nervöse Störungen.

Die Beschwerden sind am meisten ausgeprägt bei den mit Atonie komplizierten Gastroptosen, doch treten sie auch ohne eine solche auf.

Die Kardialgie hat den Charakter eines Drucks oder Stechens im Epigastrium und unter dem linken Rippenbogen. Kardialgie und Schmerzen treten kurz nach den Mahlzeiten auf und unterscheiden sich dadurch von den typischen, tardiven Ulcusschmerzen. Sie sind in der Regel am stärksten nach grober Kost, hängen aber mehr von der Größe der Mahlzeit, als von der Art der Nahrung ab. Ihr häufiges Auftreten während des Essens bewirkt, daß die Kranken frühzeitig aufhören. Bisweilen, durchaus nicht immer, sind sie stärker, wenn die Patienten auf sind, als wenn sie liegen, und können durch Hinlegen gemildert werden. In einer großen Zahl der Fälle ist die Kardialgie ganz uncharakteristisch und besteht auch während der Bettruhe.

Anorexie, Appetitlosigkeit, entwickelt sich oft durch die Kardialgie, weil die Patienten sich an kleine Mahlzeiten gewöhnen aus Furcht vor der Kardialgie. Allmählich nimmt dabei die Eßlust ab, die Patienten magern in der Regel ab, mitunter in hohem Grade.

Obstipation ist eine markante Erscheinung und oft hochgradig, wenn sie nicht ständig bekämpft wird. Da sie oft über lange Zeiten bestehen bleibt, über Jahre und Jahrzehnte, und vernächlässigt oder falsch behandelt wird, kann sie zu Sterkoraldiarrhöe und Colitis membranacea Veranlassung geben.

An diese drei Hauptsymptome schließen sich gewöhnlich Übelbefinden und Müdigkeit, häufig als Folge der Unterernährung, an; sie können auch direkt mit den abdominellen Erscheinungen in Verbindung stehen und mit ihnen sowie mit der aufrechten Haltung sich verschlechtern.

Man beobachtet ferner bei diesen Patienten, besonders bei jüngeren Frauen, eine Reihe nervöser Beschwerden. Es handelt sich namentlich um neurasthenische Symptome, wie Kopfweh, Schmerzen in den Gliedern und längs der Wirbelsäule, Schlaflosigkeit, psychische Verstimmung. Die Appetitlosigkeit kann sich zu kompletter nervöser oder hysterischer Anorexie steigern. Häufig besteht Aufstoßen und Würgen, das sich bis zum Erbrechen, sogar unstillbarem Erbrechen, steigern kann, wie es in früheren Abschnitten beschrieben ist.

Die Symptome sind meist weniger ausgeprägt bei den Patienten, die eine Gastroptose als Folge erworbener Enteroptose haben. Bei diesen handelt es sich um größere oder kleinere Unbehaglichkeitszustände, die vorwiegend mit der Verstopfung zusammenhängen; die Mehrzahl hat überhaupt keine krankhaften Erscheinungen. Dagegen trifft man öfter stärkere Beschwerden bei jungen Mädchen mit konstitutioneller Gastroptose, namentlich solche nervöser Art.

Wie man sieht, sind die meisten Symptome wenig charakteristisch. Abgesehen von den statischen Phänomenen können dieselben Erscheinungen sich bei neurasthenischer Dyspepsie oder gewöhnlicher Obstipation junger Frauen mit normal liegendem Magen entwickeln.

Bei der objektiven Untersuchung findet man bei den konstitutionellen Gastroptosen einen schmalen Brustkorb, einen spitzen epigastrischen Winkel und in Verbindung damit eine hohe schlanke Statur, schlechte Haltung infolge dürftiger Muskulatur und herabgesetzten Ernährungszustand. Bei Patienten mit Enteroptose kann man einen Hängebauch feststellen, Geburtsnarben, Diastase der Mm. recti oder bloß einen muskelschwachen oder schlaffen Unterleib.

Eine einigermaßen sichere Diagnose der Gastroptose kann man nicht ohne spezielle Magenuntersuchung stellen, namentlich nicht ohne eine solche sich eine Vorstellung über den Grad der Verlängerung bilden. Das geeignetste Verfahren zur Feststellung der Gastroptose ist die Röntgendurchleuchtung des Magens.

Bei der Durchleuchtung sieht man in solchen Fällen die große Kurvatur mehr oder weniger tief unterhalb des Nabels, in der Regel näher an der Symphyse als am Nabel, die kleine Kurvatur, speziell ihre Incisura angularis mehr oder weniger, bis 8 Zentimeter, unter dem Nabel. Häufig sieht man ferner Zeichen atonischer Erschlaffung der Magenmuskulatur.

Bei der Untersuchung der Magenfunktion findet man keinerlei Veränderungen der Sekretion durch die Gastroptose. Falls Sekretionsstörungen vorhanden sind, müssen sie einen andern Grund haben. Dagegen sieht man häufig Störungen der Bewegungsvorgänge bei solchen Patienten. Es handelt sich meist um leichte Verzögerungen, in der Regel nur um 5—6-Stunden-Retention, selten eine solche von 8, sehr selten eine von 12 Stunden. Eine große 6-Stunden-Retention findet man bei etwa $^1/_3$ der Patienten, eine große 5-Stunden-Retention in 65%. Im allgemeinen verschwindet eine solche Verzögerung durch die Behandlung, wenn das Allgemeinbefinden sich bessert, ohne daß die Gastroptose sich verändert. Die Entleerungsverzögerung erweist sich demnach in solchen Fällen als funktionelle Störung, die nicht direkt auf den abnormen mechanischen Verhältnissen der Gastroptose beruhen kann, höchstens kann man die größere Hubhöhe usw. als eine Disposition zu motorischen Störungen ansehen.

Die Diagnose der Gastroptose wird auf Grund der vorher besprochenen objektiven Untersuchung gestellt. Selbst wenn man eine Gastroptose nachgewiesen hat, darf man daraus nicht ohne weiteres schließen, daß vorhandene Schmerzen und dyspeptische Symptome darauf zurückzuführen sind, sondern muß sich genau überzeugen, ob nicht ein Grund zur Annahme eines Ulcus, einer Cholelithiasis, einer Achylie usw. besteht; wenn dies der Fall ist, verliert die Gastroptose ihre Bedeutung als Krankheitsursache. Auch muß man untersuchen, ob eine Kolitis oder eine andre Darmkrankheit vorhanden ist, welche die Symptome erklärt oder die Gastroptose kompliziert und besondere Berücksichtigung bei der Behandlung verlangt.

Ferner muß man untersuchen, ob außer der Gastroptose sich noch eine Nephroptose findet, die ebenfalls einige der Beschwerden zu erklären vermag.

Behandlung. Eine große Anzahl Gastroptosen erfordert überhaupt keine Behandlung, weil sie sich bei Leuten ohne krankhafte Erscheinung findet. Selbst wenn sie bei Patienten mit Obstipation, Dyspepsie, leichter motorischer Atonie oder andern funktionellen Störungen besteht, kann man sie oft ganz vernachlässigen, und eine gegen die erwähnten Störungen gerichtete Behandlung kann ein ausgezeichnetes Resultat ohne Rücksicht auf die Länge des Magens erzielen. Im ganzen genommen muß man bei der Behandlung von Kranken mit Gastroptose zunächst eine allgemeine medizinische Behandlung der verschiedenen Funktionsstörungen und Symptome einleiten.

Die medizinische Behandlung hat namentlich zu bestehen in: 1. Überernährung bei vorhandener Unterernährung, 2. Behandlung des Darms, speziell einer Verstopfung, eventuell einer Kolitis, und schließlich 3. Behandlung der verschiedenen nervösen Erscheinungen.

Die Behandlung muß in allen schweren Fällen mit Bettruhe beginnen. Während dieser lassen die Schmerzen nach, die auf der Dehnung des Magens durch die Belastung beruhen, weiter verschwinden auch viele andere reflektorisch entstandene Beschwerden insbesondere die Dyspepsie, Übelsein und anderes.

Außer der Bettruhe verordnet man gegen die eigentlichen Magensymptome besondere Eßregeln. Man wird dafür sorgen, daß die verordnete reichliche Nahrung in fein verteiltem und leicht verdaulichem Zustande gereicht und auf mehrere nicht zu große Mahlzeiten verteilt wird. Bei erhöhter Acidität wird man ferner zur Erleichterung kleine Dosen Alkali, Natriumbikarbonat, Magnesia usw. oder Bittermittel geben, z. B. die viel gebrauchte Mixt. amaroalcalina. Bei stärkeren Schmerzen, namentlich bei Hyperästhesie, gibt man einen warmen Umschlag, ein Wärmekissen u. a.

Besonders wichtig ist die Darmbehandlung. Bezüglich der Therapie der Verstopfung und Kolitis wird auf die entsprechenden Abschnitte hingewiesen. Abführmittel soll man vermeiden, eine Obstipation wird man während der Bettruhe mit rektalen Öleinläufen bekämpfen: 200—300 g lauwarmen Öls (Rüböl, Sesamöl, Olivenöl) wird am Abend bei fehlender Abführung eingegossen, allmählich versucht man die Abstände zwischen den Eingüssen zu vergrößern oder ihre Menge zu vermindern. Bei der membranösen Kolitis erhält man in der Regel die beste Wirkung von kleinen Ölklysmen, 100—200 g, während größere eine zu starke Reaktion geben können.

Die Diät soll eine schonende, der Verstopfung entgegenwirkende Kost mit Brei usw. sein, wie es an anderer Stelle beschrieben ist. Wenn die Perioden von Kolitis mit reichlicher Schleimabsonderung vorhanden sind, schränkt man alle Obst- und Gemüsespeisen ein, bis das Verschwinden der Symptome die vorsichtige Wiederaufnahme dieser Kost gestattet.

Neben der Darmbehandlung ist die wichtigste Indikation in der Hebung des Ernährungszustandes zu suchen. Abgesehen von den nach Geburten entstehenden Ptosen führen alle andern in der Regel zu Unterernährung, man muß deshalb eine Gewichtszunahme über das Normale anstreben. Rechnet man, daß ein Mensch so viel Kilo wiegen muß als sein Höhenmaß in Zentimetern einen Meter übersteigt, so wird man sich leicht überzeugen können, daß oft 20—30 Pfund, bisweilen noch mehr an diesem Gewicht fehlen. Die möglichst schnelle Zunahme dieses Gewichtsdefizits ist von der allergrößten Bedeutung für die Behandlung. Es scheint nämlich, daß eine kräftige Überernährung am schnellsten die Folgen der langdauernden Unterernährung beseitigt. Man muß diese Patienten während der Behandlung zweimal wöchentlich wiegen und sie ständig zum Zunehmen ermuntern, mindestens 1 Kilo in der Woche. Wenn 5 Kilo zugenommen sind, wird man bereits eine bedeutende Besserung merken, doch erst bei Erreichung des Normalgewichts kann man die Ernährungskur abbrechen. Als Nahrungsmittel verwendet man neben der gewöhnlichen Kost reichliche Zulagen von Butter, Eiern, Sahne, eventuell künstliche Nährmittel wie Albuminmaltose, Tonin, Somatose, Fleischsaft u. ä. Bei starken dyspeptischen Zuständen wird die Ernährungskur bisweilen vorteilhaft wie bei einer Ulcuskur mit der Darreichung von Milch-Eigemischen begonnen.

Von besonderer Bedeutung sind die nervösen Zustände, die man meist bei diesen Patienten findet und die sehr häufig die Ernährungskuren erschweren. Dies gilt besonders von den ausgeprägten Graden der Appetitlosigkeit und des Erbrechens, doch auch von dem ganzen Müdigkeits- und Erschlaffungszustand, in dem sich viele Kranke nach einer langen Leidenszeit befinden. Gegenüber diesen Nervensymptomen muß der Arzt im Beginn nur mit der nötigen Energie auf der Durchführung der Ernährungskur bestehen und die Verdauung regeln; merken die Patienten erst in dieser Beziehung Fortschritte, so folgt die Besserung des übrigen Zustands meist ohne weiteres. Oft gelingt die Durchführung der Kur am besten bei Entfernung des Patienten aus seiner gewohnten Umgebung.

Endlich verlangen Erbrechen und Luftschlucken u. a. die übliche Behandlung, die andernorts geschildert ist.

Zur Unterstützung der Ernährungskur kann man für einige Stunden am Tage Freiluftkur und eine milde Hydrotherapie anwenden, mit Umschlägen beginnend, später zu Neptunsgürtel, Halbbädern usw. fortschreitend.

In einer großen Zahl der Fälle kann man mit der hier skizzierten Behandlung völlige Heilung erreichen, indem die Beschwerden verschwinden, die Verdauung regelmäßig wird, die atonische Insuffizienz nachläßt, die Entleerungszeit normal wird. Der Magen behält zwar die einmal angenommene Länge, jedoch wird die Senkung ganz symptomlos. Wenn man aber nach einer erfolgreichen Ernährungs- und Stärkungskur wiederum die Lage des Magens untersucht, kann man im allgemeinen doch eine Änderung insofern feststellen, als die beiden Magenränder bedeutend höher liegen als . vorher. Das hat teilweise seinen Grund in der stärkeren Fettfüllung der Bauchwände und des Gekröses. Hiermit ist das den Magen tragende Polster größer und leistungsfähiger geworden. Zugleich ist der Magen aber auch kürzer geworden, weil er mehr kontrahiert ist.

In schweren Fällen kommt man bisweilen nur zu einer Besserung des Zustands, ohne vor Rückfällen geschützt zu sein; die Hypotonie des Magens bleibt bestehen. Bei solchen Patienten kann man indes durch eine unter Umständen über Jahre fortgesetzte Behandlung doch zu einem befriedigenden Resultat gelangen. Man sieht nur selten bei älteren Frauen die Symptome der Gastroptose, wie sie bei jungen Frauen vorkommen, auftreten.

Wenn die Gastroptose eine Teilerscheinung der allgemeinen Enteroptose ist, und wenn diese auf einer Bauchwanderschlaffung beruht, sieht man oft gute Erfolge einer Gürtelbehandlung.

Der Gürtel muß so liegen, daß er einen starken Druck auf den über der Symphyse liegenden Teil des Unterleibs ausübt. Hierdurch werden die Darmschlingen gehoben und gewähren dem Magen die fehlende Stütze. Der von Vermehren konstruierte Gürtel erfüllt auf glückliche Weise diese Forderung (siehe Abb. 41). Der einzige Nachteil dieses Gürtels ist, daß er ziemlich auftreibt, so daß Damen, die auf eine schlanke Erscheinung Wert legen, sich weigern, ihn zu tragen. Man kann in solchen Fällen oft dasselbe erreichen mit einem straffen elastischen, glatten Gürtel, der rund um den Leib auf die Hüftpartien geht (Glénards Gürtel). Das gleichzeitige Tragen eines gewöhnlichen starren Korsetts ist nicht angängig, dagegen ein loses Leibchen möglich.

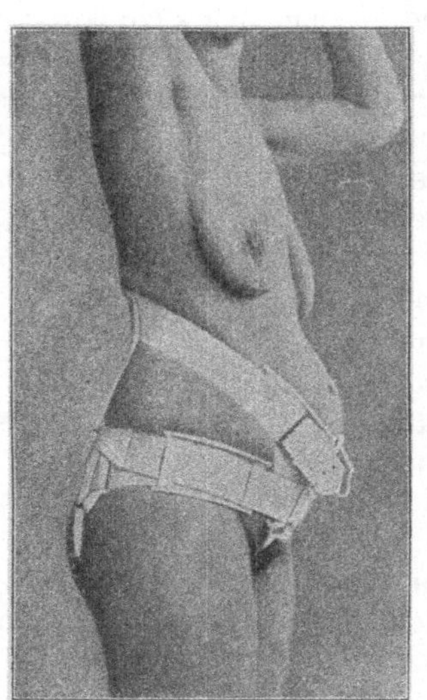

Abb. 41. Vermehrens Unterleibgürtel in situ.

Die Wirkung des Gürtels auf den Magen direkt ist meist gering oder fehlt ganz, er gibt aber der Bauchwand besseren Halt; der Mageninhalt vermag bei Gebrauch des Gürtels nicht so tief in den Magen zu fallen wie ohne Gürtel. Der Gürtel wirkt vornehmlich auch bei Schmerzen und Völlegefühl, er kann im wesentlichen nur bei gutem Ernährungszustande oder schlaffen, herabhängenden Bauchwänden, besonders beim gleichzeitigen Bestehen von anderweiten Senkungen, wie der Niere usw. vorteilhaft sein. Wenn die Kranken wie bei der konstitutionellen Gastroptose mager sind, ist die Gürtelbehandlung wirkungslos. Man hat für solche Fälle nach dem Prinzip der Bruchbänder einen Gürtel mit Metallfeder und Pelotte über der Symphyse konstruiert (Lane, Rovsing) und davon guten Nutzen gesehen. Die Bandagenbehandlung ist im übrigen im ganzen genommen selten mehr als ein behelfsmäßiges Mittel und eine Vorbeugung gegen Rückfälle.

Man hat schließlich beim Versagen der medizinischen Behandlung eine chirurgische Behandlung, speziell eine Gastropexie, versucht, die auf Grund der Glénardschen Anschauungen zum ersten Male 1896 von Duret und unabhängig von diesem 1897 von Rovsing ausgeführt wurde, der sie seitdem in einer großen Anzahl von Fällen angewandt hat, während man in Frankreich die Operation schnell wieder verlassen hat. Die Erfolge der Gastropexie werden noch verschieden beurteilt. Die zu einer Zeit in Dänemark stattfindende sehr ausgedehnte Anwendung der Operation führte zu Widersprüchen. Mit verbesserten Operationsmethoden (Rovsing, Perthes), unter besserer Indikationsstellung und auf Grund einer besseren Diagnostik kann der Eingriff vielleicht bei den Chirurgen wieder mehr Anklang finden. Ich habe selbst schöne Resultate gesehen, aber auch sehr schlechte.

Bei der Gastropexie bestehen dieselben Gefahren wie überhaupt bei den Unterleibsoperationen junger Frauen, um die es sich ja meistens handelt, nämlich daß ein Versagen oder eine allzu vorübergehende Wirkung die weitere Behandlung der Patientinnen sehr erschwert und sie in einen körperlich und seelisch beklagenswerten Zustand bringt. Man muß deshalb in erster Linie seine ganze Energie dahin einsetzen, die medizinische Behandlung konsequent durchzuführen, was am häufigsten zu einem günstigen Resultat führen wird.

11. Nervöse Dyspepsie.

Das vergangene Jahrhundert hat in der Magenpathologie einen ständigen Wechsel und eine lebhafte Erörterung der Frage über die Existenz und die Bedeutung der nervös-funktionellen Magenleiden gebracht.

Im Beginn des Jahrhunderts führte Broussais auf Grund falsch gedeuteter Sektionen und unkritischer Verallgemeinerung fast alle Symptome in den Verdauungsorganen auf eine Gastritis oder Gastroenteritis zurück, die mit Hungerdiät und Blutablassen behandelt wurden. Die Reaktion hiergegen war die Begründung der Lehre von der nervösen Gastralgie durch Barras, der eine kräftigere Ernährung als notwendig bezeichnete; die nervöse Gastralgie oder Kardialgie und die nervösen Dyspepsie wurde die Modekrankheit. In der Mitte des Jahrhunderts wurde auf Grund mikroskopischer Untersuchungen die Schleimhautentzündung wieder höher bewertet, und der „Magenkatarrh" wurde nunmehr die häufigste Diagnose, die gut in die pathologischanatomische Richtung der Zeit paßte. Weiter wurde an einzelnen Stellen das Magengeschwür in vermehrtem Grade diagnostiziert.

Nach der Einführung der Sondenuntersuchung, welche die als Zeichen des Magenkatarrhs erwartete vermehrte Schleimproduktion nicht erkennen ließ, erlebte die Diagnose nervöse Dyspepsie wiederum, besonders in Deutschland unter Führung von Leube eine Blüteperiode. Die starken Sekretionsstörungen faßte man als nervöse Leiden auf, sowohl die Supersekretion, insbesondere in der Form der Reichmannschen Krankheit, als auch die Achylie (Einhorn, Ewald). Die letzten Jahrzehnte mit ihrem genaueren Studium der pathologischen Anatomie und der modernen Entwicklung der Chirurgie des Magens haben zu der Kenntnis geführt, daß hinter den ausgesprochenen Funktionsstörungen in der Regel greifbare, anatomisch nachweisbare krankhafte Veränderungen sich verbergen. Die Supersekretion, namentlich der Reichmannsche Symptomenkomplex, beruht fast immer auf einem Ulcus, die Achylie so gut wie immer auf einer Gastritis usw.

Es ist deshalb die Frage berechtigt, ob wir den Begriff der nervösen Dyspepsie überhaupt in unserer Pathologie aufrecht erhalten sollen. Die Antwort hierauf wird durchaus bejahend ausfallen, wenn man nur den Begriff in der richtigen Weise auffaßt.

Die im Beginne dieser Darstellung beschriebenen Erscheinungen und funktionellen Veränderungen wie Appetitlosigkeit, Luftschlucken, Erbrechen, Kardialgien, Dyspepsie usw. können, wie wir gesehen haben, bei den verschiedenen organischen Magenleiden auftreten, was aber nicht in gleicher Weise bei allen Menschen geschieht. Einige sind dazu besonders veranlagt, bei denen eine geringe Veranlassung zur Auslösung genügt. Und selbst wenn das ursprüngliche Leiden verschwunden ist, können die erwähnten Symptome weiterbestehen bleiben, ja sich zu ihren höchsten Graden entwickeln. Es braucht auch nicht eine organische Magenkrankheit die erste Ursache zu sein. Die Funktionsstörung kann primär sein oder sich im Anschluß an ein funktionelles Darmleiden entwickeln. Vor allem kann die Obstipation als Schrittmacher wirken, das gleiche gilt von den leichteren oder schwereren Kolitiden, die sich daran anschließen können. Man darf nicht bezweifeln, daß viele von den erwähnten Symptomen sich aus rein psychischen Ursachen entwickeln, ohne daß etwas anders vorliegt als funktionelle Veränderungen in den Verdauungsorganen.

Wenn man bei solchen Patienten sein Augenmerk ausschließlich auf die leichte, vielleicht vorübergehende oder gar schon verschwundene einleitende Krankheit richtet, wird man die Natur des Zustands völlig verkennen, die Therapie wird machtlos bleiben. Wenn man dagegen das nervöse Allgemeinleiden genau berücksichtigt, namentlich bei der Behandlung, kann man im allgemeinen völlige Heilung erzielen, ganz unabhängig von dem Wesen der ursächlichen Störung. Der Arzt muß, wie auch sonst in der Klinik, abzuwägen verstehen zwischen dem lokalen Leiden und den nervösen Erscheinungen, die vielleicht in der Folge entstanden, aber dann eine selbständige Bedeutung gewonnen haben. Auf diesem Gebiet muß sich die ärztliche Kunst bewähren; die gewöhnliche Verachtung des Begriffs nervöse oder funktionelle Störung ist ebensowenig angebracht wie die Unterlassung, hinter den nervösen Abweichungen nach einem möglicherweise bestehenden organischen Leiden zu suchen, deren der oberflächliche Arzt sich oft schuldig macht.

Es gibt kaum ein Gebiet in der Klinik, wo sich diese Verhältnisse so geltend machen wie bei den Erkrankungen der Verdauungsorgane, da diese in besonderem Grade auf das Nervensystem und die psychischen Funktionen einwirken, weshalb denn auch die Psychotherapeuten hierbei ihre größten Triumphe feiern.

In der letzten Zeit hat man versucht, die funktionellen Störungen der Verdauungsorgane durch eine Analyse der Funktionen des vegetativen Nervensystems und seiner patologischen Veränderungen näher zu ergründen. Bis jetzt hat man aber nicht zuverlässige und allgemein akzeptierte Resultate gewonnen.

Die nervösen dyspeptischen Erscheinungen kann man in drei Gruppen einteilen: Die hysterischen, die neurasthenischen, die degenerativen oder hypochondrischen. Jede fordert zu ihrer Entfaltung ihre besondere Disposition.

Die hysterischen treten in der Regel bei Frauen auf, insbesondere bei jungen; in der Krankheitsentstehung spielen hier Suggestion oder Autosuggestion eine Hauptrolle. Die Phänomene, die man hauptsächlich bei solchen Patienten sieht, sind die Appetitlosigkeit, die ganz besonders bei Hysterischen sich zu den höchsten, gefahrbringenden Graden erheben kann, und das Erbrechen, besonders unter dem Bilde des unstillbaren Erbrechens oder des ständigen Würgens. Hierzu gesellen sich gewöhnlich Luftschlucken mit starkem Rülpsen, Schluckauf und Aufstoßen. Auch die Kardialgie kann als hysterisches Zeichen auftreten, in der Regel verbunden mit ausgesprochener kutaner Hyperästhesie. Von allen diesen Symptomen ist bekannt, daß sie sowohl im Anschluß an ein bestehendes organisches Leiden auftreten, sich auch ohne ein solches, sowohl kombiniert als auch allein, monosymptomatisch finden. Es brauchen keinerlei sonstige hysterische Erscheinungen vorhanden zu sein, keine Krämpfe, keine „Stigmata", auf die man bisher soviel Gewicht gelegt hat.

Sehr oft kann man als Hintergrund eine abnorme Erregbarkeit, Empfindlichkeit nachweisen; besonders häufig beobachtet man bei solchen Patienten einen ungewöhnlichen Bestand aller postemotionellen Störungen, über die normale Menschen schneller hinwegkommen, als Quelle langjährigen Leidens.

Die neurasthenischen Dyspepsien haben selten so dramatische Erscheinungen, doch kann auch bei ihnen sich ein sehr ausgeprägter Zustand entwickeln. Nach den Mahlzeiten besteht in der Regel Völlegefühl, Druck und andere leichtere Symptome, aber besonders große Müdigkeit, die sich bis zur Schlafsucht und Arbeitsunfähigkeit in den ersten Stunden nach größeren Mahlzeiten steigern kann. Die Obstipation ist ein wichtiges Glied in der Symptomenfolge. Aufstoßen und Luftschlucken kann bestehen, Erbrechen wird dagegen selten beobachtet. Der Allgemeinzustand ist stark beeinträchtigt, in erster Linie zeigt sich Erschöpfung, weiter Kopfschmerz, Schlaflosigkeit und Verstimmung. Eigentümlich ist die Leichtigkeit, mit der bei diesen Patienten die Symptome entstehen oder verschlechtert werden durch Diätfehler oder körperliche Anstrengungen und seelische, über die andre leicht hinwegkommen; noch mehr gilt das für Sorgen, Kummer, Ärger usw.

Objektiv kann man oft Superacidität, viel seltener Supersekretion nachweisen. Es kann leichte Entleerungsverzögerung bestehen („Atonie"), eine allgemeine Unterernährung ist auf dem Boden der Anorexie und dyspeptischen Störung gewöhnlich vorhanden. Wenn Dyspepsie und Appetitlosigkeit bereits während des Heranwachsens vorhanden sind, hemmen sie die Entwicklung der betr. Person, es entsteht schon vor der Pubertät eine chronische Unterernährung und Muskelschwäche, die sich in der mangelhaften Entwicklung des Skeletts zu erkennen gibt. Solche Patienten gehören zu dem von Stiller beschriebenen Typ der Asthenia universalis congenita; bei solchen Menschen trifft man die neurasthenische Dyspepsie besonders ausgesprochen.

Bei anderen Patienten endlich herrschen die psychischen Symptome vor. Sie sind mehr Psychopathen als Neuropathen. Leichtere oder schwerere Depressionszustände oft in Verbindung mit Besorgnis wegen der Natur der dyspeptischen Erscheinungen, Furcht vor Krebs oder anderen ernsten Krankheiten, Furcht vor Arbeitsunfähigkeit, auf der anderen Seite Verstimmung mit Rücksicht auf die Möglichkeit gesund werden zu können, können verborgen oder offenkundig die Patienten ständig in Anspruch nehmen. Zwangsvorstellungen in Verbindung mit Angstzuständen können vorherrschend sein, bei Patienten, die für ihre hypochondrischen Vorstellungen bei ihrer Umgebung nicht genug Interesse finden, können quärulatorische Eigentümlichkeiten sich äußern.

Der Entwicklung namentlich der psychischen Symptome liegt in der Regel eine degenerative Anlage, Psychopathie, zugrunde. Auch die hysterischen und neurasthenischen Zeichen beruhen oft auf einer besonderen Anlage, die wir für die erste in einer abnormen Erregbarkeit und Suggestibilität, für die letzte in einer herabgesetzten Widerstandskraft einer angeborenen oder erworbenen Asthenie zu suchen haben.

Im Übrigen können sich die Erscheinungen aus allen drei Gruppen vermischen, oft sieht man gleichzeitig Zeichen aus allen Gruppen, wenn auch die eine vorherrschen kann. Wichtig für die Entwicklung der Symptome der ersten Gruppen ist wie erwähnt die Unterernährung, welche die Dyspepsie so oft nach sich zieht.

Man muß sich immer daran erinnern, daß selbst unzweifelhaft organische Erkrankungen die Grundlage für die Entwicklung aller dieser Symptome bilden können, daß sie aber in voller Entfaltung aus kleinem Anlaß bei dazu disponierten Individuen auftreten, besonders wenn gleichzeitig sich psychische Einflüsse geltend machen, Sorgen, erotische Störungen, Überanstrengungen u. ä.

Sehr häufig entwickelt sich die Dyspepsie wie erwähnt aus einer Verstopfung oder anderen Darmstörungen. Behandelt man diese unrichtig, läßt man zu starke Abführmittel gebrauchen, so kann sich eine Darmdyspepsie entwickeln, die allen erwähnten nervösen Symptomen zur Blüte verhilft. Da wiederum eine Verstopfung leicht bei Patienten mit Enteroptose und Gastroptose sich einstellt, so bekommen wir bei diesen Zuständen ganz dieselben Krankheitsbilder; in Wirklichkeit besteht ein enger Zusammenhang zwischen der nervösen Dyspepsie, der Darmdyspepsie und den leichteren Ptosen, die bei nicht disponierten Patienten ganz symptomlos vorkommen können.

Die **Behandlung** der nervösen Dyspepsie besteht vorwiegend in körperlicher und geistiger Ruhe, Überernährung bei Abmagerung und Appetitlosigkeit, Bekämpfung der Verstopfung und seelischer Beeinflussung.

Man beginnt in nur einigermaßen schweren Fällen mit Bettruhe und Schonungsdiät, manche brauchen in der ersten Zeit Milchdiät, besser ist oft eine Breidiät. Vielfach ist die Entfernung aus der gewohnten Umgebung, der Familie, dem Beruf nötig, bisweilen muß vollständige Isolierung erfolgen. Wenn man die dyspeptischen Symptome zum Schwinden gebracht hat, geht man sofort zu einer wechselnden, leichten, aber reichlichen Ernährung über, um eine rasche Gewichtszunahme zu erzielen. Die Verstopfung bekämpft man mit der gewöhnlichen Obst- und Gemüsediät sowie mit Ölklysmen, während Abführmittel vermieden werden sollen. Eine angemessene Anwendung der Hydrotherapie wird in der Regel sehr günstig sein. Endlich wird man versuchen, den psychischen Symptomen auf den Grund zu kommen und sie zu beseitigen. Hierzu gehört von Seiten des Arztes Mitgefühl, Güte, Verständnis und Anregung. Man muß nach den das Seelenleben des Patienten beherrschenden Vorstellungen forschen, oft wird man imstande sein, den Kranken zu beruhigen und ihm damit Erleichterung zu schaffen.

In der letzten Zeit sind verschiedene Methoden einer sog. Psychotherapie ausgearbeitet worden. Die Kur von Weir-Mitchell (Philadelphia) bestand vorwiegend in Bettruhe, Isolierung und Überernährung in Verbindung mit allgemeiner Massage und Faradisation. Dubois (Bern) und Déjerine (Paris) legen mehr Gewicht auf die Berücksichtigung der Psyche, wenn sie auch mit einer kurzen reinen Milchdiät und Bettruhe beginnen. Für Dubois handelt es sich im wesentlichen um eine Erziehung, eine „Rééducation" des Patienten, der lernen soll, seine Erregungen und Krankheitszeichen zu beherrschen, für Déjerine ist die moralische Einwirkung die Hauptsache: „C'est la foi qui guérit".

Eine gewisse Suggestion liegt in jeder konsequent durchgeführten Behandlung, deren Erfolg überwiegend abhängig ist von der Klugheit und Persönlichkeit des Arztes und seiner Fähigkeit, Vertrauen zu erwecken. Bekanntlich können diese Eigenschaften in ihrer Auswirkung so überragend sein, daß selbst wenig eingreifende oder auf falschen Erwägungen beruhende Kuren zu wunderbaren Ergebnissen führen können. Die Geschichte der ärztlichen Kunst enthält viele Beispiele hierfür, sowohl in der inneren Medizin als auch in der Chirurgie. Auch Operationen können auf diese Weise zum Erfolg gelangen. Man braucht nur an die Erleichterung und Euphorie zu denken, welche Krebskranke eine gewisse Zeit nach einer Probelaparotomie empfinden können, wenn man den Patienten glauben läßt, daß eine Besserung erzielt worden ist.

Tatsächlich werden Patienten jetzt wie früher durch Psychotherapie geheilt. Am besten geschieht dies durch eine offenkundige und wohlüberlegte Mischung somatischer und psychischer Behandlung, die allen krankhaften Erscheinungen beider Arten direkt entgegenwirkt. Hierzu ist genaue Kenntnis für den Arzt notwendig; diese kann nur mit dem Vertrauen des Kranken erworben werden. Eine psychische Behandlung kann auch nur dann von Erfolg sein, wenn der Arzt mit Sicherheit weiß, daß er alle gröberen anatomischen Veränderungen bei seinem Kranken ausschließen kann.

Zweiter Teil

Die Krankheiten des Darms.

1. Anatomische und physiologische Einleitung.

Der Darm besteht aus verschiedenen Abschnitten, die alle eine verschiedene Funktion haben. Man unterscheidet Duodenum, Jejunum und Ileum, sowie Kolon und Rectum.

Das Duodenum stellt einen nach links offenen Ring dar. Der erste Teil liegt vom Pylorus aufwärts nach der Leber zu. Beim stehenden Menschen geht dieser Teil genau senkrecht nach oben bis zur ersten Duodenalflexur, wo er in den absteigenden Teil umbiegt. Die Umbiegung und die am nächsten gelegenen Teile des Zwölffingerdarms sind an der Leberpforte befestigt mit dem Lig. hepato-duodenale, das normalerweise 4—5 cm lang ist. Dieser erste Teil bildet einen Abschnitt der Magenschlinge, deren rechtes Halteband das ebenerwähnte Ligament ist.

Von der oberen Flexur zieht das Duodenum nach unten in der Pars descendens und nachher wieder wagerecht und aufwärts zur Flexura duodeno-jejunalis. Während der erste Teil des Duodenums einigermaßen frei beweglich ist mit dem untersten Teil, der zusammen mit dem Pylorus verschoben wird, ist der Rest fest mit der Umgebung verbunden, kann nur unter abnormen Verhältnissen, dann aber beträchtlich nach unten bewegt werden, nämlich wenn das Lig. hepato-duodenale abnorm lang ist. Der Angulus duodeno-jejunalis hat eine besondere recht starke Fixierung durch den teilweise fibrösen Musculus suspensorius duodeni, der an der Vorderseite ansetzt. An diesem Winkel beginnt das Jejunum, das wegen seines längeren Gekröses viel freier beweglich ist.

Die Dünndärme sind über die ganze Bauchhöhle verteilt und bilden ein elastisches Kissen, das die Organe im oberen Bauchraum, besonders Magen und Leber, z. T. auch das Kolon, unterstützt und teilweise trägt.

Der Dickdarm wird durch seine zwei Flexuren in drei Hauptabschnitte geteilt. Hiervon sind das Colon ascendens und descendens mit ihrem kurzen oder ganz fehlenden Gekröse fest an der hinteren Bauchwand fixiert, während das Colon transversum freier beweglich ist, da es ein richtiges Gekröse hat: Mesocolon transversum; außerdem ist es durch das Lig. gastro-colicum mit dem Magen verbunden. Die Länge des Mesokolons ist wechselnd, die Gekrösewurzel ist, wie Blad nachgewiesen hat, bis zu einem gewissen Grade gegen die hintere Bauchwand verschieblich. Das Lig. gastro-colicum ist eine dünne Bauchfellverdoppelung ohne Bindegewebe, die nur, wenn sie fetthaltig ist, eine gewisse Widerstandskraft besitzt, sonst ganz dünn, hautartig und durchsichtig, ohne Tragkraft ist. Ihre Länge schwankt beim Erwachsenen von 0 - 18 cm (Blad).

Eine Normallage für das Colon transversum anzugeben ist unmöglich, da es beim selben Menschen unter sehr verschiedenen Verhältnissen variiert, nach der Ausdehnung der Dünndärme, nach der Haltung des Menschen, Stehen oder Liegen, nach dem Kontraktionszustande, nach der Füllung des Darms mit Luft oder Kot usw.

Bei Leichenuntersuchungen in liegender Stellung hat man das Colon transversum ungefähr ebenso häufig über, gleichhoch und unter dem Nabel gefunden. Beim Lebenden in aufrechter Stellung geht es in der Regel bogenförmig mehr oder weniger unterhalb des Nabels und nur in einer geringeren Anzahl der Fälle oberhalb vorbei. Thaysen hat an unserer Klinik durch Untersuchungen an 40 normalen, stehenden Menschen gefunden, daß ungefähr bei jedem vierten Mann und jeder zweiten Frau mit ganz normaler Magen-Darmfunktion das Transversum 10 cm oder tiefer unter der Nabellinie, bei 55% aller Männer und 80% aller Frauen mindestens 5 cm unterhalb der Linie verläuft. Das hochliegende Kolon kann der gefüllte Magen nach unten schieben, doch scheint diese Beeinflussung wenig häufig zu sein. Nach dem eben Gesagten liegt das Kolon ja meistens so tief, daß es kaum durch den Magen verschoben werden kann.

Der Kontraktionszustand des Darms ist sehr verschieden, je nachdem er leer oder durch Darminhalt oder Luft angefüllt ist. Bei einer ausgebreiteten starken Luftfüllung, Meteorismus, nimmt die Ausdehnung des Darms erheblich zu, das Abdomen wird vergrößert. Bei längerer Unterernährung, wie bei langwierigen Krankheiten, Appetitlosigkeit usw. werden die Därme, speziell die Dünndärme, besonders luftleer und kontrahiert, das Abdomen wird kahnförmig einsinken. Mit dem verschiedenen Füllungsgrad verändert sich auch die Länge des Darms erheblich. Während der Dünndarm normalerweise eine Länge von etwa 4 m hat, erreicht er 8 m, wenn er diffus erweitert ist, wie beim postmortalen Meteorismus.

Die verschiedenen Dehnungszustände wirken auch beträchtlich auf die mikroskopischen Verhältnisse der Darmwand, besonders des Dünndarms ein. Am kontrahierten Darm faltet sich die Schleimhaut stark, die Drüsen stehen eng zusammengepreßt, die Muskulatur bildet eine solide Lage unter der Mucosa; wenn jedoch der Darm erweitert wird, glätten sich die Falten, die Schleimhaut nimmt eine geringere Ausdehnung an, die Drüsen stehen weiter voneinander entfernt, sehen kürzer aus, die Muskelschicht ist bei weitem dünner. Wenn ferner die obersten Lagen der Schleimhaut postmortal abgestoßen sind, sieht der ausgeweitete Darm bei der Sektion ganz dünn aus, weshalb man ihn früher für atrophisch angesehen hat. Diese sogenannte Darmatrophie (Nothnagel) hat früher in der Darmpathologie eine bedeutende Rolle gespielt, ist aber als eine durch die Dehnung und postmortale Veränderung bewirkte Abweichung anzusehen (Faber und Bloch).

Auch das Kolon kann sehr in seiner Ausdehnung und Länge schwanken. Diese kann von 1 bis etwa 1,5 m steigen, die Verlängerung betrifft vornehmlich die beweglichen Teile, das Colon transversum und das Colon sigmoideum. Im Gegensatz zum Dünndarm, wo die Längsmuskulatur eine zusammenhängende Lage bildet, ist sie am Dickdarm in drei bandförmigen Tänien gesammelt zwischen denen sich die Darmwand in den sogenannten Haustren vorbuchtet, die von den Plicae semilunares getrennt sind. Diese Falten sind als Kontraktionsfurchen zu betrachten, die sich zusammen mit den drei Reihen Haustren langsam bei den Darmbewegungen verändern (Thaysen).

Die physiologischen Aufgaben des Darms sind in den verschiedenen Abschnitten des Darms nach den Anforderungen verschieden, die an die Darmverdauung und die schließliche Entleerung der un-

verdauten Reste gestellt werden. Unter normalen Verhältnissen empfängt der Darm durch den Pylorus einen einigermaßen gleichartigen,
dünnflüssigen Chymus, der stark sauer und fast steril ist. Im Duodenum wird er alkalisch gemacht, und nach der Beimengung der verschiedenen Fermente beginnt hier die Darmverdauung, die im Dünndarm fortgesetzt wird. Weiter erfolgt hier eine Resorption. Im
untersten Teil des Ileums nehmen die Bakterien an Menge zu, ohne
indes weitere Entwicklung zu zeigen. Der Speisebrei geht durch den
ganzen Dünndarm vom Pylorus bis zum Coecum im Laufe einiger
Stunden hindurch, bereits 3—4 Stunden nach der Nahrungsaufnahme
kann man im Coecum bei der Röntgenuntersuchung die ersten Schatten
auftreten sehen.

Diese rasche Fortbewegung durch den Dünndarm geschieht mit
Hilfe der lebhaften Peristaltik, wobei die Ringmuskulatur sich ringförmig kontrahiert und dadurch eine recht schnell fortschreitende Einschnürung oder richtiger Aufhebung der Lichtung zustande bringt.

Beim Eintritt in das Coecum ist der Darminhalt noch flüssig.
Der Dickdarm hat eine doppelte Aufgabe, einmal die unverdauten
Reste weiter zu befördern und den Kot zurückzuhalten, bis die Verdauung möglichst vollendet und eine weitgehende Wasserresorption
erfolgt ist. Diese geht vorwiegend im Coecum und Colon ascendens
vor sich, in geringerem Grade auch im Transversum; im letzten Teil
des Querdarms erhalten die Faeces eine festere Beschaffenheit, sie
werden geformt, gehen als solche recht schnell durch das Colon descendens hindurch und sammeln sich im Sigmoideum und im Rectum.
Hier verbleiben sie bis zur Entleerung.

Im Coecum und Colon ascendens verweilen die Faeces verhältnismäßig lange, die Dünndarmverdauung wird fortgesetzt, es tritt eine
außerordentlich reichliche Bakterienentwicklung ein, die zur Zersetzung
der letzten Speisereste beiträgt. Ferner erfolgt die schon erwähnte
Wasserresorption. Dieser Darmabschnitt bildet in funktioneller Hinsicht einen Teil für sich, im Gegensatz zum Sigmoideum und Rectum,
die im wesentlichen eine Sammelstelle sind.

Über die Art der Fortbewegung des Inhalts durch die Kolonmuskulatur
besteht noch eine gewisse Uneinigkeit. Anscheinend herrscht eine langsame
und etwa gleichmäßige Peristaltik mit ständiger Veränderung der Haustren und
Plicae vor, doch sieht man auch bisweilen sogenannte „große Kolonbewegungen",
d. h. kräftige, tonische Kontraktionen in einem großen Teil des Kolons von
einigen Sekunden Dauer, wobei der Inhalt stark analwärts verschoben wird.
Bei den Tieren hat man ferner antiperistaltische Bewegungen im Coecum und
Colon ascendens beobachtet, die offenbar dem Zweck dienen, den Darminhalt
möglichst lange der besonderen Zersetzung und Resorption dieser Bezirke auszusetzen. Beim Menschen hat man etwas Derartiges nicht gesehen, jedoch
scheinen auch hier Bedingungen vorzuliegen, die Ähnliches ermöglichen.

Die physiologische Grenze zwischen Colon ascendens und transversum
liegt nicht genau an der Flexura coli dextra, sondern etwas mehr nach links,
so daß der Beginn des Querdarms funktionell dem aufsteigenden Ast angehört.
An der Übergangsstelle befindet sich nach der Meinung mancher Forscher eine
Art Sphincter in der Muskulatur, in jedem Fall sieht man oft an dieser Stelle
eine Kontraktion. Ähnliche Sphincteren will man auch an den Übergangsstellen zwischen Sigmoideum und Rectum, zwischen Ileum und Coecum und

vielleicht auch zwischen Duodenum und Jejunum gefunden haben. Namentlich Keith hat sich für das Bestehen dieser Schließmuskeln eingesetzt. Er vergleicht sie mit den an der Kardia und am Pylorus vorhandenen und sieht in ihnen Regulatoren der Passage und Peristaltik des Darms; jedem Sphincter entspricht ein besonderes in der Darmwand gelegenes Nervenzentrum, vergleichbar den entsprechenden Organen im Herzen.

Der Durchtritt des Inhalts durch das Kolon von der Valv. ileocoecalis bis zum Colon sigmoideum beansprucht im allgemeinen 10 bis 12 Stunden. 3—4 Stunden nach der Nahrungsaufnahme beginnt sich der Blinddarm zu füllen, nach 5—7 Stunden erreicht die Kotsäule die rechte Flexur und nach 10—11 Stunden die linke. 13—14 Stunden nach dem Essen wird das Colon sigmoideum und Rectum gefüllt, aus dem nach 24—32 Stunden die Entleerung erfolgt.

Bei der Defäkation wirken verschiedene Kräfte mit, gleichzeitig mit der teils willkürlich, teils unwillkürlich erfolgenden Öffnung oder besser Erschlaffung des Sphincter ani, der den Widerstand gegen die Entleerung des Darms aufgibt. Diese geschieht teils durch Peristaltik, teils durch die Bauchpresse. Die Peristaltik scheint den Inhalt gegen den Analring zu pressen und dadurch Stuhldrang zu erwecken. Die Bauchpresse wird ja vorwiegend willkürlich in Bewegung gesetzt. Dabei kontrahieren sich die Bauchmuskeln, das Zwerchfell wird abgeflacht, die Muskeln des Damms kontrahiert, so daß es zur Hebung des Beckenbodens kommt, der Widerstand gegen das Hinuntergedrücktwerden leistet. Bei diesen Kontraktionen steigt der Druck im Rectum beträchtlich, auf 100—200 mm Quecksilber, während er normal nur 15—20 mm beträgt. Bei der Defäkation wird nicht bloß das Rectum, sondern auch das Colon sigmoideum und descendens entleert, soweit sie Kot enthalten; bisweilen auch der linke Teil des Transversum.

2. Die Untersuchung des Darms.

Durch die allgemeine äußere Untersuchung des Abdomens mit Inspektion, Palpation und Perkussion kann man die Dehnung des Darms beurteilen, Meteorismus oder Kontraktion der Därme feststellen, jedoch kaum die einzelnen Darmschlingen erkennen. Unter gewissen pathologischen Zuständen kann man indessen Erweiterungen begrenzter Darmteile sehen, einzelne Darmschlingen können sich dem Auge und der tastenden Hand deutlich präsentieren. Bisweilen gibt sich ein erweiterter Darmabschnitt durch Plätschergeräusche bei der Palpation zu erkennen.

Man kann sodann durch Abtastung umschriebene Tumoren und größere Infiltrationen abgrenzen usw.

Eine direkte Palpation der Innenseite des Darms kann nur bei der Rectaluntersuchung geschehen. Man fühlt dabei die Ampulle des Mastdarms und kann mitunter bis zum Anfang des Sigma hinaufgelangen. Durch Einführung der ganzen Hand durch den erweiterten After kann man noch höher gelangen, indes erfordert diese Methode eine Narkose. Eine Besichtigung der Schleimhaut des Rectums und Sigmas kann mit der Rectoromanoskopie erfolgen. Man verwendet dazu ein Proktoskop (z. B. das Straußsche), das durch den After eingeführt wird, während der Patient auf der Seite liegt mit hochgezogenen Knien oder in Knie-Ellenbogenlage. Bei vorsichtiger Einführung unter gleichzeitiger Lufteinblasung kann man in der Regel das Proktoskop durch das Rectum hindurchführen, die Falte passieren, welche den Mastdarm vom S-Romanum trennt und im ganzen etwa

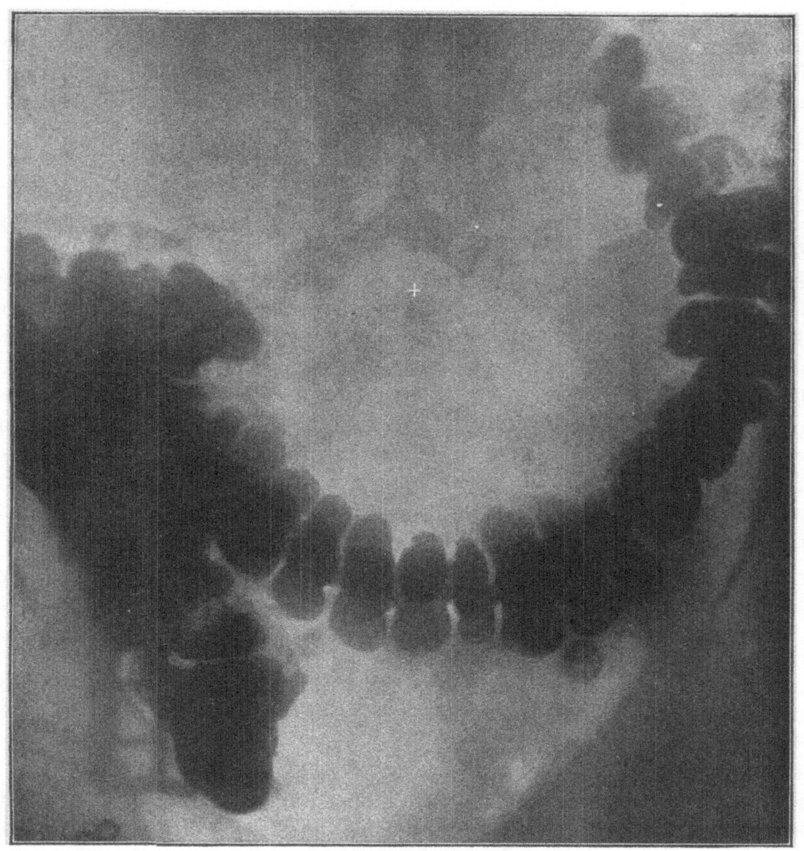

Abb. 42. Röntgenbild des Colon ascendens und transversum nach Einnahme einer Kontrastmahlzeit bei einem gesunden Mann ohne Verdauungsstörungen.

25—30 cm vom Anus aufwärts erreichen. Man sieht auf diese Weise die Schleimhaut des Mastdarms und des unteren Teils der S-Schlinge, stellt fest, ob sie abnorm injiziert, schleimbelegt, leicht blutend ist, und ob sich Ulcerationen oder Neubildungen finden.

Die Röntgenuntersuchung des Darms hat bisher noch nicht dieselbe Bedeutung erlangt wie die Röntgenuntersuchung des Magens, immerhin unser Wissen doch schon in wertvoller Weise erweitert. Nach Eingabe einer gewöhnlichen Kontrastmahlzeit kann man in der

Regel sehr bald das Duodenum mehr oder weniger deutlich sehen, besonders den ersten Teil. Auch die Dünndärme erkennt man als schwache Schatten, die wegen der Kerkringschen Falten gestreift erscheinen. Distinktere Bilder erhält man dagegen vom Kolon.

Etwa 3—4 Stunden nach Aufnahme des Breis beginnt sich ein Schatten im Coecum zu zeigen, der sich allmählich vom Colon ascendens zum transversum ausbreitet, das sich mit seinen Haustren deutlich abhebt (siehe Abb. 42). Dann füllt sich das Colon descendens und sigmoideum, zum Schluß sammeln sich die Massen als ein großer Ballen im Mastdarm. Unter normalen Verhältnissen sind die Faeces durch das Colon transversum zur Flexura sin. im Verlauf von etwa 10—11 Stunden gelangt, in den Mastdarm im Laufe von etwa 12 bis 14 Stunden.

Bei krankhaften Zuständen, Verstopfung, geschieht die Passage langsamer, entweder so, daß die ganze Bewegung verlängert ist, oder so, daß die Faeces sich in gewissen Abschnitten, Colon ascendens, transversum und pelvicum länger aufhalten. Näheres im Abschnitt über Obstipation.

Bei Verengerung, Tumoren usw. kann man Unterbrechungen der Schattensäule sehen, besonders deutlich, wenn man den Darm durch Eingießung einer Aufschwemmung von Bariumsulfat o. ä. vom Mastdarm aus füllt.

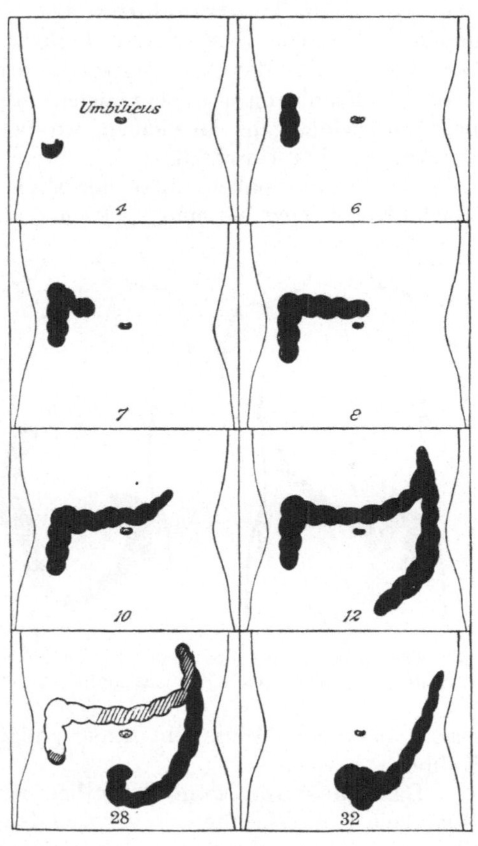

Abb. 43. Die Bewegung des Koloninhalts bei einem Normalen. Die Zahlen bedeuten die Stunden nach Einnahme einer Wismutmahlzeit. (Nach Hertz.)

Mit der Röntgenuntersuchung kann man die Lage des Kolons im Augenblick der Untersuchung bestimmen, die wie gesagt teilweise von Tag zu Tag und je nach der Stellung des Patienten wechselt. Als Beispiel geben wir hier ein Röntgenbild von einem Patienten mit verzögerter Passage an drei Tagen nacheinander. Das Bild ist am stehenden Kranken gefertigt (siehe Abb. 44).

Füllt man das Kolon durch Mastdarmeinlauf, so wird es von der Aufschwemmung bedeutend mehr erweitert und erscheint breiter. Das Colon transversum scheint bei diesem Vorgehen, das in Rückenlage des Kranken geschieht, wesentlich höher im Abdomen zu liegen, als wenn die Durchleuchtung nach Essen von Kontrastbrei erfolgt (siehe Abb. 45).

Sehr wertvolle Aufschlüsse über den Zustand des Darms erhält man durch die Untersuchung der Faeces. Die Darmentleerung geschieht normalerweise einmal täglich, und zwar bei regelmäßigem Leben etwa um dieselbe Tageszeit. Unter abnormen Verhältnissen wird der Stuhlgang unregelmäßiger. Er kann seltener erfolgen, wie bei Obstipation, ganz ausbleiben, wie bei Stuhlverhaltung und häufiger werden, wie bei Durchfall.

Die Faeces haben unter normalen Verhältnissen eine einförmige weiche Konsistenz; sie sind „geformt", d. h. sie haben die Form eines

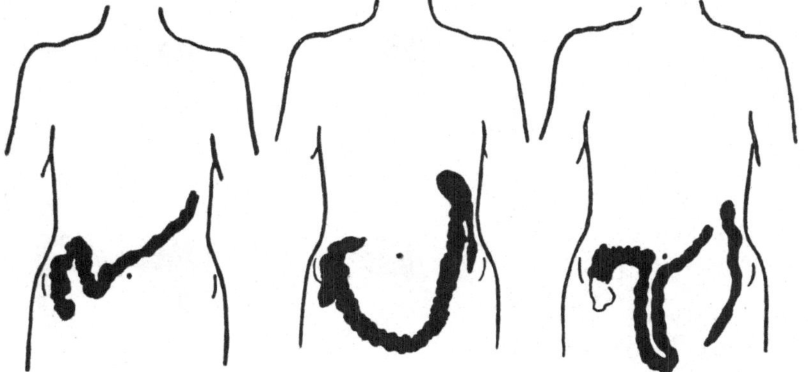

Abb. 44. Röntgenbild der Lage des Dickdarms bei demselben Menschen, 24, 48 und 72 Stunden nach Kontrastmahlzeit. Die Bewegungen sind verlangsamt,

Darms oder einer Wurst, in ihrem ganzen Bestand von etwa gleichem Kaliber.

Das Aussehen kann wesentlich von der Norm abweichen. Die Festigkeit kann sich ändern, je nachdem der Kot mehr oder weniger Wasser enthält. Wird die Konsistenz erhöht, so verliert der Stuhl seine gleichmäßige Form. Er wird knollig und kann aus getrennten, mehr oder minder harten, kugelförmigen Ballen verschiedener Größe bestehen. Durch Einlagerung von Kalksalzen können die Knollen steinhart werden und eigentliche Koprolithen bilden. Sind die Stühle wasserhaltiger, so verlieren sie ihre Form und werden brei- und suppenartig. Bei noch dünneren Stühlen spricht man von dünnen oder wäßrigen Entleerungen. Unter Beibehaltung der Form können die Faeces ihr Kaliber verändern, bleistiftdünn oder bandförmig werden.

Die Farbe des Stuhls ist bräunlich, dunkler oder heller nach der Beschaffenheit der Nahrung, dunkler z. B. bei Fleischnahrung, hellgelb

der Regel das Vorhandensein von Eiterzellen bedeuten wird. Doch gibt auch das aus dem Darm stammende und von der Magenverdauung nicht veränderte Blut eine Katalasereaktion, die aber bei einigermaßen reichlicher Anwesenheit von Eiterzellen besonders kräftig sein wird. Man streicht eine dünne Lage des Stuhls auf einem Objektträger aus und gießt einige Tropfen Oxydol darauf. Bei positiver Reaktion sieht man eine starke Luftentwicklung, indem zahlreiche kleine Sauerstoffblasen sich auf der Oberfläche des Präparats bilden. Eine schwache Reaktion erhält man auch im normalen Stuhlgang. Man kann mit einer quantitativen Katalasereaktion die Menge der Luft in einem geschlossenen Glasrohr messen, die sich aus einer bestimmten Menge des Stuhls nach Zusatz von Oxydollösung entwickelt.

Im Stuhl findet man verschiedene Speisereste, die man oft mit bloßem Auge erkennen kann, wie Reste von Beeren und Obst oder von Gemüse, Gelbrüben, ferner sehnige Bindegewebsmassen u. ä. Wie vorher erwähnt, kann man auch bisweilen in den Stühlen ungewöhnliche Mengen Fett feststellen. Auch Muskelreste werden bemerkt werden, freilich meistens erst bei mikroskopischer Untersuchung.

Bei dieser kann man teils Speisereste, teils abnorme Beimengungen feststellen, wegen der fremden Bestandteile hat sie besondere Bedeutung; man kann Parasiteneier (Taenien oder Rundwürmer) und selbst ganze Parasiten nachweisen, wobei es sich um Amoeben oder Protozoen handelt. Man kann ferner auf Tuberkelbazillen untersuchen, deren positiven Befund man indes mit einiger Kritik beurteilen muß. Zur Bestimmung andrer pathogener Bakterien sind besondere Züchtungsverfahren notwendig, Agglutinationsproben usw. Die mikroskopische Untersuchung der Speisereste und eine nähere Betrachtung hat besonders dann einen Zweck, wenn man vorher dem Patienten eine feinverteilte Kost von einer solchen Beschaffenheit gegeben hat, daß sie unter normalen Umständen nahezu vollständig verdaut wird. Mit der Untersuchung des Stuhls nach einer Probediät kann man eine Art Funktionsprüfung des Darms etwa wie die des Magens nach einer Probemahlzeit vornehmen. Besonders Ad. Schmidt hat diese Untersuchungsmethode ausgearbeitet. Seine Darmprobekost geben wir auf folgende Weise: Am Morgen Tee mit Sahne und Zucker, sowie Zwieback mit Butter, zum Frühstück und Abend 1 Ei, Hafersuppe, 3 Zwiebäcke und etliche Stücke Franzbrot mit Butter, am Abend noch Tee. Zu Mittag gesüßte Suppe, 125 g gehacktes Kalbfleisch, leicht in Butter geröstet, inwendig roh, 200 g Kartoffelbrei. Wenn man eine größere Abwechslung wünscht, kann man außerdem Milch und Kakao geben; auch kann man die Größe der Portionen ohne Nachteil verstärken.

Gleichzeitig mit dieser Probekost läßt man den Patienten etwa 30 g Karmin in Tabletten einnehmen. Wenn der Stuhl eine rötliche Farbe angenommen hat, kann man die danach entleerten Faeces auf die Probekost beziehen. Diese Entleerungen haben eine gleichmäßig weiche Konsistenz ohne festere Beimengungen.

Bei mikroskopischer Untersuchung des normalen Stuhls findet man keine Bindegewebsreste: nur geringe Reste von Muskelfasern, die meist ohne deutliche Querstreifung sind und mehr oder weniger angenagte Ränder zeigen. Stärkereste werden vermißt. Fett ist nur in spärlicher Menge vorhanden in kleinen Klümpchen und Platten von verseiftem Fett, noch weniger Fettsäurenadeln und Fetttropfen.

Unter pathologischen Verhältnissen kann man reichlich Bindegewebsfasern und verzweigte Äste finden. Dies kommt bei mangelhafter Magenverdauung zustande, namentlich bei Achylia gastrica. Man kann dann ferner massenhafte Muskelfasern in Form von goldgelblichen Fibrinbruchstücken mit Querstreifung und erhaltenen Konturen nachweisen. Dies ist besonders bei gestörter Dünndarmverdauung der Fall, besonders bei Pankreasleiden oder Dünndarmkatarrh mit krankhaft beschleunigter Passage. Vermehrte Fettmengen sieht man wie bereits erwähnt bei verschlechtertem Gallenabfluß und bei Pankreasachylie; in den ersten Fällen handelt es sich vorwiegend um Fettsäuren, in den letzten wesentlich um Neutralfett.

Von besondrer Bedeutung ist der Nachweis von Stärke, die man unter normalen Verhältnissen im Kot nach Probekost überhaupt nicht findet. Man beobachtet bei direkter Untersuchung Reste von Kartoffelbrei als kleine gelbliche Körner, die man durch Zusatz von Jod-Jodkaliumlösung als Stärke erweisen kann. Die Stärkekörner färben sich dann blau; außer ihnen nehmen auch verschiedene stärkehaltige Bakterien und Hefezellen eine stark blaue Färbung an.

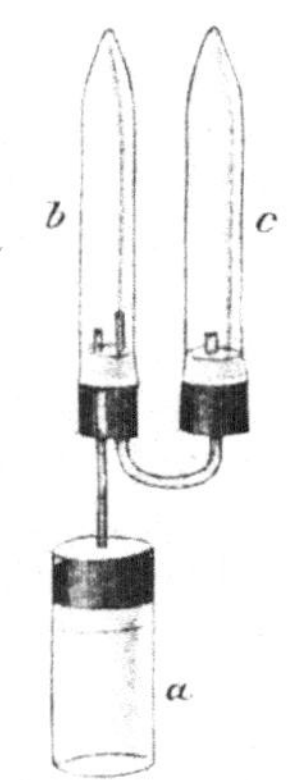

Abb. 46. Schmidts Gährungsröhrchen.

Ein weiteres Vorgehen zum Stärkenachweis hat man in der Schmidtschen Gärungsprobe. Etwa 5 g Stuhl werden mit Wasser angerührt in eine kleine Flasche mit durchbohrtem Pfropfen (*a*) gebracht, worüber ein mit Wasser gefülltes kleines Rohr (*b*) sich befindet, das durch ein Steigrohr in Verbindung steht mit einem andern im übrigen offenen Glas (*c*) (siehe Abb. 46). Den ganzen Apparat bringt man in den Brutschrank. Bei Vorhandensein von Stärke im Stuhl entwickelt sich bei saurer Gärung Kohlensäure, die in das zuerst genannte Rohr aufsteigt, wo sie sich sammelt und das Wasser durch das Steigrohr in das andre Rohr hinüberpreßt. Eine Verwechslung kann entstehen bei Fäulnis von Eiweißstoffen, wobei aber alkalische Reaktion herrscht.

Größere Mengen Stärke findet man praktisch nur in den Fällen von Gärungsdyspepsie, außerdem noch bei einem Dünndarmkatarrh, dagegen nie bei Kolitis oder etwa als Folge von Pankreasleiden.

3. Allgemeine Therapie.

A. Diätetik.

Der Darmkanal erhält den Speisebrei vom Magen, der ihn als einen dünnflüssigen, gleichförmigen Chymus abzuschieben hat. Nicht alle Nahrungsmittel kann der Magen in so fein verteiltem Zustande an den Darm abgeben. Namentlich zahlreiche Pflanzenteile, wie Gemüse und Obst, werden im Magen nur unvollkommen bearbeitet; das Gleiche gilt von zähem Fleisch, besonders in rohem und gepöckeltem Zustand, auch von größeren Bindegewebsklumpen, wie man sie in Sehnen und Fascien findet. Ist die Magenverdauung infolge von Magenkrankheiten gestört, so wird die Menge der dem Darm überlassenen unverdauten Nahrungsbestandteile vermehrt.

Wenn man den Darm diätetisch schonen will, muß man die Nahrung vor allem von solchen Bestandteilen befreien, die der Magen nicht bewältigt und deshalb dem Darm zu weiterer Verarbeitung überläßt, den sie erfahrungsgemäß ebenfalls beschweren. In erster Linie kommen hier rohe Gemüse in Frage, auch diejenigen, die beim Kochen ihre harte und fasrige Beschaffenheit behalten, so alle rohen Salate, dann harte Kohlsorten, wie Weißkohl, Rotkohl, Rosenkohl, Porree, die festen Wurzeln wie Sellerie, Rettig, Radieser; Hülsenfrüchte, Erbsen, Bohnen usw. Ferner fallen Obstsorten mit fester Zellulosehülle oder Kerngehäusen hierunter, Äpfel, harte Birnen, Ananas usw.

Von Fleischgerichten sind es besonders die gesalzenen und geräucherten Speisen, Sehnen, Bindegewebe usw., sowie die fetten Fleischarten. Man schont den Darm also, indem man dieselben diätetischen Rücksichten nimmt wie auf einen kranken Magen. Man kann die schädliche Wirkung dieser Speisen in hohem Grade vermindern, wenn man sie in feinverteiltem Zustande als Breie und so gut durchgekocht wie möglich gibt. Das Fleisch kann man hacken lassen oder schaben oder nur helles und leichtes Fleisch in gekochter Zubereitung geben. Gemüse und Früchte gibt man entweder gekocht oder durchgesiebt. In mancher Beziehung sind die Vorschriften für die Schonung des kranken Darms wie gesagt dieselben, wie für den kranken Magen. Jedoch hat die Erfahrung gelehrt, daß ein kranker Darm gewisse Nahrungsmittel selbst bei Beachtung aller Vorsichtsmaßregeln schlechter verträgt als andre. Gemüse z. B. werden vom empfindlichen Darm schlechter vertragen als vom kranken Magen. Die in Frage kommenden Möglichkeiten kann man auf Grund unsrer heutigen Kenntnisse nicht alle erschöpfen. Von Bedeutung ist auch die Resorptionsfähigkeit der Nahrungsmittel, ferner ihre Eignung, verschiedene Zersetzungsprozesse zu fördern.

Die strengste Schonungsdiät für den Darm ist die Zufuhr von reinem Wasser, dann die auf Grund einer langen Erfahrung empfohlene allgemeine Stopfdiät. Bei dieser vermeidet man außer Gemüsen und Obst alle Fleischspeisen; die Hauptbestandteile der Nahrung sind leichte, stärkehaltige Nährstoffe, die so fein wie möglich verteilt werden müssen. Eine solche Diät besteht aus Salepschleim, Hafersuppe, Blaubeersuppe mit Reismehl, gut ausgekochtem Wasserreis u. ä. Bei Verlangen nach etwas größerer Abwechslung und geringerer Strenge kann in zweiter Linie Franzbrot, Zwieback, Makkaroni, Sagosuppe, gekochter Fisch, gekochtes Huhn, Taube und andres leichtes helles Fleisch, eventuell Eier genannt werden, alles Mittel, die im Magen leicht löslich und im Darm leicht resorbierbar sind. Gewöhnlich wird auch Fett in leicht verteilter Form vertragen (Butter, Sahne u. a.), besser als von einem kranken Magen, während fette Braten zu den für den Darm schwereren Gerichten gehören, wie sie auch vom Magen nicht gut ertragen werden.

Im Gegensatz zu dieser beruhigenden und stopfenden Diät kann man durch andre Kostformen die Tätigkeit des Darms anregen. Diesen Zwecken dient die als Antiobstipationsdiät bezeichnete Peristaltik befördernde Kost. Hier versucht man der Nahrung Stoffe beizumischen, die weder resorbiert noch zersetzt werden, die damit die motorischen Kräfte des Darms in seinem ganzen Verlauf und speziell im Dickdarm anregen. Für diese Anregung benutzt man vor allem die zellulosehaltigen Speisen. Aus diesem Gesichtspunkt heraus wählt man die Hafergrütze vor den andern Grützen, da das zerquetschte Haferkorn die Zelluloseschalen des Getreides enthält, die man nicht ausmahlen kann. Aus demselben Grunde hat Graham seiner Zeit (1824) das sogenannte Grahambrot eingeführt, in dem das Weizenkorn nur zerdrückt, nicht geschält ist. Unser nordisches allgemein gebrauchtes Roggenbrot enthält in gleicher Weise die Schalen des Roggens und wirkt in gleicher Weise. Ein schwacher oder empfindlicher Magen kann dadurch ungünstig beeinflußt werden, wenn das Brot mit Sauerteig bereitet ist, dagegen verträgt ein guter und gesunder Magen-Darmkanal das ohne Sauerteig gebackene Roggenbrot gut. Das gleiche gilt von dem alten nordischen Gericht Bierbrotsuppe.

Man hat ferner Kleiebrot verwandt, das noch mehr Kleie enthält als das gewöhnliche Grahambrot. Da man auch in allen Gemüsen und nicht allzu weichen Früchten reichlich Zellulose findet, hat man auch diese zu dem angegebenen Zweck benutzt.

In vielen Fällen wird man genötigt sein, die Peristaltik eines kranken Darms anregen zu müssen; hier muß man die bereits mehrfach besprochenen Schonungsmaßregeln beachten und den Darm nicht mit wenig feinen oder fein zubereiteten Nahrungsmitteln belasten. Man kombiniert in solchen Fällen, indem man Gemüse und Obst als Breie gibt und gelangt so zu der schonenden Antiobstipationsdiät, die in vieler Hinsicht mit der bei den Magenkrankheiten erwähnten Breidiät übereinstimmt, indes etwas mehr zellulosehaltige Bestandteile enthält, insbesondere Brotsorten wie Grahambrot, helles Roggenbrot und Hafergrütze. Von andern Nahrungsmitteln sind zu erwähnen Breie von Gelbrüben, Kartoffeln, Erdschocken, Blumenkohl, grünen Bohnen usw. Dazu kommen Früchte in gekochtem Zustand als Püree, Äpfel, Birnen, Aprikosen u. m., Marmeladen, Fruchtgelees. Weiter kann der Fruchtsaft verwendet werden, der durch seinen Gehalt an Fruchtsäuren besonders anregend auf die Peristaltik wirkt und deshalb bei der zuletzt erwähnten Diätform am Platze ist, während er bei der stopfenden Schonungsdiät vermieden werden muß.

Während die Milch für viele kranke Mägen die Schonungsdiät par excellence bietet, kann sie nur bei bestimmten Darmkrankheiten

in demselben Sinne verwendet werden. In der Regel bewirkt sie
Darmstörungen, bald Verstopfung, bald Durchfall, und ist deshalb als
diätetisches Mittel nicht zu empfehlen. Die Gründe für diese besondere Wirkung sind nicht klar.

B. Medikamentöse Therapie.

Die Anwendung bestimmter Medikamente hat in der Behandlung
der Diarrhöen und namentlich der Verstopfung seit undenklichen
Zeiten eine außerordentlich große Rolle gespielt; die Ärzte der Vor-
zeit sahen eine Hauptaufgabe in der Zusammensetzung zweckent-
sprechender Abführmittel oder Klysmata. Wegen pharmakologischer
Einzelheiten dieser Mittel muß auf die entsprechenden Lehrbücher
verwiesen werden; hier sollen nur einige Hauptpunkte berührt werden.

Die **Abführmittel** zerfallen hinsichtlich ihrer Wirkungsweise in
drei Gruppen, 1. die salinischen, 2. die auf das Kolon wirkenden und
3. die auf Ileum und Kolon wirkenden organischen Mittel. Teils vermehren sie die Peristaltik, teils erhöhen sie den Wassergehalt des
Darminhalts und bewahren damit seine weiche Konsistenz.

Die salinischen Abführmittel. Als Repräsentanten kann
man das Natriumsulfat (Glaubersalz) und das Magnesiumsulfat (Bitter-
salz, englisches Salz) nennen. Sie wirken etwas verschieden, je nachdem man sie konzentriert in großer Dosis oder verdünnt in kleiner
Dosis gibt. Das Salz bindet das Wasser und verhindert seine Resorption. Der Darminhalt bleibt abnorm wasserhaltig und behält
seine dünne Konsistenz während des Durchwanderns des ganzen
Darms bei, was infolgedessen schneller als gewöhnlich geschieht. Gibt
man eine große Dosis mit wenig Wasser, so erfolgt eine Sekretion
oder richtiger Transsudation wäßriger Flüssigkeit aus der Darmschleimhaut, es entsteht ein reichlicher dünnflüssiger Inhalt. In beiden
Fällen wird außerdem durch Einwirkung der Salzlösung die Darmbe-
wegung gesteigert, ohne daß eine eigentliche Entzündung oder Reizung
der Schleimhaut entsteht.

Nach Eingabe einer kleinen Dosis Salz mit viel Wasser erfolgt
nach ein bis zwei Stunden eine reichliche dünnflüssige Entleerung,
sozusagen auf Grund einer Durchspülung. Nach einer größeren Dosis
ohne Wasser tritt etwas später eine wäßrige Abführung ein, mit der
gleichzeitig eine Entwässerung des Organismus verbunden ist.

Die erstbeschriebene Wirkung ist die der salinischen Abführmittel, entweder in Form der natürlichen Mineralwässer oder in künstlicher Nachahmung. Als hauptsächlich glaubersalzhaltige Quellen sind
zu erwähnen: Karlsbad, Marienbad, Tarasp, Franzensbad, als
wesentlich bittersalzhaltige Wässer die eigentlichen Bitterwässer wie
Friedrichshaller, Apenta, Hunyadi-Janos, Franz-Joseph-
Bitterquelle. Glaubersalzbrunnen trinkt man in der Regel warm,
1—2 Wasserglas voll, während die Bitterwässer kalt und in kleineren Dosen, $^1/_3$—$^1/_2$ Wassergläser oder etwas mehr, wirken. Bei
Selbstbereitung der Lösungen nimmt man 1—2 Teelöffel Natriumsulfat oder Magnesiumsulfat auf ein großes Glas Wasser oder künst-

liches bzw. natürliches Karlsbadersalz in derselben Weise. Auch andre Magnesiumverbindungen kann man anwenden, z. B. Magnesiumoxyd (gebrannte Magnesia) oder Magnesiumhydrokarbonat, teelöffelweise mit viel Wasser. Wenn man mit der laxierenden Wirkung eine Entwässerung des Körpers verbinden will (z. B. bei Ödemen und Ascites), kann man zu großen Dosen mit wenig Wasser greifen, wie es Finsen seinerzeit empfohlen hat: Natr. sulf. oder Magn. sulf. aa 10—15 g, in 10 Teilen Wasser gelöst.

Außer den genannten Salzen wirken die Salze verschiedener Fruchtsäuren auf ähnliche Weise, aber schwächer. Hier sind die Tartrate zu erwähnen, die man im Pulv. effervescens und Seydlitzschen Pulver findet; Fruchtsäuren sind auch das wirksame Prinzip in verschiedenen milden pflanzlichen Abführmitteln, wie Tamarinden, Mannasirup, Feigensirup usw.

Die auf den Dickdarm wirkenden Abführmittel. Hierzu gehören in erster Linie eine Reihe Pflanzenmittel, wie Sennespräparate, Frangula, Kaskara, Rheum und Aloe. Die wirksamen Bestandteile sind vor allem verschiedene Anthrachinonderivate (insbesondere Emodin und Chrysophansäure), die durch Spaltung der in den Drogen enthaltenen Glykoside im Darm entstehen. Sie bewirken eine anscheinend spezifische Erhöhung der Dickdarmperistaltik, lassen dagegen den Dünndarm unbeeinflußt. Der Effekt tritt deshalb auch erst ein, wenn die Mittel den Dickdarm erreicht haben, also 6 bis 8 Stunden nach der Einnahme. Die Stärke der Wirkung hängt natürlich von der Dosis ab; große Dosen erzeugen Durchfall mit Koliken und Tenesmen. Von den Nebenwirkungen sind besonders die auf die weiblichen Geschlechtsorgane zu erwähnen, die als Menorrhagien auftreten und eventuell Abort veranlassen können. Die Darmschleimhaut wird hyperämisch und bei stärkeren Dosen auch entzündet, die dünnen Stühle zeigen Schleimbeimengungen.

In gleicher Weise wie diese Pflanzenstoffe wirkt das Phenolphthalein (Purgen) und der Schwefel. Dessen Erfolg beruht auf der Bildung gewisser Verbindungen im Dickdarm, speziell des Schwefelwasserstoffs, nach andern der schwefligen Säure. Es handelt sich bei den eben angeführten Mitteln um milde Purgantien, die in der Regel mit andern Präparaten, wie Sennesblättern, zusammen gegeben werden.

Auf den Dünn- und Dickdarm wirkende Mittel. Unter diesen muß zuerst das Rizinusöl genannt werden. Auf seinem Wege durch den Darmkanal wird das verseifte Öl eine leicht reizende und erregende Wirkung bereits im Dünndarm entfalten, in dem es resorbiert wird (in kleineren Dosen), so daß es gar nicht in das Kolon gelangt, das infolgedessen intakt bleibt.

Auch andre Öle (Olivenöl, Mandelöl usw.) wirken nach ihrer Verseifung anregend auf die Peristaltik des Dünndarms, aber weit schwächer. Wesentlich mechanisch, vielleicht auch etwas reizend, befördern das Paraffin und das Nujol die Darmtätigkeit.

Weit stärker als die Öle erweisen sich andre Stoffe; ihre Wirkung beginnt ebenfalls bereits im Dünndarm und wird im Dickdarm fortgesetzt, und ist bei genügender Dosis mit starker Reizung, eventuell Schleimhautentzündung verbunden. Solche Stoffe sind das Krotonöl, die Tubera Jalapae, Fructus Colocynthidis, Gummi gutti und Podophyllin. Diese Mittel werden wegen ihrer starken Wirkung als Drastica bezeichnet, sie werden nur selten angewandt, namentlich wenn man eine einmalige kräftige Entleerung erzielen will, z. B. bei einer Wurmkur; das Podophyllin wird vom Publikum in den sogenannten Brandrethschen Pillen benutzt.

Ein den drastischen Mitteln nahestehendes Laxans ist das Kalomel, über dessen Wirkungsweise die Meinungen noch etwas geteilt sind. Seine lokale reizende Wirkung ist nur gering, sein Haupteffekt scheint eine Erhöhung der Drüsensekretion und Hemmung der Resorption zu sein. Es veranlaßt deshalb reichliche wäßrige Stühle. Bei Versagen der Wirkung aus einem oder andren Grunde wird das Medikament im Darm zurückgehalten, so daß es zu Vergiftungserscheinungen kommen kann in Form allgemeiner Hg-Wirkungen oder lokaler Kolitiden. In Dosen von 10—15 cg verursacht Kalomel eine weiche, breiige Abführung. Das Mittel ist das wirksame Prinzip der in der älteren englischen Medizin so oft benutzten „blue pills".

Stopfmittel. Hierunter versteht man Medikamente, die eine vorhandene Diarrhöe zum Stehen bringen. Direkt hemmend auf die Peristaltik des Darms ist das Opium und mehrere der in ihm enthaltenen Alkaloide, wie Morphin und Kodein. Als Stopfmittel ist das Opium besser als die reinen Alkaloide und ihre künstliche Mischung, die unter dem Namen Pantopon im Handel ist. Die Wirkung des Opiums scheint in einer Lähmung der Darmbewegungen und Einschränkung der Sekretion zu bestehen. Rein mechanisch ist der Effekt verschiedener schleimiger Stoffe wie Mucilago gummi arabici, Dekokte von Tubera Salep, Radix Colombo usw. zu erklären, die die Schleimhaut gegen die Reizung durch den Darminhalt beschützen. Auf die gleiche Weise scheinen auch verschiedene indifferente Pulver zu wirken, wie Bolus alba, Talkum u. a., die man in großen Dosen eßlöffelweise gibt. Auch die Wirkung des kohlensauren und phosphorsauren Kalks kann man in ähnlicher Weise auffassen.

Unter den obstipierenden Mitteln ist dann vor allem die große Gruppe der Adstringentien, namentlich der Gerbstoffe und gewisser Metallsalze hervorzuheben. Die Adstringentien bilden mit den albuminoiden Bestandteilen der Zellen und ihrer Sekrete mehr oder weniger unauflösliche Kolloidverbindungen. Die Zellen werden auf diese Weise von einer schwer durchdringbaren Membran umkleidet, wodurch die Sekretion eingeschränkt und weiter eine schützende Schicht auf den Zellen gebildet wird. Die adstringierende Wirkung richtet sich also direkt gegen die Schleimhautentzündung und verstärkte Sekretion.

Besonders werden hierzu die Gerbstoffe angewandt. Früher benutzte man viel Acid. tannicum oder die gerbsäurehaltigen Abkochungen, wie Dec. rad. Ratanhiae u. ä. Um Schleimhautirritationen zu vermeiden, verwendet man jetzt besser Albuminate, die erst nach Spaltung durch das Pankreassekret zur Geltung kommen, wie das Tannalbin (Dosis 1 g), Tannigen, Tannocol, Tannoform usw.

Von den Metallsalzen werden jetzt nur noch die Wismutsalze, Bismut. subnitr. oder subsalicyl. in Grammdosen angewendet. Früher wurden Bleisalze, besonders Plumb. acetic. (5—10 cg) verordnet, die man jetzt aus Furcht vor Bleivergiftung verlassen hat. Auch Arg. nitr. wurde früher viel gebraucht, gibt aber ebenfalls nach längerer Anwendung Vergiftungen (Argyrie) und muß deshalb mit Vorsicht angewendet werden.

C. Darmeingießungen.

In früheren Zeiten hat man in großem Umfang verschieden zusammengesetzte Klysmata angewandt, teils zur Darmentleerung, Emollientia, teils zur Beruhigung und zum Stopfen. Man gab sie im allgemeinen mit Hilfe von großen Klystierspritzen und mit der Klysopompe.

Heute hat man die eigentlichen Klystierspritzen wie so manche älteren Requisiten der Krankenpflege ganz verlassen, weil sie den durch die Einführung der Antisepsis verschärften Anforderungen an Reinlichkeit und Asepsis bei der Krankenbehandlung nicht entsprachen. Man ging zur Benutzung der von den Gynäkologen eingeführten leicht zu reinigenden Irrigatoren aus Glas oder Blech mit Gummirohr und Spitze von Glas oder Ebonit über. Ferner vereinfachte man die verwendeten Mittel, die früher aus verschiedenen Gemischen bestanden. Ein viel angewandtes Klystiermittel war Hafersuppe, Öl und Salz, oft brauchte man Milch mit Zucker oder Sirup (Sydenham). Diese Zusammensetzungen sind jetzt allgemein verlassen. Zur Entleerung des Darms, speziell des Mastdarms, verwendet man jetzt ein gewöhnliches Reinigungsklystier, bestehend aus $^1/_2$—1 Liter lauwarmen Wassers mit 1—2 Teelöffel Kochsalz. Es wird durch den Irrigator eingegossen und gleich danach entleert. Der Kranke liegt in Rücken- oder linker Seitenlage. Die mit Fett o. ä. eingeriebene Spitze führt man durch den After etwa 10 cm ins Rectum hinauf, den Irrigator hält man etwa 1 m über Patienten. Unter bestimmten Indikationen kann man weit größere Eingießungen bis zu mehreren Litern anwenden, unter Umständen in Knie-Ellenbogenlage des Kranken.

Zur Verstärkung der Wirkung eines Wasserklystiers kann man etwas Seife ($^1/_2$ Eßlöffel grüne Seife) oder etwas Honig oder Glyzerin (1 Kinderlöffel) zusetzen, zur Abschwächung der Wirkung kann man lauwarmen Kamillentee statt Wasser verwenden. Eine besondere Stellung nimmt das von Kussmaul bei Ileus eingeführte Ölklysma oder die Öleingießung ein. Man benutzt dazu Rüböl, Olivenöl, Sesamöl oder ein anderes nicht reizendes Öl. Etwa 200—300 g Öl gießt man lauwarm, etwas unter Körpertemperatur, mit dem Irrigator oder einem Trichter mit Schlauch ein; das Öl muß danach möglichst lange im Darm gehalten werden, am besten 12 Stunden. Vorteilhaft gibt man die Eingießung am Abend, worauf dann am Morgen meist eine Entleerung von innig gemischtem Öl und Fäkalien erfolgt. Nach den ursprünglichen Vorschriften sollte man etwa 400 g Öl geben. Es sollte langsam im Lauf von 20 Minuten einfließen, während der Kranke in Seitenlage war, danach sollte der Patient noch je 10 Minuten auf der linken Seite, auf dem Rücken und zuletzt auf der rechten Seite liegen. Diese Verhaltungsmaßregeln sind überflüssig. Man kann sich gewöhnlich mit $^1/_4$ Liter Öl oder weniger begnügen und es in wenigen Minuten einlaufen lassen. Der Patient muß einige Zeit danach liegen bleiben, weshalb man es am Abend geben soll. Um die Beschmutzung der Bettwäsche durch nächtlichen Abgang von Öl zu vermeiden, soll man eine Gummiunterlage ins Bett legen oder den Patienten mit einer Art Windel versehen. Im übrigen entgeht man dem störenden Ölabgang, wenn man nicht zu große Dosen gibt, höchstens $^1/_4$ Liter, oft sind 150—200 g zureichend. Sowohl das Öl wie der Apparat sollen im Winter vor dem Gebrauch angewärmt werden, weil das Öl sonst schlecht abfließt. Hat das Öl am nächsten Tage nicht gewirkt, kann man einen Wasser- oder Kamilleneinlauf geben. Das Öl wirkt entleerend teils durch die mechanische Erweichung harten Stuhls, teils durch die langsame Abspaltung leicht reizender Fettsäuren. Es ist ein sehr mildes Abführmittel.

An Stelle von Öl hat man auch die Benutzung von etwa 200 g angewärmten Paraffinöls empfohlen.

Außer diesen entleerenden Lavements kann man zu Darmeingießungen medikamentöse Lösungen verwenden.

Hier sind zunächst die kleinen Glyzerinklysmen zu nennen; 5—10 ccm werden aus einer kleinen Spritze mit gebogener Kautschukspitze eingespritzt, wonach bald eine Stuhlentleerung erfolgt. Das Glyzerin wirkt direkt reizend auf die Darmschleimhaut. Bei zu häufiger Anwendung kann es eine Proktitis verursachen, und es kann die natürliche Reflexerregbarkeit des Mastdarms schwächen, so daß die Patienten ohne ein kleines Glyzerinklysma nicht mehr zu Stuhl gehen können. Man soll es deshalb nur bei vorübergehender Verstopfung, nicht bei chronischer Obstipation anwenden.

Von anderen medikamentösen Eingüssen gebraucht man bisweilen bei Enteritis Tanninlösungen ($1\,^0/_{00}$); man hat auch Höllensteinlösungen u. a. gebraucht.

4. Diarrhöe.

Unter Diarrhöe versteht man den krankhaften Zustand, in dem der Stuhlgang dünner und häufiger als normal ist. Statt der einmaligen täglichen Abführung erfolgt sie mehrere oder viele Male in 24 Stunden. An Stelle der gewöhnlichen weichen geformten Beschaffenheit weist der Stuhl eine wäßrige und dünnere Konsistenz auf. Man unterscheidet zwischen breiigem, suppenartigem und wäßrigem Stuhl, Bezeichnungen, die selbstverständlich sind. Die Hauptsache ist, daß der Stuhl nicht geformt ist, sondern einer Flüssigkeit gleicht. Die allerdünnsten Entleerungen, die aus einer ganz wäßrigen Flüssigkeit mit einem Bodensatz von grützigen Speiseresten bestehen, bezeichnet man bisweilen als reiswasserähnlich.

Die Benennung Diarrhöe bezieht man auch auf dünne Stühle, wenn sie nur einmal am Tag erfolgen, dagegen nicht auf eine gehäufte feste Abführung. Die Hauptsache ist eben der vermehrte Wassergehalt. Seine Ursache ist in erster Linie darin zu suchen, daß infolge der raschen Passage des Inhalts durch das Kolon die gewöhnliche Wasserresorption nicht oder nur unvollkommen stattfindet. Außerdem geschieht sicher in vielen Fällen eine Flüssigkeitsabscheidung aus der Darmschleimhaut, welche zu einer weiteren Verdünnung der Faeces führt.

Die Ursachen der Diarrhöen sind mannigfaltig, vornehmlich sind sie in Entzündungen, namentlich katarrhalischer Art, der Darmschleimhaut zu suchen. Mit anderen Worten sind Enteritis und Kolitis die häufigste Ursache. Besonders bei Erkrankungen des Kolon entsteht Diarrhöe, die wichtigste Bedingung für die Verdünnung der Stühle ist die beschleunigte Passage durch das Kolon. Diarrhöen werden also von den verschiedensten zu Entzündung führenden Infektionen und Intoxikationen hervorgerufen. Auch tiefer greifende Entzündungen, wie Tuberkulose und die sich an Neubildungen anschließenden, können dazu führen. Wir müssen ferner die in der Pharmakologie unter der Bezeichnung Laxantia gesammelten chemischen Stoffe hier erwähnen, die in einer gewissen Dosis Durchfall machen. Über ihre verschiedene Wirkungsweise ist vorher gesprochen worden; hier soll nur erwähnt werden, daß auch ein Teil dieser Gifte zu den Kolitis oder Enteritis erzeugenden gerechnet werden kann. Als Anlaß zur Diarrhöe sind ferner Stauungen im Darm, z. B. bei Leberkrankheiten, besonders Zirrhosen, sowie Fremdkörper, im wesentlichen Bandwürmer und andere größere Parasiten, zu erwähnen.

Endlich gibt es eine Form der Diarrhöe, die nicht auf Entzündungen oder andere organische Veränderungen des Darmkanals zurückzuführen ist, also wohl als funktionelle Störung aufzufassen ist und bisweilen unter der Bezeichnung dyspeptische Diarrhöen zusammengefaßt wird.

Funktionelle Diarrhöen.

A. Die Sterkoraldiarrhöe

tritt bei chronischer Obstipation als eine Art Reaktion des Kolons gegen die Anhäufung harten Stuhls auf. Sie erscheint in der Regel in kurzen Anfällen von einem oder ein paar Tagen und wird wieder von Verstopfung abgelöst. Sie kann recht heftig als mehrfache dünne Stuhlentleerung auftreten und wird in der Regel von Schmerzen oder Koliken im Unterleib begleitet, besonders im Beginn des Anfalls. Gewöhnlich besteht noch Erbrechen, bisweilen Schwindel und allgemeines Übelbefinden. Die Diarrhöe beginnt oft am Morgen oder im letzten Teil

der Nacht, als Gelegenheitsursache kann man häufig eine Kälteeinwirkung oder eine besonders reichliche Mahlzeit am Tage vorher nachweisen. Die Stühle sind dünn ohne Schleim, doch in den ersten Entleerungen finden sich meist mehr oder weniger harte und knollige
Massen, an denen geringe Schleimmengen haften können.

Außer dieser vorübergehenden typischen Sterkoraldiarrhöe kann
man eine länger dauernde sehen, die nicht ihre Ursache in zu raschem,
sondern im Gegenteil in zu langsamem Durchwandern des Kolons seitens
der Stuhlmassen und in der darauffolgenden Schleimhautreizung hat.
Die Faeces sind dann in der Regel im ersten Teil der Entleerung hart
und knollig, dünn oder breiig im letzten Teil und können von dünnen
Entleerungen gefolgt sein; diese Form der Sterkoraldiarrhöe wurde
von Mathieu als „falsche Diarrhöe" bezeichnet, weil ihre Ursache
nicht wie gewöhnlich auf beschleunigter Kolonpassage beruht. Der
erhöhte Wassergehalt des Stuhls beruht in solchen Fällen auf einer
Flüssigkeitsabscheidung aus der Darmschleimhaut. Oft hat der Stuhl
an jedem Morgen den beschriebenen abnormen Charakter, während
der Darm später am Tage ruhig ist.

Die Ursache zu dieser Reaktion des Darms kann man in der
mechanischen Reizung durch die gestauten Kotmassen sehen, womit
auch noch eine Gifteinwirkung infolge der Zersetzung verbunden ist.
Durch eine stark erhöhte Katalasereaktion zeigt sich gewöhnlich, daß
die Störung nicht rein funktionell, sondern entzündlich ist. Man versteht deshalb, daß man ganz analoge Fälle so häufig bei Kolitiskranken
sieht, weil die katarrhalisch veränderte Schleimhaut besonders leicht
auf die durch Kotanhäufung erzeugte Reizung reagiert.

Die Diagnose ist leicht, wenn man klar erkennt, daß eine
chronische Verstopfung von einem plötzlichen Diarrhöeanfall unterbrochen wird. Oft aber kommt der Kranke erst zum Arzt, wenn sich
der Durchfall zeigt, und erzählt nichts von der Verstopfung. Erst
durch Ausfragen kann der Arzt dann feststellen, daß der Kranke eine
chronische Obstipation hat, vielleicht gerade kurz vorher besonders
harte oder gar fehlende Stuhlentleerung während einiger Tage gehabt
hat. Man wird auch oft die Angabe erhalten, daß der Kranke seit
mehreren Jahren ab und zu solche kurzen Anfälle im Wechsel mit
seiner gewöhnlichen Verstopfung gehabt hat.

Ist diese Feststellung erfolgt, so kommt es nur noch darauf an,
ob sich Zeichen von Kolitis finden oder nicht, und welche Ursache
die Obstipation hat.

Die Behandlung während des Anfalls besteht in der Verordnung stopfender Diät und vielleicht noch von einigen Stopfmitteln,
falls der Durchfall nicht sofort aufhört, also Tannalbin, Wismutpräparate usw. Sowie aber der Durchfall vorüber ist, muß man mit milden
Laxantien, wie Rizinusöl 1—2 Teelöffel abends oder Klysmen, für
Darmentleerung sorgen; hat man auf diese Weise allen harten Stuhl
entfernt, so muß man zur Vorbeugung von Wiederholungen die Obstipation behandeln. Bei Schmerzen oder Koliken ist Bettruhe und
ein warmer Umschlag zu empfehlen, gegen Übelkeit kann man Hoff-

mannstropfen, Rhabarbertinktur o. ä. geben. Opium darf man bei Sterkoraldiarrhöe nicht anwenden.

Wenn man einer andauernden Sterkoraldiarrhöe gegenübersteht, die sich in ein- bis zweimaligem knolligem und dünnem Stuhl am Morgen äußert, so ist die tägliche Verordnung von 1 oder 2 Teelöffeln Öl am Abend das beste Mittel zum Stopfen.

B. Die gastrogene Diarrhöe.

Eine häufige Form der dyspeptischen Diarrhöe ist die gastrogene, deren Ursache in einer Magenerkrankung zu suchen ist. Vornehmlich ist es die Achylie jeglicher Herkunft, also bei Gastritis, Krebs und toxischen Formen, wo wir häufige Diarrhöen finden. Da diese Abweichung bereits im Kapitel Achylie beschrieben ist, wird darauf verwiesen. Die Grundlage ist, wie schon dort erörtert, in der mangelhaften Verdauung und der mangelhaften Desinfektion der Speisen im Magen zu suchen. Sie gehen in den Darm über nach ungenügender Vorbereitung und führen eine reiche Flora der verschiedensten Mikroben mit sich, was beides abnorme Verhältnisse bei der Darmverdauung schafft.

Außer bei Achylie treffen wir die gastrogene Diarrhöe auch in Fällen von Hypochylie, bisweilen sogar bei erhaltener Sekretion, wenn der Magen insofern schlecht arbeitet, als die Nahrung nicht fein genug verteilt ist. Bei Patienten mit Ulcus oder Superacidität kann man Durchfall feststellen, der in der Regel aber als eine Sterkoraldiarrhöe aufzufassen ist, da diese Krankheiten oft von Verstopfung begleitet sind.

Die gastrogene Diarrhöe kennzeichnet sich durch kürzere oder längere Perioden dünnen Stuhls. Meist erfolgt 2—3 mal am Tage ohne weitere Schmerzen und Übelbefinden Entleerung, am häufigsten morgens, mitunter nur einmal als morgenliche Defäkation mit dünnem oder breiigem Stuhl. Zu andern Zeiten ist die Häufigkeit größer, über den ganzen Tag verteilt. Die Stühle sind gleichmäßig dünn ohne knollige Partien und enthalten in der Regel keinen Schleim, geben auch keine Katalasereaktion. Nur wenn, wie es bisweilen geschieht, sich eine Kolitis oder Enteritis anschließt, findet man Schleim und Eiterzellen; immerhin muß betont werden, daß eine gastrogene Diarrhöe sich durch Jahre unverändert ohne Komplikationen halten kann. Blut erscheint nur, wenn das Magenleiden selbst dazu Anlaß gibt.

Bei genauerer Untersuchung der Stühle findet man Zeichen mangelhafter Magenverdauung, namentlich Bindegewebsreste, Gemüsepartikel, bisweilen auch Muskelstücke. Weiter ist der Stuhl in der Regel übelriechend, mitunter stark stinkend, weil im Darm eine abnorme Zersetzung von Eiweißstoffen vor sich geht. Man spricht dann von fauligem Durchfall.

In den Zeiten ohne Durchfall haben die Kranken meist keine Verstopfung, sondern geformten Stuhl oder etwas weiche, allenfalls breiige Entleerungen.

Die Diagnose beruht vor allem auf der Untersuchung der Magen-

funktion, welche man deshalb niemals unterlassen darf, wenn man es
mit einer chronischen Diarrhöe zu tun hat. Bei Bestehen einer Achylie
hat man weiter nach dem Vorhandensein von Schleim zu forschen,
also ob eine Kolitis besteht oder ob sich sonst im Darmkanal andre
Ursachen für den Durchfall finden, die größere Bedeutung haben als
die Achylie. Werden solche vermißt, so hat man es mit einer gastrogenen Diarrhöe zu tun.

Falls man schon vor der Anwendung der Schmidtschen Darmprobekost im Stuhl reichliche Bindegewebsreste findet, hat man die
Berechtigung zur Annahme eines gastrogenen Ursprungs.

Die Behandlung hat in erster Linie unter Berücksichtigung
des Magenleidens diätetisch zu sein. Bei Achylie wird die bei dieser
Krankheit näher beschriebene Breidiät anzuwenden sein; zunächst muß
man indes die vorliegende Diarrhöe zum Verschwinden bringen, indem man Stopfmittel verordnet und darf erst dann zu einer abwechs-
lungsreicheren Ernährung übergehen. Weiter wird in solchen Fällen
sich die Darreichung von Bismut. subsalicyl. wegen der gärungshem-
menden Wirkung des Mittels empfehlen. Von andern Medikamenten
kommen Gerbstoffe in Frage, Tannalbin, Tannigen usw. Schließlich
kann man verdünnte Salzsäure zu jeder Mahlzeit geben. Näheres
siehe unter Achylie.

Falls es sich um gastrogene Diarrhöe ohne Achylie handelt, wird
das therapeutische Vorgehen etwa dasselbe sein; auch in diesen Fällen
wird die. leichte Breidiät im Verein mit Stopfmitteln den Durchfall
beseitigen.

C. Die intestinale Gärungsdyspepsie.

Mit diesem Namen hat Ad. Schmidt ein eigentümliches Darmleiden belegt, das sich in langwierigen Durchfällen oder Neigung dazu
äußert und auf einer schlechten Stärkeverdauung und damit verbun-
dener abnormer Kohlehydratgärung beruht.

Die Krankheit beginnt im allgemeinen nach und nach, so daß
die Patienten den Beginn meist nicht genau bezeichnen können. Allmählich werden die Stühle dünn, häufiger, 2—6 mal am Tage, werden
brei- oder suppenartig, riechen sauer und sind von Flatulenz begleitet.
Oft wird ferner über Rumoren im Leibe, aber nicht über stärkere
Schmerzen oder Koliken geklagt. Es kann eine leichte Kardialgie und
Aufstoßen bestehen, es fehlen jedoch Erbrechen und stärkere Magenerscheinungen.

Die Symptome sind im ganzen wenig prägnant, das Allgemeinbefinden leidet wenig, jedoch ist die ständige Diarrhöe wenig therapeutisch beeinflußbar. Die Kranken haben zu Zeiten nur einmal täglich Stuhl, der selten geformt, vielmehr weich ist; hierauf folgen stets
Perioden mit dünnen Stühlen und starker Flatulenz. Vorübergehende
Verstopfung gehört nicht zu dem gewöhnlichen Krankheitsbilde. Allmählich tritt eine gewisse Abmagerung und Nervosität als Folge der
mit den Durchfällen sich entwickelnden Unterernährung ein.

Die Faeces sind meist hell ohne Schleim, falls nicht eine Kolitis oder Enteritis dabei besteht. Häufig sieht man viel Luftblasen, besonders wenn der Stuhl einige Zeit gestanden hat, wodurch der Kot ein eigentümliches vergorenes Aussehen und eine saure Reaktion bekommt. In schweren Fällen kann der starke Luftgehalt den Entleerungen eine schaumige Beschaffenheit verleihen. Genauere Aufschlüsse gestatte die mikroskopische Stuhluntersuchung, welche nach Schmidtscher Probekost auf jeden Fall zu geschehen hat. Man findet dann keine Bindegewebsreste, keine Muskelfasern, nur mäßige Mengen Fett, dagegen abnorm reichliche Stärkekörner, die sonst ganz fehlen. Teils liegen sie isoliert, häufiger jedoch als größere Klümpchen, wie sie in Gemüsen und Zerealien vorkommen, also zusammengehalten von Zellulosehäuten und Zellresten. Die Darstellung der Stärke gelingt am besten mit Jodzusatz zum Stuhl, der sie schwarzblau erscheinen läßt. Außer durch mikroskopische Untersuchung kann man die Stärke auch durch die Gärungsprobe nachweisen, die zu einer kräftigen Gasentwicklung mit stark saurer Reaktion in den stehenbleibenden Faeces führt.

Die Gründe für das übermäßige Abgehen unveränderter Stärke sind noch nicht ganz geklärt. Während manche Autoren die mangelhafte Abscheidung des Darmsafts im Jejunum anschuldigen, denkt Schmidt an eine mangelhafte Zelluloseverdauung im Darmkanal. Die in übermäßiger Menge erhaltenen Zellulosehäute verhindern die Einwirkung des Pankreas- und Darmsafts auf die Stärke. Die Funktion des Pankreas selbst scheint ungestört zu sein. Über die tieferen Ursachen weiß man nichts. Man hat (Faber) eine ausgesprochene Gärungsdiarrhöe im Anschluß an eine Gastroenterostomie auftreten sehen, anscheinend auf Grund der bei der Operation geschaffenen abnormen Verhältnisse im Dünndarm. Die Krankheit ist in ihrer ausgesprochenen Form bei Erwachsenen nicht häufig, wird aber ab und zu in typischer Weise angetroffen. Dagegen werden leichtere Fälle häufiger beobachtet, wobei die Betroffenen Neigung zu Durchfall, Darmgeräuschen und Flatulenz nach Genuß größerer Mengen grober stärkehaltiger Nahrung, roher Früchte usw. haben.

Behandlung. Die Patienten haben oft schon selbst festgestellt, daß gewisse Nahrungsmittel, wie Kartoffeln, Roggenbrot, Früchte, Bier u. a. m. die Diarrhöe verschlechtern und Luftentwicklung veranlassen. Die Gärungsdiarrhöe ist in der Tat diätetischen Maßregeln erheblich zugänglich, während die allgemeine Stopfdiät nur wenig oder gar nicht wirkt. Man muß den Kranken soweit als möglich die Stärke der Nahrung entziehen, um ihr Erscheinen in tieferen Darmabschnitten und damit die Gelegenheit zur Gärung zu verhindern. Vornehmlich sind diejenigen Speisen zu vermeiden, welche starke Zellulosehüllen um das Stärkekorn haben, also Kartoffeln, Leguminosen, die meisten Obstsorten, Roggenbrot usw.; zur Besserung der ausgesprochenen Fälle muß man aber noch viel weiter gehen. Besonders kommt es darauf an, im Beginn der Behandlung einige Tage eine vollkommen stärkefreie Kost zu geben, bestehend aus Eiweiß und Fett mit etwas Zucker, die schnell resorbiert wird. Man gibt demgemäß Eier, Ome-

letten, leichte Fleischgerichte in Butter, insbesondere Geflügel oder
Fisch, Sahne, Tee mit Zucker und Sahne, leichte Bouillon, Weingelee
oder Fruchtgelee. Milch wird meistens gut vertragen, in manchen
Fällen verschwindet der Durchfall am besten bei reiner Milchdiät.
Nach Aufhören der Diarrhöe beginnt man vorsichtig mit Zulagen von
Keks, Zwieback, auch Kindermehlen, Hygiama o. a., um dann zu
leichten Mehlspeisen, wie Reismehlbrei, Maisgrütze, Hafersuppe, Weizen-
brot, überzugehen. Wenn man sich allmählich der gewöhnlichen Kost
genähert hat, wird man doch für längere Zeit Kartoffeln, Leguminosen,
schwere Gemüse, besonders alle rohen Salate, Rettich usw., wie rohe
Äpfel und Birnen, Roggenbrot, Kleiebrot u. a. m. verbieten. Zur Unterstützung dieser diätetischen Behandlung gibt man Salizylwismut in
Grammdosen 2—3 mal täglich, eventuell Gerbsäurepräparate wie bei
andern Diarrhöen.

D. Die nervöse Diarrhöe.

Als Beispiel einer rein nervösen Diarrhöe kann man die nicht
selten bei Gemütsbewegungen auftretenden Durchfälle erwähnen.
Manche Frauen bekommen solche Diarrhöen bei verhältnismäßig ge-
ringfügigen Veranlassungen, aber auch bei Männern können sie sich
einstellen, z. B. im Kriege bei Beginn einer Kampfhandlung. Die
Häufung solcher nervösen Diarrhöen kann die Kranken sehr mitnehmen; die Furcht vor der zu unpassender Zeit eintretenden Störung
kann die gesamte Lebensweise beeinflussen und zum Gebrauch von
Stopfmitteln, besonders Opium, führen. Manche Damen wagen nicht
ins Theater zu gehen oder auf eine Gesellschaft, ohne vorher ein
Stopfmittel genommen zu haben, sie wünschen auf einem Außenplatz
zu sitzen usw., während sie in ruhigen Verhältnissen des Hauses ganz
gewöhnliche Entleerungen haben. Bei einem Teil dieser Menschen
handelt es sich tatsächlich um eine leichte Kolitis, verbunden mit
einem hohen Grad von Nervosität; bei andern findet sich nicht das
geringste Zeichen eines Katarrhs, die Störung ist rein funktionell und
hängt mit einer allgemein erhöhten Reaktionsweise gegen psychische
Eindrücke zusammen.

Hierzu kann man auch die Durchfälle mancher Frauen in der
Zeit der Menses rechnen. In der Regel ist der Stuhlgang vor der
Periode etwas träge, während des Unwohlseins besteht ein oder zwei
Tage eine leichtere oder stärkere Diarrhöe, die nach Beendigung der
Menstruation häufig von Obstipation abgelöst wird.

Endlich pflegt man auch die Diarrhöe bei Patienten mit Base-
dowscher Krankheit als nervös zu bezeichnen. In gewissen Fällen
kann man sie aber anders erklären. Man sieht bisweilen recht ausgesprochene Enteriten bei solchen Kranken, gleichzeitig oft Achylie,
so daß man diese Diarrhöen auch als gastrogen auffassen kann. Immerhin bleibt eine große Anzahl von Diarrhöen übrig, die man nicht auf
die angegebene Weise erklären kann, die entweder auf einer Inner-
vationsstörung oder auf der eigentümlichen thyreogenen Intoxikation
beruhen. Auch diese Formen werden häufig und leicht durch psychische

Eindrücke ausgelöst, gehören also zu den vorher genannten nervösen Diarrhöen.

Der Durchfall tritt plötzlich auf ohne vorangehendes Übelbefinden, oft kommen mehrere Entleerungen schnell hintereinander, sie können sich bald seltener, bald häufiger wiederholen und sind bei manchen nervösen Menschen ein recht häufiges Ereignis. Sie pflegen die Kranken nicht weiter mitzunehmen, die nicht abmagern oder blaß werden; nebenbei finden sich meistens noch andre nervöse Erscheinungen und psychasthenische Zeichen, oft mit Neigung zu Angstzuständen.

Der Stuhl enthält bei der rein nervösen Diarrhöe weder Schleim noch Katalase in ungewöhnlicher Menge.

Behandlung. Eine diätetische Behandlung ist wenig begründet, kann aber doch für die Zeiten des Durchfalls notwendig werden, weil dabei schnellere Beruhigung eintritt. Weit stärker wirkt die Beseitigung der psychischen erregenden Momente. Von Stopfmitteln ist das Tannalbin dem Opium vorzuziehen, man kann aber gelegentlich auch zur Anwendung des letzten gezwungen werden. Bei längerem Bestand der Diarrhöen, z. B. bei Basedow, muß die Behandlung mit Diät und Stopfmitteln gelegentlich längere Zeit fortgesetzt werden.

E. Anaphylaktische oder idiosynkrasische Diarrhöe.

Gewisse Nahrungsmittel erzeugen bei bestimmten Personen konstant Darmstörungen, besonders Durchfall. Man spricht dann von einer Idiosynkrasie des Menschen gegen die betreffende Speise. Meist erscheinen außerdem noch andre Vergiftungssymptome, namentlich Urticaria oder Erytheme, Fieber, Erbrechen und Übelkeit. Zu den in Frage kommenden Nahrungsmitteln gehören vornehmlich Erdbeeren, Hummer, Krebs, gewisse Fische, bisweilen Eier usw.

Die Fälle gleichen ganz dem, was man bei Anaphylaxie sieht, wenn der Mensch nach einer Serumspritze gegenüber bestimmten Stoffen sensibilisiert ist, die dann stark giftig wirken. Man ist deshalb geneigt, die Idiosynkrasie als eine Art Anaphylaxie aufzufassen oder doch diese Erscheinungen unter gemeinsamen Gesichtspunkten zu betrachten.

Die Behandlung ist rein symptomatisch.

5. Obstipation.

Unter Obstipation versteht man eine verlangsamte oder erschwerte Bewegung (Passage oder Entleerung) der Faeces. Wenn man als normal eine einmalige tägliche Entleerung annimmt, so spricht man von Obstipation, wenn der Stuhl seltener, jeden 2., 3. Tag oder noch seltener erfolgt, auch wenn er nur mit Hilfe, z. B. nach Einnahme von Laxantien eintritt.

Selbst bei täglicher Abführung kann die Konsistenz doch anzeigen, daß der Stuhl das Kolon langsamer als gewöhnlich passiert hat, wenn sie hart, knollig und kleinkalibriger ist (weniger wasserhaltig). Auch dann liegt Verstopfung vor, wenn diese feste, harte Entleerung mehrmals am Tage in kleineren Portionen geschieht (fraktionierte Defäkation).

Man kann also trotz häufigerer Stuhlgänge doch in solchen Fällen das Vorhandensein von Verstopfung zugeben.

Diese Störung hat zu allen Zeiten die Ärzte erheblich beschäftigt. Schon im Altertum, bei den Ägyptern und in der alten griechischen Medizin haben sich die Ärzte viel mit der Verordnung von Abführmitteln und Klysmen befaßt; aus den Molièreschen Satiren ist es genug bekannt, welche Rolle diese Therapie im 17. Jahrhundert spielte, teils aus besonderer Veranlassung, teils als allgemeines Verfahren. Erst im Beginn des 19. Jahrhunderts fing man an, die Obstipation als selbständiges Leiden zu studieren und die mehr sekundäre und vorübergehende Verstopfung von der eigentlichen habituellen, chronischen Obstipation zu trennen; das Interesse für diese hat in den letzten Jahrzehnten stark zugenommen.

Die Ursachen der Verstopfung können sehr verschieden sein. Eine vorübergehende Verstopfung sieht man unter verschiedenen physiologischen Verhältnissen oder bei größeren Abweichungen von der gewohnten Lebensweise. So bei plötzlicher Änderung der Kost, bei zeitweisem Hungern, während der Schwangerschaft, der Bettruhe, Eisenbahnfahrten, Seefahrten usw.

Die Obstipation kann ferner ein Glied in einem krankhaften Zustand inner- oder außerhalb des Darms sein. Sie kann auf einem mechanischen Passagehindernis des Darms, einer Verengerung oder Verschluß beruhen. Sie kann ferner einen entzündlichen Zustand, besonders eine Kolitis begleiten. Sie ist ein häufiges Symptom bei Magenleiden, namentlich bei Ulcus, Carcinom und Gastroptose, bei Leberkrankheiten, speziell Cholelithiasis und Gallenstauung, bei Peritonitis, Appendicitis, Peritonealadhäsionen, Erkrankungen der Organe des kleinen Beckens wie Prostatitis, Salpingitis, Endometritis, Perimetritis und andern Genitalleiden des Weibes. Weiter findet man sie bei Stauung in den Bauchorganen auf Grund von Herzkrankheiten oder Lebercirrhose ·und bei gewissen Erkrankungen des Zentralnervensystems, wie Meningitis, Hirntumor u. a. Auch bei verschiedenen endokrinen Störungen wird sie beobachtet, namentlich bei herabgesetzter Funktion der Schilddrüse, bei Myxödem und den unvollständigen Formen dieses Leidens, Hypothyreosdismus.

Viele fieberhafte Krankheiten werden von Verstopfung begleitet, wahrscheinlich wohl wegen der damit verbundenen Bettruhe, der Diätänderung usw.

In allen diesen Fällen ist die Obstipation sekundär, ein Symptom der genannten Krankheiten. Sehr häufig besteht aber die Verstopfung als ein selbständiges chronisches Leiden ohne auffällige Abhängigkeit von andern Zuständen. Diese Form hat man als die habituelle oder bloß die chronische Obstipation bezeichnet.

Die habituelle Obstipation

ist eine Krankheit, die auf einer primären Schwäche oder abnormen Funktion des motorischen Apparats des Rectums oder Kolons auf konstitutioneller Basis beruht. Sie ist durch Stuhlträgheit und feste

Konsistenz der Stühle, durch Beginn in jungen Jahren und Neigung zu Rezidiven charakterisiert.

Ätiologie und Pathogenese. Die Richtigkeit der oben stehenden, von Hess Thaysen gegebenen, Definition fällt besonders bei Berücksichtigung der von demselben Autor gesammelten ätiologischen Momente ins Auge. Die Krankheit ist sehr häufig bei beiden Geschlechtern in allen Altersstufen, etwas häufiger bei Frauen. Ihr Beginn läßt sich in den meisten Fällen auf die Kindheit oder Jugend zurückführen. Thaysen fand von 375 Fällen in 86% Beginn vor dem 30. Jahr bei Männern und vor dem 26. Jahr bei Frauen. Bei Frauen fing etwa $^1/_3$ vor dem 10. Jahr an, bei Männern nur $^1/_8$. Bei beiden Geschlechtern war am häufigsten das Lebensalter von 16 bis 20 Jahren als Beginn zu erkennen, also die Zeit der Pubertät. Im Gegensatz dazu entsteht eine sekundäre Obstipation, wie z. B. bei Magengeschwür, in einer mit dem Alter steigenden Häufigkeit. Bereits diese eigentümlichen Verhältnisse zeigen uns den überragenden Einfluß der Konstitution auf die Entstehung. Ohne eine konstitutionelle Disposition ist das Leiden kaum denkbar. Hierfür spricht das Beginnen im Kindesalter und namentlich der häufige Anfang in der Pubertät, ferner der Umstand, daß die habituelle Obstipation oft eine familiäre und erbliche Anomalie ist. Außer der konstitutionellen Disposition macht sich noch eine Reihe andrer Ursachen geltend. Diese können bei allen Menschen wohl eine Verstopfung hervorrufen, die indes vorübergehend ist und aufhört, wenn die Ursache wegfällt. Bei disponierten Individuen wirken sie aber viel stärker, die Obstipation hat eine größere Neigung chronisch zu werden oder zu rezidivieren. Von solchen exogenen Ursachen sind zu nennen:

1. Eine unzweckmäßige Lebensweise, vorwiegend vieles Sitzen, anhaltende Büroarbeit, ungenügende Körperbewegung. Hierbei ist nicht bloß die fehlende Muskelarbeit anzuschuldigen, sondern auch die mit einem solchen Leben verbundene nervöse Anstrengung. Starke geistige Arbeit veranlaßt bei vielen Verstopfung. Wie jede wesentliche Änderung der Lebensgewohnheiten Anlaß zur Verstopfung sein kann, so können anhaltende Veränderungen der Lebensweise, Wechsel des Wohnorts, mit Wechsel der Ernährung auch dauernde Obstipation begünstigen.

2. Ein wichtiges Moment ist die schlechte Angewohnheit, den natürlichen Stuhlgang zu vernachlässigen, was entweder in unbequemen äußeren Verhältnissen oder in einem mangelnden Verständnis für die Wichtigkeit einer geregelten Darmentleerung seinen Grund haben kann. Falls man nicht in der Lage ist, die gewohnte Zeit zur Defäkation einzuhalten, gewöhnt man sich an, den entstehenden Stuhldrang zu unterdrücken oder zu vernachlässigen. Die Folge davon ist, daß der Drang sich weniger stark und zuletzt gar nicht mehr meldet. Allmählich verliert der Patient vollkommen die Fähigkeit, willkürlich Defäkation hervorzurufen. Viele äußere Verhältnisse können eine solche „Taubheit gegen den Ruf der Natur" erzeugen. Bei Kindern ist es häufig Gleichgültigkeit, Verspieltheit oder der Gang zur Schule, bei

Erwachsenen eine so starke zeitliche Bedrängung, daß zur Morgenentleerung keine Zeit bleibt, ferner beim Arbeiten im Büro oder Geschäft die Unmöglichkeit, sich in dieser Beziehung einzurichten, z. B. daß sich junge Mädchen genieren auszutreten, oder daß die Klosetts unsauber oder schwer zugänglich sind usw.

3. Eine unzweckmäßige Ernährung. Eine zellulosearme Kost gibt nur wenig voluminöse Faeces und regt deshalb nur in geringer Weise die Peristaltik an, so daß die Passage langsamer als normal wird. Wir sehen deshalb Obstipation bei vorwiegender Fleischdiät, wenn die zellulosehaltigen Pflanzennahrungsmittel, namentlich Brot, Obst und Gemüse auf ein Minimum eingeschränkt sind, ebenso wie auch leicht Obstipation bei milchreicher Ernährung entsteht. Auf der andern Seite scheint auch eine grobe, vegetarische Ernährung mit der Zeit trägen Stuhlgang veranlassen zu können. Eine Verstopfung, die infolge unzweckmäßiger Ernährung entsteht, nennt man oft eine alimentäre Obstipation. Hierzu muß man auch die Neigung zur Verstopfung rechnen, die von stark kalkhaltigem, hartem Trinkwasser und von gewissen Medikamenten, besonders Eisenpräparaten hervorgerufen wird.

4. Gebrauch von Laxantien. Wenn aus irgendeiner Ursache Verstopfung entsteht, und der Mensch ihr mit Abführmitteln begegnet, wird dadurch gewöhnlich hinterher die Darmträgheit erhöht. Die Därme gewöhnen sich an einen solchen Reiz, die Verstopfung kann anhalten, auch wenn die ursprüngliche Ursache verschwunden ist. Die verschiedenen Laxantien sind in ungleicher Weise imstande, eine solche Gewöhnung herbeizuführen. Am meisten gilt es für die eigentlichen Drastica, die ja sehr oft in den zahlreichen abführenden Geheimmitteln enthalten sind, in geringerem Grade von den milden Abführmitteln wie Sennes und Cascara und nur ganz wenig für Ricinusöl. Auch Glycerineinläufe vermögen die freiwillige Defäkation zu schwächen oder aufzuheben, während dieses bei Öleingießungen nicht, bei Wasserklysmen nur in geringem Grade der Fall ist.

5. Geschwächte Bauchpresse, infolge muskelschwacher Bauchwand. Dieser Grund findet sich namentlich bei Frauen, deren Bauchwände schwächer sind als beim Mann, deren Muskulatur oft wenig entwickelt ist. Bei Hängebauch oder Dehnung nach Geburten ist die Bauchpresse besonders schwach und infolgedessen die Neigung zur Verstopfung besonders groß. Man sieht also Obstipation als eine gewöhnliche Begleiterscheinung bei Enteroptose, die ja regelmäßig mit Hängebauch verbunden ist.

6. Zustand des Nervensystems. Obstipation ist ein häufiges Symptom der gewöhnlichen Neurasthenie und findet sich bei dazu disponierten Individuen bei jeder Überanstrengung sowohl körperlicher als geistiger Art, bei psychischen Eindrücken oder zusammen mit der leichten Verstimmung, die bei Neurasthenie ganz gewöhnlich ist. Die Verstopfung ist bei Nervösen nicht selten psychogenen Ursprungs, wie psychische Momente auch für das Anhalten oder Aufhören der Störung von größter Bedeutung sein können. Bekannt ist, daß man

auf hypnotischem Wege die Stuhlentleerung sowohl hervorrufen wie hemmen kann, was deutlich die Abhängigkeit dieser Funktion von der Psyche beweist.

Besonders bei Frauen ist der nervöse Zusammenhang oft sehr klar. Man sieht bei ihnen häufig einen Wechsel in den Stuhlverhältnissen in Abhängigkeit von den Menstruationszeiten. In der letzten Woche vor der Periode besteht Neigung zur Verstopfung, die häufig an dem oder den ersten Tagen von Durchfall abgelöst wird. In den letzten Tagen ist dann der Stuhl wieder etwas träge, bei Beendigung schließlich ganz normal.

Wenn die Frauen durch den zur Unterdrückung der Menstruationsbeschwerden und der Diarrhöe angewandten Opiumgebrauch die Verstopfung weiter verstärken, so ist damit eine nicht ungewöhnliche Ursache der chronischen Obstipation geschaffen.

Im Gegensatz zu der hier vorgetragenen Auffassung der Obstipation als einer dynamischen, funktionellen Störung ohne anatomische Veränderungen steht eine andre Anschauung, die das Hauptgewicht auf rein mechanische Bedingungen im Unterleib legt, um aus diesen das Entstehen der Verstopfung zu erklären.

Von solchen mechanischen Ursachen sind zu erwähnen:

Verwachsungen des den Darm bekleidenden Peritoneums. Zweifellos können solche Adhäsionen Veranlassung zu erschwerter und verzögerter Passage durch das Kolon geben. Es kann zu richtigen Verengerungen, Stenosen, ja vollständigen Verschlüssen mit Ileus kommen. Die Obstipation ist in solchen Fällen als sekundäres Symptom eines Hindernisses aufzufassen. Eine andre Frage ist, ob solche mechanischen Erschwerungen die Ursache der habituellen Obstipation sein können. Viele Chirurgen, namentlich amerikanische und englische, neigen zu dieser Auffassung. Adhäsionen sind wie gesagt bei einer großen Anzahl Menschen häufig festzustellen. Meist sind sie in die rechte Seite des Leibes, in die Umgebung der rechten Kolonflexur, der Gallenblase, der Leberunterfläche und des Coecums und Colon ascendens zu lokalisieren. An der letztgenannten Stelle sitzen oft recht breite fibröse Verdickungen und Bänder, die von der Ileocoecalregion ausgehen und sich auf die Vorderfläche des Colon ascendens erstrecken. Diese sogenannten Jackson-Bands haben bei den amerikanischen Operateuren eine große Rolle gespielt. Ferner findet man häufig Verwachsungen zwischen den Kolonteilen vor und hinter der Flexur, sowohl rechts wie links, welche die beiden Schenkel der Biegung verbinden, nähern und in dieser Stellung fixieren. Alle diese Adhäsionen faßt man als Zeichen einer chronischen Peritonitis auf (Pericolitis). Der Wert solcher entzündlichen Veränderungen als verstopfende Ursache scheint sehr übertrieben worden zu sein. Man findet sie nach den Beobachtungen zahlreicher Autoren bei Menschen mit ganz normaler Stuhlentleerung, sogar bei neugeborenen Säuglingen, so daß man sie wohl vorwiegend als bedeutungslose Abnormitäten ohne Beziehung zur chronischen Obstipation ansehen darf.

Eine weit verbreitete Lehre ist von dem englischen Chirurgen Lane aufgestellt worden. Nach dieser beruhen die verschiedenen fibrösen Bildungen nicht auf einer Entzündung, sondern sind Folge einer Reaktion des Organismus gegen den ständigen Druck auf die serösen Bauchfellhäute, die durch die aufrechte Haltung des Menschen zustande kommt. Sie bildet eine Abhilfe des Körpers gegen die der aufrechten Haltung zu verdankenden Neigung zum Sinken der Eingeweide. Durch allmähliche Schrumpfung der fibrösen Schwarten zu starken Bändern mit teilweiser Verkürzung des Mesenteriums entstehen verschiedene Abknickungen, „Kinks", im Verlauf des Darms, die zu leichteren Hindernissen führen, über denen eine „intestinale Stase" sich entwickelt. Diesen

Begriff verwendet Lane als vermeintlich korrektere Bezeichnung statt des gewöhnlichen der Obstipation, und schuldigt diese Abweichung als Ursache der Stuhlverstopfung an. Von solchen Knicken sind die wichtigsten der am Übergang zwischen Sigma und Rectum, der zu Kotstauung im Kolon führt, dann der zwischen den beiden Kolonflexuren und besonders wichtig der eigentliche „Lanesche Kink" am Ileum dicht vor der Einmündung ins Kolon, der zu Stase im Ileum Anlaß gibt. Ferner beschreibt Lane Knickungen am Übergang zwischen Ileum und Jejunum mit Stauung und Erweiterung des Duodenums und am Pylorus mit folgender Magenstauung.

Die an diesen verschiedenen Knicks hervorgerufenen Stagnationen, die chronische intestinale Stase, wird nun nach Lane die Quelle einer Menge krankhafter Zustände infolge der bei der Zersetzung des Darminhalts vor sich gehenden den Autointoxikation. Außer den verschiedenen Formen der Kolitis ruft die intestinale Stase nach Lane Abmagerung und Neurasthenie und viele andre Organkrankheiten hervor, wie Diabetes, Gallensteine, Endometritis, Metritis, Tuberkulose besonders der Unterleibsorgane, aber auch in den Lungen und Drüsen, chronische und subakute Polyarthritis, Struma, Basedow, Addisonsche Krankheit, Raynaudsche Krankheit, Hautpusteln und schließlich Krebs der verschiedenen Organe, vor allem in der Mamma, dem Pankreas und dem Uterus.

Diese Laneschen Theorien sind in keiner Weise von ihm gestützt worden, sind aber der Anlaß zu einer außerordentlich lebhaften Betätigung als Bauchchirurg gewesen. Die Hauptoperation für alle diese Krankheiten, insbesondere für die intestinale Stase im Dickdarm ist die Kolonexstirpation geworden. Wenn auch andre Chirurgen den radikalen Vorschlägen Lanes nicht gefolgt sind, so spielen seine Lehren doch eine hinreichend große Rolle in den Vorstellungen der Chirurgen, so daß ihre Erwähnung hier zweckmäßig erschien.

Eine andre rein mechanische Erklärung der Obstipation knüpft an die Lehre von der Enteroptose und Gastroptose. Als Glénard im Beginn der achtziger Jahre seine Anschauungen von der Enteroptose bekannt gab, betrachtete er ein Herabsinken des Kolons, eine Koloptose, als häufige Ursache zur Obstipation, besonders wegen des Knicks an der rechten Flexur. Seine Lehre ist später aufgenommen und erweitert von Rovsing. Für ihn ist die häufigste Ursache der Verstopfung, vornehmlich bei Frauen, in einer Koloptose zu suchen oder richtiger einer Gastroptose, weil vor allem bei Magensenkung der auf das Kolon ausgeübte Druck die beiden physiologischen Flexuren verstärkt und dadurch ein Passagehindernis, intestinale Stase oder Obstipation hervorrufe.

Daß eine Enteroptose als häufige Ursache für eine Obstipation in Frage kommt, ist bereits besprochen und auf die mangelhafte Bauchpresse infolge der schlaffen Bauchdecken bezeichnet worden. Zurück bleibt die Frage über die Bedeutung der Koloptose für die chronische Obstipation.

Die Lehre von der Koloptose ist alt. Sie begann mit Morgagni und wurde besonders im 18. Jahrhundert von de Haen und Ruysch entwickelt, welche sie als eine der wichtigsten Ursachen der Verstopfung ansahen. Sie spielte eine große Rolle in Esquirols „Kopro-Psychiatrie" und war Gegenstand einer lebhaften Erörterung zwischen Cruveilhier, Engel, teilweise auch Virchow u. m. Für Glénard blieb die Senkung des Kolons und speziell der rechten Biegung nicht nur die Ursache der Verstopfung, sondern auch das primäre Phänomen im Krankheitsbilde der ganzen Enteroptose; Rovsing dagegen meint, daß die Gastroptose in der Regel das Primäre sei. Von einem ähnlichen Gedankengang aus hat zuerst Simmonds die Benennung Gastrokoloptose gewählt.

Trotz aller Aussprachen hat aber die Bedeutung der Koloptose als Hauptursache der Obstipation sich nicht halten können. Es ist nicht gelungen, positive Beweise dafür zu erbringen. Blad untersuchte 40 Patienten mit starker Dislokation des Kolons, spitzwinkligen Knicken an den Flexuren usw., er fand bei 20 ausgesprochene Verstopfung, bei den andern 20 aber nicht.

Thaysen findet gleicherweise bei Röntgenuntersuchung von tiefliegenden Dickdärmen die Lage der Darmteile ganz gleich bei zwei Gruppen von Kranken, von denen die eine vollständig normale Stuhlgänge hat, während die andre ausgesprochene Verstopfung zeigt. Man hat eben in früherer Zeit nicht gewußt, daß die Lage des Kolons so beträchtlich wechselt, und daß es auch bei ganz gesunden Menschen mitunter weit unter der Nabelhorizontale liegt.

In Wirklichkeit steht die Lehre von der Bedeutung der Koloptose zur Zeit auf schwachen Füßen; nach unsrer Meinung haben die vorliegenden Feststellungen gezeigt, daß die Koloptose nur selten entscheidende Bedeutung für die Entstehung der chronischen Obstipation hat. Sie ist vielmehr als eine mehr untergeordnete Disposition dazu anzusehen.

Nach unsrer Meinung muß man bei Erklärungsversuchen der habituellen Obstipation von mechanischen Verhältnissen absehen. Wir müssen sie als eine Funktionsstörung auffassen, eine Störung der normalen Innervationsverhältnisse oder der normalen nervösen Regulation der Darmbewegungen, wie wir sie von andern Gebieten mit sympathischer Innervation kennen. An Stelle der alten Bezeichnung gebrauchen neuere Verfasser wie Ad. Schmidt von gleichen Erwägungen aus für die hier besprochene Form der Obstipation den Namen funktionelle Obstipation.

Pathogenetische Typen der chronischen Obstipation.

Die für die habituelle Obstipation charakteristische verzögerte Stuhlentleerung beruht nur selten auf einer gleichmäßigen, über das ganze Kolon und Rectum sich erstreckenden langsamen Passage. Die Verlangsamung ist meist auf gewisse Abschnitte des Darms lokalisiert; hiernach kann man die Verstopfung in verschiedene Typen einteilen. Hierin haben besonders die Röntgenuntersuchungen Klarheit geschaffen. Die wichtigste Abgrenzung ist die zwischen Rectum- und Kolonobstipation.

Die Rectumobstipation ist die häufigste Form. Nach Thaysen sind 60 % aller Fälle von habitueller Obstipation primäre Mastdarmverstopfungen. Bei dieser Form sammelt sich der Stuhl in der Ampulle des Enddarms, in mehr oder weniger häufigen Fällen auch in der S-Schlinge, eventuell im Colon descendens, während die übrigen Teile des Kolons die Stuhlmassen in der Weise passieren lassen, daß sie stets zur selben Zeit nach der Nahrungsaufnahme leer sind wie immer. Im Rectum und Sigma halten sich die Kotballen nicht wie gewöhnlich bis zu einem halben Tage, sondern 2—3—4 Tage oder noch länger, weil die Defäkation fortbleibt (siehe Abb. 47). Diese Form der Obstipation war schon lange bekannt, man betrachtete sie nach der Beschreibung von Chevalier im Jahre 1819 als einzige; erst im letzten Teil des 19. Jahrhunderts fing man an, von andern Typen zu sprechen. Diese Form entsteht hauptsächlich, wenn der normale Drang zur Stuhlentleerung in der früher besprochenen Weise unterdrückt wird, oder wenn eine chronische Verstopfung als Folge einer der genannten vorübergehenden oder zufälligen Ursachen auftritt. Auch das Vorhandensein eines Sphincterspasmus ruft eine Mastdarmobstipation hervor, namentlich wenn Hämorrhoidenknoten oder eine Analfissur vorhanden sind.

Bei der Kolonobstipation ist dagegen die Passage bereits im Kolon verlangsamt, in den reinen Fällen nur hier, so daß der Mastdarm ganz leer sein kann, selbst wenn der Stuhlgang mehrere Tage fehlt. Oft sind es wieder ganz umschriebene Abschnitte des Dickdarms, in denen die Zurückhaltung geschieht. Von größter Wichtigkeit ist die recht häufige Kotstauung im Colon ascendens.

Bei der zuerst von Stierlin 1911 beschriebenen Ascendensobstipation verweilen die Faeces im Coecum und Colon ascendens weit länger als normal. Man kann durch die Röntgenuntersuchung

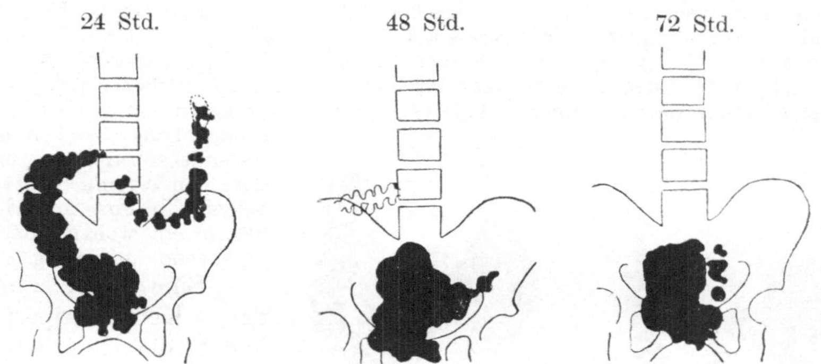

Abb. 47. Röntgenbild einer Rectumobstipation, 1—3 Tage nach Einnahme einer Kontrastmahlzeit (Thaysen).

das Stagnieren der Kotmassen an den genannten Stellen für 3—8 Tage und länger feststellen. Die rechte Flexur bildet aber nicht die obere Grenze der Stauung; die Faeces liegen auch in dem benachbarten Anteil des Colon transversum bis zu der Stelle, an der man nach Keith eine Art Schließmuskel vermuten darf (siehe Abb. 48).

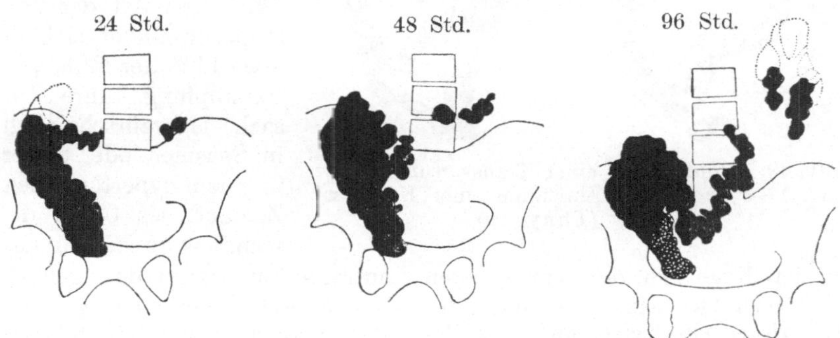

Abb. 48. Röntgenbild einer Ascendensobstipation, 1, 2 und 4 Tage nach Einnahme einer Kontrastmahlzeit (Thaysen).

Die Ascendensobstipation ist die häufigste Form unter den Kolonobstipationen, man findet sie nach Thaysen in etwa 18% der habituellen Obstipation. Man muß als Ursache eine funktionelle Veränderung, hier wohl einen spastischen Zustand im Colon transversum, annehmen.

Die Ascendensobstipation gehört zu den Formen, die die Anhänger der mechanischen Entstehung als Unterstützung für ihre Anschauung heranziehen.

Für einige Autoren wird sie durch eine Knickung der Flexura dextra durch eine Ptose des Transversums oder durch fibröse Verwachsungen zwischen den beiden Schenkeln der Flexur bedingt. Die obigen Darlegungen sprechen indes gegen die Annahme eines Knicks oder eines Hindernisses in der Flexur selbst bei dieser Form der Verstopfung; nach Thaysens Untersuchungen findet man sie nicht besonders häufig bei Gastroptose, nicht einmal in den Fällen mit spitzwinkliger Flexur. Man hat ferner Adhäsionen um das Coecum, speziell „Jackson-bands", als ursächlich angegeben. Wir haben vorher auf das Unwahrscheinliche dieser Deutung hingewiesen. Eine andere Möglichkeit ist von Fischer betont worden, der eine als Folge eines lokalen Katarrhs entstandene Atonie, eine „Typhlatonie", die Stauung im Coecum und Kolon verlassen läßt. Wir müssen ferner daran erinnern, daß nach einigen Verfassern ein gewisser Zusammenhang zwischen der Ascendensobstipation und dem von Wilms beschriebenen „Coecum mobile" besteht, eine wohl mit Recht verlassene Auffassung.

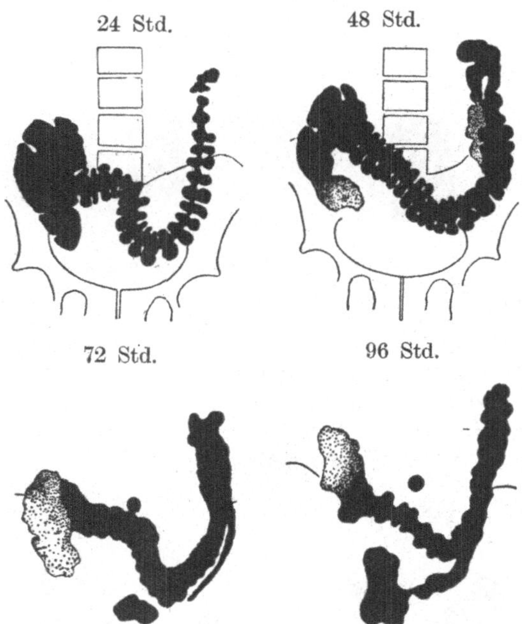

Abb. 49. Röntgenbild einer Transversumobstipation, 1—4 Tage nach Einnahme einer Kontrastmahlzeit (Thaysen).

Eine andre Form der Kolonobstipation bildet die Transversumobstipation, bei der sich der Kot abnorm lange im Colon transversum, bisweilen auch noch im Colon ascendens, aufhält, bevor er die Flexura sinistra passiert und in das Colon descendens hinabsteigt (siehe Abb. 49). Diese Art der Verstopfung findet sich in etwa 11 % der Fälle von Verstopfung. Ihre Ursache ist wahrscheinlich in Spasmen oder besser in einem hypertonischen Zustand des Colon descendens zu suchen, das in der Regel zu den am meisten kontrahierten Darmteilen gehört.

Auch hier haben die Anhänger der mechanischen Auffassung gemeint, daß wieder ein Knick, und zwar der linken Biegung, sich auf Grund von Koloptose oder Gastroptose, sich in stärkerem Grade bilden soll. Wir haben oben ausgeführt, warum wir diese an sich so einfache und naheliegende Erklärung für wenig wahrscheinlich erklären müssen. Wir müssen wie bei der Ascendensobstipation auch bei der Transversumform an funktionelle Ursachen denken.

Die Verstopfung vom Ascendens- und Transversumtyp kann „rein" oder „kombiniert" sein, gleichzeitig mit einer Rectumobstipation zusammen oder getrennt sich finden. Man kann bei einzelnen Patienten ein längeres Verweilen der Kotsäule in allen Abschnitten des Darms sehen.

Von einem mehr klinisch-physiologischen Gesichtspunkt aus hat man die Obstipation in eine atonische und eine spastische Form eingeteilt (Chercherkensky, Fleiner).

Unter Darmatonie verstand man ursprünglich eine Schwäche der Darmmuskulatur selbst. Jedoch hat man niemals eine Erkrankung der Muskulatur nachweisen können, und hat deshalb die Atonie als eine mangelhafte Innervation, ein Fehlen des Tonus, eine unvollständige Contractilität des Darms, ähnlich den Verhältnissen bei akuter Darmlähmung aufgefaßt (siehe unter paralytischem Ileus). Die Erweiterung, welche der Darm bei chronischer Obstipation zeigt, ist wohl sekundär eine Folge der Anhäufung von Stuhl und Luft; die Hauptsache bei der Atonie scheint eine herabgesetzte Fähigkeit zur Vorwärtsbewegung des Kots, eine mangelhafte Peristaltik zu sein.

Im Gegensatz dazu spricht man von einer spastischen Obstipation, wenn sie auf Grund spastischer Kontraktion des Kolons oder einzelner Teile entsteht.

Spastische Kontraktionen sieht man unter verschiedenen Bedingungen auftreten. Bei nervösen Patienten, besonders bei hysterischen Frauen, kann man das plötzliche Auftreten lokaler, das Darmlumen vollständig verschließender Spasmen des Kolons und Ileums beobachten, die mit starken kolikartigen Schmerzen, eventuell Erbrechen und allgemeinem Übelbefinden, einhergehen. Bei Operationen solcher Fälle hat man dann nur einen lokalen Spasmus eines aufs äußerste kontrahierten Darmteils gefunden. Auch bei der Bleikolik handelt es sich um einen Kolospasmus mit starken Schmerzen und Verstopfung. Zweifellos haben wir es bei einer Reihe von Patienten mit Obstipation mit solchen spastischen Erscheinungen zu tun, die die freie Passage durch das Kolon erschweren und damit zur Verstopfung Anlaß geben. Solche Kranke haben kolikartige Schmerzen, die meist in die linke Fossa iliaca verlegt werden, sich indes auch über das ganze Abdomen ausbreiten können. Objektiv zeigt sich gewöhnlich das Kolon als kontrahierte schmale Schlinge, besonders wird das Colon descendens betroffen, jedoch auch das Transversum kann in kontrahiertem Zustand als eine „corde colique" gefühlt werden. Der Kot dieser Patienten besteht meist aus kleinen harten Knollen, dem Schafkot vergleichbar, mitunter ist er kleinkalibrig, wurmartig. Die Spasmen haben anscheinend ihren Sitz meist im absteigenden, seltener im queren Teil des Dickdarms ihren Sitz.

Wenn also solche Spasmen ein nicht ganz ungewöhnliches Symptom der chronischen Obstipation sind, ist die Unterscheidung zwischen der spastischen und der atonischen Form der Verstopfung doch im allgemeinen schwer, da die beiden reinen Typen mit charakteristischen Erscheinungen nicht immer vorhanden sind.

Die Aufgabe des Kolons ist teils die Fortbewegung des Inhalts gegen den After durch die Peristaltik, teils die Zurückhaltung zur besseren Entwässerung. In der Regel vermögen wir nicht zu entscheiden, in welchem Maß es sich um eine geschwächte Peristaltik (Atonie) oder eine erhöhte Retentionsfähigkeit (Spasmen) handelt. Wahrscheinlich sind, wie erwähnt, spastische oder hypertonische Zustände der Kolonteile, namentlich des Transversum und Descendens, die Ursache der Ascendens- bzw. Transversumobstipation. Unter einer spastischen Obstipation können wir vom klinischen Standpunkt aus augenblicklich nur eine mit gewöhnlich periodischen schmerzhaften Kolonspasmen verlaufende Obstipation verstehen (Thaysen).

Symptome. Die wichtigsten Erscheinungen betreffen das Verhalten der Stuhlentleerung. An Stelle der täglichen Abführung erfolgt der Stuhlgang nur jeden zweiten, dritten, vierten Tag oder noch seltener. Heutzutage trifft man wohl nicht mehr die starken Grade der Obstipation, die früher in der Literatur beschrieben wurden, daß Leute mit 8—14 Tagen, sogar einem Monat Zwischenraum zu Stuhl gingen.

Ein weiteres Resultat der verlangsamten Passage ist die Veränderung des Aussehens und der Konsistenz der Faeces.

Der Stuhl wird hart, wasserarm, das Volumen gewöhnlich geringer als normal, statt der gewohnten Wurstform werden knollige, kuglige, nicht zusammenhängende Massen, bald von Walnußgröße, bald von Schafkotaussehen, entleert. Bei längerem Aufenthalt im Darm können die Faeces steinhart werden, auch kalkinkrustiert. Fester Stuhl ist an der Oberfläche meist mit Schleim bekleidet, bisweilen auch davon durchsetzt als Folge der lokalen Reizung, die durch ihn im Darm erregt worden ist, ohne daß man deshalb eine Entzündung anzunehmen braucht, die sich allerdings als Folge der Reizung entwickeln kann.

Die Faeces werden bei der Obstipation oft in großen Mengen aufgehäuft. Außer im Rectum geschieht dies gewöhnlich auch im Sigmoideum und Descendens. Man fühlt dann die Stuhlmassen als harte Resistenz in der linken Iliacalgrube, gewöhnlich fühlt man die einzelnen Knollen als eine Reihe fester runder Körper, die mit Drüsengeschwülsten verwechselt werden können. Auch im Colon transversum kann man sie noch fühlen; im Coecum und Colon ascendens veranlaßt die Kotstauung mehr eine diffuse Auftreibung. Bei Rectaluntersuchung ist der Mastdarm bald als gefüllt, bald als leer zu erkennen, selbst wenn das Kolon stark gefüllt ist. Fäkalmassen im Sigma kann man bei der Digitaluntersuchung im obersten Teil des Beckens und speziell durch die vordere Rectumwand im Douglasschen Raum feststellen.

Die Stuhlanhäufung kann solche Grade erreichen, daß man von Kottumoren sprechen kann, die sich besonders im S Romanum bilden und über der Symphyse nach oben bis in den Unterleib gefühlt werden, vorwiegend auf der linken Seite. Sie können Kindskopfgröße erreichen und diagnostische Irrtümer veranlassen. Die Konsistenz kann fest sein, knotige Partien können erkennbar sein, andrerseits die harten Teile ganz fehlen und das Ganze als eine feste, unelastische, leicht teigige Masse sich darstellen.

Eigentlich Kottumoren, überhaupt größere Anhäufungen, sind, wie erwähnt, heutigen Tags nicht mehr häufig. Die meisten Patienten werden durch Gebrauch künstlicher Mittel dem Entstehen solcher Grade von Stuhlverhaltung vorzubeugen suchen; der gewöhnliche Befund sind die einzelnen harten Knollen in größerer oder kleinerer Menge. In vielen Fällen starker und in den meisten Fällen leichter Verstopfung wird man nicht imstande sein, Fäkalmassen zu palpieren. Besonders große Tumoren ergeben sich bei abnormen Erweiterungen des Kolons, wie bei Hirschsprungscher Krankheit (siehe dort).

Als direkte Folgen der Retention und Konsistenzveränderung des Stuhls ist zuerst eine Erschwerung des Durchtritts durch den After zu erwähnen. Dieser ist oft mit Schmerzen verbunden und geschieht unter starker Inanspruchnahme der Bauchpresse. Beim Durchpressen der harten Massen durch den Anus entstehen oft Fissuren, aus denen sich eine schmerzhafte Analfissur entwickeln kann, die wieder Spasmen des Schließmuskels hervorrufen kann. Die Stuhlentleerung ist unter diesen Verhältnissen sehr schmerzhaft und mit frischen Blutungen aus der Fissur verbunden. Hieraus entwickeln sich Erschwerungen der Defäkation, woraus wiederum ein die Obstipation unterhaltender Circulus vitiosus sich ergibt.

Die Anhäufung des Stuhls kann auf verschiedene Weise zu Schleimhautreizung im Darm Anlaß geben. Die harten Stuhlknollen liegen oft lange Zeit an derselben Stelle, z. B. in den Haustren des Kolons. Sie können zunächst vermehrte Schleimproduktion und dann Entzündung der Schleimhaut hervorrufen. Die erwähnten Gärungsprozesse können diese Vorgänge weiter unterstützen. Man sieht also gewöhnlich als Folge der Verstopfung katarrhalische Entzündungen auftreten; Obstipation spielt überhaupt in der Ätiologie der Enteritis, speziell der Kolitis, eine wichtige Rolle.

Bei längerem Aufenthalt des Stuhls an einer Stelle kann sich hier eine Ulceration entwickeln, im Beginn in Form der oberflächlichen Erosionen, die allmählich in die Tiefe gehen; bisweilen hat man sogar Perforationen des Darms mit allgemeiner Peritonitis als Folge solcher Fäkalgeschwüre gesehen.

Sind die Ansammlungen des Kots besonders groß, kann dadurch eine völlige Verlegung des Lumens mit Behinderung oder Aufhebung der Passage eintreten, so daß weder Luft noch Faeces hindurchtreten können. Wir bekommen dann die Zeichen der Stenose oder gar des Ileus mit kolikartigen Schmerzen, Darmgeräuschen, mehr oder weniger sichtbarer Peristaltik, Übelkeit, Erbrechen. Gelingt es in solchen Fällen die manchmal erstaunlich großen Fäkalmengen auf natürlichem Wege durch Klistiere zu entfernen, so verschwinden alle diese bedrohlichen Symptome natürlich sofort.

Eine andre Folge der chronischen Obstipation ist die Bildung von Hämorrhoiden. Durch die Massierung des Stuhls im Kolon und Rectum wird der venöse Abfluß von den Darmschleimhäuten behindert und Stauung erzeugt, die durch den verstärkten Gebrauch der Bauchpresse erhöht wird. Gleichzeitig mit den Hämorrhoiden findet man oft Fissuren am After; diese beiden Leiden stehen in zeitlicher Folge zu einander, werden beide von der Obstipation hervorgerufen und verschlechtern diese ihrerseits (siehe S. 268).

Die gestauten und verzögert entleerten Faeces sind weniger wasserhaltig und enthalten weniger zersetzliche Stoffe als die normalen, sind deshalb auch meist weniger stark riechend. Indessen ergibt sich aus ihrer langsamen Abfuhr in andern Fällen die Veranlassung zu abnormen Gärungen und Zersetzungen. Dabei können übelriechende Stoffe und Gase gebildet werden, besonders bei Zerfall von Eiweißstoffen. Dann sind die Stühle von sehr üblem Geruch, werden von penetrant riechenden Flatus begleitet, ferner geben diese Zersetzungen Anlaß zur Bildung übler Atemluft, Foetor ex ore, was häufig eine unangenehme Folge der Verstopfung ist. Die Patienten merken selbst den üblen Geruch, noch mehr aber ihre nächste Umgebung. In andern Fällen ist besonders die Kohlehydratgärung abnorm vermehrt, besonders bei reichlichem Genuß von Grünzeug, Kartoffeln, Roggenbrot oder ähnlicher schlackenreicher Kost, die schlecht ausgenutzt wird. In diesen Fällen entwickeln sich reichliche Mengen Gase; Flatulenz und Meteorismus sind deshalb häufige Begleiterscheinungen der Obstipation. Die Flatulenz kann sehr stark ausgeprägt sein und sehr genieren und das Zusammenleben mit andern Menschen sehr erschweren. Sie wird oft von Rumoren und andern Geräuschen im Unterleib begleitet, Borborygmi. Der Meteorismus zeigt sich als diffuse Auftreibung des Leibes mit tympanitischem Schall über der Lebergegend und Hochstand des Zwerchfells auf beiden Seiten.

Eine chronische Obstipation kann lange Zeit ohne andre Zeichen als die genannten direkten Folgen der verlangsamten Entleerung und ohne große Unbequemlichkeit für den Kranken verlaufen. Immerhin findet man auch in solchen latenten Fällen leichteres oder vorübergehendes Übelbefinden in der einen oder andern Art. Die große Mehrzahl hat aber mehr oder weniger große Beschwerden, die entweder anfallsweise mit freien Zwischenräumen oder anhaltend, mindestens sehr häufig erscheinen.

Von den anfallsweise auftretenden muß zuerst die Sterkoraldiarrhöe genannt werden, deren Besprechung bereits erfolgt ist (siehe S. 180).

Die gewöhnliche Obstipation wird plötzlich von einer Diarrhöe abgelöst, die in typischen Fällen nur kurzdauernd, ein oder zwei Tage, anhält. Nach einer beliebigen Gelegenheitsursache, einer Erkältung, namentlich einer zu großen Mahlzeit u. a., wachen die Patienten häufig zeitig am Morgen mit Leibkneifen auf, was die Einleitung zu einigen Stuhlentleerungen ist, bei denen zunächst noch harte Knollen und erst dann dünner Inhalt entleert wird. Diese wiederholen sich später bald mehr, bald weniger häufig, besonders am nächsten Morgen, um dann aufzuhören und in die gewohnte Obstipation überzugehen, die vielleicht noch verstärkt ist. Die Sterkoraldiarrhöe ist gewöhnlich von Schmerzen im Unterleib, bisweilen von Übelkeit und Erbrechen begleitet. Weiter können sich gleichzeitig verschiedene nervöse Symptome, wie Schwindel, Ohnmachten, Angstgefühl, starke Mattigkeit und allgemeines Unbehagen, einstellen. Die in vielen Fällen starken und einige Tage währenden Durchfälle können bei andern Menschen so gering sein, daß sie übersehen werden, während in solchen Fällen im Krankheitsbilde besonders die nervösen Erscheinungen hervortreten und es sich mehr als einen Anfall von Erbrechen, von Leibschmerzen mit Ohnmachtsanwandlungen darstellt. Solche Anfälle von Diarrhöe oder einer andern „Kolonreaktion" (Mathieu) können mit monateoder jahrelangen Zwischenpausen auftreten und werden nur erkannt, wenn man die in der anfallsfreien Zeit bestehende Obstipation beachtet.

Von den anhaltendern Symptomen müssen zuerst die Schmerzen erwähnt werden. Viele Fälle von Verstopfung haben keine Schmerzen, andere, besonders die Kolonobstipation, zeigen häufig Schmerzen. Sie treten im Unterleib auf, bisweilen mit kolikartigem Charakter, in der Regel als unbestimmte Empfindungen in der Gegend des Nabels und besonders in der linken Hüftgrube. Oft erscheinen sie kurz vor einem Stuhlgang, ebensooft auch ohne einen solchen. Bisweilen sind sie mehr ausstrahlend in die Lenden, das Kreuz oder höher hinauf in die Schultergegend. In einigen Fällen zeigen sie sich als richtige Kolikanfälle, mitunter sehr heftig, von Benommenheit oder hysterischen Krämpfen, sowie Erbrechen begleitet. Die Leibschmerzen, und namentlich die Koliken, sollen auf Spasmen im Kolon beruhen. Man findet sie auch besonders bei Kolonobstipation, sie sind charakteristisch für die sog. spastische Obstipation. Am häufigsten sieht man sie bei nervösen Personen, vor allem Frauen. Bei der Ascendensobstipation sind die Schmerzen oft in der rechten Seite des Unterleibs lokalisiert.

In einer gewissen Anzahl der Fälle haben die Schmerzen das Gepräge der Kardialgie und sind dann von andern dyspeptischen Symptomen, wie Aufstoßen, Übelkeit, gelegentlich Erbrechen, gefolgt. Man sieht sich dann dem Symptomenkomplex gegenüber, für den ich seinerzeit die Bezeichnung Darmdyspepsie vorgeschlagen habe. Die Kardialgie kann sehr ausgesprochen sein, hat meist den Charakter eines drückenden oder saugenden Schmerzes, bisweilen sind die Schmerzen aber ebenso stark wie bei Ulcus. Sie kommen in der Regel gleich nach dem Essen und unterscheiden sich dadurch von den tardiven Ulcusschmerzen. Mit ihnen sind Appetitlosigkeit, Aufstoßen, Übelkeit verbunden. Auch das Erbrechen kann so häufig sein, daß man an nervöses Erbrechen oder Würgen erinnert wird, gelegentlich an das hysterische „unstillbare Erbrechen". Die Fälle von Darmdyspepsie werden oft mißdeutet, weil man eher an ein Magenleiden denkt und deshalb weniger auf das Verhalten des Darms achtet. Solche Fälle sind aber sehr häufig; zu ihrer Entstehung gehört meist ein längeres Bestehen der Obstipation und eine gewisse nervöse Empfänglichkeit. Man sieht diese Form deshalb auch vorwiegend bei Neurasthenikern und bei Frauen, überhaupt bei Nervösen. Besonders häufig trifft man das Leiden bei den Semiten mit ihrem leicht beeinflußbaren Nervensystem.

Neben der Darmdyspepsie, doch auch ohne sie, kann man bei Verstopften eine Reihe andrer nervöser Symptome treffen, die man teils als Reflexphänomene, Reaktionserscheinungen vom Kolon aus, teils als hysterische Komplikationen oder Ausschläge der neurasthenischen Wesensart ansehen kann.

Hierunter gehören Kopfschmerzen, Schlaflosigkeit, Schwindel. Dieser kann namentlich bei den anfallsweise auftretenden Fällen einen beträchtlichen Grad erreichen, muß zum Vertigo e stomacho laeso der Alten gerechnet werden und hat vorwiegend den Charakter des Drehschwindels.

Weiter kann sich an die Obstipation eine Anorexia nervosa oder, wie schon erwähnt, ein unstillbares Erbrechen anschließen, beides besonders gern bei hysterischen jungen Frauen. Die Abmagerung und Unterernährung können wieder den neurasthenischen Zustand ungünstig beeinflussen, wie früher bereits beschrieben.

Im ganzen wechseln die Erscheinungen sehr bei Personen mit Verstopfung, so daß die Aufstellung eines einheitlichen Krankheitsbildes schwer ist. Bei einzelnen Patienten sind die Erscheinungen wesentlich lokaler Art, besonders bei starken Essern oder mehr oder minder überernährten fetten Menschen. Ihre Hauptbeschwerden stammen von der durch die Verstopfung noch vermehrten Leibesfülle mit Meteorismus und Flatulenz. Die Zunge ist belegt, es besteht schlechter Geschmack im Munde, der Appetit ist zwar erhalten, beim Essen wird aber aufgestoßen, hauptsächlich mit Luft, die Kranken fühlen sich stark gebläht und beschwert. Sie haben Kopfkongestionen, oft Hämorrhoiden und Blutungen aus diesen. Ihre Beschwerden verringern sich, wenn sie durch ein Laxans reichlich Stuhl bekommen, wovon sie in der Regel in steigendem Maße Gebrauch machen. Die nach einer größern, meist breiigen oder dünnen Stuhlentleerung erfolgte Erleichterung wird besonders nach den Mahlzeiten schnell von den alten Beschwerden wieder abgelöst. Zu Zeiten bringen spontane Diarrhöen, Koliken, Schwindelanfälle, gastrische Symptome eine gewisse Abwechslung in das Bild, das nachher wieder sein gewöhnliches Aussehen annimmt.

Den Gegensatz zu diesen Patienten bilden die jungen, in der Regel weiblichen Kranken, wo eines von den ersten Anzeichen der Verstopfung der Widerwille gegen Essen, die Anorexie, ist und wo sich später verschiedene schmerzhafte und unbehagliche Erscheinungen, besonders dyspeptischer und nervöser Art, anschließen.

Diese Menschen sind oft hager und leicht unterernährt. Der Unterleib ist teilweise aus diesem Grunde etwas eingesunken und an Umfang vermindert, man fühlt gewöhnlich · durch die dünnen Bauchdecken harte Fäkalknollen, besonders im Colon descendens und sigmoideum. Der Widerwille gegen das Essen kann bis zur völligen Nahrungsverweigerung von hysterischer Art steigen, besonders wenn die Mahlzeiten durch dyspeptische Symptome gestört werden. Es stellt sich Darmdyspepsie mit drückenden Schmerzen in der Magengegend ein, bisweilen richtige Schmerzen nach der Nahrungsaufnahme mit Würgen, was unter solchen Umständen leicht zu weiterer Nahrungseinschränkung verführt. Außerdem zeigen sich die schon oft genannten nervösen Symptome in verschiedener Kombination. (Mattigkeit, Kopfschmerz, Hyperästhesie des Abdomens und der Wirbelsäule, Spinalschmerz usw.)

Bei solchen Patienten mit der geringen Nahrungsaufnahme besteht selten Meteorismus, Flatulenz oder stärkere abnorme Gärung; der Stuhl besteht aus vereinzelten harten Knollen, die von den Patienten lange Zeit ohne Beschwerden retiniert werden können. Die Zunge ist meist belegt, Zahnfleisch und Zähne oft ebenfalls belegt und ungepflegt. Auch solche Kranke werden gewöhnlich von intermittierenden Kolonreaktionen überrascht: Diarrhöen, Erbrechen usw.

Zwischen diesen beiden Krankheitsbildern findet man alle Übergänge; im großen ganzen haben alle Patienten Zeichen, die beiden Gruppen zugehören, bald tritt das eine, bald das andre stärker hervor.

Die **Diagnostik** der chronischen Obstipation ist an sich leicht, weil die Patienten in der Regel selbst über das Bestehen des Leidens Aufschluß geben können. Schwieriger ist schon die Entscheidung, ob die Verstopfung ein sekundäres Phänomen ist oder ob man es mit einer habituellen, chronischen Obstipation zu tun hat. Um diese Frage zu klären, muß man eine genaue Magenuntersuchung und Darmuntersuchung vornehmen, um eine Gastritis, einen Magenkrebs oder einen Krebs des Kolons, ein Ulcus ausschließen zu können. Bei Schmerzen und dyspeptischen Zuständen muß man die Diagnose chronische Obstipation besonders sorgfältig abwägen. Hinter einer starken Obstipation können sich namentlich eine Cholelithiasis, ein Magengeschwür, ein beginnender Magen- oder Darmkrebs verstecken, ohne daß man bei der genausten Untersuchung zu einer befriedigenden Diagnose kommen kann. Ohne eine solche ist natürlich keine Klarheit zu gewinnen. Man wird deshalb u. U. zu einer längeren Beobachtung schreiten müssen, bisweilen wird man sogar von dem Ausfall einer besonderen Kur (Ulcuskur) die Entscheidung abhängig machen. Von Bedeutung für die Diagnose der chronischen Obstipation ist der Nachweis eines frühzeitigen Beginns, vielleicht schon im Kindesalter.

Was die einzelnen Formen der Verstopfung betrifft, so gibt sich die spastische Obstipation ja durch ihre Schmerzanfälle zu erkennen. Die Abgrenzung einer Rectumobstipation gegen eine andre Form der Dickdarmverstopfung gelingt im wesentlichen nur mit dem Röntgenverfahren. Die Digitaluntersuchung des Mastdarms wird immerhin darüber Aufschluß verschaffen, ob etwa das Rectum ein oder mehrere Tage nach dem letzten Stuhlgang leer ist, wie bei der reinen Kolonobstipation. Während die begleitenden Schmerzen in der Regel in die linke Bauchseite lokalisiert werden oder in die Gegend um den Nabel, betreffen sie in einer Reihe von Fällen namentlich bei Ascendensverstopfung die rechte Seite. Bei zufälliger Schmerzhaftigkeit gegen Druck kann eine Verwechslung mit der chronischen Appendicitis leicht eintreten.

Von besonderer Bedeutung ist die Feststellung, ob es sich um eine einfache Verstopfung handelt oder ob sich die Störung auf dem Boden einer Kolitis entwickelt hat. Der Nachweis erfolgt durch die Stuhluntersuchung.

Behandlung. Sehr wesentlich ist die Prophylaxe, die der Entwicklung der chronischen Obstipation vorbeugen soll. Man muß also schon die Kinder dahin erziehen, täglich zu einer bestimmten Zeit Stuhlgang zu entleeren und ihnen die Bedeutung dieser Gewohnheit fürs ganze Leben einprägen. Ferner muß man die auf Grund einer gelegentlichen Ursache aufgetretene Verstopfung nicht außer acht lassen, sondern dafür sorgen, daß die frühere Regelmäßigkeit wieder hergestellt wird. Die Ärzte haben hier eine wichtige Aufgabe; akute Krankheiten, Wochenbetten u. a. können zum Ausgangspunkt einer chronischen Verstopfung werden, wenn der Arzt nicht für Beseitigung vor völliger Genesung sorgt. Dasselbe gilt von andern bereits erwähnten Gelegenheitsursachen. Haben sich die Patienten erst gewöhnt, starke Laxantien zu nehmen, so werden diese allmählich unentbehrlich. Wichtig ist ferner für junge Menschen, daß sie reichlich Gelegenheit zur Bewegung in freier Luft und zur Ausbildung ihrer Muskulatur haben. Aus diesem Grunde wird auch die körperliche

Entwicklung der Frauen genau zu beachten sein. Durch passende Bewegung, am besten in frischer Luft, muß man ihre Bauchmuskulatur zu stärken suchen und ihrer Neigung zur Nervenschwäche entgegenarbeiten.

Hat man es mit einer ausgebildeten Obstipation zu tun, so besteht die Behandlung nicht etwa nur in der Eingabe geeigneter Abführmittel. Das Ziel muß sein, den Kranken eine tägliche spontane Abführung zu verschaffen. Nicht bei allen Patienten wird man es erreichen, aber selbst eine jahrelang bestehende Obstipation kann noch durch eine passende Behandlung geheilt werden. Am schwierigsten sind die auf dem Boden einer ererbten oder erworbenen Nervenschwäche entstandenen Formen zu beeinflussen.

In leichtern Fällen kann man ambulant behandeln, wenn es sich aber um langwierige und hartnäckige Obstipation handelt, ist im Beginn eine Bettruhe empfehlenswert. Namentlich gilt dies von den neurasthenischen unterernährten Patienten. Die bei der Bettruhe verbürgte psychische Ruhe begünstigt in hohem Grade den Erfolg der Behandlung.

Die Behandlung setzt sich zusammen aus Verordnung einer zweckmäßigen Diät, Sorge für regelmäßige Stuhlentleerung und verschiedenen physikalischen Behandlungsmethoden, wie Hydrotherapie, Massage u. ä. teils in der Absicht lokaler Wirkung, teils mit Rücksicht auf den Allgemeinzustand. Handelt es sich um unkomplizierte Fälle, ohne Darmdyspepsie und spastische Erscheinungen, nimmt die Kur, ungefähr folgenden Verlauf:

Diät. Der Darm muß geschont werden, indem grobe Nahrung vermieden wird, er muß andrerseits angeregt werden durch verschiedene dazu geeignete Nahrungsmittel, besonders die zellulosereichen. Wie bereits früher auseinandergesetzt wurde, schont man den Darm auf dieselbe Weise wie den Magen (siehe S. 174), indem man harte und unverdauliche Speisen vermeidet, grobe Gemüse, Obst, schwere Fleischspeisen, kurz gesagt man läßt die Diät sich der beschriebenen Breidiät annähern, ohne Milch und Milchnahrung zu verwenden, weil dadurch die Neigung zur Verstopfung erhöht werden kann.

Ebenso wichtig ist aber die Darreichung einer solchen Nahrung, die einen adäquaten Reiz für den Darm darstellt, auch das Kolon als feinverteilte gleichförmige Masse erreicht. In dieser Beziehung müssen wir uns vor allem auf die zellulosenreichen Nahrungsmittel verlassen. Als Gerichte, die zu diesem Zweck angegeben sind, sind zu nennen Hafergrütze, Grahambrot und Kleiebrot; auch ist namentlich das Roggenbrot hervorzuheben. Doch wird es mitunter schlecht vertragen, besonders wenn Neigung zu Dyspepsie besteht; dies gilt besonders von dem sauren und frischen Roggenbrot. Wenn dieses Brot vertragen wird, hat es eine ausgezeichnete Wirkung auf die Darmperistaltik. Von andern Brotsorten ist zu nennen das Knickbrot, namentlich das feinere (Göteborgbrot) wird in der Regel gut vertragen und hat eine ausgezeichnete Wirkung. Franzbrot hat besonders, wenn es frisch ist, die Eigenschaft, die Verstopfung zu vermehren, ist aber in geröstetem Zustand zu gebrauchen; ebenso sind Zwiebacke nützlich.

Neben den genannten Brotsorten sind vor allem Gemüsebreie von Bedeutung, also Brei von Gelbrüben, Erbsen, Blumenkohl, Erdschocken, Kastanien, Kartoffeln. Auch die verschiedenen Früchte sind zellulosehaltig und enthalten außerdem noch Fruchtsäuren, die peristaltikbefördernd wirken. Sie sind deshalb sehr wertvoll für die Diät, aber nur, wenn sie sehr weich sind, wie frische Aprikosen, Pfirsiche, Pflaumen, Apfelsinen, Trauben und teilweise Erdbeeren, Datteln, Feigen, oder wenn sie gekocht sind, in Form von Musen, wie Apfelmus oder Kompott von Aprikosen, Zwetschgen u. a. Eine günstige Wirkung hat ferner der Zucker; aus diesem Grunde verwendet man vorteilhaft verschiedene Marmeladen und Fruchtgelees, Honig usw.

Die Diät muß hiernach überwiegend vegetarisch sein, man muß die Fleischgerichte bis auf eine einzige Fleischspeise täglich einschränken, während Eier und Eierspeisen zu empfehlen sind. Ein Hauptgrund, weshalb die vegetarische Ernährung vielen Menschen so gut bekommt, ist die günstige Beeinflussung einer Obstipation. Zu grobe Kost ist indes völlig ungeeignet. Von Getränken ist besonders das gekochte Wasser zu empfehlen, wovon man ein großes Glas am Morgen nüchtern geben soll. Im übrigen kann man außer Kaffee und Tee ohne Schaden Malzbier oder ganz leichte Biersorten, Moselwein, Rheinwein u. a. geben, während Rotwein und alle schweren Weinsorten zu widerraten sind. Während Milch im allgemeinen zu verwerfen ist, kann man Buttermilch, saure Milch oder Yoghurt wie Sahne mit Vorteil verwenden.

Die regelmäßige Darmentleerung. Bei Retention von Stuhlmassen, gar Fäkaltumoren, auch wenn die Faeces besonders hart und knollig sind, ist die erste Aufgabe die Entleerung des Darms. Man verwendet hierzu am besten Öleingießungen oder große Wasserklysmen in Verbindung mit milden Abführmitteln, am besten Ol. ricini, 10—15 g. Hat man damit alle alten Stuhlmassen entfernt, dann handelt es sich um die Sicherung einer regelmäßigen Stuhlentleerung; zunächst wird man versuchen, von den Laxantien ganz wegzukommen. Dies ist ein Hauptpunkt der ganzen Behandlung. Am besten ist die Anwendung von Öleingießungen in der früher beschriebenen Weise. 200—250 g Öl (Rüböl, Olivenöl, Erdnußöl, Sesamöl oder andre billige, nicht reizende Öle!) werden am Abend eingegossen, im Beginn jeden zweiten Tag, später seltener und in abnehmenden Dosen, je nachdem sich der Zustand bessert. Wenn der Öleinlauf im Anfang nicht genügend wirkt, gibt man gleichzeitig, also am Abend, ein leichtes Laxans, am besten 1—2 Teelöffel Ricinusöl in natura oder in Kapseln; hiervon wird man bald abgehen können, da der Öleinlauf allmählich wirkt. Sollte er einmal versagen, kann man ein Klistier von Wasser mit etwas Salz oder von Kamillentee geben. Mit der Öleingießung erweicht man die erhärteten Faeces und setzt einen geringen Reiz auf den Darm, der nachher von der zugeführten Nahrung ersetzt werden kann. Bei Undurchführbarkeit der Ölbehandlung, entweder aus äußeren Gründen, oder wenn das Öl nicht gehalten werden kann, kommen andre Vorgehen zur Anwendung. Man gibt dann täglich am Abend eine Dosis Ricinusöl, gerade so viel, daß am nächsten Morgen Stuhl erfolgt; meist kann man sich mit 1—2 Teelöffeln begnügen und allmählich die Gabe verkleinern. Man kann auch eine Kur mit salinischen Abführmitteln einleiten; man gibt am Morgen entweder Karlsbader Salz, englisches Salz o. ä. in einem Glase Wasser oder abführendes Bitterwasser, wie Hunyadi-Janos, Apenta, Franz-Josephs-Bitterwasser in geeigneten Mengen. Solche Kuren werden in den verschiedenen Badeorten durchgeführt, wo sich Quellen mit natürlichen Wässern finden, wie Karlsbad, Marienbad, Franzensbad usw. Für die Behandlung der chronischen Obstipation sind diese Quellen von zweifelhaftem Wert, da sie nicht wie die Öleingüsse den Darm zur eignen Leistung erziehen. Die Obstipation besteht meist fort, wenn man mit dem Gebrauch des Wassers aufhört. Sie sind deshalb nur als Notbehelf in der hier angegebenen Kur zu betrachten. Noch mehr gilt dies von den eigentlichen Abführmitteln, wie Senna, Cascara u. a. Wenn man stillschweigend den Gebrauch dieser Mittel zulassen muß, hat man eigentlich die Hoffnung auf eine Heilung der Obstipation aufgegeben und muß sich damit begnügen, dem Kranken trotz bestehender Verstopfung ein leidliches Befinden zu verschaffen. Von leichteren Mitteln kann man mitunter mit Vorteil benutzen das Paraffinöl, 1—2 Eßlöffel am Tage. Wesentlich mechanisch wirken Hanfsamen oder Leinsamen, die teelöffelweise eingegeben, unter Aufnahme von Wasser eine geleeartige Masse bilden. Schmidt hat den Agar-Agar eingeführt, der auch durch Vermehrung der Stuhlmengen wirkt, jedoch in der Regel erst nach Zusatz von geringen Mengen Cascaraextrakt (Regulin oder Cascaraagar).

Von den physikalischen Behandlungsmethoden muß in erster Linie die Hydrotherapie genannt werden. Lokal wendet man kalte Leibumschläge, den sog. „Neptunsgürtel" an: Eine Kompresse wird kalt auf den Leib gebracht und $^1/_2$—1 Stunde liegen gelassen, bis sie warm geworden ist. Dies kann man ein- bis zweimal am Tage anwenden. Im übrigen gelten für die hydrotherapeutische Behandlung der Obstipation dieselben Vorschriften wie für die Neurasthenie. Also werden vorwiegend Halbbäder, verschiedene Duschen, Fichtennadelbäder, kalte Packungen und Abwaschungen anzuwenden sein. Die Hydrotherapie hat eine besonders große Bedeutung, besonders bei den so häufigen Fällen von Obstipation auf neurasthenischer Basis.

Fast ebenso häufig angewendet wird die Massage, deren Wirkung verblüffend sein kann; doch ist sie weniger wertvoll, weil ihr Nutzen so oft aufhört, sobald als man mit der Anwendung aufhört. In einem Teil der Fälle ist der Effekt von längerer Dauer. Die Massage betrifft in erster Linie den Unterleib, eine besondere Technik ist ausgebildet worden mit Reiben und Kneten des Abdomens, hauptsächlich im Verlauf des Kolons. Bisweilen folgt auf die Massage sofort eine Defäkation, so daß man an der Wirkung nicht zweifeln kann. Man kann die mechanische Bearbeitung des Leibes vor allem benutzen, wenn man dem Patienten den Gebrauch der Laxantien abgewöhnen will. Eine gleichzeitig verordnete Heilgymnastik kann ebenfalls ein gut wirkendes Unterstützungsmittel für die gesamte Behandlung sein, besonders bei etwas kräftigeren Personen.

Wir müssen endlich die Wichtigkeit der Behandlung des Nervensystems hervorheben. Zuerst muß man die Nerven schonen; alle stärkeren körperlichen und seelischen Anstrengungen müssen dem Kranken ferngehalten werden, stärkere Geistesbewegungen, sogar die Aufnahme der geschäftlichen Pflichten, sind zu verbieten. Am leichtesten läßt sich dies im Krankenhaus durchführen oder an einem Kurort. Nach der ersten Periode der Bettruhe, falls eine solche überhaupt für notwendig erachtet wurde, ist viel Aufenthalt in frischer Luft, evtl. im Gebirge mit Freiluftkuren, sehr günstig. Ja bei manchen Patienten braucht man nichts andres als Ausspannung mit passender Diät und Freiluftkur, um die Verstopfung zu beheben. Die vorher angegebene Behandlung ist indessen von dem Gesichtspunkt eines hartnäckigeren Verlaufs empfohlen worden.

Eine besondere Berücksichtigung erfordern die verschiedenen Formen der Obstipation und ihre Komplikationen. Bei den mit häufigen Darmspasmen verbundenen Fällen muß man mit der Diät sehr streng sein, eine leichtere Breidiät unter Ausschluß aller schweren Sachen geben. Laxantien wirken hier besonders ungünstig, man muß sich deshalb auf die Anwendung von Öleinläufen zu beschränken versuchen. Auch Massage wirkt bei den mit Schmerzen verbundenen Fällen meist nicht gut. Man wird in solchen Fällen zunächst durch Ruhe, Wärme, regelmäßige Darmentleerung für Nachlassen der Schmerzen sorgen. Ein für diese Zwecke sehr geeignetes Mittel ist die Belladonna. Man gibt entweder Extr. Belladonn. in Stuhlzäpfchen zu 2 cg einmal täglich oder in Pillen zu 2 cg, kann auch bei sehr starken Schmerzen und Spasmen bisweilen mit Vorteil eine subkutane Injektion von Atropin in der Dosis von $^1/_2$ mg anwenden. Da die Darmspasmen in der Pathogenese der Obstipation sehr häufig festgestellt werden können, so wird von vielen Seiten der Gebrauch von Belladonna bei jeder Kur gegen chronische Verstopfung empfohlen.

Auch bei der Darmdyspepsie spielt die Diät eine große Rolle, man wird ebenfalls eine besonders leichte Breidiät verordnen und erst nach Aufhören der Dyspepsie mit schwereren Speisen einen Versuch machen. Ganz besonders wird man hier Fleischspeisen vermeiden, mit leichten Mehlspeisen und Eierspeisen unter Zusatz von Grahambrot, Hafergrütze, eventuell Apfelmus u. ä. beginnen, allmählich einige Abwechslung versuchen. Weiter muß man Alkalien geben. Nützlich sind die verschiedenen Magnesiapräparate, also Magnesiumoxyd oder -hydrokarbonat, eventuell mit Natron zusammen stets in reichlichen Mengen Wasser. Neben der Dämpfung der Kardialgie kommt noch eine leicht abführende Wirkung dabei zustande. In andern Fällen hat man besonderen Vorteil von der Anwendung der Bittermittel, z. B. der Mixt. amaroalkalina gesehen.

Bei den von Appetitlosigkeit und Abmagerung begleiteten Formen von Verstopfung muß man diesen Nebensymptomen durch eine Überernährung entgegenwirken; bei vielen Kranken tritt ein Effekt hinsichtlich der Verstopfung erst ein, wenn das Gewicht der Kranken die Norm erreicht und das Nervensystem gekräftigt ist.

Wenn es auch wahrscheinlich ist, daß die verschiedenen Formen der Obstipation, die rektale, die Kolon-, die Ascendensobstipation verschiedene Behandlungstypen erfordern können, so lassen sich doch keine bestimmten Indikationen dafür aufstellen. Sie müssen vorläufig nach demselben Schema behandelt werden. Bei der Kolonform, besonders aber bei dem Ascendenstyp, muß die Kost ganz besonders fein verteilt und leicht sein. Einzelne Verfasser empfehlen sogar Milch bei solchen Verstopfungen. Einige von den angegebenen Behandlungsmethoden nehmen besondere Rücksicht auf die Rectumobstipation und die rectale Behandlung. Wahrscheinlich haben diese Methoden auch ihr eigentliches Wirkungsgebiet bei solchen Formen. Dies gilt namentlich von der Faradisation des Mastdarms mit Hilfe einer Sonde, die mit einem Pol armiert ins Rectum eingebracht wird, während man den andern Pol auf dem Abdomen anbringt. Das gleiche ist von der Vibration zu sagen, die mit einem in den Mastdarm eingeführten Vibrator geübt wird, und von der Dilatation des Anus durch Bougierung (Singer). In einzelnen Fällen können diese Methoden eine gute Wirkung haben.

6. Verengerung und Verschluß des Darmkanals.

Unter Verengerung, Stenose, versteht man eine unvollständige Behinderung der Darmpassage. Unter Verschluß, Occlusio, versteht man eine vollständige Behinderung der Darmpassage.

Die Stenose entwickelt sich allmählich und gibt zu chronischem Verlauf Anlaß.

Die Okklusion entwickelt sich dagegen in der Regel akut und verläuft unter dem Bilde des Ileus.

An eine Stenose schließen sich häufig Zeichen einer vollständigen Okklusion an; es treten Symptome von Ileus auf, entweder als Abschluß der Krankheit oder als mehr vorübergehende, intermittierende Ileusfälle. Dieses Krankheitsbild, das also aus einer Kombination von Darmstenose und Darmverschluß entsteht, wird von den Chirurgen oft als chronischer oder intermittierender Ileus bezeichnet.

Der durch Okklusion entstehende Ileus wird als mechanischer bezeichnet im Gegensatz zu dem paralytischen, der auf Grund einer Darmlähmung ohne mechanischen Verschluß zustande kommt, aber in seinen Symptomen dem mechanischen akuten Ileus sehr nahe steht, besonders dadurch, daß auch bei ihm die Erscheinung sich findet, die dem Ileus seinen Namen gegeben hat, nämlich das kotige Erbrechen, Miserere.

Folgende Ursachen der Verengerung oder des Verschlusses können vorliegen:

1. Eine Striktur durch Veränderung der Darmwand. Die häufigste Grundlage hierfür bilden bösartige Geschwülste der Darmwand oder narbige Zusammenziehungen, die man besonders nach tuber-

kulösen, seltener nach syphilitischen Darmgeschwüren sieht. Weiter
können Strikturen entstehen durch Entzündungen der Darmwand,
z. B. bei lokalisierten Koliten und Perikoliten, Tuberkulose u. ä. sowie
endlich durch angeborene Veränderungen des Darms.

2. Obturation durch Verengerung oder Verschluß mit Fremdkörpern, z. B. häufig Gallensteine, oder mit Kotmassen, Kotsteinen,
Eingeweidewürmern usw.

3. Kompression durch Druck von den Unterleibsorganen, z. B.
einem vergrößerten Uterus, Myomen oder andern Geschwülsten der
weiblichen Genitalien, Abscesse in kleinen Becken, Hämatome, Geschwülste der Nieren, des Gekröses, der Milz usw.

4. Strangulation im eigentlichen Sinne, wobei der Darm
von Verwachsungen im Unterleib eingeschnürt oder über sie hinweg
geknickt wird. Nach Appendicitis, Cholecystitis, postoperativen Peri-
toniten, tuberkulösen und ähnlichen mehr oder weniger lokalen Bauch-
fellentzündungen finden sich häufig strangförmige Verwachsungen.
Auf dieselbe Weise kann eine Strangulation durch ein Meckelsches
Divertikel oder durch eine abnorme Spalte oder Öffnung im
Mesenterium oder Netz, in der eine Darmschlinge eingeklemmt
wird, verursacht werden.

5. Einklemmung einer Hernie. Außer den gewöhnlichen äußeren Brüchen kann eine innere Hernie eingeklemmt werden, also
z. B. eine Hernia diaphragmatica, H. foraminis Vinslovii, H. duodeno-
jejunalis, H. obturatoria usw.

6. Volvulus oder Knotenbildung im Darm und endlich

7. Invagination oder Intussusception.

Von diesen verschiedenen Ursachen betreffen die drei ersten
Gruppen die Stenosen, während die nächsten drei Gruppen in der
Regel sofort einen vollständigen Verschluß geben. Die Invagination
gibt bald einen unvollständigen, bald einen vollständigen Darmverschluß.

A. Verengerung des Darms.
Stenosis intestini.

Bei einer chronischen Verengerung des Darms hypertrophiert die
Darmmuskulatur oberhalb der verengten Stelle und es kommt zu einer
Erweiterung des Darmlumens. Die Zunahme der Muskulatur ist als
der Versuch einer Kompensation des Hindernisses und als Ausdruck
für die verstärkte Peristaltik zu betrachten. Sie ist am stärksten
ausgesprochen gleich oberhalb der Stenose und nimmt nach oben hin
allmählich ab. Das gleiche gilt von der Erweiterung des Darms. Bei
längerem Bestande der Stenose entwickeln sich oft Entzündungen und
Ulcerationen der Schleimhaut in dem erweiterten Darmstück, deren
wesentliche Ursache die Zersetzungen des gestauten Darminhalts sind.
Im Dickdarm und Rectum können zurückgehaltene harte Fäkalmassen
bei der Entstehung von Geschwüren mitwirken.

Die Symptome einer Darmstenose sind vor allem Abnormitäten
der Stuhlentleerungen und sodann kolikartige Schmerzen im Unterleib.
Diese Zeichen entwickeln sich gewöhnlich nach und nach, an Stärke

zunehmend, können aber gelegentlich auch periodisch sich schnell vergrößern.

Es besteht entweder Obstipation oder Diarrhöe ober beide Zustände wechseln ab.

Verengerung des Dünndarms ruft keine Verstopfung hervor. Es besteht im Gegenteil meist Durchfall, mitunter längere Zeit ganz normaler Stuhl. Das gleiche gilt von einer Stenose an der Bauhinschen Klappe und im Colon ascendens. Wenn die Stenose aber noch weiter abwärts im Kolon sitzt, an der Flexura hepatica oder im Colon transversum, ist Verstopfung ein häufigeres Symptom, ganz besonders trifft man sie aber bei Verengerungen im Colon descendens und Rectum. Man beobachtet namentlich sehr häufig, daß die Stuhlmenge abnorm klein wird, selbst bei täglicher Abführung; sie ist unzureichend, und immer mehr Faeces häufen sich oberhalb der Stenose an. Bisweilen werden diese Verstopfungsperioden von Diarrhöeanfällen ganz wie bei der gewöhnlichen Sterkoraldiarrhöe unterbrochen.

Bei der Stuhluntersuchung findet man häufig reichlich Schleim, besonders wenn Durchfälle bestehen. Der Schleim wird von der entzündeten Darmschleimhaut oberhalb der Stenose geliefert, da ferner damit auch eine Stagnation der Stühle verbunden ist, sind sie übelriechend und faulig. Es kann ferner Eiter und Blut im Stuhl enthalten sein. Das Blut erscheint meist weniger als Folge der Striktur selbst, als vielmehr der sie erzeugenden Krankheit. Es ist also fast konstant Blut nachzuweisen bei einer krebsigen Stenose, eine reichliche Blutung ist ein hauptsächliches Zeichen der Invagination.

Man hat früher der Form des Stuhls eine recht große Bedeutung für die Diagnose der Darmstenose beigelegt, man hat bei den Stühlen gewöhnlich ein geringeres Kaliber erwartet, in Bleistiftdicke oder schmalen Bändern. Wenn dieser Befund auch bei Dickdarmstenose zu erheben ist, so findet er sich auch bei vielen andern Menschen ohne organische Verengung, als Folge einer erhöhten Kontraktion des Schließmuskels, wobei die weichen Faeces in geringere Kaliber umgepreßt werden, überhaupt bei Spasmen im untersten Teil des Kolons.

Die Kolikschmerzen bestehen in anfallsweise auftretenden Unterleibschmerzen, die im Laufe von wenigen Sekunden sich zu ihrer vollen Stärke entwickeln und die für solche Schmerzen charakteristische zusammenkneifende Art haben. Sie können sehr heftig sein, so daß die Patienten sich krümmen, die Beine hochziehen, den Atem anhalten und laut stöhnen; sie können aber auch leicht sein. Sie halten in der Regel nur wenige Minuten an, wiederholen sich aber in kurzen Zwischenräumen. Sie treten oft zyklisch zu gewissen Tageszeiten auf, während in der übrigen Zeit die Patienten ganz schmerzfrei sind. Zwischen den Anfällen ist der Unterleib weich und eindrückbar, im Anfall sind die Muskeln stark kontrahiert. Gleichzeitig mit dem Aufhören der Schmerzen hört man oft gurgelnde oder klingende Geräusche im Leibe, als wenn Flüssigkeit aus einer Flasche läuft. Diese Geräusche sind oft so stark, daß man sie von weitem hören kann. Beim Abgang von Winden oder Stuhl tritt eine erhebliche Erleichterung ein, die Schmerzen verschwinden damit gänzlich.

Die Schmerzen haben oft die genau gleiche Lokalisation bei wiederholten Anfällen. Häufig sitzen sie um den Nabel bei der Verengerung des Dünndarms, in der linken Seite bei Stenosen im S-Ro-manum und Rectum, in der rechten Seite bei Einschnürung an der rechten Flexur, doch sind Ausnahmen von diesen Regeln nicht selten.

Gleichzeitig mit den Schmerzen kann man die sehr wichtige und charakteristische Beobachtung machen, daß sich oberhalb der Stenose das erweiterte und hypertrophierte Darmstück durch die Bauchdecken abzeichnet und verstärkte peristaltische Bewegungen oder mehr teta-nische Kontraktionen aufweist. Man fühlt und sieht in solchen Fällen den Darm als eine feste Wurst, er ist sowohl von flüssigem Inhalt erweitert und fest um diesen zusammengezogen. Diese Erscheinung ist von Nothnagel als „Darmsteifung" bezeichnet worden, Steifung oder Stellung des Darms. Die versteifte Darmschlinge hebt sich plastisch über das Niveau der Bauchdecken hinaus und wird bisweilen für einen Tumor gehalten. Nach Aufhören der Schmerzanfälle erschlafft sie wieder und läßt sich nicht mehr von ihrer Umgebung unterscheiden. Die Anfälle werden wie gesagt durch Abgang von Winden erleichtert und mit dem Abgang von Stuhl beendet.

Die Darmsteifung und die Kolikschmerzen lassen sich oft durch Abtastung des Leibes hervorrufen, auch durch lokale Abkühlung u. ä. Im Anfang zeigen sie sich mit längeren freien Zwischenräumen, all-mählich werden sie mit der zunehmenden Enge der Stenose immer häufiger und nehmen an Stärke und Dauer zu, bis sie zuletzt per-manent bleiben, falls sich die Verengung zu einem völligen Verschluß entwickelt hat.

Beide Symptome treten in ihrer meist charakteristischen und intensivsten Form bei Stenosen im Dünndarm und oberen Kolonanteil auf, sind jedoch auch bei andrem Sitz der Stenose zu finden. Mit-unter entsteht auf Grund einer Verlegung des untersten Kolonabschnitts eine gewaltige Obstipation mit starker Luftauftreibung des Kolons, doch ohne eigentliche Koliken; erst im letzten Stadium, wenn eine mehr oder weniger vollkommene Abschließung eingetreten ist, kommen auch hier die Schmerzen.

Außer den nur in den Schmerzanfällen auftretenden lokalen Darmerweiterungen beobachtet man bei Darmstenose gewöhnlich einen dauernden mehr oder weniger ausgebreiteten Meteorismus oder Auf-treibung der Därme. Dieser Meteorismus ist bei Dickdarmstenosen vorwiegend in die Seitenpartien, bei Dünndarmverengung mehr in die Mitte des Leibes gelagert. Die erweiterten Darmschlingen geben wegen ihres Luftgehalts einen tympanitischen Klopfschall.

Bei der Palpation kann man gewöhnlich ein eigentümliches Plätschern erzeugen, das an das gewöhnliche Magenplätschern erinnert, aber höher im Ton ist. Es scheint in der erweiterten Darmpartie oberhalb der Stenose zu entstehen und kann lange Zeit an derselben

Stelle beobachtet werden, mitunter bevor Koliken und Darmerweiterung nachweisbar geworden sind.

Bei Stenosen im untersten Teil des Dickdarms kann man oft oberhalb eine beträchtliche Anhäufung von Stuhlmassen feststellen, die man am besten in der linken Fossa iliaca fühlen kann. Auch im Coecum und Colon ascendens kann man häufig solche Retentionen nachweisen, besonders wenn die Stenose im Transversum oder der Flexura dextra sitzt.

Der Allgemeinzustand der Kranken braucht im Beginn nicht zu leiden, doch werden natürlich die Schmerzen und Darmstörungen allmählich auf ihn einwirken. Es treten ferner Anorexie und dyspeptische Symptome auf. Bei einem Teil der Patienten mit chronischer Stenose, besonders solcher des Dünndarms, kann sich eine Anämie beträchtlichen Grades entwickeln. Sogar echte perniziöse Anämie hat man im Anschluß an chronische tuberkulöse Darmstenosen entstehen sehen. Diese anämischen Zustände scheinen durch die oberhalb der Stenose vor sich gehenden Zersetzungen ausgelöst zu werden.

An die Stenosen schließen sich gewöhnlich Zeichen vollständiger Abschließung des Darms mit Ileus an, was in manchen Fällen das Ende des ganzen Zustandes bedeutet. Bisweilen wird das chronische Krankheitsbild der Stenose von kurzdauernden, mehr oder weniger ausgesprochenen Ileuszuständen unterbrochen, die aber wieder behoben werden können, die als ein recht charakteristisches Glied in der Kette der Symptome starker Darmstenosen aufgefaßt werden können.

Im übrigen entwickeln sich die Stenosen verschieden je nach ihrer verschiedenen Ursache; das Symptomenbild und das Schicksal des Kranken hängt ab von dem zugrunde liegenden krankhaften Zustand. In einzelnen Fällen wie bei Krebsstenosen geschieht die Entwicklung im Laufe von einigen Monaten, in andern Fällen, z. B. bei den narbigen Stenosen, kann sich der Verlauf über eine Jahresreihe erstrecken und die Patienten an Kachexie oder Komplikationen dahinraffen, ohne daß überhaupt sich ein eigentlicher Ileus entwickelt hat. Näheres hierüber wird bei den verschiedenen ursächlichen Krankheiten gesagt werden.

B. Darmverschluß.

Occlusio intestini.

Beim Darmverschluß unterscheidet man zwei Hauptgruppen: die einfache Okklusion, wo nur eine Unterbrechung der Darmpassage stattfindet, und die Strangulation, wo gleichzeitig eine Abschnürung und Einklemmung vor sich geht. Namentlich Nothnagel hat klar zwischen diesen beiden Zuständen unterschieden und hat den Begriff Strangulation auf alle Fälle der zweiten Gruppe ausgedehnt, während man früher unter Strangulation ausschließlich an eine Einschnürung oder eine Knickung des Darms über eine strangförmige Adhäsion, in einer Netzspalte u. ä. dachte. Die inneren Kliniker, besonders in Deutschland, sind Nothnagel gefolgt, während die Chirurgen oft das Wort Strangulation in der eingeschränkten Bedeutung verwenden.

Die einfache Okklusion entsteht, wenn eine Stenose einen so hohen Grad erreicht, daß der Verschluß komplett wird, oder wenn sie vorher von einem kleinen Fremdkörper, einem festen Stuhlpartikel verstopft wird. Auf die gleiche Weise entwickelt sich der Verschluß, wenn eine Verlegung des Darmlumens durch einen Gallenstein oder einen andern Fremdkörper, eine Kotstauung u. a. eintritt.

Man sieht die Strangulation besonders häufig bei Abschnürung oder Einklemmung eines Darmteils und bei Volvulus. Oft entsteht durch die Strangulation eine doppelte Abschnürung, indem eine oder mehrere Schlingen von demselben Hindernis ganz abgeschnürt werden. Hierbei verursachen Abschnürungen noch Störungen des Blutumlaufs und der Darmnerven.

Anatomisch finden wir in allen Fällen den Darm unterhalb des Verschlusses bleich, leer, kontrahiert und dünn, oberhalb injiziert, erweitert und mit reichlichen Mengen flüssigen Stuhls und Luft gefüllt. Die Erweiterung ist am stärksten gleich oberhalb des Hindernisses und kann sich weit hinauferstrecken. Die Valvula Bauhini bildet meist, aber nicht immer eine Art Ventil oder Klappe, so daß die Erweiterung bei Kolonverschluß an der Klappe halt macht, häufig ist diese aber auch insuffizient. Wenn der Verschluß im Dünndarm sitzt, so kann die Erweiterung bis zum Magen hinaufreichen. Die Wände der erweiterten Darmstücke sind stark blutgefüllt, sehen dunkelrot aus mit ihren strotzend gefüllten Gefäßen, um so mehr, je länger die Abschließung dauert.

Wenn der Verschluß bei einer einfachen Okklusion sich an eine chronische Stenose angeschlossen hat, besteht außerdem die entsprechende Veränderung, speziell Hypertrophie der Darmwand oberhalb der Verengung.

Bei Strangulation sehen wir weiter in der abgeschnürten Schlinge Zeichen starker Stauung infolge der Behinderung des venösen Abflusses, während das arterielle Blut frei fließen kann. Es kommt zu Austritt von Blut in die Darmwand (hämorrhagischer Infarkt). Sowohl im Darmlumen wie im angrenzenden Teil der Bauchhöle findet sich etwas blutig-seröse Flüssigkeit. Die abgesperrte Darmschlinge wird durch Luft noch mehr ausgedehnt, die sich bei der Zersetzung des Inhalts bildet, gleichzeitig erfolgt reichliche Sekretion von Darmsekret. Die Schlinge bietet also das Bild einer gespannten, von Flüssigkeit und Luft erweiterten, dunkeln, rotvioletten Darmpartie. Allmählich wird die Darmwand brandig, es kommt zu Perforation und Perforationen, womit die Luftspannung nachläßt. Weiter entstehen schnell Druckstellen an der Umschnürung selbst. Durch die Gangrän oder Perforation kommt es zu einer Infektion des Bauchfells, bereits vor dem Eintritt des Brandes können die Mikroben die Darmwand passieren und Entzündungen der Umgebung veranlassen.

Symptome. Bei der einfachen Okklusion ist das erste Zeichen die absolute Verstopfung, das Aufhören von Stuhlentleerung und Flatus Im allgemeinen wird ein- oder zweimal spontan oder nach einem Klysma Stuhl entleert werden, der aus den Darmabschnitten unterhalb des Verschlusses stammt, der sogar reichlich sein kann, wenn das Hindernis hochsitzt. Der Verschluß beginnt also vor dem letzten Stuhlgang.

In einer großen Anzahl der Fälle haben vor dem Verschluß Stenosensymptome bestanden, vor allem die vorher besprochenen Koliken und Darmsteifungen, die sich nach dem Eintritt des Verschlusses in verstärkter Weise fortsetzen; eventuell treten sie zusammen mit der völligen Verstopfung allmählich zunehmend auf. Es entwickeln sich Meteorismus, Gurren und andre Geräusche im Leibe, der Appetit läßt nach, Übelkeit, etwas später Erbrechen stellen sich ein, das Erbrechen nimmt allmählich den Charakter des fäkulenten Erbrechens an, wobei der Mageninhalt übelriechend, dunkel wird, an Menge zunimmt und zuletzt ausgesprochen kotig riecht, schmutzig braun aussieht und in immer größeren Mengen entleert wird. Geformter Stuhl wird beim Ileus nicht erbrochen; wenn dergleichen gelegentlich beobachtet sein soll, handelte es sich um hysterisches Erbrechen oder noch häufiger um eine absichtliche Täuschung. Bei abnormer Verbindung zwischen Magen und Kolon kann man Erbrechen von geformtem Stuhl sehen, ohne daß dabei eine Andeutung von Ileus besteht.

Die Entstehung des Koterbrechens hat man sich so vorzustellen, daß der Darm, besonders der Dünndarm, oberhalb des Verschlusses sich mit der von der Darmwand sezernierten Flüssigkeit füllt, die von peristaltischen Wellen gegen die Stenose gepreßt wird, und da sie hier nicht durchkommt, zurückgedrückt wird und durch das Duodenum in den Magen gelangt. Es wird in der Regel zeitiger und stärker bei Dünndarmverschluß als bei Dickdarmverschluß beobachtet, während der Meteorismus bei Dickdarmabschließung stärker ist als bei solchen des Dünndarms.

Allmählich leidet das Allgemeinbefinden, doch gerade bei dieser Form verhältnismäßig langsam. Der Puls bleibt lange gut, die Temperatur ist nicht erhöht. Der Gesichtsausdruck ist während der Schmerzanfälle leidend, indes erst später treten die Zeichen schwerer Beeinträchtigung zusammen mit dem Kotbrechen auf, die Züge fallen ein, der Kranke geht unter Kollapserscheinungen zugrunde.

Wenn Okklusion durch einen Fremdkörper verursacht wird, fehlen natürlich alle Zeichen vorheriger Stenose. Beim Gallensteinileus haben vorher Symptome der Cholelithiasis mit Koliken usw. bestanden, der Ileus kann mit plötzlichen Schmerzen und Erbrechen eintreten, jedoch auch weniger stürmisch, die erbrochenen Massen werden schnell fäkulent. Der Verschluß ist oft etwas wechselnd, nicht die ganze Zeit vollkommen, ab und zu geht ein Flatus ab, ohne daß sich aber an dem Gesamtbild etwas ändert.

Bei der noch selteneren Okklusion durch Kottumoren fehlen ebenfalls alle prämonitorischen Zeichen von Stenose. Die Patienten haben lange Zeit an schwerer Obstipation gelitten, die endlich absolut wird, auch sind vielleicht Fäkalanhäufungen zu fühlen. Schließlich tritt unter kolikartigen Schmerzen mit Geräuschen und Meteorismus, aber ohne Abgang von Winden die Okklusion ein. Übelkeit, Aufstoßen, allmählich Erbrechen, das zuletzt fäkulent werden kann, vervollständigen das Bild. Der Verschluß kann zum Tode führen, zeigt aber schon spontan einen intermittierenden Charakter und kann meistens durch geeignete Behandlung behoben werden.

Wenn außer einer Okklusion noch eine Strangulation des Darms erfolgt, entsteht das Bild des Strangulationsileus, der als eigentlicher typischer Ileus angesprochen werden darf. Die Patienten erkranken plötzlich mit starken Kolikschmerzen im Unterleib. Sie sind von vornherein sehr leidend mit Zeichen von Kollaps, Blässe, eingefallenen Gesichtszügen, kaltem Schweiß und etwas beschleunigtem Puls. Schnell stellt sich Brechen ein, das in den nächsten Tagen fortbesteht und allmählich fäkulent wird. Jede Stuhlentleerung und Abgang von Winden hört auf. Der Leib wird aufgetrieben, laute gurrende und rauschende Geräusche werden als Zeichen gesteigerter Peristaltik wahrgenommen. Es herrscht starker Durst, die Urinmenge nimmt ab bis zur völligen Anurie, der Urin enthält Eiweiß, Cylinder und reichliche Mengen Indikan. Die Körpertemperatur ist nicht erhöht, sondern eher herabgesetzt.

Der Allgemeinzustand wird immer schlechter, namentlich mit dem Beginn des fäkalen Erbrechens. Der Gewebsturgor verschwindet, das Gesicht wird eingefallen, die Nase spitz, die Augen tiefliegend, der Puls klein und schnell, die Extremitäten kühl und zyanotisch, die Haut von kaltem Schweiß bedeckt, die Körperwärme sinkt, und der Tod tritt im Laufe von wenigen Tagen, spätestens nach 5—6 Tagen ein.

Besonders ausgeprägt sind die Schmerzen, die schnell auftreten und ständig sind. Sie verstärken sich anfallsweise zu richtigen Koliken, hören nie ganz auf, wie es bei den Stenosenschmerzen der Fall ist. Sie sind in der Regel in die Gegend des Nabels lokalisiert, können auch mehr einseitig sein, ohne daß man aus ihrer Lokalisation auf den Sitz des Verschlusses schließen kann.

Das Erbrechen tritt in diesen Fällen bereits im Beginn als initiales Erbrechen auf, worin ein Hauptunterschied gegenüber der einfachen Okklusion gesehen werden kann. Es nimmt erst im weiteren Verlauf den Charakter des Erbrechens wie bei der einfachen Okklusion an, wird reichlicher und fäkulent und erscheint mehr als ein Würgen oder Überfließen der gefüllten Därme.

Beim Strangulationsileus vermißt man die eigentliche Darmsteifung der Stenosen; der Meteorismus ist diffuser, bisweilen kann sich am Unterleib eine einzelne ausgedehnte Darmschlinge abzeichnen. Dieses v. Wahlsche Zeichen entspricht dem strangulierten incarcerierten Darmstück, das als festes, elastisches Gebilde fast wie eine längere Cyste erscheint.

Mit der weiteren Entwicklung des Krankheitsbildes treten Verhältnisse auf, die wir beim einfachen Verschluß vermissen. In der abgeschnürten Darmschlinge und ihrer Umgebung kommt es zu blutigseröser Exsudation. Das Exsudat wird allmählich infiziert, es kommt zu Peritonitis mit und ohne Perforation des Darms, der zuletzt nekrotisch wird. Das Bild des reinen Ileus wird durch Erscheinungen von

Bauchfellentzündung kompliziert, die mit Temperatursteigerung und stärkerer Blähung einhergeht, der Tod tritt ebenso wie beim Ileus unter Kollapszeichen ein, eventuell im Koma oder unter Krämpfen.

Während das vollständige Aufhören des Stuhlgangs die Regel ist, kann in seltenen Fällen eine heftige Diarrhöe bestehen, die zu Verwechslungen mit Cholera geführt hat, weshalb man auch von Choléra herniaire spricht.

Auch bei der Invagination haben wir es mit einem etwas abweichenden Krankheitsbild zu tun, bei dem der Verschluß nie ganz vollkommen ist, so daß dünne Stühle und als ein Hauptsymptom gleichzeitig Blut entleert wird. Im übrigen verläuft die Invagination etwa wie ein akuter Strangulationsileus, besonders charakteristisch ist der Befund eines fühlbaren Tumors, der Invagination, im Unterleib. Im übrigen wird auf die Lehrbücher der Kinderheilkunde hingewiesen.

C. Paralytischer Ileus.

Den bei Darmverschluß auftretenden Ileus bezeichnet man auch als mechanischen wegen seiner rein mechanischen Veranlassung. Seinen Gegensatz bildet der paralytische Ileus. Dieser entsteht durch eine Lähmung der Darmmuskulatur, die zu völligem Aufhören von Stuhlentleerung und Windabgang führt: in der Beziehung gleicht er also dem mechanischen Ileus.

Ätiologie. Die vollständige Darmparalyse oder der paralytische Ileus entsteht vor allem bei der Peritonitis und ist ein besonders wertvolles Zeichen der allgemeinen akuten Bauchfellentzündung, ob diese durch Perforation, durch Infektion auf dem Blutwege oder nach einem Bauchschnitt entsteht. Darmlähmung kann ferner auftreten durch toxische Einflüsse, wenn Blut, Urin, Galle u. a. in größeren Mengen in die freie Bauchhöhle austreten; eine gleichzeitige, die Lähmung erklärende Infektion scheint nicht immer einzutreten. Nach Laparotomien insbesondere sieht man bisweilen Darmlähmungen, die nicht auf einer Infektion beruhen, die man auf einen lokalen Nervenchok, auf reflektorische Vorgänge zurückführt. Die Darmparalyse ist ein wichtiges Zeichen bei akuten Pankreaserkrankungen, Pankreasapoplexie, Pankreatitis usw., ferner sieht man sie bei Erkrankungen des Zentralnervensystems, z. B. Rückenmarkslähmungen. Endlich können bei Hysterischen Darmlähmungen von mehr gutartigem Charakter auftreten.

Symptome. Es entwickelt sich vor allem ein beträchtlicher Meteorismus, der diffus, gleichmäßig, ohne besonderes Hervortreten einzelner Darmschlingen und ohne Zeichen peristaltischer Bewegung ist. Dementsprechend fehlen auch alle Darmgeräusche. Der Unterleib macht einen schlaffen Eindruck und gibt bei der Palpation Plätschern wegen des starken Flüssigkeitsgehalts der Därme. Stuhl und Winde hören auf, bald danach erscheinen Erbrechen und häufiges Schlucken. Das Erbrechen kann fäkulent werden. Die oft vorhandenen Schmerzen sind mehr auf die Peritonitis und andre ursächliche

Leiden als auf die Lähmung selbst zurückzuführen, ebenso wie die oft beobachtete Druckempfindlichkeit und Muskelspannung.

Allmählich treten dieselben Allgemeinsymptome ein wie beim mechanischen Ileus, die Gesichtszüge verfallen, die Nase wird spitz, die Augen tiefliegend, die Zunge trocken, der Puls rasch, klein und weich. Bei Peritonitis besteht Fieber; der Tod tritt im Kollaps ein.

D. Diagnose der Verengerung und des Verschlusses.

Mit Hinsicht auf die Diagnose sind drei Fragen zu stellen:

1. Besteht überhaupt eine Verengerung oder ein Verschluß?
2. In welchem Darmabschnitt hat das Hindernis seinen Sitz?
3. Welcher Art ist das Hindernis?

Die Diagnose des Bestehens einer Stenose geht aus dem geschilderten Symptomenbilde hervor. Die Haupterscheinungen sind Kolikschmerzen und die lokalen Darmerweiterungen mit Darmsteifung. Sind diese ausgesprochen, ist die Diagnose nicht schwer, sie sind aber namentlich im Beginn nicht sicher und können erst nach einer gewissen Beobachtungszeit des Patienten erkannt werden. Das Verhalten des Stuhls, Obstipation oder Diarrhöe mit Blut und Schleim kann die Aufmerksamkeit auf eine Striktur hinlenken, die angenommen werden kann, wenn die andern Symptome, wie die Koliken mit Darmgeräuschen und lokaler Auftreibung, eventuell fühlbarem Tumor und lokalem Plätschern nachgewiesen werden.

Die Koliken können mit andern Schmerzen gleicher Art verwechselt werden, wie einer Gallenstein- oder Nierenkolik oder schmerzhaften Darmspasmen der chronischen Obstipation und bei Bleivergiftung. Die Entwicklung der Krankheit und die Untersuchung werden diese Fehlerquellen in der Regel ausschließen können.

Von großer Wichtigkeit für den Arzt ist die Entscheidung, ob man es mit einem kompletten Verschluß, einem Ileus, und mit welcher Form, zu tun hat. Am hervorstechendsten sind die Kolikschmerzen, der fehlende Abgang von Stuhl und Winden, der Meteorismus und endlich das Erbrechen, das schließlich kotig wird. Gerade die maßgebenden Symptome, wie das fäkulente Erbrechen, kommen fast immer so spät, daß man die Diagnose früher zu stellen bemüht sein muß, weil man sonst mit der Hilfeleistung zu spät kommt.

Sind die angegebenen Symptome vorhanden, so dreht sich die Erörterung zunächst um die Frage, ob ein mechanischer oder paralytischer Ileus vorliegt; das letzte bedeutet meist die Peritonitis. Die Frage lautet deshalb auch so, ob ein mechanischer Ileus oder eine Peritonitis vorliegt.

Für Peritonitis spricht der diffuse Meteorismus mit Druckempfindlichkeit, Muskelspannung und eventuell Exsudat, das Fehlen von Peristaltik oder lokalen Darmerweiterungen, das Fieber und der kleine rasche Puls, während die Temperatur mindestens im Anfang beim Ileus normal oder subnormal ist, der Puls gleicherweise wenig verändert ist. Bei einer Perforationsperitonitis kann ein initialer Chok eingetreten sein; Kollapsphänomene treten auch bei einem Strangulationsileus auf, bei dem Chok kaum gesehen wird.

Beim mechanischen Ileus unterscheidet man eine einfache Okklusion von einem Strangulationsileus im Beginn der Erscheinungen. Im ersten Fall fehlt der initiale Kollaps, die Symptome entwickeln sich anschließend an das Krankheitsbild der chronischen Stenose, speziell die intermittierenden Spasmen, oder die bis zu absoluten Graden zunehmende Obstipation; Erbrechen tritt erst allmählich auf, der Allgemeinzustand verschlechtert sich langsam, der Puls und die Temperatur halten sich lange gut. Schnell entwickelt sich ein diffuser

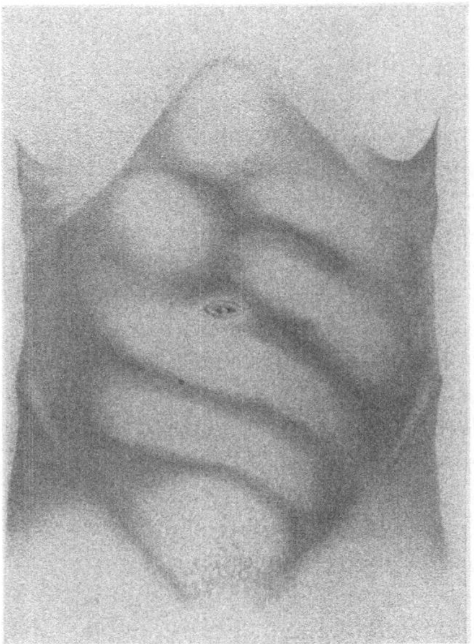

Abb. 50. Stenose im untersten Ileusteil durch peritoneale Adhäsionen. (Nach Nothnagel.)

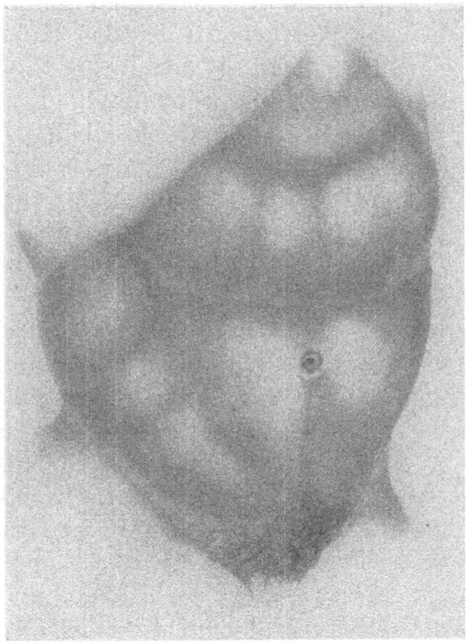

Abb. 51. Narbige Struktur nach Dysenterie bei der Flexura coli sin. (Nach Nothnagel.)

Meteorismus, aber auch starke Peristaltik, eventuell Darmsteifungen; häufig ist ein Tumor fühlbar. Der Strangulationsileus beginnt dagegen akut mit Chok und Kollapserscheinungen, starken Schmerzen und Erbrechen. Man fühlt oft die abgeschnürte Schlinge außer dem ausgebreiteten Meteorismus. Der Allgemeinzustand leidet schnell, der Puls wird schnell kleiner, allmählich stellen sich Zeichen von Peritonitis mit Fieber ein. Stuhl und Winde fehlen in beiden Fällen, bei Strangulationsileus kann starker Durchfall vorkommen.

Sitz des Hindernisses. Hauptsächlich ist zu entscheiden, ob das Hindernis im Dünndarm oder Dickdarm sitzt und in welchem Abschnitt. Bisweilen kann man die Stelle direkt feststellen, wenn es sich um eine äußere Hernie handelt. Eine genaue Untersuchung auf eine eingeklemmte Hernie muß deshalb in jedem Fall vorgenommen werden. Demnächst kann man mitunter eine Geschwulst, einen Invaginationstumor u. a. bei der Abtastung des Unterleibs nachweisen.

Im übrigen ist auf die Art und die Lokalisation des Meteorismus Gewicht zu legen. Bei Sitz des Hindernisses im Kolon, besonders im untersten Teil, z. B. im Sigmoideum, bildet das erweiterte Kolon eine Auftreibung der Seitenpartien des Unterleibs, Nothnagels „Flankenmeteorismus". Bei etwas höherem Sitz, an einer der Flexuren, ist die Blähung mehr einseitig rechts. Wenn die Verengung den untersten Abschnitt des Dünndarms betrifft, fehlt dieser Flankenmeteorismus; am meisten ist dann die Mitte des Leibs aufgetrieben und von erweiterten Darmschlingen eingenommen (siehe Abb. 50 u. 51). Dieser durchaus nicht immer deutliche Unterschied ist bei der chronischen Verengung am häufigsten zu beobachten, weniger deutlich bei dem eigentlichen Ileus.

Die subjektiven Symptome sind in dieser Beziehung nur mit Vorsicht zu verwerten. Ein fest lokalisierter Schmerz braucht noch nicht den Sitz der Veränderung anzugeben. Frühzeitiges und starkes Erbrechen sieht man meist bei Dünndarmverschluß, nur weil wir hierbei meist es mit einer Einklemmung zu tun haben. Ein Volvulus des Colon sigmoideum gibt ebenso starke Symptome.

Starke Indikanurie ist namentlich beim Dünndarmileus vorhanden, dagegen bedeutend später beim Dickdarmileus.

Von zunehmendem Wert für den Nachweis der Stenosen besonders im untersten Teil des Darmkanals ist die Röntgenuntersuchung geworden, vorwiegend nach Eingießung einer Aufschwemmung von Kontrastmitteln. Hierüber wird Näheres im Abschnitt über das Carcinom des Kolons gesagt werden.

Anatomische Beschaffenheit des Passagehindernisses. Wegen der Diagnose der Ursachen der eigentlichen Stenosen verweisen wir auf die Kapitel über Tuberkulose und Darmkrebs. Im übrigen ist auf die Lehrbücher der Chirurgie zu verweisen, namentlich was den akuten Ileus angeht.

E. Behandlung des Ileus.

Hierüber sind ebenfalls die Lehrbücher der Chirurgie nachzuschlagen. Chirurgische Hilfe ist unverzüglich herbeizurufen, wenn die Diagnose Ileus gestellt ist. Jeder Verzug ist unheilvoll. Hieran ändert nichts die Tatsache, daß manche Formen von Okklusion auch ohne Operation geheilt werden. Das gilt namentlich von der Invagination kleiner Kinder; doch auch hier muß alles zur Operation bereit sein, falls eine Reposition nicht gelingt. Näheres in den Lehrbüchern der Kinderheilkunde. Die einzige Form, die keiner chirurgischen Hilfe bedarf, ist die durch Fäkalanhäufung, die mit einer Einlaufbehandlung behoben werden kann.

Die Behandlung der Stenosen wird bei den Beschreibungen der ursächlichen Leiden nähere Erwähnung finden.

7. Enteritis.

Enterokolitis. Darmkatarrh.

Unter Enteritis versteht man eine Entzündung des Darmkanals, oft wird die Bezeichnung in beschränkter Bedeutung für die Entzündungen des Dünndarms (Ileum und Jejunum) im Gegensatz zu der Entzündung des Dickdarms (Kolitis) gebraucht. Man verwendet die Benennung Enterokolitis zur Bezeichnung der Erkrankung des ganzen Darms. Häufig ist nur die Schleimhaut entzündet, so daß der Name Darmkatarrh (Catarrhus intestinalis) korrekt ist, in andern Fällen wird auch die tiefere Schicht ergriffen, wobei dann der Ausdruck Enteritis, Enterokolitis umfassender und richtiger ist.

A. Enteritis acuta.

Der akute Darmkatarrh greift in den meisten Fällen sowohl den Dünndarm als auch den Dickdarm an, ist also eine Enterokolitis acuta. Für einen Teil der Fälle, in denen nur das Kolon beteiligt ist, wäre Colitis acuta die richtige Bezeichnung. Eine präzise klinische Unterscheidung der beiden Formen ist allerdings zur Zeit nicht möglich, weshalb sie hier gemeinsam abgehandelt werden. Die frühere Benennung Gastroenteritis ist unglücklich; wenn die Fälle auch gastrische Symptome aufweisen, so sind entzündliche Veränderungen im Magen doch kaum jemals nachzuweisen.

Ätiologie und Pathogenese. Die Hauptursachen der akuten Enteritis sind Intoxikation und Infektion.

Eine Menge giftiger Stoffe gibt Veranlassung zur Entstehung einer toxischen, akuten Enteritis, teils sind es Metallgifte wie Arsenik, Phosphor, Sublimat, Kalomel u. a., teils organische wie Pilzgifte und viele von den als Abführmitteln benutzten Stoffen, die bei hinreichender Dosis Enteritis erzeugen. Hierzu gehören besonders die sogenannten Drastica, Krotonöl, Koloquinthen usw.

Viel häufiger ist eine Infektion die Ursache; eine große Reihe Bakterien sind hierzu imstande. Einzelne geben spezifische Enteritiden, die man im allgemeinen von den gewöhnlichen Enteriten zu trennen pflegt. Hier ist zu erwähnen die Cholera und der Typhus, die beide eine akute Enteritis aufweisen. Ferner gehört hierzu die Dysenterie, sowohl die durch Amöben als auch die von den Shiga-Kruse-Bazillen hervorgerufene, die beide als akute spezifische Kolitiden aufzufassen sind.

An die genannten spezifischen Infektionskrankheiten schließen sich eine Reihe akuter Darmerkrankungen, die von verwandten Bakterien erregt werden. Unter diesen sind zu nennen zuerst die Cholerine, Cholera nostras, eine akute Enteritis, die bisweilen von dem Prior-Finklerschen Bacillus, bisweilen von Paratyphus- oder einem andern der noch zu erwähnenden Bazillen erzeugt wird. Dann gehören hierzu die Paratyphuserkrankungen und die Paradysenterien, die akute Kolitiden durch verschiedene Paradysenterieerreger darstellen.

Es gibt noch andre Bakterien, die sich den bisher aufgeführten anreihen lassen und ebenfalls als Ursache von Enteritiden in Frage kommen, z. B. der Gärtnersche Bacillus enteritidis und andre den sogenannten Schweinepesterregern nahestehende Formen, weiter die sogenannten Paracolibacillen (C. O. Jensen) und der Proteus Hauser.

Diese verschiedenen Bazillen findet man häufig im Fleisch der Schlachttiere oder andern Fleischereiprodukten, mit denen sie in den Menschen gelangen. Man bezeichnet die danach entstehenden Erkrankungen als Fleischvergiftungen, besonders werden hierfür als Erreger der Gärtnersche Bazillus, die Paratyphusbazillen und die Paracolibacillen angeschuldigt.

Eine solche Fleischvergiftung entsteht zwar am häufigsten, aber nicht ausschließlich nach Genuß von Fleischereiwaren, sondern auch nach Mahlzeiten von Fisch, Milch, Gelee, Brühe, schlecht konservierten Dingen u. ä., weshalb man im allgemeinen von alimentären Vergiftungen spricht.

Solche Fälle entstehen teils durch Infektion, teils durch Intoxikation, bald ist mehr das eine, bald mehr das andre schuld, bisweilen nur eine Vergiftung. Wenn die Erreger mit der Nahrung in den Darmkanal gelangt sind, entwickeln sie sich und infizieren den Darminhalt. Sie können sich aber bereits außerhalb des Organismus vermehren in den erwähnten Nahrungsmitteln und Gifte bilden, die mit den Speisen aufgenommen als Darmgifte wirken. Diese Toxine zeichnen sich durch ihre Widerstandsfähigkeit gegen Wärme aus, sie sind teilweise koktostabil, so daß sie bei der Zubereitung des Essens durch Kochen oder Braten nur unvollständig zerstört werden. Die ersten Symptome der Fleischvergiftung sind deshalb auf diese Gifte zurückzuführen. Bisweilen werden bei der Zubereitung alle Bakterien getötet, so daß die Erkrankung ausschließlich durch Toxine hervorgerufen wird ohne gleichzeitige Infektion.

Unter Hinweis auf die gemachten Ausführungen sind als Ursache einer akuten Enteritis in der Regel die genossenen Speisen zu bezeichnen; es fragt sich dann, wie diese infiziert wurden. Die Verunreinigung der Nahrung mit den Bakterien geschieht auf mannigfaltige Weise; je geringer die Sauberkeit bei der Zubereitung des Essens ist, um so größer ist die Gelegenheit zur Infektion; je länger man die Mahlzeit aufbewahrt, um so reichlicher werden sich die Bakterien entwickeln können. Unsauber behandelte, lang aufbewahrte und schlecht abgekühlte Speisen sind besonders gefährdet, aus dem letzten Grunde wird namentlich die warme Jahreszeit die Gefahr erhöhen.

Die in Frage kommenden Bakterien sind fast alle Darmbakterien der Faeces kranker Menschen oder Tiere, manchmal auch von Menschen, die keine Krankheitszeichen aufweisen und nur als Bacillenträger fungieren. Wenn z. B. ein Küchenangestellter eine leichte Darmstörung hat oder Bacillenträger ist, dabei der Sauberkeit ermangelt, kann dieser leicht die Nahrungsmittel infizieren, z. B. Milch, Saucen, Brühe und auch Fleischgerichte. Bei schlechten Reinigungsvorrichtungen und mangelhafter Sauberkeit können auch aus andern Quellen die Bakterien in die Nahrung eindringen und sich darin fortentwickeln.

Von besonderer Bedeutung ist der Umstand, daß dieselben Erreger, die beim Menschen Enteritis erzeugen, auch beim Vieh, insbesondere beim Kalb, Veranlassung zu Enteritis mit größerer oder geringerer Allgemeininfektion geben können. Man kann sie also schon während des Schlachtens im Fleisch und in den Organen finden, sie können sich im Fleisch weiter entwickeln und andre Fleischstücke, mit denen sie in intime Berührung kommen, infizieren. Um solche Infektionen zu vermeiden, muß das Fleisch nach der Schlachtung in abgekühlten Räumen aufbewahrt werden, die einzelnen Stücke müssen in diesen frei hängen, nicht aufeinander liegen. Das Wichtigste ist indes eine genaue Fleischkontrolle beim Schlachten. Fleisch von Kälbern mit Durchfall darf nicht verwendet werden. Es genügt eine Beobachtung der Kälber für 1—2 Tage vor der Schlachtung und eine sorgfältige Inspektion, eventuell eine bakteriologische Untersuchung, um mit Sicherheit diesen Gefahren zu entgehen.

Die akute Enteritis hat eine große Neigung zu gehäuftem Auftreten bei mehreren Personen gleichzeitig, zu epidemischem Vorkommen. Dies ist möglich, weil meist mehrere Leute derselben Schädlichkeit ausgesetzt sind. So werden oft mehrere Mitglieder desselben Haushalts die gleiche vergiftete Nahrung genossen haben; wenn es sich um Institute mit Massenspeisung handelt, so werden viele Erkrankungen entstehen, in der Regel mit verschiedener Intensität. Man sieht dies in Gefängnissen, Kasernen, Hospitälern, Kurorten usw. Bei nachhaltigen Infektionen kann die Krankheit von Mensch zu Mensch übertragen werden, direkt oder indirekt, etwa wie Typhus und Cholera; es treten Epidemien von Diarrhöe auf, die bald mehr, bald weniger verbreitet und mitunter sehr bedenklich sind. Besonders gefährdet sind Kleinkinder, jedoch auch bei größeren Kindern und Erwachsenen sind solche Epidemien beobachtet. Am häufigsten geschieht dies in der warmen Zeit des Spätsommers, anscheinend weil die pathogenen Bakterien sich am leichtesten entwickeln und vermehren in Speisen und Trinkwasser von höherer Temperatur. Aus demselben Grunde sind die infektiösen Durchfälle sehr häufig in den Tropen und den subtropischen Landstrichen.

Bei Infektion von Trinkwasser und Milch können ausgebreitete Epidemien entstehen, das Trinkwasser ist in Fällen schlechter Wasserversorgung sehr häufig als Ursache solcher akuten Darmerkrankungen anzusehen.

Ob die bisweilen als Ursache erwähnte Abkühlung wirklich hierfür in Frage kommt, ist zweifelhaft. Abkühlungen können bei Menschen mit chronischen Magendarmstörungen Veranlassung zu plötzlichen Durchfällen geben, besonders bei Obstipation, Kolitis u. a., vermögen indes kaum selbständig Enteritis zu erzeugen. Wenn man in Badeorten so oft Diarrhöen auftreten sieht, beruht dies in erster Linie auf den schlechten hygienischen Verhältnissen, insbesondere schlechter Reinigung, mangelhaftem Trinkwasser, Entwässerung usw. als auf häufigen Abkühlungen.

Pathologische Anatomie. Makroskopisch sieht man Rötung des Darms, besonders des untersten Abschnitts des Dünndarms, bisweilen Follikelschwellung. Mikroskopisch besteht außer Hyperämie starke Rundzelleninfiltration der Schleimhaut, deren Zotten geschwollen und von Zellen erfüllt sind, ebenso wie das interglanduläre Gewebe im Ileum und Kolon. Am stärksten sind diese Erscheinungen ausgesprochen im untersten Teil des Ileums, dicht vor der Bauhinschen Klappe, sowie unterhalb dieser im Anfangsteil des Kolons, im Coecum und Colon ascendens; von hier nehmen die Erscheinungen nach beiden Seiten aufwärts gegen das Jejunum, abwärts gegen das Colon descendens ab. Bei den eigentlichen akuten Kolitiden tritt die akute Entzündung besonders im Kolon und nicht im Ileum auf, doch fehlen ausreichende Untersuchungen über diese Frage.

Die zahlreichen Rundzellen, die das Bindegewebe der Schleimhäute anfüllen, wandern auch in die Epithelien ein und werden in den Drüsen und im Deckepithel gefunden. Auf der Schleimhaut sieht man sie in großer Zahl im Schleim und im dünnen Stuhl, der den Darm erfüllt. Die früheren Angaben, daß das Darmepithel in großer Ausdehnung abgestoßen wird, läßt sich in dieser allgemeinen Fassung nicht halten; diese Anschauungen beruhen auf Feststellungen postmortaler Veränderungen.

Symptome. Die akute Enteritis oder Enterokolitis zeigt sich vor allem durch eine plötzlich auftretende Diarrhöe. In gewöhnlichen mittelschweren Fällen wird die Krankheit mit allgemeinem Übelbefinden eingeleitet, mit leichten Bauchschmerzen, mit denen sich ein vermehrter Stuhlgang einstellt, gleichzeitig verstärkt sich die Übelkeit und Erbrechen tritt auf. Das Krankheitsgefühl nimmt zu, es kommt sogar zu Schwindel und kolikartigen Schmerzen. Die Stühle sind meist im Beginn fäkulent, werden allmählich dünner und wenn auch nicht in allen Fällen ganz wäßrig. Die Entleerungen können 5- bis 10mal am Tage erfolgen, jede Nahrungsaufnahme ruft meist Stuhlgang hervor. Oft besteht Temperatursteigerung. Die Patienten fühlen sich matt und kraftlos, werden blaß, die Gesichtszüge fallen ein. In der Mehrzahl der Fälle nehmen die Erscheinungen nach 2—3 Tagen ab. Die Durchfälle hören auf, die Kranken können wieder essen, die Kräfte kehren allmählich zurück. In den ersten Tagen oder Wochen nach dem Anfall sind die Kranken noch sehr mitgenommen, namentlich bei Diätfehlern kann erneuter Durchfall auftreten.

In schweren Fällen hält die Diarrhöe an, die Entleerungen werden dünner und dünner, der starke Wasserverlust gibt starken Durst, dessen Stillung von neuem die Diarrhöen anregt. Der Hautturgor nimmt ab, die Nase wird spitz, die Mattigkeit steigt und kann sich zum Kollaps steigern, die Extremitäten werden kühl und Krämpfe und Schmerzen in den Muskeln der Glieder beginnen. Wir bekommen, kurz gesagt, ein an Cholera erinnerndes Bild, weshalb man diese schweren Fälle als Cholerine, Cholera nostras, bezeichnet. In selteneren Fällen kann tödlicher Ausgang eintreten; in der Regel gelingt es, den Patienten durchzubringen, so daß nach einer oder mehreren Wochen die Symptome verschwunden sind, während die Konvaleszenz längere Zeit in Anspruch nimmt.

Ein besonderes Gepräge erhält die Krankheit in den Fällen alimentärer Vergiftung, wo die toxischen Erscheinungen stark hervortreten. Der Beginn ist stürmisch, besonders in den Allgemeinsymptomen, während die eigentlichen Darmerscheinungen zurücktreten. Die Patienten erkranken plötzlich mit Übelkeit und Erbrechen, bekommen starke Kopfschmerzen und Fieber, das schnell auf 39—40° steigen kann, das gesamte Befinden ist sehr schlecht. Gleichzeitig kann Diarrhöe auftreten, in manchen Fällen erfolgt am ersten Tage eine einzige Entleerung, der Durchfall bleibt ganz aus, es kann sogar Verstopfung bestehen, erst im weiteren Verlauf wird sie wie in andern Fällen von Durchfall abgelöst.

Außer Fieber, Erbrechen und den Allgemeinzeichen kann als Symptom der Vergiftung Herzschwäche mit kleinem raschen Puls, benommenes Sensorium oder Koma auftreten, der Patient kann im Laufe von einem oder zwei Tagen der Vergiftung erliegen, ohne daß sich eine Enteritis entwickeln konnte. Bleibt der Kranke am Leben, so können als weitere Folgen der Intoxikation sich Nephritis mit Albuminurie, Cylindrurie usw., sowie Leberaffektionen mit Ikterus einstellen. Nach Abklingen der akuten Vergiftungsfolgen entwickelt sich dann die akute Enteritis mit den diarrhoischen Entleerungen.

Im Gegensatz zu diesen Fällen stehen die ohne ausgesprochene Vergiftungssymptome, bei denen das infektiöse Moment das Maßgebende ist. Der Beginn ist dabei weniger heftig, das Fieber steigt langsamer und überschreitet nicht 38—39°. Bei den eigentlich infektiösen Fällen dominieren die Darmerscheinungen, unter ihnen finden wir die Fälle von Cholera nostras.

Unter ihnen sind auch alle Übergänge zu den langwierigen, typhusähnlichen Fällen zu finden, die besonders von Paratyphusbacillen erregt werden. Bei alimentärer Herkunft einer solchen Infektion besteht gewöhnlich zuerst eine Periode mit Vergiftungserscheinungen, speziell Erbrechen und akuter Diarrhöe und dann erst die mehr protrahierte, febrile Erkrankung von typhösem Charakter.

Zwischen den verschiedenen Formen der akuten Enteritis sind eine Menge Übergänge möglich und beobachtet.

Die objektive Untersuchung ergibt das verfallene Aussehen. Der Leib ist empfindlich, oft ist Gurren zu hören. Der Stuhl ist dünn, wie Suppe, Brei oder ganz wäßrig, oft stark übelriechend, besonders die ersten Ausleerungen. Reichliche Schleimmengen sind beigemengt, welche die Faeces ganz durchsetzen und sie geleeartig erscheinen lassen oder als kleinere oder größere Schleimfetzen oder durchsichtige Tropfen in dem dünnen Stuhl auffallen. Die Faeces haben oft eine grünliche Farbe wegen der reichlichen Beimengung von Gallenfarbstoff, den man immer mit der Sublimatprobe nachweisen kann.

In den Stühlen findet sich häufig auch Blut, meist als blutiger Schleim. Weniger bei der gewöhnlichen Enteritis vorkommend, scheint dies bei der akuten Kolitis, besonders der Paradysenterieinfektion, fast konstant vorzukommen.

Die Stühle enthalten zahlreiche Eiterzellen, die man nur schwer direkt nachweisen kann, deren Anwesenheit aber durch eine starke Katalasereaktion zu erkennen ist. Dies gilt besonders von den infektiösen Diarrhöen, während es bei den akuten toxischen Fällen weniger zu ausgesprochenen Entzündungserscheinungen kommt (Norgaard).

Die Urinsekretion ist während des Durchfalls vermindert, bisweilen findet man auch Cylinder im Urin als Zeichen einer akuten komplizierenden Nephritis. Diese ist in der Regel toxischer Natur und verschwindet rasch wieder, in gewissen Fällen kann auch eine bacilläre Nephritis entstehen, die eine dauernde Infektion der Harnwege hinterlassen kann, meist mit Kolibakterien.

Die **Diagnose** ist oft leicht, wenn die Krankheit typisch auftritt. Man muß zunächst von den spezifischen Darminfektionen unterscheiden, besonders gegen Typhus und Cholera. Dann darf man die akute Enteritis nicht verwechseln mit akuten Diarrhöen andrer Ursache, z. B. den gastrogenen Diarrhöen, der Sterkoraldiarrhöe, den nervösen Durchfällen, die alle in plötzlichen Anfällen auftreten können, sich aber von der Enteritis durch das Fehlen von Schleim im Stuhl unterscheiden. Ohne den Schleimbefund ist die Diagnose der Enteritis immer unsicher.

Die Feststellung, welcher Darmabschnitt Sitz der Krankheit ist, kann nur in einem Teil der Fälle geschehen. In der Regel ist der ganze Darm angegriffen, manchmal kann man indes von einer mehr begrenzten Entzündung, einer Duodenitis oder einer Kolitis sprechen.

Die Entzündung des Duodenums unterscheidet sich von den gewöhnlichen Enteriten dadurch, daß die Durchfälle in den Hintergrund treten. Dagegen kann sich Ikterus entwickeln, wenn der Duct. choledochus verschlossen wird. Diese Krankheit fällt also unter den Begriff Icterus catarrhalis.

Die vorwiegende oder ausschließliche Lokalisation im Kolon kann man vermuten, wenn reichliche und häufige Blutbeimengungen in den Stühlen nachweisbar sind, und wenn Tenesmen bestehen, also ein oft wiederholter schmerzhafter Drang zur Stuhlentleerung mit Abgang von Schleim oder blutigem Schleim, kurz, wenn sich die Symptome den Erscheinungen der Dysenterie nähern.

Der Nachweis des erregenden Bakteriums ist oft schwierig. Beim Paratyphus kann man die Diagnose mit der Agglutinationsprobe und eventuell durch Züchtung aus dem Blut stellen. Bei den andern Bakterien ist man im wesentlichen darauf angewiesen, den Erreger aus dem Stuhl zu züchten, doch wird man nur das Vorhandensein einer Anzahl bestimmter Arten zugeben oder verneinen können; dies gilt für den Proteus Hauser, den Gärtnerschen Bacillus, die Paradysenteriebacillen u. a. Meist ist der Befund negativ, man findet

höchstens einige von der Norm abweichende Kolibacillen, deren Bedeutung für den einzelnen Fall schwer zu erkennen ist. Die Untersuchung auf solche Bakterien läßt sich nur in einem wohl eingerich-
teten bakteriologischen Laboratorium durchführen; die Aufgabe des
Arztes wird nur darin bestehen, eine Stuhlprobe zur Untersuchung
einzusenden.

Behandlung. Bei frischen Fällen von Enteritis wird von manchen Ärzten empfohlen, das entzündungserregende Gift aus dem Darm
so schnell wie möglich zu entfernen durch Eingabe eines Abführmittels
wie Kalomel (etwa 50 ctg) oder 1—2 Eßlöffel Rizinusöl. Meist hat
sich aber der Darm schnell so gründlich entleert, daß eine solche
Reinigung kaum notwendig ist und speziell bei den infektiösen Diarrhöen nur zweifelhaften Wert hat. Man kann deshalb sofort zur
direkten Behandlung schreiten. Nur in den Fällen, wo die initiale
Diarrhöe fehlt oder wenig intensiv ist, kann ein Abführmittel strikt
indiziert sein.

Der Kranke soll Bettruhe halten, wenn Leibschmerzen bestehen,
soll man warme Umschläge auf den Leib machen lassen. Ferner ist
strenge Diät zu verordnen. Bei einigermaßen schweren Fällen
dürfen die Patienten in den ersten Tagen nur wenig genießen; man
gibt Wasser, leichte schleimige Getränke wie durchgeschlagene Hafersuppe, Gerstensuppe, Salep tassenweise mit etwas Zucker. Dann kann
man, falls sich der Zustand etwas beruhigt hat, zu strenger Stopfdiät
übergehen. Außer Hafersuppe, Salep mit etwas Wein kann man Blaubeersuppe (von getrockneten Blaubeeren) angebunden mit Reismehl,
Wassergries, Franzbrot oder Zwiebacke geben, endlich später gekochten
Fisch und mageres Fleisch, Eier, Makkaroni, Sagosuppe usw.

Man wird in der Regel Milch vermeiden, ebenso wie natürlich
alle groben und gewürzreichen Speisen, wie geräuchertes und gepökeltes
Fleisch, Gemüse, Obst, Kaffee, Roggenbrot usw.

Wenn wir dann zur medikamentösen Therapie übergehen,
so wird von Stopfmitteln bei akuter Enteritis die Anwendung von
Gerbstoffen, wie Tannalbin, 3—4 mal 1 g täglich, oder Tannigen, Dec.
rad. Ratanh. u. ä. zu empfehlen sein. In schweren Fällen mit Schmerzen tut Opium oft ausgezeichnete Wirkung, als Tct. thebaica, 3 mal
10 Tropfen täglich z. B. in Mixt. mucilaginosa oder infolge der Zusammensetzung: Inf. Rhei alkalin. 40,0. Aether spirituos. 10,0; Tct.
thebaic. 2,0 3—4 mal tägl. 1 Teelöffel. Man soll indes, wenn die Diarrhöe anhält, statt Opium bald ein anderes Stopfmittel geben; außer
den Gerbsäurepräparaten sind hierfür besonders Kalksalze geeignet, wie
z. B. Mixt. alba oder ein Pulver aus Calc. phosphor. und Calc. carbon. aa.
Man kann ferner Wismut in Form des subsalicylsauren Salzes in Grammdosen anwenden. Bisweilen hat man Vorteil von der Darreichung
von Sol. argent. nitr. 0,05/100,0 kinderlöffelweise gesehen.

Wenn während des heftigen Durchfalls Kollapszustände eintreten,
soll man Hoffmannstropfen oder Kampfertropfen oder Alkohol, wie
Portwein, Kognac o. ä. in kleineren Dosen geben. In schwereren Fällen
kann die Anwendung von Kampferöl- oder Coffeininjektion notwendig

werden. Endlich muß man in Fällen von Cholera nostras Salzwasser-infusionen, warme Einpackungen der Glieder, wie bei richtiger Cholera geben. Bei dysenterieartigen Erscheinungen, besonders Tenesmen und Schleimabgang, sind Stuhlzäpfchen mit Opium, z. B. Pulv. Opii und Extr. Belladonnae ana 2—3 ctg in jedem Zäpfchen nützlich.

Günstig ist in solchen Fällen auch ein Stärkeklystier, einen Tee-löffel Stärke auf ½ Liter warmes Wasser mit 5—10 Tropfen Opium-tinktur. Ferner wird empfohlen Dermatol 2 g in 250 g Gummiarabi-kumlösung. In langwierigen Fällen hat ein Gerbsäureeinlauf, 1—2 g auf ½ Liter Wasser gute Wirkung.

Wenn der akute Darmkatarrh behoben ist, ist der Darm in der ersten Zeit oft besonders empfindlich gegen gröbere Speisen, wie Ge-müse, Obst, geräuchertes und gesalzenes Fleisch, die man deshalb ver-meiden soll. Man muß auch darüber wachen, daß sich an die akute Diarrhöe nicht eine Periode der Obstipation anschließt. Kleine Dosen Rizinusöl werden dann am Platze sein. Bei ungenügender Nachbe-handlung kann aus der akuten Enteritis eine chronische Enterokolitis oder Kolitis hervorgehen.

B. Die chronische Enteritis.

kann sowohl das Ileum wie das Kolon angreifen, man spricht dann von Enterocolitis chronica oder bloß von Enteritis chronica. Eine chronische im Dünndarm lokalisierte Entzündung kennt man kaum. Dagegen findet man häufig eine chronische Kolitis auf einen bestimm-ten Abschnitt des Kolons begrenzt, so daß man von einer Typhlitis, einer Sigmoiditis und einer Proktitis außer der Kolitis im allgemeinen spricht.

1. Die chronische Enteritis oder Enterokolitis.

Bei der chronischen Enterokolitis sind Ileum und Kolon ange-griffen, sie läßt sich nur durch Untersuchung nach Probekost und bei mikroskopischer Stuhluntersuchung von den nicht seltenen chro-nischen Enteriten trennen, die ganz oder überwiegend das Kolon be-treffen und auf eine ähnliche Weise verlaufen. Bis auf weiteres ist es deshalb das natürlichste, diese Fälle unter dem Begriff Enteritis chronica zusammenzufassen, und zu den Kolitiden nur diejenigen Formen zu rechnen, die sich bestimmt als solche chrakterisieren.

Ätiologie. Die chronische Enteritis kann aus einer akuten entstehen, wenn diese nicht während der Rekonvaleszenz vorsichtig genug behandelt worden ist, so daß Rückfälle oft auftreten, oder wenn sie sich durch erneute schädliche Einwirkung wiederholt. Die Diar-rhöen bestehen fort und werden chronisch, ständig rezidivierend. Die Krankheit kann auch schleichend ohne akutes Stadium entstehen, so daß die Patienten den Zeitpunkt des Beginnens kaum angeben können, sie haben allmählich immer öfter Perioden von Durchfall ge-habt, die zuletzt beinahe kontinuierlich geworden sind. Diese können sich anschließen an eine chronische dyspeptische Diarrhöe längerer Dauer, z. B. eine Gärungsdiarrhöe, eine gastrogene Diarrhöe o. ä.

Die eigentliche chronische Enterokolitis ist im ganzen keine sehr häufige Erkrankung bei Erwachsenen, speziell in unserem Klima, während sie in den Tropen recht oft vorzukommen scheint. Dagegen ist sie auch bei uns ein häufiges Leiden des ersten Kindesalters.

Symptome. Das Hauptsymptom ist die ständig wiederkehrende Diarrhöe, die sich in mehrfachen dünnen Entleerungen am Tage zeigt. Abwechselnd mit dem Durchfall kann geformter, meist jedoch etwas zu weicher Stuhl entleert werden; Obstipationsperioden werden nicht beobachtet. In den Diarrhöeperioden ist der Stuhl dünn, erfolgt 2 bis 4 mal täglich, besonders morgens oder nach großen und schweren Mahlzeiten. In den besseren Zeiten ist oft nur einmal täglich Stuhlgang, der meist weich ist, der Patient ist niemals sicher vor später am Tage auftretenden Durchfällen. Bisweilen können sich die Fälle verstärken zu vielfachen Stuhlgängen und allgemeinem Unwohlsein.

In Verbindung mit dem Durchfall können leichtere Schmerzen im Leibe bestehen, häufiger kann Rumoren und andere unbehagliche Empfindungen beobachtet werden; eigentliche Koliken gehören nicht zum Krankheitsbilde. Selten besteht Übelkeit oder Erbrechen, dagegen gewöhnlich Unlust zum Essen und leichtere Kardialgie.

Das Allgemeinbefinden ist nicht so schwer angegriffen wie bei der akuten Enteritis, es tritt aber in der Regel eine ausgeprägte Unterernährung ein, einmal wegen der gestörten Darmverdauung, und dann, weil die Nahrungsaufnahme stark gehemmt wird, da die Mahlzeiten leicht Durchfall hervorrufen. Die Patienten fühlen sich matt und sind mehr oder weniger arbeitsunfähig. Sie magern stark ab, es kann sich eine beträchtliche Anämie entwickeln, die in der Regel von sekundärem Typ ist.

Bei der objektiven Untersuchung konstatiert man Abmagerung mit und ohne Anämie. Fieber ist nicht vorhanden. Der Unterleib kann etwas gebläht und kollernd sein, gewöhnlich besteht diffuse Empfindlichkeit.

Wichtig ist die Stuhluntersuchung. Die Konsistenz wechselt zwischen breiig und wäßrig. Schleim ist so gut wie immer vorhanden und besonders in den dünnen Entleerungen, in der Masse verteilt, nicht in größeren Klumpen und Membranen, sondern in Fetzen, die oft erst bei genauerer Untersuchung der Faeces genauer zu erkennen sind (Auswaschung auf dem Sieb oder Ausrühren mit Wasser). Es zeigen sich dann zahlreiche Flocken und kleine Fetzen. Außer Schleim kann man auch Blut finden, doch ist dieser Befund ungewöhnlich und auf die schweren Fälle beschränkt; dagegen sind mehr Zellen im Stuhl nachweisbar und dementsprechend die Katalasereaktion stärker.

Wenn beide Darmabschnitte ergriffen sind, ist die Verdauung unvollständig und man findet zahlreiche Nahrungsreste in den Faeces. Vor allem ist dies bei grober Kost der Fall, doch ist für die Beteiligung des Dünndarms beweisend, daß auch bei feinverteilter Kost, wie bei der Schmidtschen Probemahlzeit, die Verdauung verschlechtert ist; man findet dann bei mikroskopischer Untersuchung Muskelreste,

Fettgewebe usw. als Zeichen der schlechten Dünndarmarbeit. Der Urin enthält vermehrte Mengen Indikan, kein Albumen.

Verlauf. Die chronische Enteritis oder Enterokolitis ist ein langwieriges und zu Rückfällen neigendes Leiden, das oft einige Monate, gewöhnlich aber Jahre und Jahrzehnte dauert. Gute Zeiten wechseln mit schlechten, die aber ständig wiederkehren, bisweilen ohne besondere Veranlassung, mitunter nach Diätfehlern. Einige Patienten wahren ihren Allgemeinzustand, die meisten magern ab, viele werden psychisch stark mitgenommen von dem unsicheren Befinden und der ständigen Rücksichtnahme auf die Ernährung. In den schlechteren Perioden besteht bei allen Übelbefinden und Arbeitsunfähigkeit.

Ein besonderes Gepräge haben die chronischen Enterokoliten der Tropen, wo ebenso wie die akuten auch die chronischen Formen recht häufig sind, oft besonders hartnäckig.

Diagnose. Eine chronische Enteritis kann man annehmen, wenn bei einem Patienten ständig Perioden von Diarrhöe ohne abwechselnde Obstipation beobachtet werden, wenn man in den Entleerungen Schleim in inniger Vermengung mit den kotigen Bestandteilen findet. Wichtig ist natürlich, daß man alle tieferen Ursachen für ein Darmleiden ausschließen kann, wie Tuberkulose, Strikturen, Krebs usw.

Die Behandlung hat nach denselben Gesichtspunkten zu erfolgen wie bei der akuten Form. Während der Durchfälle setzt man die Kranken auf Stopfdiät und gibt Stopfmittel. Bei dem langen Verlauf kann man nur in den schwersten Fällen Bettruhe und strenge Diät anwenden. Man wird meist die Patienten umhergehen lassen und eine die genügende Ernährung garantierende Diät verordnen. In den schwereren Fällen wird man nicht umhin können, während eines oder zwei Monate Bettruhe einnehmen zu lassen, weil man sonst kaum auf Heilung hoffen darf.

Die stopfende Diät ist bereits oben besprochen worden. Es wäre falsch, eine strenge Diät zu lange durchzuführen. Eine gute Pflege ist durch die Verabreichung von reichlichen Portionen Franzbrot und Zwieback mit nicht zu wenig Butter neben der gewöhnlichen Kost aus Mehlgerichten, Hafer-, Gerstensuppe, Wassergries, Blaubeersuppe, Makkaroni anzustreben. Die Patienten vertragen in dieser Form meist gut Fett, womit man der Unterernährung entgegenwirkt. Weiter kann man in der Regel Eier, gekochten Fisch, leichte Fleischgerichte und Kartoffelmus geben, sicher nach Überstehen der ersten Zeiten.

Milch ist in den meisten Fällen schädlich, wird indes von einigen Patienten vertragen, bei denen eine Milchkur die beste Behandlung sein kann. Eine besondere Stellung nehmen die in den Tropen erworbenen Enteriten ein, von denen bereits With angab, daß sie leicht auf Milchdiät verschwinden.

Von den stopfenden Arzneimitteln sind zu empfehlen die Gerbstoffe, Kalk, Wismutsalze. Dagegen darf man bei solchen chronischen Fällen kein Opium geben. Nur bei schmerzhaften Zufällen mit starkem Kneifen oder Koliken im Leibe kann man für kurze Zeit kleine Dosen Opium verabreichen.

Die Behandlung ist in vielen Fällen schwierig und verlangt viel Geduld vom Arzt und guten Willen beim Kranken, da so leicht Rückfälle und Verschlimmerungen eintreten.

Eine Hauptgefahr ist die Unterernährung, die bei der ständigen knappen Ernährung in Bereitschaft ist, mitunter zusammen mit Blutarmut. Bisweilen tritt als Folge der ewigen Diät ein Skorbut auf. Zuerst zeigen sich Entzündungen im Munde mit geschwollenem und blutendem Zahnfleisch, auch sieht man anderwärts Blutungen. In solchen Fällen muß man sofort die Diät verändern, reichliche Mengen Kartoffelbrei, Apfelsinen, Bananen u. ä. geben, wonach die Erscheinungen meist schnell zurückgehen.

Sprue.
Indische Spruw, Psilosis, Aphthae tropicae, Cochinchinadiarrhöe.

Unter diesen verschiedenen Namen ist ein eigenartiges Bild der Tropendiarrhöe beschrieben worden. Die Krankheit entwickelt sich bei Europäern, die längere Zeit in den Tropen gelebt haben. Der Beginn ist meist schleichend oder unbestimmt, vielleicht bestehen zuerst akute Stadien, die aber wieder vergessen werden, vielleicht ist das Leiden auch von Anfang an chronisch.

Das Hauptsymptom ist wie bei der akuten Enteritis die Diarrhöe, mehrere dünne Entleerungen am Tage, bald häufiger, bald seltener, damit verbunden sind zunehmende Abmagerung und Kräfteverlust, so daß allmählich, in der Regel erst nach jahrelangem Verlauf, das Weiterverbleiben in den Tropen unmöglich wird. Der Unterleib ist meist etwas aufgetrieben, auch besteht Flatulenz.

Mit dem Krankheitsbild sind nur geringe Magenerscheinungen verbunden, dagegen findet man konstant eine Stomatitis mit Rötung, Epithelabstoßung an der Zunge, gewöhnlich Empfindlichkeit und Fissuren. Außer der Mundschleimhaut ist auch die des Rachens und bisweilen die Speiseröhreschleimhaut angegriffen. Die Stomatitis hat dem Leiden den Namen Aphthae tropicae verschafft.

Noch charakteristischer für die Krankheit ist das Aussehen der Stühle, die dünn oder breiig sind, recht voluminös und von einer eigentümlich hellen, grauen, lehmartigen Farbe. Sie gleichen acholischen Stühlen, ohne daß ihr Aussehen auf einem Mangel an Galle beruht, vielmehr kommt es von einem besonders großen Fettgehalt, der 50—70 % der Trockensubstanz ausmachen kann. Der Kot reagiert sauer durch Fettsäuren und ist bisweilen schaumig. Schleim wird nur in verhältnismäßig geringer Menge gefunden als kleine Flocken in intimer Vermischung mit dem Kot.

Bei den vereinzelten Sektionsbefunden, die vorliegen, hat man eine diffuse Enterokolitis und stellenweise Ulcerationen im Dünndarm gefunden (Faber). Wahrscheinlich gibt die starke Dünndarmaffektion die Erklärung für die schlechte Fettresorption. Verschiedene Verfasser beschuldigen eine besondere Infektion, ohne daß es bisher gelungen ist, einen bestimmten Mikroben als Ursache nachzuweisen. Andre Verfasser glauben an das Fehlen eines bestimmten Stoffs in der Nahrung (ein Vitamin o. ä.).

Die Krankheit führt zu starker Abmagerung, Marasmus und häufig schwerer Anämie, die oft den hyperchromatischen Typus einer perniziösen Anämie annimmt. Beim Verweilen in den Tropen gehen die Patienten zuletzt zugrunde, während sie in der Regel in einem gemäßigten Klima ausheilen.

Bei der Behandlung der Sprue ist die Milchdiät das Hauptmittel wie bei andern Tropendiarrhöen. Die Kranken werden auf reine Milchdiät gesetzt, man gibt die Milch in kleinen Mengen über den ganzen Tag verteilt, im Beginn eßlöffelweise, später in etwas größeren Portionen. Im ganzen gibt man allmählich drei bis vier Töpfe Milch täglich oder noch mehr. Hiermit erreicht man oft überraschend gute Resultate. Eine andre namentlich von den Holländern empfohlene Diät besteht aus rohen Früchten und Gemüsen und soll merkwürdigerweise auch zu einem guten Resultat führen. Wenn man mit der Milchnahrung keinen Erfolg erzielt, kann man deshalb einen Versuch mit rohem Obst machen, wie Erdbeeren, Melonen, Pfirsichen, Aprikosen, Birnen usw. und frischen Gemüsebreien. Von der gewöhnlichen Behandlung mit Stopfdiät und Stopfmitteln sieht man gewöhnlich keine Wirkung bei dieser eigentümlichen Form der Diarrhöe.

2. Die chronische Kolitis.

Eine chronische Entzündung des Kolons ist ein sehr häufig vorkommendes Leiden. Man unterscheidet zwischen der chronischen, mukösen Kolitis, wo nur die Schleimhaut angegriffen ist und wo die vermehrte Schleimsekretion ein hervortretendes Symptom ist, und der chronischen suppurierenden Kolitis, wo es sich um ein Eiter absonderndes Leiden der Schleimhaut, eine Blennorrhöe, handelt, wenn man will, wo aber die Entzündung auch die tieferen Teile der Darmwand erfaßt und in der Regel ausgebreitete Ulcerationen vorhanden sind. Endlich kann die Entzündung auf gewisse Teile des Kolons lokalisiert sein, so daß man umschriebene Kolitiden hat.

Colitis chronica mucosa

kann als Folge einer akuten Kolitis auftreten, die nach Besserung ohne eigentliche Heilung in einen chronischen Zustand übergeht; das Leiden kann sich auch an eine akute Enterokolitis anschließen, die sich im Rekonvaleszenzstadium auf das Kolon beschränkt.

Häufiger ist die chronische Kolitis die Folge einer chronischen Obstipation. Die Irritation, welche die Obstipation hervorruft, die sich in Anfällen von Sterkoraldiarrhöe äußert, nimmt allmählich zu, so daß entzündliche Erscheinungen und klinische Zeichen von Kolitis sich einstellen. Der Übergang ist oft ganz gleichmäßig und unmerkbar, so daß es schwer ist zu sagen, wenn die Kolitis beginnt, und wenn wir nur eine reine Obstipation haben. In andern Fällen wird die Kolitis von einem akut diarrhoischen Stadium eingeleitet, das auf dem Boden einer alten Obstipation entsteht.

Da die Kolitis so eine häufige und direkte Folge der chronischen Obstipation ist, so kann man alle Ursachen dieser auch für die Kolitis anführen. Außer der habituellen Obstipation ist besonders erwähnenswert die sekundäre Obstipation, namentlich auf Grund mechanischer Verhältnisse, wie stärkere Kotstauung, Adhäsionen, Strikturen, Kolonkrebs usw. Wie oft eine chronische Obstipation eine Kolitis hervorruft, ist individuell sehr verschieden, unsicher, welche Faktoren hier besonders wirksam werden, möglicherweise Zersetzungen des Stuhls, persönliche Empfänglichkeit o. ä.

In einem Teil der Fälle entsteht Kolitis, ohne daß man eine bestimmte Ursache nachweisen kann. Sie entwickelt sich nach und nach mit periodisch auftretenden typischen Symptomen.

Die chronische Kolitis befällt alle Altersklassen. Auf Grund der Beziehungen zur Obstipation ist sie in höherem Alter und bei Frauen häufiger als in jugendlichem Alter und bei Männern.

Die pathologisch-anatomischen Veränderungen sind bei der mukösen Kolitis nur wenig bedeutend. Man findet in der Kolonschleimhaut mehr oder weniger ausgesprochene Rundzelleninfiltrationen, bisweilen auffallend gering, andermal stärker. Man kann Schwellung von Follikeln und kleine follikuläre Ulcerationen auffinden. Größere Geschwürsbildungen gehören nicht zu dieser Form von Kolitis.

Symptome. Die chronische muköse Kolitis kündigt sich vor allem an durch Stuhlbeschwerden, abwechselnd Diarrhöen und Verstopfung, mit Schleim und Blut in den Stühlen. Daneben haben die Patienten verschieden starke Leibschmerzen, womit mannigfache dyspeptische Symptome, Anorexie, Kardialgie, bisweilen Erbrechen, verbunden sein können. Das Allgemeinbefinden leidet in einer großen Anzahl von Fällen nur wenig, bei vielen Menschen aber entsteht Abmagerung, Kräfteverlust, Hypochondrie und Mangel an Arbeitslust, bei andern können ausgesprochene hysterische Erscheinungen auftreten. Die chronische Kolitis kann deshalb bei vielen Kranken das ganze Dasein beeinflussen, bei andern stark in den Hintergrund treten.

Die Stuhlbeschwerden erscheinen wie gesagt am meisten als abwechselnde Diarrhöen und Verstopfung. Bei der Mehrzahl der Kranken ist diese Periodizität ganz unregelmäßig. In den Verstopfungsperioden ist der Stuhlgang träge, bleibt einen oder mehrere Tage aus, die Faeces sind hart und knollig, bestehen bisweilen ausschließlich aus runden, kleinen, festen mehr oder weniger schleimbedeckten Ballen. Die Durchfälle sind selten heftig, kommen meist ein- oder zweimal als dünne Entleerung am Morgen, seltener mehrere Male im Laufe des Tages, abgesehen von den Zeiten mit stärkeren Durchfällen. Die Durchfälle lösen in der Regel eine Periode von Obstipationstagen ab, so, daß hinterher die Verstopfung verschlechtert wird und danach in eine plötzlich auftretende recht heftige Diarrhöe umschlägt, die schnell verschwindet und wieder einer Obstipation Platz macht.

In manchen Fällen ist die Diarrhöe fast ständig vorhanden, die Krankheit verläuft dann wie die vorher beschriebene Enterocolitis chronica. Selbst in solchen Fällen fehlen die Tage mit Verstopfung nicht ganz. Bei andern Patienten überwiegt die Verstopfung so, daß nur genaues Befragen Aufschluß über das Bestehen von tageweiser Diarrhöe, die ganz wie Sterkoraldiarrhöe auftritt, gewährt.

Die Entleerungen enthalten bei allen Patienten Schleim, oft in großen Mengen; nur bei reichlicher Beimengung kann man eine Colitis mucosa diagnostizieren.

Am besten sieht man den Schleim auf den harten Stühlen, wo er die Knollen als weißgelbliche Klumpen oder Ballen bedeckt oder neben dem Kot liegt. Bei dünneren Stühlen ist der Schleim mehr in der Masse verteilt und nur nach Auswaschung der Faeces mit Wasser oder Durchseihen als große Fetzen und Flocken deutlich sichtbar.

In einzelnen Fällen bilden die Schleimmassen Membranen, die als Ausgüsse des Darms erscheinen. Sie können röhrenförmig sein oder mehr kompakte Stränge bilden, sie können beträchtliche Länge bis etwa zu einem Meter erreichen, ein ander Mal sind sie nur kleine

Lappen. Sie bestehen ebenso wie die vorher erwähnten Schleimballen ausschließlich aus Schleim, in dem Zellen der oberflächlichen Schleimhautschichten und Rundzellen eingeschlossen sein können. Die Fälle, welche diese Befunde geben, hat man oft als Enteritis membranacea (Colitis membranacea, Colite mucomembraneuse) bezeichnet und sie früher von den eigentlichen mukösen Kolitiden als eine eigne Krankheit abgetrennt. Nun weisen zwar einzelne Patienten eine besondere Bereitschaft zur Bildung solcher Schleimmembranen auf, andre wesentlich weniger, indes Schleim wird bei allen gefunden, und auch die Fälle mit starker Membranbildung, in schlechten Zeiten haben während besseren Befindens nur die gewöhnlichen Flocken und Fetzen.

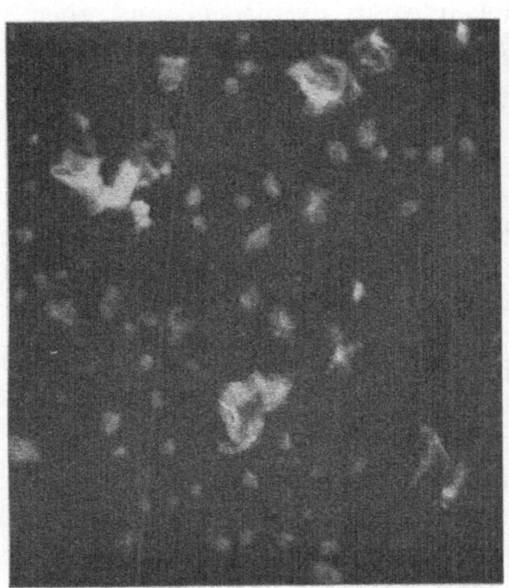

Abb. 52. Schleimhautfetzen u. -flocken bei muköser Kolitis nach Auswaschung der Faeces auf dem Sieb, in Wasser auf schwarzem Grund betrachtet. $^3/_4$ natürliche Größe.

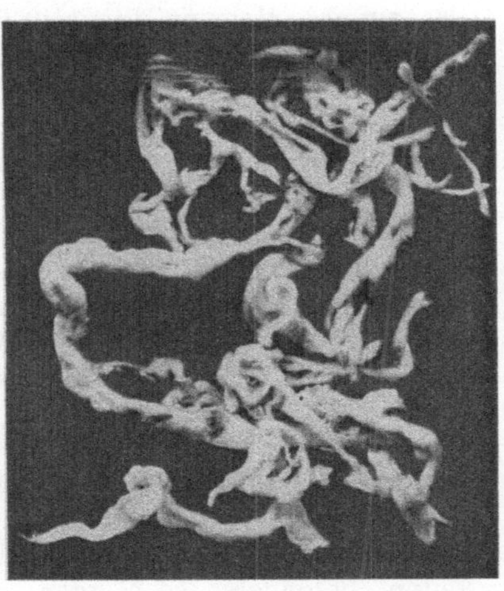

Abb. 53. Strangförmige Schleimmassen von mukomembramöser Kolitis. $^3/_4$ natürliche Größe.

Die Abtrennung der Enteritis membranacea ist deshalb nicht möglich, wenn man auch darin einen besonderen Typ sehen kann.

Von großer Bedeutung für die Schleimsekretion, namentlich für die Membranbildung, ist die Obstipation, die ja so häufig bei diesem Leiden ist. Wir finden gerade neben harten und festen Knollen, besonders wenn längere Zeit keine oder eine besonders harte Stuhlentleerung erfolgt war, reichliche Schleimmengen. Ihre Entleerung geht oft unter lebhaften Schmerzen von kolikartigem Charakter vor sich, man spricht in solchen Fällen von einer Colica mucosa, einer Schleimkolik, die man gewöhnlich als ein rein nervöses Symptom aufgefaßt hat. Zwischen den Anfällen kann man indessen immer unregelmäßige, meist zu träge Stuhlentleerung und geringere Mengen Schleim nachweisen.

Sicherlich trägt eine nervöse Disposition oder ein neurasthenischer Zustand zur Auslösung der Krankheitserscheinungen der Schleimkolik bei. Deswegen trifft man diese auch besonders häufig bei Frauen. Weiter sieht man sie viel bei Patienten mit Enteroptose, bei der die Kombination von Obstipation und Nervosität ganz allgemein ist.

Das Hauptsymptom bei diesen Formen ist eine Supersekretion von Schleim unter dem Einfluß des Nervensystems. Einzelne Verfasser fassen diesen Zustand demgemäß als ein funktionelles Leiden, eine Myxoneurosis intestinalis, auf. Bei anatomischen Untersuchungen findet man so gut wie niemals irgendwelche Veränderungen; Norgaard hat in einzelnen Fällen auf das Fehlen von Eiterzellen und Katalase in den Stühlen hingewiesen. In solchen Fällen ist also das nervöse Moment das weit überwiegende; in der Regel sind aber unzweifelhafte Zeichen eines Katarrhs, einer wirklichen Enteritis mit vermehrter Katalase vorhanden. Die Stühle enthalten häufig Blut, oft nur frische Beimengungen außen an den Kotmassen, bisweilen in inniger Mischung mit den Faeces, nämlich wenn diese aus den oberen Teilen des Kolons stammen.

Unter den subjektiven Symptomen der Colitis mucosa gehören die Schmerzen zu den am meisten hervortretenden. Sie haben oft kneifenden Charakter, bisweilen kolikartigen, dann wieder mehr bohrenden und drückenden. In der Regel werden sie in die Gegend um den Nabel lokalisiert, manchmal mehr nach der linken Seite. Vielfach besteht eine Beziehung zum Stuhlgang, so daß stärkere Schmerzen etwas vor der Defäkation auftreten, was aber nicht immer der Fall ist. Die Leibschmerzen kommen gewöhnlich einige Stunden nach der Mahlzeit und werden dann, wenn auch nicht immer, von Stuhlentleerung gefolgt. Bei manchen Menschen tritt sofort nach den Mahlzeiten, besonders am Morgen, ein lebhafter Stuhldrang ein, der in den meisten Fällen mit einer dünnen oder gemischten Entleerung befriedigt wird. Einzelne Leute müssen jede Nahrungsaufnahme am Tage mit einer Darmentleerung abschließen.

Außer Leibweh haben die Patienten häufig Kopfschmerzen und Erschöpfungsgefühl. Sie fühlen sich schlecht und arbeitsunfähig. Sie werden von der Nahrungsaufnahme beschwert, fühlen sich angedrungen und gebläht und mitunter in den ersten Stunden nach dem Essen auffallend müde. Oft sind die Zeiten mit Durchfall die besten Zeiten, während die Perioden mit Obstipation schmerzhafter und beschwerlicher sind. Manchmal sind recht merkbare Magensymptome nachzuweisen: Kardialgie, Aufstoßen, Übelkeit nach den Mahlzeiten, kurz gesagt die Erscheinungen der Darmdyspepsie. Diese können so auffallend werden, daß weder die Patienten noch der Arzt viel Gewicht auf die eigentlichen Darmerscheinungen legen.

Bei Kranken mit chronischer Kolitis treten gewöhnlich noch andre nervöse Anzeichen auf. Oft findet man ausgesprochene Neurasthenie mit Erschöpfung, schlechten Schlaf und Depression. Daraus kann sich eine Hypochondrie entwickeln, so daß sich der Patient ständig mit seinem Leiden beschäftigt, besonders seine Darmentleerung peinlich überwacht. Mit Besorgnis wird der Schleim in den Entleerungen festgestellt, mit Bangigkeit die Stunden zwischen den Stuhlgängen gezählt. Bei andern Kranken treten hysterische Erscheinungen auf, dauerndes Würgen und Erbrechen, nervöse Appetitlosigkeit oder nur Schmerzen und Hyperästhesien an Bauch und Wirbelsäule. Hiergegen kann die eigentliche Kolitis selbst stark zurücktreten, während infolge der funktionellen Störungen Unterernährung und schlechtes Allgemeinbefinden sich entwickeln kann.

Die objektive Untersuchung der Patienten gibt selten wesentliche Befunde mit Ausnahme der besprochenen Stuhlveränderungen. Die Kranken können abgemagert und mitgenommen sein, sie können aber auch in normalem Ernährungszustand, sogar fett sein. Es besteht oft Druckempfindlichkeit des Leibes, besonders in der linken Fossa iliaca, die aber auch fehlen kann. Bei nervösen Menschen kann man cutane Hyperästhesien nachweisen, die ihre Ausbreitung meist im untersten Teil der Bauchhaut und der Lendengegend finden.

Bei der Rektoskopie sieht man bisweilen Rötung der Schleimhaut im Rectum und Sigmoideum, auch kann man vielleicht blutuntermischten Schleim sehen, wie auch die Schleimhaut fein granuliert und leicht blutend sein kann. Dieser Befund entspricht aber nur den schwereren Fällen; vielfach findet man außer einer geringen Injektion nichts Krankhaftes.

Fieber ist meist nicht vorhanden, bisweilen können leichte Temperaturerhöhungen bestehen, um 38°, speziell in den schlechten Perioden mit Diarrhöen und Schmerzen. Eine stärkere Temperatursteigerung wird stets zu Bemühungen um tiefere Ursachen veranlassen müssen.

Der Verlauf ist immer unregelmäßig. Perioden von Besserung wechseln mit schlechteren. Die Krankheit ist heilbar, kann aber leicht rückfällig werden, namentlich wenn eine ursächliche Obstipation bestehen bleibt.

Die Diagnose der mukösen Kolitis bietet wenig Schwierigkeiten, wenn man nach ihren Symptomen forscht; vom Patienten kann man die entsprechenden Aufklärungen nicht erwarten, sondern man muß selbst sorgfältig die notwendigen Feststellungen treffen, muß möglichst selbst die Stühle besichtigen und untersuchen, weil man sich sonst kein Urteil bilden kann. Die Hauptsache ist, daß die Möglichkeit einer Kolitis erwogen wird, wenn die Patienten entsprechende Angaben machen.

Hat man die unregelmäßige Stuhlentleerung und das Vorhandensein von Schleim, eventuell Blut, konstatiert, so ist festzustellen, ob die Kolitis ein primäres oder sekundäres Leiden ist, z. B. von einer Obstipation hervorgerufen wird, die ihre Ursache in einem vielleicht viel ernsteren Leiden hat.

Die genaue Nachforschung nach andern ursächlichen Leiden im Darm oder in seiner Nähe, also im Magen, Bauchfell usw. ist bei der Stellung der Diagnose Kolitis sehr wichtig.

Man muß ausschließen Krebs, Tuberkulose und andre ulceröse Prozesse, die mit einer Kolitis verbunden sein können oder sie vortäuschen. Namentlich ein Kolonkrebs kann leicht übersehen und für eine gutartige Kolitis gehalten werden.

Behandlung. Man hat teils auf die Durchfallzeiten, teils auf die Obstipationsperioden Bedacht zu nehmen. Bei Diarrhöe wird Stopfdiät verordnet und Stopfmittel wie bei einer akuten Kolitis oder Enterokolitis, falls nötig, bleibt der Kranke im Bett und macht bei Schmerzen Umschläge. Auf diese Art verschwindet der Durchfall meist rasch und macht der Verstopfung Platz, deren Behandlung die Hauptsache wird. Zunächst ist eine diätetische Behandlung anzuwenden, die mit großer Sorgfalt vorzunehmen ist, solange entzündliche Erscheinungen durch die Anwesenheit von Schleim zu vermuten sind. Man verabreicht die bereits erwähnte zellulosereiche Kost, muß aber peinlich darauf achten, daß alle den Darm reizenden Sachen vermieden werden. Man muß deshalb eine leichte Breidiät geben ohne schlackenreiche Nahrungsmittel, also alle groben Gemüse und Obst, sowie im Beginn auch Roggenbrot und Grahambrot. Am besten wird von der Zellulosenahrung Hafergrütze vertragen. Ist neuerdings Diarrhöe vorgekommen, muß die Diät in der Richtung der Stopfdiät verändert und erst langsam wieder zellulosereicher gestaltet werden. Fleischgenuß ist ebenso wie Kaffee, Bier und Spirituosen im ganzen einzuschränken.

Zur Anregung der etwa ausbleibenden Stuhlentleerung sind nur die allermildesten Abführmittel anzuwenden, in erster Reihe kommen da die abendlichen Eingießungen von Olivenöl, Rüböl oder Sesamöl, von denen verhältnismäßig geringe Mengen — 100, 200, höchstens 250 ccm — zureichend sind; mehr als notwendig soll man nicht anwenden. Auch soll die Eingießung nicht jeden Abend erfolgen, sondern nur am Tage ohne Stuhlgang, also im Beginn jeden zweiten Tag. Man darf auch Öleinläufe anwenden zur Aufweichung harten oder gemischten, knolligen und dünnen Stuhls. Bisweilen sind kleine warme Ölklysmen nützlich, namentlich bei Schmerzen. Wenn die Öleinläufe nicht anwendbar sind oder schlecht wirken, nimmt man Ol. ricini, am besten in der schon von Graves empfohlenen Weise, daß man jeden Abend eine so kleine Dosis gibt, daß am nächsten Morgen eine geformte Entleerung geschieht. Hierzu genügt ein Teelöffel oder sehr oft noch weniger. Man muß genau auf eine hinter Durchfällen und Schleimabsonderungen sich verbergende Obstipation achten; selbst bei täglichem Stuhlgang muß Behandlung erfolgen, falls dieser zunächst harte, knollige Faeces bringt. Bei Mischung von festen und weichen Massen läßt man oft zunächst einige Tage die Entleerungen aufhören und ruft sie dann mit Öleingießungen hervor. Auf diese Weise begegnet man am besten den „falschen Diarrhöen“, die unter dem Bilde einer leicht hervorgerufenen Sterkoraldiarrhöe ein wichtiges Symptom der Kolitiden bildet.

Nach Regelung der Abführung muß man die Patienten lange Zeit eine leichte der Verstopfung entgegenwirkende Diät halten lassen, sowie alle Verstopfungsperioden gut wahrnehmen. Nur einige Tage mit knolligerem Stuhl können zur Wiederbelebung der Kolitis führen.

Bezüglich der Diät ist noch folgendes zu bemerken: In der Regel sind Milch und Milchspeisen schädlich wie kaum in einem andern krankhaften Zustand des Darms, weil sie die Darmträgheit unterhalten. Dagegen kann Butter, Sahne, oft auch Butter- oder Sauermilch gut gegeben werden. Butter ist sogar wegen der zu fürchtenden Unterernährung besonders indiziert. Grobe Gemüse und rohes Obst müssen sehr lange vermieden werden.

Eine strenge Diät ohne Breizutaten kann auch bei dieser Form der Kolitis bei zu langer Fortsetzung zum Skorbut führen; doch wird im allgemeinen das leichte Auftreten von Obstipation schon von selbst Anlaß zu wechselnder Ernährung sein.

Von Medikamenten kommen wie gewöhnlich Kalk, Wismut, Gerbstoffe in Frage, Opium ist zu vermeiden. Bei starken Schmerzen sind außer Umschlägen Belladonnazäpfchen zu verordnen (0,02 g Extr. Bell.). Wenn man auch im allgemeinen ohne schmerzstillende Mittel auskommt, so kann man doch zu vorübergehender Anwendung von Opium oder Morphium gezwungen sein.

Namentlich die bei der Enteritis membranacea erwähnten Schleimkoliken können solche Medikamente erfordern, aber auch hier wird eine die zugrundeliegende Obstipation berücksichtigende Behandlung die Anfälle kupieren können.

Die Obstipation selbst wird hauptsächlich mit Öleingießungen und Rizinusöl behandelt. In manchen Fällen haben sich die alkalischen Wässer nützlich erwiesen, entweder als häusliche Kur oder noch besser in den Badeorten (Karlsbad, Marienbad, Franzensbad, Plombières), wo außerdem die ganze Lebensweise des Patienten reguliert werden kann. Man empfiehlt an diesen Orten gewöhnlich Darmspülungen mit natürlichem warmem Mineralwasser, wodurch der Darm leer gehalten wird, was in manchen Fällen den Erfolg verbürgt.

Eigentliche Laxantien, Sennespräparate u. ä. soll man möglichst vermeiden oder nur gelegentlich als Notbehelf benutzen.

Eine chronische Kolitis kann solange nicht als geheilt bezeichnet werden, als der Stuhl nicht täglich von selbst erfolgt. Solange eine Neigung zu Obstipation besteht, kann man ständig auf einen Rückfall der Kolitis gefaßt sein. Man muß deshalb versuchen, die Ursache der Obstipation nach Möglichkeit zu bekämpfen, ob es sich nun um Gewohnheiten, Adhäsionen, Magenleiden, Enteroptose usw. handelt. Bei vielen Menschen ist die Berücksichtigung des neurasthenischen Zustands, der zur Verstopfung führt und die Kolitis verschlechtert, das Wesentliche. Außer einer geeigneten Ernährung, eventuell Überernährung, kommt eine hydrotherapeutische Behandlung, etwa an einem Kurort, Aufenthalt in frischer Luft, am besten im Gebirge, in Frage.

C. Colitis chronica suppurativa.

Colitis ulcerosa s. Colitis gravis s. Colitis dysenteriforma.

Die zu Eiterung führende Kolitis unterscheidet sich von der gewöhnlichen mukösen oder mucomembranösen dadurch, daß sich eine viel stärkere Entzündung der Schleimhaut findet, mit mehr oder weniger eitrigem, oft sanguinolentem Sekret. Die Entzündung betrifft ferner meist die tieferen Lagen des Darms, es können ausgedehnte Ulcerationen bestehen.

Ätiologie. Die ernste Erkrankung, die erst in den letzten Jahren genauer beschrieben wurde (Boas, Ad. Schmidt, Mathieu), ist viel seltener als die muköse Kolitis, doch auch noch recht häufig bei jüngeren Menschen beiderlei Geschlechts. Die Ursache ist unbekannt. Vermutlich beruht sie auf einer Darminfektion, doch haben die einzelnen Fälle einen verschiedenen Ursprung. Um eine spezifische In-

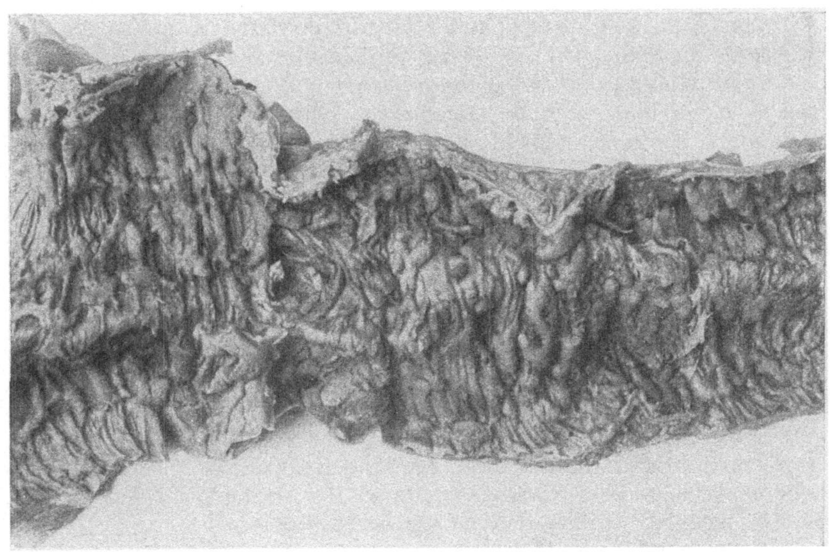

Abb. 54. Ulceröse Kolitis. Von der Schleimhaut des Kolons sind unregelmäßig geformte Inseln mit fingerartigen Ausläufen als Resten der Querfalten übrig. (Rigshosp.)

fektion handelt es sich nicht, man hat nie Paradysenteriebazillen oder andre bekannte Erreger nachweisen können.

Pathologisch-anatomisch ist die Kolonschleimhaut stark injiziert und geschwollen, sammetartig und oft fein granuliert durch die diffuse entzündliche Infiltration. Weiter sieht man Geschwüre, teils kleinere, follikuläre, bisweilen auch ausgebreitete und konfluierende Substanzverluste, so daß Ähnlichkeiten mit Dysenterie sich ergeben. In einigen Fällen ist die ganze Schleimhaut durch Ulceration zerstört gewesen, so daß nur schmale Schleimhautinseln übrig bleiben (siehe Abb. 54). Eigentliche diphtheritische Nekrosen sind selten. Selbst in langwierigen Fällen mit Eiterung und Blutung können Geschwüre ganz fehlen. Die Entzündung erstreckt sich aber auch in diesen Fällen in die tieferen Schichten des Darms.

Mitunter entstehen polypöse Bildungen auf der Schleimhaut, ähnlich denen bei der Gastritis. Eine solche Polyposis intestini kann eine erhebliche Ausbreitung im Darm haben, ist in der Regel aber auf das Kolon beschränkt, speziell auf das Sigmoideum. Die Polypen sind meist klein, warzenförmig und dichtsitzend, bisweilen größer, kammartig oder länglich wie Schlangen (siehe Abb. 55). Sie entwickeln sich aus Epithelproliferationen der Drüsen- und Oberflächenzellen auf der Basis der chronischen Entzündung, ganz wie im Magen. Obgleich bei ihnen größere Ulcerationen ganz fehlen, muß man sie doch nach ihrem Verlauf und ihren Symtomen den Formen von Colitis suppurativa s. gravis zurechnen.

Symptome. Die Krankheit kann mit einem akuten febrilen Stadium, das allmählich chronisch wird, mit weniger ausgesprochenen

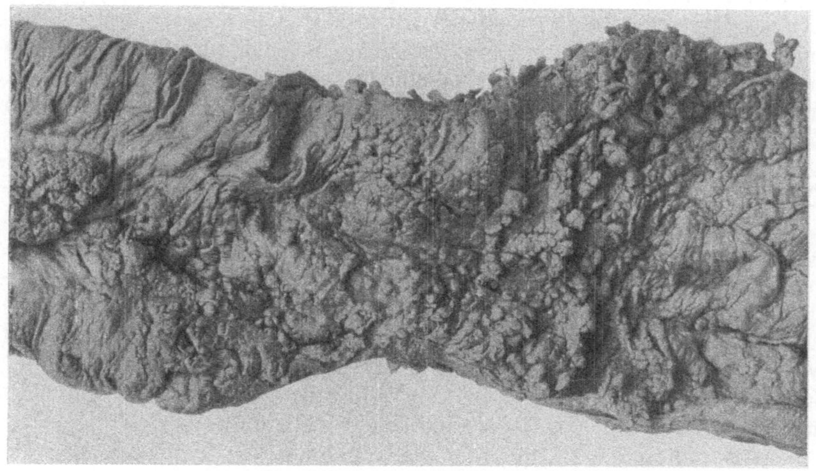

Abb. 55. Polypöse Kolitis im Colon descendens. (Pathol.-anatom. Universitätsinstitut.)

Erscheinungen beginnen, häufiger jedoch entwickelt sie sich nach und nach und nimmt im Laufe der Jahre mit periodischer Verschlechterung und Besserung zu. Sie erstreckt sich über Monate und Jahre, namentlich in den Fällen, die nicht zur Heilung gelangen. In einer gewissen Anzahl der Fälle gehen die Kranken zugrunde.

Die hauptsächliche Erscheinung ist wie bei andern Kolitiden die Stuhlerschwerung. Die Patienten haben Diarrhöe, dünne Entleerungen, in den besseren Zeiten bis 3—4 mal am Tage, in den schlechteren Perioden 10—20 mal täglich. Meist sind die Entleerungen nicht fäkulent, sondern bestehen wie bei Dysenterie nur aus Schleim, Blut und Eiter. Die Verstopfung ist dagegen wenig hervortretend und kann ganz fehlen. Der Stuhlgang ist von Schmerzen begleitet, die bisweilen den Charakter von Rectaltenesmen haben, häufiger aber im Unterleib als kolikartig empfunden werden.

Die Stühle sind besonders dadurch ausgezeichnet, daß sie Eiter enthalten, der entweder als schleimige Eiterballen neben dem Kot erscheint, in der Regel aber inniger mit dem Stuhl gemischt ist und meist erst bei mikroskopischer Untersuchung erkannt wird. Man sieht dann zahlreiche Eiterzellen in Klümpchen und Häufchen oder vereinzelte Zellen zwischen den Kotkrümeln. Wenn der Eiter mit den Faeces vermischt ist, kann man ihn selbst bei mikroskopischer Untersuchung schwer feststellen. Bei chemischer Untersuchung enthalten diese Stühle außerordentlich reichlich Katalase in den Eiterzellen (Norgaard). Ferner enthalten die Stühle Schleim in mehr oder weniger großer Menge. Man findet keine Membranen oder lange Cylinder wie bei der mukösen Form, sondern den Schleim feiner verteilt in den dünnen Entleerungen. Weiter ist häufig Blut in den Faeces enthalten. Meist ist es makroskopisch sichtbar und verleiht dem ganzen Stuhl oder Teilen eine Blutfarbe; in andern Fällen muß man es chemisch nachweisen. Selten fehlt es ganz. Bei den einzelnen Menschen herrscht hier eine große Verschiedenheit, auch zu verschiedenen Zeiten. Manchmal sind die Stühle nicht nur blutuntermischt, sondern erscheinen fast wie reines Blut. Derartige hämorrhagische Faeces können sich Monate, sogar Jahre hindurch zeigen; man spricht dann von einer Colitis hämorrhagica (Mathieu) als einer besonderen Form der suppurierenden Kolitis. Die Trennung ist aber unzweckmäßig. Denn auch in diesen hämorrhagischen Fällen findet man Eiter im Stuhl, meist besteht ein fließender Übergang zwischen beiden Erscheinungsarten.

Zusammen mit dem Durchfall tritt meist Fieber auf. Es ist von wechselnder Stärke, hält sich oft in geringer Höhe bis zu 38°, kann aber auch zeitweise bis 39° steigen. Andre Fälle sind fast fieberfrei, oder nur vorübergehend leicht fieberhaft.

Die dauernden Darmbeschwerden nehmen die Kranken stark mit. Sie magern ab und werden kraftlos. Sehr oft, wenn auch nicht immer, sind die Kranken anämisch, teils wegen häufiger Blutverluste, teils direkt wegen des Darmleidens, möglicherweise auf Grund einer Autointoxikation.

Objektiv sieht man außer Abmagerung und eventuell Anämie vorwiegend eine Druckempfindlichkeit des Leibes, die oft vorwiegend auf das Kolon descendens lokalisiert ist, mitunter kann man das Kolon als dünnen, schmerzhaften, kontrahierten und infiltrierten Darm auf längere Strecken fühlen.

Bei der Rektoskopie findet man die Schleimhaut stark injiziert und granuliert, sammetartig, mit eitrigem Schleim bedeckt und sehr leicht blutend. Geschwüre erstrecken sich bisweilen bis hinunter ins Rectum.

Der Verlauf ist wie erwähnt ausgesprochen chronisch mit der Neigung zu ständigem Fortschreiten.

In einer gewissen Anzahl der Fälle gelingt die Heilung, aber erst nach einer langwierigen Behandlung und meist erst nach wiederholten Rückfällen. In andern Fällen kann man nur eine Besserung erreichen,

Stillstände, die wieder von schlechteren Perioden abgelöst werden mit starkem Durchfall, Fieber, Blutungen. Der Tod tritt bisweilen wegen Komplikationen, häufiger wegen starkem Marasmus ein. In einigermaßen günstigen Fällen können die Patienten, wenn sie unter guten Lebensbedingungen stehen, ein hohes Alter erreichen. In besonders heftigen Fällen kann dagegen der Tod bereits nach verhältnismäßig kurzer Dauer, z. B. 5—6 Monaten, eintreten.

In den zur Heilung kommenden Fällen ulceröser Kolitis können sich aus den geschwürigen Flächen ausgedehnte, narbenartige, fibröse Partien bilden, aus denen starke Einschnürungen hervorgehen können, die ihrerseits zu sehr ernsten Zuständen von Kotstauung, eventuell Ileus, führen.

Als eine wesentliche Komplikation ist die besondere Lokalisation im Sigma, und zwar in seiner tieferen Schicht, zu erwähnen; an die Sigmoiditis schließt sich eine Perisigmoiditis mit Bauchfellentzündung an, unter Umständen mit umschriebener Eiterung. Es kann auch ein periproktischer Absceß entstehen oder eine Analeiterung ebenso wie eine Peritonitis. Manchmal entsteht eine Perforation eines Kolongeschwürs mit Perforationsperitonitis, in andern Fällen pyämische Metastasen infolge septischer Infektion mit Gelenkaffektionen, Endokarditis usw.

Die Diagnose ergibt sich aus dem Verhalten des Stuhlgangs, die dauernden Durchfälle in Verbindung mit dem Fieber, der Eitergehalt des Stuhls, der Nachweis von Blut und Schleim sichern die Erkennung. Es ist nötig, andre Krankheiten ähnlichen Aussehens auszuschließen. Hierbei handelt es sich vornehmlich um Krebs des Kolons oder Rectums (siehe dort).

Die Behandlung dieser ernsten Form der Kolitis geschieht nach denselben Prinzipien wie bei der mukösen Kolitis. Während des Vorherrschens des Durchfalls wendet man die obstipierende Behandlung an, teils diätetisch, teils mit Medikamenten, wie schon wiederholt besprochen. Weiter muß man natürlich auch der etwa erscheinenden Obstipation mit Ölklysmen und Rizinusöl begegnen.

Neben der gewöhnlichen Stopfdiät kann man noch andre diätetische Kuren versuchen, und gerade bei solchen Fällen verwendet man oft mit Nutzen eine Milchdiät, auch Buttermilch oder Kefir. Wenn Zeichen von Kohlehydraten bestehen, wird man eine Zeit lang die Kohlehydrate aus der Nahrung ausschließen. Von Medikamenten werden vorwiegend die Adstringentien zu verwenden sein (Gerbstoffe und Wismutpräparate) oder Kalksalze, ebenso Bolus alba. Opium ist oft notwendig. Vielfach hat man Darmausspülungen mit medikamentellen Lösungen versucht. Am meisten kann ich ganz dünne Tanninlösungen, 1—2%, empfehlen, in einer Menge von etwa $^{1}/_{2}$ Liter jeden zweiten Tag. Auch 2—4%ige Borsäurelösungen, $^{1}/_{5}$—1%iges Argent. nitric., Salizylsäure, Zinksulfat, Kamillentee usw. werden angegeben. Solche Spülungen soll man indes vorsichtig verwenden, da sie doch gelegentlich den Zustand verschlechtern, statt ihn zu verbessern, besonders bei längerer Anwendung.

Bei der langen Dauer der Krankheit spielt die Allgemeinbehandlung eine große Rolle. Bei Fieber ist Bettruhe notwendig. In fieberfreier Zeit ist Aufenthalt in frischer Luft anzuraten, im Liegen, Fahren, Gehen, je nachdem der Darm es zuläßt. Der Unterernährung begegnet man durch entsprechende diätetische Maßnahmen, unter Rücksichtnahme auf die Verträglichkeit der Speisen, besonders wird man mit Fett nicht sparen, eventuell künstliche Nährmittel geben. Einer auf Grund von Blutungen entstandenen Anämie soll man mit leichten organischen Eisenpräparaten abzuhelfen suchen.

Trotz fortgesetzter geduldiger Behandlung sieht man doch in vielen Fällen keinen Erfolg. Man hat dann gewöhnlich mit Glück seine Zuflucht zu chirurgischen Methoden genommen. Die Behandlung besteht dann in einer Kolostomie oder Appendikostomie mit nachfolgender Lokalbehandlung des Kolons. Bei einer z. B. am Colon ascendens angelegten Kolostomie kann man das ganze Kolon in Ruhe halten, indem man die Faeces durch den Anus praeternaturalis herausleitet. Man kann ferner durch tägliche Darmspülungen von der Wunde aus das Kolon leer halten, auch Durchspülungen mit den oben erwähnten medikamentösen Lösungen vornehmen, z. B. ganz dünnen Tanninlösungen oder Borwasser, Höllensteinlösungen usw. Bei einer Appendikostomie ist es nur diese Behandlung, die man im Auge hat.

Hiermit gelingt es, Patienten zu retten, die sonst verloren gewesen wären; es kommt zu einer bedeutenden Verbesserung des Zustands, es gelingt, die Ernährung wieder zureichend zu gestalten. In einzelnen Fällen tritt Heilung ein, nachdem die Darmfistel sich geschlossen hat, in andern Fällen beginnt dann die Kolitis in alter Weise. Selbst in solchen Fällen ist das Erreichte so viel, daß man bessere Aussichten auf endgültige Heilung oder mindestens einen erträglichen Zustand geschaffen hat.

D. Lokalisierte Kolitis.

Außer den beschriebenen Formen diffuser Kolitis ist in akuten und chronischen Fällen die Entzündung mitunter auf bestimmte Abschnitte des Kolons lokalisiert. Die den Wurmanhang betreffende Entzündung, Appendicitis, wird in chirurgischen Lehrbüchern behandelt. Im übrigen sind es besonders Colon ascendens, Colon sigmoideum und Rectum, die von solchen lokalisierten Prozessen befallen werden; man spricht dann von Typhlitis, Sigmoiditis und Proktitis.

Die **Typhlitis,** wie man die Entzündung im Coecum und Colon ascendens bezeichnet, spielte früher eine große Rolle, bis es sich herausstellte, daß die akute Entzündung in der rechten Fossa iliaca in der Regel von einer Appendicitis und nicht von einer Typhlitis herrührte (With, Sonnenburg u. a.). In der letzten Zeit spricht man wieder von einer eigentlichen akuten und chronischen Typhilitis. Namentlich die Chirurgen haben bei ihren Operationen wegen chronischer Appendicitis krankhafte Vorgänge in der rechten Fossa iliaca gefunden, während die Appendix selbst gesund war. Die moderne Lehre vom Coecum mobile, der Coecumatonie, Coecumdilatation durch

Knick oder Adhäsionen, die lange noch nicht als fundiert bezeichnet
werden kann, wird an anderm Orte abgehandelt und daher hier über-
gangen. Nur soviel sei erwähnt, daß diese verschiedenen Zustände
eine Stauung im Coecum begünstigen, die wiederum zu Entzündungen
führen kann. Man kann in solchen Fällen Schmerzen und Druckempfindlichkeit in der rechten Darmbeingrube verbunden mit Blähung
des Kolon ascendens und des Coecums sehen, die mitunter von Fieber
und Stuhlunregelmäßigkeit, besonders abwechselnde Verstopfung und
Durchfälle bzw. Schleimabgang, begleitet sind. Der Gedanke an eine
akute oder bei rezidivierenden Symptomen, an eine chronische Typhlitis liegt nahe. Die Behandlung ist in leichteren und vorübergehenden Fällen die gewöhnliche der Kolitis; in schwereren Fällen mit akut
fieberhaften Anfällen wird wohl immer die Laparotomie gemacht werden, da eine Unterscheidung von einer Appendizitis kaum möglich ist.

Sigmoiditis. Eine Entzündung im Colon ist sehr häufig am
stärksten im Sigmoideum ausgesprochen; nicht selten ist sie nur hier
lokalisiert, während der übrige Teil des Dickdarms frei ist. Dies kann
darauf beruhen, daß die Faeces sich hier besonders lange ansammeln.
Weiter hat der Darm an dieser Stelle eine besondere Neigung zur
Divertikelbildung, von denen man oft eine ganze Anzahl findet. Diese
Graserschen Divertikel sind meist klein, etwa wie ein Fingerglied,
sie bestehen aus einer Tasche, die sich aus allen Schichten des Darms
längs der großen Gefäße oder aus der Schleimhaut zwischen den
Muskelbündeln ausstülpt. In diesen Ausbuchtungen stagnieren die
Faeces besonders leicht, sie können dann zum Ausgangspunkt einer
Entzündung werden. Die akute Sigmoiditis tritt mit Schmerzen,
Fieber und Druckempfindlichkeit auf. Von der Schleimhaut breitet
sich die Entzündung durch die Darmwand auf das Peritoneum und
bisweilen in die Umgebung als Perisigmoiditis aus, es kann zu einer
lokalen Peritonitis oder einem Absceß kommen. Gerade von einem
der erwähnten kleinen Divertikel entsteht besonders gern ein solcher
Entzündungsprozeß. In andern Fällen sieht man mehr eine diffuse,
infektiöse Sigmoiditis. Im ganzen ist die Krankheit selten.

Häufiger ist die chronische Sigmoiditis, die man als eine besondere Lokalisation der schweren, eitrigen Kolitis bezeichnen kann.
Anatomisch handelt es sich um eine schwer entzündete, geschwollene
Schleimhaut mit oder ohne Geschwüre, die sich oft auf die tieferen
Schichten erstreckt und bis an das Bauchfell reichen kann. Besonders bei tiefgreifenden Ulcerationen kann man die Entwicklung der
Perisigmoiditis mit lokaler Peritonitis erwarten. Häufiger tritt nur
eine Wandverdickung ein, der Darm kann als kontrahierte Schlinge
gesehen und gefühlt werden. Teils infolge der Zusammenziehung, teils
auch wegen der Schleimhautschwellung kann es zu einer Verengerung
des Lumens kommen.

In gewissen Fällen von chronischer Sigmoiditis ist die Polyposis
ein besonders hervortretendes Symptom, gewöhnlich ist überhaupt das
Sigma die einzige Stelle des Darms, in der es zu starker Polypen-
bildung kommt.

Die Symptome sind im wesentlichen dieselben wie bei der schweren Kolitis. Vor allem bestehen Stuhlbeschwerden, knollige Fäeces und Durchfälle. Dann sind häufige und reichliche Blutungen als wichtige Erscheinung zu nennen, auch enthalten die Stühle Schleim und Blut. Ferner entwickeln sich Strikturphänomene, wie Koliken und Darmerweiterung, da der entzündete Darmteil wie schon erwähnt als Verengung wirken kann.

Bei der objektiven Untersuchung des Kranken findet man eine beträchtliche Druckempfindlichkeit der linken Fossa iliaca. Mitunter kann man das S Romanum als eine schmerzhafte kontrahierte Darmschlinge, in andern Fällen als eine mehr diffuse Resistenz fühlen, wenn eine Infiltration der Darmwand und seiner Umgebung besteht.

Die Diagnose hat vor allem die Unterscheidung vom Krebs des Kolons voranzustellen. Diese ist immer schwierig, oft unmöglich. Mit dem Proktoskop kann man bisweilen den untersten Teil des Sigma ableuchten und eine Entzündung feststellen, dabei aber nicht ein Carcinom ausschließen. Wichtig ist, wenn man bei der Palpation des entzündeten Kolons konstatieren kann, daß es sich nicht um eine geschwulstartige Verdickung handelt; von großer Bedeutung ist ferner die Art der Entstehung aus gewöhnlichen Kolitissymptomen.

Die Behandlung geschieht nach den für die eitrige Kolitis geltenden Prinzipien. Die medizinische Behandlung wird wesentlich in der Anordnung von Diätvorschriften, Sorge für regelmäßigen Stuhl mit Hilfe der Ölklysmen, eventuell Darmspülungen mit und ohne Adstringentien bestehen. In schweren Fällen wird man sich zur Kolostomie und Resektion des Kolons entschließen müssen; besonders in ulcerösen und polypösen Fällen hat man von chirurgischem Vorgehen wesentlichen Nutzen gesehen.

Proktitis. Eine umschriebene Entzündung der Rectalschleimhaut kann primär oder sekundär sein. Die primäre entsteht durch Reiz von Kotballen, die sich zu lange in der Ampulle des Mastdarms aufhalten, durch Läsionen von Fremdkörpern, Klystierspritzen u. ä., Reizung durch Oxyuren und endlich durch Infektion. Die wichtigste Infektion ist die gonorrhoische. Bei Frauen kann sie durch direkte Überleitung von gonokokkenhaltigem Scheidensekret geschehen, beim Mann wird man immer homosexuelle Betätigung vermuten dürfen.

Sekundär entsteht eine Proktitis durch Hämorrhoiden, durch Neubildungen oder Geschwüre im Mastdarm oder durch Erkrankungen der Nachbarorgane.

Die Symptome bestehen in Druck und Spannungsgefühl in der Analgegend, die sich bis zu starken Schmerzen oder sehr schmerzhaftem Spannungsgefühl steigern können. Dazu kommen als ein besonders charakteristisches Symptom rectale Tenesmen, d. h. häufiger und schmerzhafter Stuhldrang. Bisweilen werden bei diesem Drängen einige Kotpartikel entleert, meist aber nur Schleim, der mehr oder weniger mit Eiter und Blut gemischt ist. Die Entleerung wird von einem starken Brennen begleitet, der Schließmuskel zieht sich danach bis zum nächsten Tenesmus krampfartig zusammen. Auch das Urinlassen kann gestört, vielfach sehr vermehrt und schmerzhaft sein. Beim Versuch der Fingeruntersuchung des Mastdarms weist der Sphinkter starke Empfindlichkeit und spastische Kontraktion auf, weshalb die Exploration vielfach gar nicht möglich ist; noch mehr gilt dies von der Rektoskopie. Kann man nach lokaler oder allgemeiner Betäubung ein Speculum einführen, so sieht man die stark injizierte und geschwollene Schleimhaut.

Die Krankheit kann besonders in gewissen infektiösen Fällen einen akuten Verlauf nehmen, in andern, namentlich den sekundären, ist er mehr chronisch. Die Symptome sind dann weniger ausgesprochen. An Stelle des Analspasmus kann in solchen Fällen zuletzt eine Erschlaffung des Schließmuskels mit teilweiser Inkontinenz, vor allem für Sekret und Flatus eintreten.

Als Komplikationen können Geschwüre, periproctale Abscesse und dann Darmfisteln sich entwickeln.

Bisweilen besteht eine chronische strikturierende Proctitis. Die Stenose kommt teils durch die entzündliche Schwellung zustande. Man hat früher diese benignen Strikturen als syphilitische aufgefaßt. Dies ist indessen unwahrscheinlich. Eher kommt auch hier eine gonorrhoische Infektion in Frage, in andern Fällen handelt es sich um eine Tuberkulose und um eine unspezifische Entzündung.

Bei der Stellung der Diagnose hat man vornehmlich die Ätiologie zu berücksichtigen, festzustellen, ob ein ernsteres Leiden sich hinter dem Symptomenkomplex verbirgt, ob Gonokokken nachzuweisen sind usw.

Die Behandlung ist im wesentlichen lokal. Gegen die starken schmerzvollen Tenesmen gibt man Opiumzäpfchen, heiße Sitzbäder oder warme Kompressen. Nach Abnahme der schmerzhaften Reizung kann man vorsichtig Spülungen mit Kochsalzlösung oder Öleingießungen zur Reinigung des Mastdarms geben. Später kann man medikamentöse Flüssigkeiten anwenden, z. B. Argent. nitric. 1%ig, oder Protargol, Gerbsäure, Zinksulfat u. ä., besonders bei den chronischen Formen sind adstringierende Klysmen nützlich. In allen Fällen muß man für Regelung des Stuhlgangs Sorge tragen, so daß das Rektum möglichst leer ist.

8. Ulcus simplex duodeni.

Geschichtliches. Das Duodenalgeschwür wurde zuerst 1804 von Gerard als Sektionsbefund beschrieben, in den folgenden Dezennien wiederholt beobachtet. Fr. Trier in Kopenhagen konnte 1863 62 Fälle sammeln, darunter 10 eigene. Er stellte die Häufigkeit des Leidens bei Männern und die Periodizität der Symptome fest, erwähnte auch die tardiven Schmerzen, die man damals bereits als wichtig erkannt hatte. Wunderlich scheint der erste gewesen zu sein, der die Diagnose am Lebenden stellte (1852). 1887 gab Bucquoy eine ausführliche Beschreibung des Leidens.

Man hielt die Krankheit immer für selten, bis es im Beginn des Jahrhunderts für die Klinik eine größere Bedeutung erlangte, nachdem englische und amerikanische Autoren, vor allem Moynihan, W. Mayo u. a. seine große Häufigkeit hervorgehoben und die operative Behandlung empfohlen hatten. Die sicher übertriebenen Anschauungen dieser Forscher über die Häufigkeit und Gefährlichkeit des Duodenalgeschwürs veranlaßte in allen Ländern eine lebhafte Diskussion.

Ätiologie und Pathogenese. Das einfache Duodenalgeschwür schließt sich in dieser Beziehung ganz dem einfachen Magengeschwür an. Auch im Duodenum ist es der saure ätzende Magensaft, der für die Entwicklung des Geschwürs von wesentlicher Bedeutung ist. Der Sitz ist auch in der überwiegenden Zahl der Fälle die Stelle ganz oben im Duodenum gleich neben dem Pylorus, wo es ständig von dem vorbeifließenden Magensaft beeinflußt wird. Als erste Ursache muß man wie beim Magengeschwür eine Läsion, namentlich eine Nekrose der Schleimhaut annehmen. Als besondere Veranlassung zum Duodenalgeschwür hat man eine Hautverbrennung bezeichnet. Vermutlich ist der Zusammenhang der, daß die ausgedehnten Verbrennungsnarben Gelegenheit zu Infektionen geben, daß dann das Geschwür im Zwölffingerdarm durch eine bakterielle Embolie und Nekrose zustande kommt.

Das Ulcus duodeni findet sich bei allen Altersklassen, sowohl bei Erwachsenen als auch bei Kindern, häufiger indes im reiferen Alter, von 26—50 Jahren. Bei Neugeborenen wird es als Ursache der Meläna neonatorum beobachtet.

Es tritt bei Männern häufiger als bei Frauen auf, ist aber auch bei diesen nicht selten. Ebenso wie das juxtapylorische Magengeschwür findet sich auch das juxtapylorische Duodenalgeschwür ungefähr doppelt so häufig bei Männern als bei Frauen. Im ganzen ist es seltener als das Magengeschwür, doch scheint das Überwiegen des letzten vornehmlich den bei Frauen besonders häufig vorkommenden Korpusgeschwüren zur Last zu legen zu sein. Die juxtapylorischen Geschwüre findet man ungefähr ebenso häufig auf beiden Seiten des Pförtners.

Über die Frequenz des Duodenalgeschwürs herrschen indes auch jetzt noch recht verschiedene Anschauungen, sowohl was die absolute Häufigkeit angeht als auch die relative inbezug auf das Magengeschwür. Während man es früher zu den verhältnismäßig seltenen Affektionen rechnete, hat man es später nicht nur für recht häufig, sondern sogar für häufiger als das Magengeschwür gehalten. Diese Ansicht wird namentlich von englischen und amerikanischen Chirurgen verfochten, so Moynihan und dann W. Mayo, welcher sogar in seinem Material von operierten Geschwüren in 73% das Duodenum und nur in 27% den Magen als Sitz der Ulceration bezeichnet. Bei Sektionen hat man indessen regelmäßig das Duodenalgeschwür seltener gefunden als das Magengeschwür. In älteren Statistiken fand man meist das Verhältnis zwischen Duodenal- und Magengeschwüren wie 1 : 10, man fand nämlich bei 0,4% aller Sektionen ein Duodenalgeschwür und bei 4% ein Magengeschwür. Von neueren Statistiken kann man besonders die von Scheel anführen, die beide Teile des Verdauungsschlauchs berücksichtigt; er fand unter 2753 Sektionen aus dem Kommunehospital zu Kopenhagen 235 Geschwüre und Narben im Magen, also 8,5%, aber nur 21 im Duodenum, also etwa 0,76%. Wie in den älteren Statistiken fand er also ungefähr 10mal soviel Ulcera des Magens als des Duodenums, und wenn man nur die offenen Geschwüre mitrechnet, ungefähr 5 1/2 mal soviel.

Von besonderer Bedeutung sind nun die Untersuchungen von C. Hart, weil sie mit großer Gründlichkeit auf die im Duodenum vorkommenden Narben Bedacht genommen haben, die man früher, da sie leicht der Feststellung entgehen, häufig übersehen zu haben scheint. Er fand im Duodenum wie im Magen mehr Narben als offene Geschwüre, namentlich bei Frauen verhältnismäßig viel Narben. Die Duodenalgeschwüre haben danach eine mindestens ebenso große Heilungstendenz wie die Magengeschwüre, während früher von chirurgischer Seite behauptet wurde, daß sie äußerst selten spontan oder bei medizinischer Behandlung heilten. Hart fand in seinem Material bei Erwachsenen Geschwüre oder Narben des Duodenums in 4,66%, im Magen in 7,13% und ungefähr ebenso viel Geschwüre und Narben bei Männern und Frauen. Selbst wenn man also nach den Sektionsbefunden eine größere Häufigkeit des

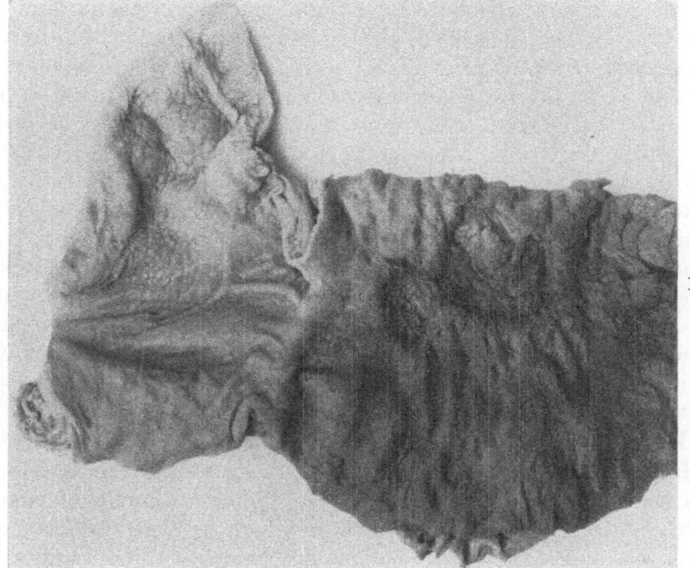

Abb. 56.   Zwei Ulcera duodeni dicht unterhalb des Pylorus.   (Pathol.-anatom. Universitätsinstitut.)

Duodenalgeschwürs zugeben muß als früher angenommen wurde, kommt man doch noch nicht zu den von den Chirurgen behaupteten Zahlen. Der Grund für die hohen Zahlen der Autoren muß wohl in dem Umstand gesucht werden, daß die Erscheinungen dieses Leidens, wie überhaupt aller juxtapylorischen Ulcera, so charakteristisch sind, daß gerade sie vorwiegend zur Operation gelangen. Weiter ist die Feststellung des Sitzes des Geschwürs auf der einen oder andern Seite des Pylorus bei der Operation nicht immer unzweifelhaft gewesen.

Pathologische Anatomie.   Der Sitz des Duodenalgeschwürs ist, wie schon erwähnt, mit überwiegender Häufigkeit im obersten Teil des Darmteils, in der Pars prima. Nach großen Sammelstatistiken findet man hier mehr als 90% aller Geschwüre, so daß nur ein kleiner Teil im zweiten oder dritten Teil des Zwölffingerdarms zu finden ist.

Nicht so selten sitzt ein Geschwür am Pylorus selbst oder im Magen gleich innerhalb von ihm, dicht am Duodenum, so daß es von einigen zum Magen, von andern zum Duodenum gerechnet wird. Man wird die Zahl der Duodenalgeschwüre wesentlich vermehren können, wenn man sich (bei der Operation) mit der äußeren Besichtigung begnügt und den Verlauf des Pylorus für gesichert hält durch den Verlauf der Vena pylorica (Moynihan). In Wirklichkeit verläuft diese Vene nach den Feststellungen der Anatomen oft links vom Pylorus. Die häufigste Stelle des Geschwürs ist die Rückseite des Darms gleich außerhalb des Magens, viel seltener auf der Vorderseite. Ebenso wie die Geschwüre im Magen sitzen sie meistens in der Nähe der kleinen Kurvatur.

Im Aussehen gleichen die Duodenalgeschwüre sehr dem Magenulcus. Sie haben denselben glatten Rand und Grund. Ihre Neigung zur kallösen Umwandlung ist viel geringer als die der Magengeschwüre, in jedem Falle ist die Bindegewebsentwicklung lange nicht so intensiv wie bei alten Magengeschwüren, doch finden sich oft beträchtliche Adhärenzen nach den Nachbarorganen, speziell dem Pankreas. Dies gilt vor allem von den auf der Rückseite gelegenen Geschwüren. Das Duodenalgeschwür kann wie das Magengeschwür durch Narbenbildung heilen, was in mehr als der Hälfte der Fälle zu geschehen scheint; die Narben sind in vielen Fällen makroskopisch schwer zu erkennen. Häufig bilden sich neben der Narbe divertikelartige Ausbuchtungen der Duodenalwand. Oft findet man eine solche taschenartige Ausstülpung zu beiden Seiten der Narbe. Selbst bei ausgedehnter Narbenbildung sieht man keine Verengerungen des Lumens von Bedeutung, nur in Ausnahmefällen kommt es dazu.

Das Duodenalgeschwür kann dieselben Komplikationen mit sich führen wie das Magengeschwür. Es penetriert am häufigsten durch die Rückwand und kann in das Pankreas hineingelangen. Bei seinem Fortschreiten in die Tiefe kann es größere Arterienäste anfressen, besonders in der Substanz des Pankreas (Art. pankreat. duodenalis). Das Duodenalgeschwür kann weiter zu Perforation führen, besonders wenn es auf der Vorderseite sitzt, weil sich hier weniger leicht schützende Adhärenzen bilden können, wenn der Darm durchbrochen wird. Das perforierte Geschwür kann eine Peritonitis oder Abscesse in der Nachbarschaft veranlassen, evtl. subphrenische Eiterungen, ebenso wie das Magenschwür.

Kanzeröse Geschwüre sind im Duodenum äußerst selten.

Symptome und Verlauf. Man muß annehmen, daß sich häufig frische Ulcera im Zwölffingerdarm finden, die ebenso schnell heilen wie die frischen Magengeschwüre. Darauf deuten die vielen Narben. Im allgemeinen erweisen sich die Duodenalgeschwüre indessen als ausgesprochen chronisch. Sie können ganz latent verlaufen und bei Sektionen als Zufallsbefund gefunden werden, sie können sich plötzlich, ohne vorher Symptome gemacht zu haben, durch eine Perforationsperitonitis oder eine tödliche Blutung zu erkennen geben, was hier öfter geschieht als bei den Magenulcera. Am häufigsten verlaufen sie als ein ausgesprochen chronisches Leiden, das seinen Träger vielfach 20—30 Jahre gepeinigt hat, bevor er damit in Behandlung kommt, das sich von jungen Jahren an durch das ganze Leben halten kann, wenn nicht durch Komplikationen oder eine durchgreifende Behandlung dieser Verlauf gestört wird.

Was die Symptome des gewöhnlichen Duodenalgeschwürs betrifft, so gehört die Hauptmasse der Geschwüre ja zu den juxtapylorischen, d. h. sie sitzen im Duodenum dicht am Pylorus, höchstens einige Zentimeter davon. Diese Geschwüre geben im großen Ganzen dieselben Erscheinungen wie die juxtapylorischen Magengeschwüre. Die wesentlichsten Zeichen sind Blutungen und Schmerzen. Die Blutungen erscheinen hier vorwiegend als Darmblutung, als Meläna, wenn sie stark, als okkulte, wenn sie schwach sind. Dennoch fehlen auch Hämatemesen, mitunter sehr große, nicht ganz. Eine Hämatemese beweist also durchaus nicht immer, daß das Geschwür im Magen sitzt, wenn auch im ganzen eine Magenblutung beim Duodenalulcus viel seltener ist als beim Magenulcus, natürlich um so mehr, je entfernter es vom Pylorus ist. Die Meläna ist im Gegensatz dazu relativ häufiger und bisweilen besonders gefährlich beim Duodenalulcus, wo nicht selten der Tod infolge einer starken aus einem arrodiertem Gefäß erfolgenden Blutung eintritt, namentlich aus der Art. pankreatico-duodenalis, die man am Grunde des penetrierenden Geschwürs geöffnet findet.

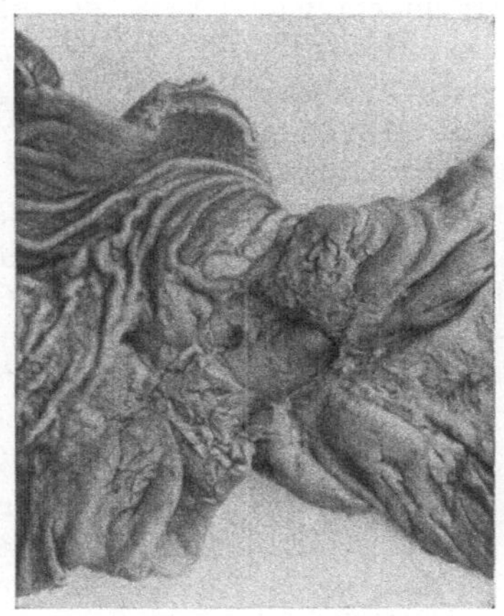

Abb. 57. Ulcus duodeni mit offenstehender Art. pankreatico-duodenalis.

Die Schmerzen haben meist den bei den juxtapylorischen Magengeschwüren beschriebenen Charakter. Es sind tardive Schmerzen, sie treten einige Stunden nach dem Essen und bei Nacht auf, werden oft durch Nahrungsaufnahme gelindert, haben also die Eigenart der Hungerschmerzen. Sie können von Erbrechen begleitet und davon gemildert werden. In den meisten Fällen sind sie in das Epigastrium etwas rechts von der Mittellinie oder in ihr lokalisiert, aber durchaus nicht in allen Fällen; nicht selten sitzen sie auch nach links im Epigastrium. Bisweilen besteht Druckempfindlichkeit rechts von der Mittellinie, ohne daß es sich dabei um ein konstantes Zeichen handelt.

Bei der Funktionsprüfung findet man bisweilen ganz normale Verhältnisse, sehr häufig aber Supersekretion, teils kontinuierliche, aber vor allem die für Ulcus so charakteristische digestive Supersekretion mit großen Mengen sauren Mageninhalts nach Ewaldschem Probefrühstück; oft entleert man mehrere 100 ccm übersäuerte Flüssigkeit. Endlich findet man oft Retentionsphänomene, sowohl als kleine oder große 12-Stunden-Retention nach einer Retentionsmahlzeit mit Zwetschgen und Preißelbeeren. Dauernde Stenosesymptome mit starker Stauung findet man wohl nur dann, wenn das Ulcus so dicht am Pylorus sitzt, daß er mit in die Veränderungen hineinbezogen wird. Sonst sind Entleerungsverzögerungen meistens intermittierend, einen Tag findet man eine 12-Stunden-Retention, einen andern nur einen 6-Stunden-Rest, bisweilen große, dann wieder nur kleine Retention. Entleerungsverspätungen sind vor allem bei Spasmen im Pylorus zu erwarten.

Das Duodenalgeschwür zeigt im großen Ganzen eine starke Periodizität der Erscheinungen, weit mehr als das Magengeschwür. Lange vollständig freie Zeiten wechseln mit schmerzvollen, bisweilen verschwinden die subjektiven Symptome sehr rasch unter einer geeigneten Behandlung und hinterlassen für kürzere oder längere Zeit Wohlbefinden. Auch die objektiven Erscheinungen wie die Supersekretion und die Retentionsphänomene treten in Perioden recht wechselnd auf, man kann sehr ausgesprochene Anfälle von Pylorospasmus mit Stagnation, starker Supersekretion, Schmerzen und Erbrechen beobachten.

Die Symptome sind dieselben bei den auf beiden Seiten des Pylorus gesessenen juxtapylorischen Geschwüren, die Frage ist nur, ob in ihrem Auftreten und Charakter eine Verschiedenheit zu finden ist. Das Duodenalgeschwür scheint sich durch eine ausgesprochenere Periodizität auszuzeichnen, ferner hat man hervorgehoben, daß die Verschlechterungen beim Duodenalgeschwür weniger von Diätfehlern als von Kälteeinwirkungen, Körperanstrengung u. ä. abhängen. Auch die Retentionsphänomene sind ebenso wie die Supersekretion mehr remittierend. Manchmal fehlen diese beiden Funktionsstörungen ganz, so daß die Magenuntersuchung normale Verhältnisse oder nur Supersekretion ergibt. Dies scheint auch im ganzen beim Duodenalgeschwür häufiger zu sein, wenn es auch beim Magengeschwür vorkommt.

Die weiter vom Pylorus entfernt sitzenden Duodenalulcera sind in ihren Symptomen und Verlauf weniger charakteristischer und mehr von dem Bilde des Magengeschwürs abweichend. Das Hauptsymptom sind auch hier starke Schmerzen einige Stunden nach der Mahlzeit, ihr Sitz ist meist das rechte Hypochondrium, ihr Auftreten ist weniger an die Mahlzeiten gebunden, die als Zeichen von Pylorospasmus zu bewertenden Erscheinungen der Supersekretion und der langsamen Entleerung fehlen. Im ganzen genommen können die Magensymptome ganz fehlen oder wenig hervortreten. Das wichtigste Symptom ist außer den Schmerzen eine Meläna und endlich die verschiedenen Komplikationen wie Perforation mit Peritonitis oder subphrenischem Absceß. Wenn das Geschwür nahe der Vaterschen Papille sitzt, kann die Entzündung der Geschwürsumgebung Verschluß des Ductus choledochus mit Gallenstauung und Ikterus veranlassen.

Die Bewertung der Prognose des chronischen Duodenalgeschwürs im Vergleich zum Magengeschwür ist Gegenstand lebhafter Erörterung gewesen. Die Chirurgen neigen zu der Ansicht, daß die Vorhersage viel schlechter ist, Heilung soll nur sehr selten sein, ernste Komplikationen, namentlich starke Blutungen und Perforationen besonders häufig. Mit neueren Erfahrungen stimmt diese Anschauung nicht überein, nach denen man Narben im Duodenum viel häufiger findet als offene Geschwüre. In Übereinstimmung hiermit sieht man auch häufig eine ausgezeichnete und heilende Wirkung von einer medizinischen Behandlung. Die Heiltendenzen sind demnach bei beiden Geschwüren etwa gleich groß. Doch scheint die Perforation in das Peritoneum bei Duodenalulcus häufiger zu sein, auch die großen tödlichen Blutungen.

Die Diagnose wird gegeben sein, wenn es gelungen ist, zunächst einmal das Bestehen eines Ulcus nachweisen, wozu Blutungen, die charakteristischen Schmerzen, die Funktionsstörungen, Supersekretion und Retention, sowie der periodische Verlauf führen. Eine sichere Unterscheidung zwischen Duodenal- und Magenulcus ist damit aber noch nicht ermöglicht. Man kann das erste vermuten, wenn es sich um einen Mann handelt, die Schmerzen mehr in der rechten Seite sitzen, Meläna beobachtet ist, dagegen nicht Hämatemese, wenn die Periodizität ausgesprochen ist, die Funktionsstörungen wechselnd sind oder fehlen; aber selbst in solchen Fällen wird man oft getäuscht und muß sich immer klar darüber sein, daß man nur eine Wahrscheinlichkeitsdiagnose stellt.

Dagegen hat in der letzten Zeit das Röntgenverfahren in den meisten Fällen eine sichere Diagnose des Geschwürssitzes gestattet. Hierzu haben namentlich amerikanische Röntgenologen beigetragen, wie Cole, Carman u. m., und schwedische, besonders Åkerlund.

Unter normalen Verhältnissen zeigt der Bulbus duodeni in einem wohlgelungenen Röntgenbilde sich gleich oberhalb des Pylorus als ein dreieckiges (kegelförmiges) Gebilde mit der Basis nach unten. Dieser „Bulbusschatten" nimmt nun verschiedene Deformierungen an, wenn ein Ulcus besteht; man kann einen Bulbusdefekt, eine Bulbusnische und eine eigentümliche Retraktion der kleinen Kurvatur des Duodenums finden. Der Bulbusdefekt entspricht völlig der spastischen Einziehung des Magens bei Korpusgeschwüren. Er geht von der großen Kurvatur aus, er kann klein sein wie ein Haken im Kontur (Abb. 58 der Tafel) oder größer wie eine abgerundete Einbuchtung des Schattens (Abb. 59), er kann so groß sein, daß der ganze Bulbusschatten auf einen korallenriffartigen dünnen Kreis reduziert erscheint mit einer nach außen gerichteten Öffnung gegen die große Kurvatur (Abb. 60). Die Bulbusnische zeigt sich als eine größere oder kleinere Ausbuchtung der kleinen Kurvatur (Abb. 61) und zeigt genau des Sitz des Geschwürs an wie die Nische im Magenschatten. Die Retraktion der kleinen Kurvatur erscheint als eine Abflachung ihres Schattens, der konkav werden kann an Stelle seiner normalen konvexen Figur. Die Retraktion gibt dem Pylorus oft eine exzentrische, mehr nach der kleinen Kurvatur gerichtete Lage als gewöhnlich. Auf der schema-

Abb. 58.   Abb. 59.

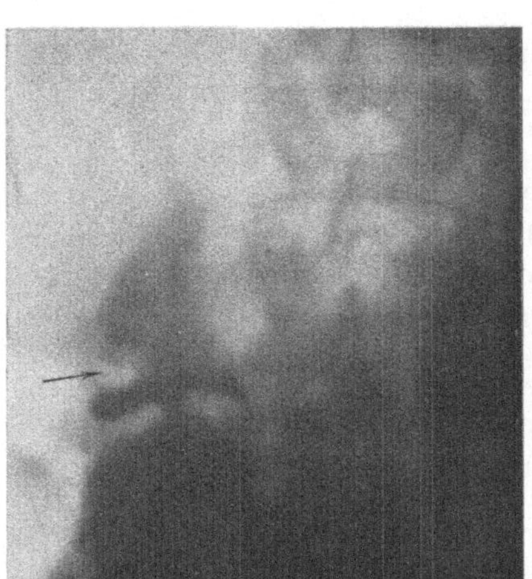 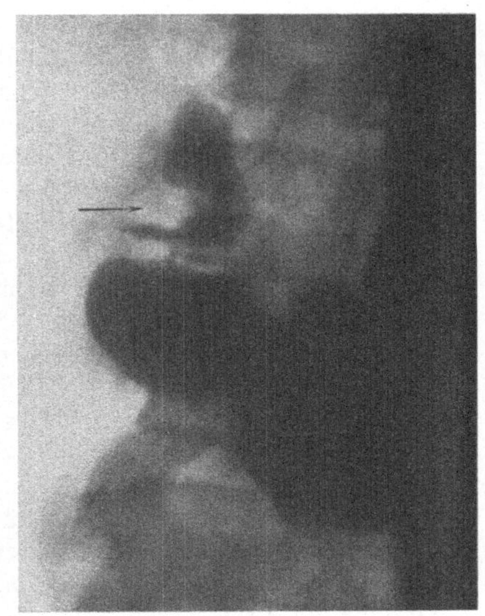

Abb. 60.   Abb. 61.

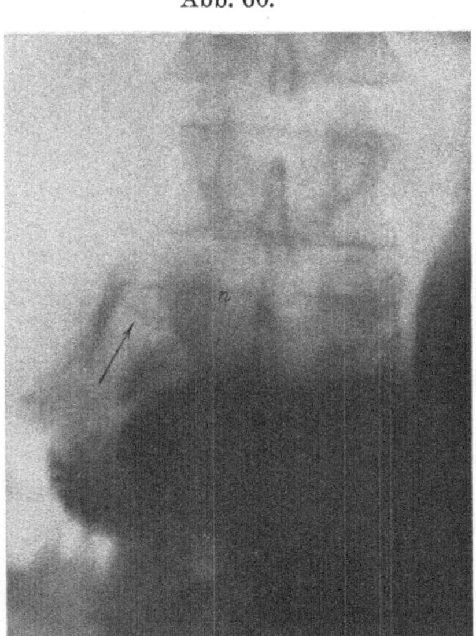 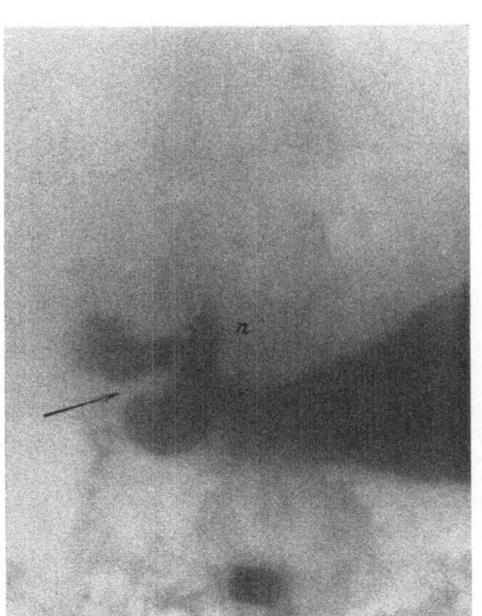

Abb. 58—61. Röntgenbilder von Ulcus duodeni.

tischen Zeichnung sind diese Schattenveränderungen durch die punktierte Linie angedeutet (Abb. 62).

In gewissen Fällen beobachtet man mehr unregelmäßige Deformierungen des Bulbusschattens, der zu einer halbmondförmigen Figur, einem unregelmäßigen „Korallenstock" o. ä. umgewandelt sein kann.

Wichtig ist, daß eine einmal gesehene Aussparung sich bei späterer Kontrolle als konstant erweist und nicht als zufällige Folge einer schlechten Füllung einen Spasmus vortäuscht. Trotz des Bestehens eines Geschwürs kann jede Veränderung des Schattens fehlen. Bisweilen erzeugt die erwähnte Retraktion eine Insuffizienz des Pylorus, so daß sich der Bulbus füllt und der Magen sich schneller entleert, ein Zeichen, dessen Wert nicht sehr hoch anzuschlagen ist.

Gegenüber den hier erwähnten direkten Zeichen eines Duodenalulcus haben die sehr unsicheren indirekten Zeichen (Hypertonie, Hyperperistalsie, schnelle aber unvollständige Entleerung des Magens) ihren Wert verloren.

In den Fällen, die auch durch das Röntgenverfahren nicht einwandfrei geklärt werden, kann man den Sitz eines Geschwürs erst bei der Operation genau bestimmen, doch wird auch dann eine äußerliche Besichtigung nicht immer genügen; auch von der Ableuchtung mit dem Gastroskop von Rovsing gilt dasselbe.

Bei nicht juxtapylorischen Geschwüren kann man mitunter die Diagnose aus dem Auftreten von Meläna, aus der Lokalisation der Schmerzen, gelegentlich dem Bestehen

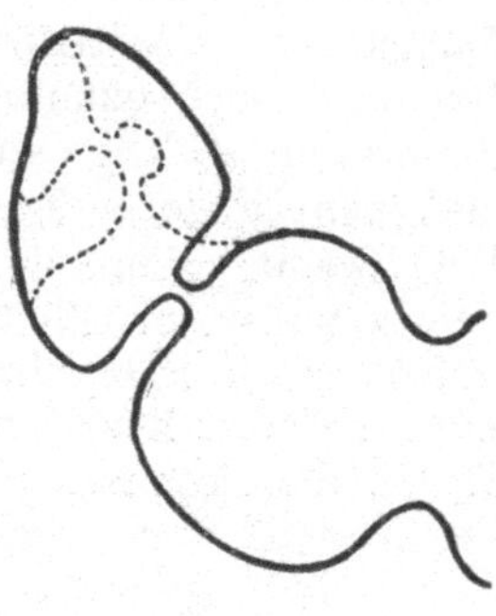

Abb. 62.

von Ikterus stellen; vielfach kommt man aber über eine Vermutung nicht hinaus.

Die häufigsten Verwechslungen kommen vor mit Cholelithiasis, Appendicitis, schmerzhafter Obstipation und Kolitis und natürlich Magengeschwür.

Behandlung. Die medizinische Behandlung ist dieselbe wie bei einem Magengeschwür; es sei deshalb auf die beim Magengeschwür gegebene Beschreibung der Therapie hingewiesen. Noch leichter als bei diesem wird man nach rasch eingetretener Symptomlosigkeit beim Duodenalgeschwür zu der Annahme verleitet, daß die Krankheit behoben sei oder daß die Diagnose falsch gewesen sei. Die langen Perioden völliger Ruhe bedeuten aber keineswegs immer die erfolgte Heilung. Man soll deshalb die Behandlung nicht zu früh abbrechen, sie evtl. wiederholen. Die Resultate der medizinischen Therapie sind im übrigen beim Duodenalulcus anscheinend ebenso gut wie beim Magengeschwür.

Die chirurgische Behandlung ist in den letzten Jahren mehr und mehr in den Vordergrund getreten und wird beim chronischen Ulcus, das der medizinischen Behandlung trotzt, nach denselben Gesichtspunkten anzuwenden sein wie beim Magengeschwür. Verschiedene Operationsverfahren sind angewendet worden: Gastroenterostomie, Excision, Resektion und Pylorusverschluß. Wegen der Indikationen und Anwendung der verschiedenen Verfahren wird auf die Lehrbücher der Chirurgie verwiesen. Die Anschauungen der verschiedenen Chirurgen sind zur Zeit recht auseinandergehend, was möglicherweise darauf beruht, daß die operativen Resultate nicht so gut sind, als man es wünschen sollte, und weniger sicher als beim Magengeschwür. Bei ausgesprochenen Zeichen eines juxtapylorischen Ulcus gibt die Gastroenterostomie meist ein befriedigendes Resultat; im übrigen werden Resektion und Excision neuerdings häufiger angewandt.

Das Ulcus jejuni wird im wesentlichen nur bei solchen Patienten vorkommen, bei denen eine Gastroenterostomie gemacht ist, vor allem, wenn gleichzeitig ein Pylorusverschluß vorgenommen wurde. Es sitzt meist an der Fensteröffnung, bisweilen tiefer im Jejunum. Seine Erscheinungen sind die der andern Geschwüre im Magen und Duodenum, vornehmlich Kardialgie oder Schmerzen in den tieferen Partien des Unterleibs sowie Blutungen, oft Blutbrechen, mitunter Blutstuhl oder okkulte Blutung. Bisweilen führen diese Ulcera zur Perforation, häufig sind vorher Adhärenzen zwischen dem Jejunum und den umgebenden Teilen gebildet, besonders mit der vorderen Bauchwand. Man fühlt eine Anschwellung, die einem Tumor gleicht, und kann in manchen Fällen eine Perforation der vorderen Bauchwand sehen. Die Behandlung ist dieselbe wie bei den andern Ulcera, die Prognose meist sehr schlecht.

9. Darmtuberkulose.
(Tuberculosis intestini).

Ätiologie. Die Darmtuberkulose entsteht wie alle andern tuberkulösen Leiden durch Infektion mit dem Kochschen Bacillus.

Man unterscheidet zwischen der primären und sekundären Darmtuberkulose. Die primäre entwickelt sich nach direkter Infektion des Darmkanals durch die Nahrung, die sekundäre im Anschluß an eine Lungentuberkulose nach Verschlucken aufgehusteten Sputums.

Die primäre Darmtuberkulose hat man früher als recht selten betrachtet, neuere Untersuchungen haben indes gezeigt, daß dies durchaus nicht der Fall ist. Sie kommt vorwiegend im Kindesalter vor; hier ist sie doppelt so häufig wie beim Erwachsenen, bei dem sie aber auch bis ins höchste Alter — 91 Jahre — beobachtet werden konnte (Fibiger), aber auch bei Erwachsenen ist sie in den jüngeren Jahren häufiger. Nach Fibigers Untersuchungen und Zusammenstellungen hat man primäre Tuberkulose des Verdauungskanals bei jedem 6.—7. Kinde im Alter von 1—15 Jahren bei allen überhaupt gemachten Sektionen gefunden. Unter 600 Sektionen aller Altersklassen wurde in etwa 5 % primäre Darmtuberkulose gefunden, in 10 % aller tuberkulösen Leichen. Die Krankheit ist also keineswegs selten.

Ihre Entstehung muß man auf die mit der Nahrung eingeführten Tuberkelbazillen zurückführen. In einer großen Anzahl der Fälle, bei Kindern höchstwahrscheinlich überwiegend, stammen die Erreger von Rindern, vornehmlich von der Milch tuberkulöser Kühe. Besonders gefährlich ist die Eutertuberkulose. In mehr als der Hälfte aller Fälle gehörten die Mikroben dem bovinen Typ an, der für das Vieh sehr, für den Menschen wahrscheinlich etwas weniger virulent ist.

Die sekundäre Darmtuberkulose ist eine Komplikation der Lungentuberkulose, die man in etwa der Hälfte aller zur Sektion gekommenen Fälle von Lungenphthise findet.

Die Darmtuberkulose entwickelt sich hier durch Unterschlucken von Sputumballen. Der Magen bildet eine allerdings unvollkommene Sperre, da der saure Magensaft die Bazillen abzutöten vermag, aber nicht, wenn diese in Schleim und Eiter eingehüllt sich der Einwirkung des Magensafts entziehen. Dazu kommt, daß bei Lungentuberkulose besonders in den vorgeschrittenen Stadien sich häufig Achylie des Magens nachweisen läßt.

Pathologische Anatomie. Die Tuberkulose erscheint im Darmkanal als Ulceration, Dünn- und Dickdarm sind betroffen. Sie beginnt meist als follikuläre Geschwüre im Ileum, häufig in den Peyerschen Plaques. Diese breiten sich rasch in der Schleimhaut aus, haben dabei die Neigung, querstehende oder zirkuläre, bandförmige Geschwüre zu bilden. Ihr Aussehen wird dadurch charakteristisch, ihre Erkennung noch erleichtert durch die miliaren Tuberkel am Rande und Grunde der Ulcerationen. Sehr häufig sieht man tuberkulöse Peritonitiden, die sich ausbreiten und durch Verklebung einzelner Darmschlingen vergrößern, u. U. allgemeine Peritonitis mit Ascites geben können, namentlich bei Kindern. Gleichzeitig findet sich Drüsentuberkulose in den mesenterialen Lymphknoten, bei Kindern sieht man bisweilen mächtige Drüsengeschwülste im Leibe, die das Bild der Tabes mesaraica entstehen lassen.

In andern Fällen schmelzen die einzelnen Ulcerationen zu großen Flächen über ausgedehnte Strecken des Darms zusammen. Dies geschieht besonders in den untersten Teilen des Ileums und Coecums. In eine solche Ileocoecaltuberkulose ist häufig die Appendix mit tuberkulösen Geschwüren einbezogen.

Bei der sekundären Darmtuberkulose entwickeln sich die Ulcerationen zunehmend mit der Verschlechterung des Allgemeinzustands infolge des Fortschreitens der Lungentuberkulose. Bei der primären und der bei leichten fast geheilten Phthisen sich entwickelnden Darmtuberkulose sieht man einen sehr chronischen Verlauf. Es bilden sich fibröse Veränderungen und andre Zeichen einer Heilungstendenz, während an andern Stellen sich frische Geschwüre entwickeln und fortschreiten. In einigen Fällen sind sogar vollständige Heilungen beobachtet worden, man sieht dann Narben im Darm, evtl. noch verkäste oder verkalkte Drüsen im Mesenterium.

Da die Ulcerationen in den meisten Fällen zirkulär sind, entsteht bei ihrer Heilung und fibrösen Umwandlung eine Verengung des Darmlumens, die sich bis zu fast völliger Abschließung steigern kann. Sehr oft sind die Strikturen multipel, so kann man im Verlauf des Dünndarms eine ganze Menge verteilt finden. Im Kolon kommen sie weit seltener zur Beobachtung. Oberhalb der Verengung stellt sich auf die gewöhnliche Weise eine Erweiterung des Darms und Muskelhypertrophie ein. Bisweilen findet man an der Innenseite der Striktur Reste des Ulcus, in andern Fällen ist die Schleimhaut glatt vernarbt ohne jedes Anzeichen von Tuberkulose, so daß die anatomische Erkennung Schwierigkeiten macht und Verwechslungen mit syphilitischen Prozessen vorgekommen sind (Fibiger).

Eine besondere Form der chronischen Darmtuberkulose ist die lokalisierte Ileocoecaltuberkulose. Die Tuberkulose erscheint

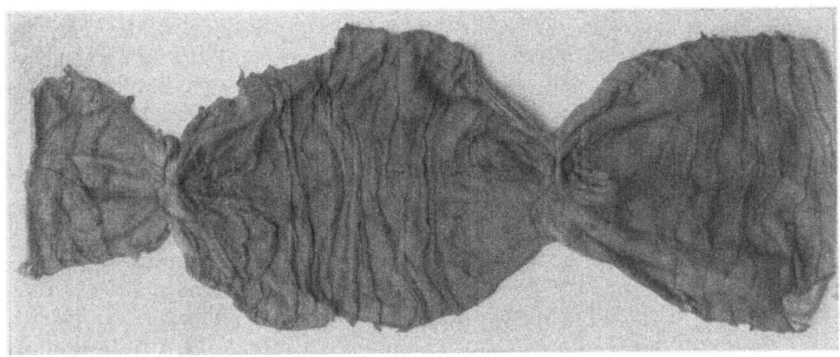

Abb. 63. Tuberkulöse Geschwüre im Dünndarm mit Strikturbildung. (Pathol.-anatom. Universitätsinstitut.)

hier in einer eigentümlichen, hypertrophischen Form mit starker Geschwulst und Bindegewebsbildung in der Darmwand, die eine beträchtliche Stärke annehmen kann. Die infiltrierte Partie des Coecums,

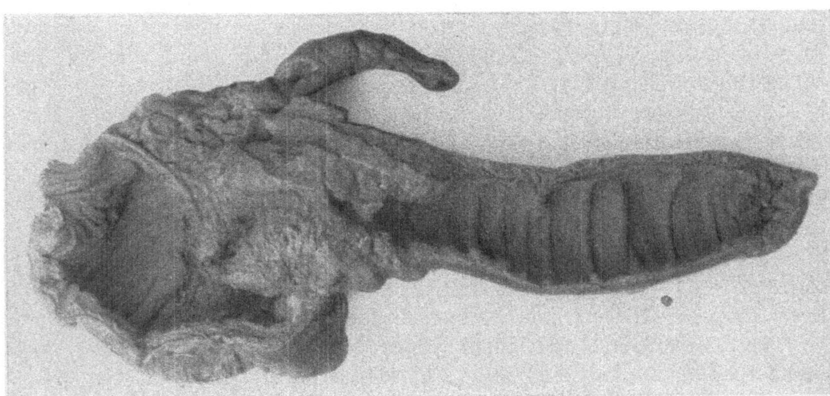

Abb. 64. Ileocoecaltuberkulose mit Geschwulst um die Valvula Bauhini. (Pathol. anat. Universitätsinstitut.)

Ileums und die Appendix verlöten mit dem umgebenden entzündlich veränderten Peritoneum zu einer tumorartigen Bildung; auch das Lumen ist oft mehr oder weniger verengert.

Zu der ulcerösen Darmtuberkulose gesellt sich häufig eine diffuse amyloide Degeneration der Darmschleimhaut.

Symptome. Die primäre Darmtuberkulose hat in der Regel ein mehr oder minder langdauerndes erstes Stadium mit sehr wenig ausgesprochenen Symptomen. Es handelt sich meist um Kinder oder junge Menschen, die Jahre hindurch elend aussehen, an Gewicht abnehmen und anämisch werden. Das einzige objektive Zeichen sind leichtere Darmstörungen, meist Verstopfung, die ab und zu von Diarrhöe unterbrochen wird. Der Unterleib ist etwas aufgetrieben, leicht meteoristisch, man fühlt kleine geschwollene Lymphknoten, insbesondere in der Leistenbeuge. Allmählich werden die Durchfälle häufiger und beherrschen zuletzt das Krankheitsbild, zugleich nimmt die Abmagerung zu, Fieber stellt sich ein. Zunächst sind an einzelnen Tagen leichtere Temperatursteigerungen zu bemerken, dann wird das Fieber stärker und konstanter, aber immer sehr unregelmäßig und oft von ganz unbestimmtem Typus. Weiter entwickeln sich Schmerzen im Unterleib; sie können leicht und unbestimmt oder stärker sein, werden oft in die Umgebung des Nabels oder nach der rechten Fossa iliaca lokalisiert; bisweilen sind sie diffuser oder werden nach der linken Darmbeingrube verlegt. Sie sind kneifend und können kolikartigen Charakter annehmen. Zugleich mit ihnen stellt sich Kardialgie ein, häufig auch Übelkeit, mitunter Erbrechen. Der Appetit nimmt ab, die Abmagerung wird größer. Weiter kommt meist stärkere oder schwächere Anämie hinzu. Die Hämoglobinmenge kann auf 50% und weniger sinken.

Bei voller Entwicklung der Krankheit wird der Durchfall dauernd, es erfolgen meist 2—4 dünne, gelbliche, oft übelriechende Stühle am Tage, oft enthalten sie Blut, stärkere Blutungen sind selten. Okkulte Blutung als Zeichen der Ulcerationen ist häufig. Meist enthalten die Stühle auch Schleim wegen des begleitenden Katarrhs.

Der Unterleib ist in der Regel aufgetrieben und stark, besonders im Vergleich zu der sonstigen Abmagerung. Man fühlt geschwollene Lymphknoten an den Leistenbeugen, am Halse und in der Achselhöhle, die gewöhnlich indolent sind. Nur in gewissen Fällen vermag man geschwollene Mesenterialdrüsen zu fühlen. Bei der Palpation des Leibes ist manchmal nichts außer Meteorismus festzustellen, gewöhnlich aber doch eine Druckempfindlichkeit an bestimmter Stelle, häufig in der rechten Darmbeingrube, weil die Geschwüre sich so gern in der Ileocoecalregion ansiedeln. An die Darmtuberkulose schließt sich eine Bauchfelltuberkulose an. Nur wenn diese allgemein ist, kann man Flüssigkeitsansammlung wie beim Ascites nachweisen. Dies ist namentlich bei kleineren Kindern der Fall, während die Peritonitis bei älteren Kindern und Erwachsenen sich mehr lokalisiert und weniger zu Exsudation neigt. Man fühlt dann lokale Auftreibungen im Leibe, teils wegen der Verdickung der Darmwand und des Bauchfells in der Umgebung der Geschwüre, teils wegen der Verklebungstumoren der Darmschlingen, von denen Bauchfellpartien abgekapselt werden, die Exsudat enthalten. Fehlt die Peritonitis oder ist sie wenig ausgeprägt, kann der Palpationsbefund ganz negativ sein oder sich auf die Druckempfindlichkeit beschränken.

Mit der weiteren Entwicklung der Durchfälle und des Fiebers nehmen die Kräfte des Patienten ab, die Abmagerung wird extrem. Oft entsteht amyloide Degeneration verschiedener Organe mit Leber- und Milzschwellung, Albuminurie usw., zuletzt geht der Kranke an Auszehrung im Kollaps zugrunde.

Besondere Bedeutung kann die Strikturbildung erlangen. Sie kann zu mechanischen Komplikationen bei den gewöhnlichen geschwürigen Fällen führen und in den chronischen zu Heilung neigenden Fällen das hauptsächlichste Krankheitssymptom werden. Die oft multiplen Strikturen sitzen, wie schon erwähnt, vorwiegend im Dünndarm. Neben der Diarrhöe beobachtet man in diesen Fällen Zeichen der Darmstenose, die Schmerzen steigern sich zu Koliken, die oft von lauten Darmgeräuschen, namentlich gegen Ende des Schmerzanfalls begleitet sind. Man sieht und fühlt mitunter erweiterte Darmschlingen und Darmsteifungen und kann gewöhnlich Plätschergeräusche an der einen oder andern Stelle des Bauchs nachweisen. Bei Patienten mit Darmstrikturen nimmt die Anämie oft einen sehr hohen Grad an und zeigt in einzelnen Fällen durchaus die Eigenart der perniziösen Anämie (Faber).

Die als besondere Form der Darmtuberkulose aufgestellte hypertrophierende Ileocoecaltuberkulose ist fast ausschließlich in den untersten Teil des Ileums, Coecum, Appendix lokalisiert. Die Darmwände und das Bauchfell sind stark verdickt und in fibröser Umwandlung. Außer den gewöhnlichen Zeichen der Darmtuberkulose findet man Symptome der Verengung im Coecum und an der Valvula Bauhini mit Schmerzen, evtl. Koliken und andern Erscheinungen der Stenose. Die verdickte Partie ist als Tumor in der rechten Darmbeingrube zu fühlen. Die Geschwulst kann als eine Neubildung gedeutet werden. Sie kann oft schon eine ansehnliche Größe erreicht haben, bevor sie überhaupt Symptome macht, jedenfalls lokale, da diese sich wohl erst bei Eintritt der Stenose ankündigen.

Im Rektum ist die Tuberkulose verhältnismäßig selten; sie kann Tenesmen auslösen, selten führt sie zu größern Infiltraten mit Verengerung. Bisweilen ist sie der Ausgangspunkt für Fisteln und Abscesse am Anus.

Bei Kindern kann eine Darmtuberkulose ganz neben der Mesenterialdrüsentuberkulose zurücktreten. Diese kann eine solche Entfaltung nehmen, daß man die Pakete als große Knollen im Unterleib fühlt. Wegen dieser sog. Tabes mesaraica sei auf die Lehrbücher der Kinderheilkunde verwiesen.

Von Komplikationen ist außer der erwähnten tuberkulösen Peritonitis die Perforation mit nachfolgender allgemeiner Peritonitis zu nennen. Man sieht diese ab und zu, doch weniger oft als zu erwarten wäre.

Weiter kann sich sekundär eine Lungentuberkulose und Tuberkulose andrer Organe, sowie amyloide Degeneration anschließen.

Die sekundäre Darmtuberkulose zeigt im allgemeinen weniger ausgesprochne Symptome als die primäre. Das wesentliche

Phänomen ist der Durchfall, den man so oft bei Phthisikern findet, doch gibt es Fälle mit ausgebreiteter Verschwärung ohne Durchfall. Dieser ist zurückzuführen auf eine Kolitis oder Enterokolitis, die sich sehr häufig bei Patienten mit Ulcerationen entwickelt, die dünnen Stühle enthalten in der Regel Schleim. Blut findet man nur selten als makroskopischen Befund. Dagegen ist die okkulte Blutung recht häufig. Bei Phthisikern, deren Sektion später Darmgeschwüre ergab, fand K. W. Lange in 50% okkulte Blutungen mit der Benzidinprobe. Die Blutungen waren am häufigsten bei den Patienten mit Symptomen eines Darmleidens, fanden sich aber auch bei einem Teil der Kranken ohne alle Symptome.

Meist bestehen keine Schmerzen, dann haben wieder die Patienten ausgesprochene Schmerzen, auch kann Druckempfindlichkeit bestehen. Da die Geschwüre kaum in das chronische Stadium gelangen, sind Strikturen selten. Selten ist auch die Peritonitis.

Zusammen mit der Häufung der Durchfälle steigert sich die Verschlechterung des Allgemeinbefindens, die Abmagerung, der Kräfteverfall; da aber diese Symptome ebenso wie das Fieber auch bei der zugrunde liegenden Lungentuberkulose nicht wundernehmen, so lassen sich die Darmsymptome oft nicht als besonderes Zeichen einer selbständigen Komplikation erkennen. In andern Fällen sind sie so dominierend, daß sie dem ganzen Krankheitszustand das Gepräge geben.

Die **Diagnose** der primären Darmtuberkulose ist in den ersten Stadien oft recht schwierig. Die Patienten werden wegen Anämie, Kolitis oder Verstopfung behandelt, erst der ständige Kräfteschwund, zusammen mit leichteren Temperatursteigerungen lenken die Aufmerksamkeit auf ein ernsteres Leiden. Gewöhnlich wird eine Appendicitis angenommen wegen der häufigen Schmerzen und Druckempfindlichkeit in der rechten Unterbauchgegend, in einigen Fällen ist die Diagnose erst bei der wegen Appendicitis vorgenommenen Laparotomie gestellt worden. Allmählich stellt sich aber die Diarrhöe ein, wenn diese von Temperatursteigerungen begleitet ist, wird die Diagnose bereits leichter. Entscheidend sind in manchen Fällen Zeichen von Peritonitis, lokale Auftreibungen oder Ascites, in andern ein Tumor in der rechten Darmbeingrube, Drüsenschwellung und endlich Strikturphänomene. Es ist aber eigentümlich, wie lange ein Kranker mitunter mit einer Reihe von Strikturen umhergehen kann, ohne daß klare Erscheinungen vorhanden sind, die eine sichere Diagnose ermöglichten. In manchen Fällen von primärer Darmtuberkulose kommt man über eine Wahrscheinlichkeitsdiagnose nicht hinaus, erst durch eine Laparotomie wird alles geklärt. Die Stuhluntersuchung auf Tuberkelbazillen kann in einzelnen Fällen ein positives Resultat haben; in solchen Fällen muß man sich sichern, daß es sich nicht um verschluckte Bacillen von einer Lungentuberkulose handelt.

Im Röntgenbild bemerkt man bei Darmtuberkulose verspätete Passage durch die Dünndärme. Bisweilen sieht man lokale Stagnationen in den prostenotischen erweiterten Darmpartien. Wenn der Kranke aufrecht steht, sind diese kleinen halbmondförmigen Schatten mit horizontaler Oberfläche Schwalbennestern sehr ähnlich.

Die Diagnose der sekundären Darmtuberkulose ist wahrscheinlich, wenn sich bei einer Lungentuberkulose Durchfälle entwickeln, oder wenn die Patienten Leibschmerzen und Druckempfindlichkeit bekommen.

Die primäre Ileocoecaltuberkulose kann mit einer malignen Neubildung verwechselt werden. Das jüngere Alter und die Entwicklung der Symptome wird in der Regel auf die rechte Spur leiten. Man hat die Diagnose mit dem Röntgenverfahren zu stellen versucht. Bei vorhandener Stenose kann man natürlich in der Coecalgegend ein längeres Verweilen des Schattens sehen, Stierlin hat gezeigt, daß bisweilen ein charakteristisches Bild durch eine Defektbildung des Darmschattens im Ileum und Kolon an der Stelle des Coecums entsteht.

Behandlung. Die medizinische Behandlung der primären Tuberkulose hat zuerst die Durchfälle zu berücksichtigen, welche, falls keine Strikturen bestehen, oft günstig von Stopfmitteln beeinflußt werden, speziell von Gerbstoffen, wie Tannalbin u. ä., in Verbindung mit einer stopfenden Diät. Kommt man auf diese Weise nicht zu vollem Erfolg, so muß man versuchen, die Diarrhöen nicht zu stark werden zu lassen. Oft erweist sich das Opium nützlich, namentlich bei Schmerzen. Der Ernährung diene eine leichte wechselnde Kost. Manche Patienten mit tuberkulösen Durchfällen vertragen Milch und Milchspeisen gut. Ferner ist die Anämie zu bekämpfen, was vielfach eine schwierige Aufgabe ist, weil Medikamente schlecht vertragen werden. Dies gilt besonders vom Eisen. Am besten wird Arsenik aufgenommen, das demgemäß das Hauptmittel darstellt. Vor allem ist der Allgemeinzustand zu behandeln; hierzu eignet sich am meisten eine wohlgeleitete Sanatoriumskur mit viel Luft und Licht, Freiluftaufenthalt, besonders am Strande mit passender Ernährung. Eine Methode, die selbst in vorgeschrittenen Fällen vorzügliche Resultate erreichen kann, ist die Behandlung mit universellen Lichtbädern nach Finsen. Besonders bei Tuberkulose des Unterleibs ist dieses Verfahren zu empfehlen. Auch direkte Sonnenlichtanwendung scheint gute Resultate zu geben.

In gewissen Fällen ergeben sich chirurgische Indikationen. Wenn die Tuberkulose streng lokalisiert ist, z. B. auf die Ileocoecalgegend, wenn sich stärkere Strikturphänomene finden, wird eine Resektion in Frage kommen, nicht selten ergibt sich aber bei der Laparotomie eine solche Vielheit von Läsionen, daß eine Beseitigung unmöglich ist. Bei tuberkulöser Peritonitis mit reichlicher Flüssigkeitsansammlung ist die Entleerung des Inhalts durch Punktion oder Bauchschnitt angezeigt, sie kann überraschend gute Erfolge auch hinsichtlich der zugrunde liegenden Darmtuberkulose zeitigen. Endlich erfordert eine Darmperforation ein chirurgisches Vorgehen.

Bei der sekundären Darmtuberkulose ist die Hauptaufgabe, die Diarrhöen zu stillen, was man nicht außer Acht lassen soll, selbst wenn im übrigen eine unheilbare ulceröse Darmerkrankung angenommen werden darf. Die Durchfälle können nämlich auch trotz

Fortbestehens der Geschwüre aufhören. Man hat also stopfende Diät und Stopfmittel, Gerbsäurepräparate, Wismut u. ä. zu geben. Opium ist anzuwenden, wenn die Durchfälle auf andre Weise nicht beseitigt werden können. In alter Zeit hat man Bleiverbindungen sehr gerühmt, z. B. Plumbum aceticum in Verbindung mit Opium.

10. Syphilis des Darmkanals.

Früher für sehr häufig gehalten, wird die Krankheit jetzt für selten erachtet, wenigstens bei Erwachsenen. Etwas häufiger sieht man sie als angeborenes Leiden bei Säuglingen.

Die syphilitischen Veränderungen erscheinen als Infiltrate und Ulcerationen, die vorzugsweise und meistens ihren Sitz im Dünndarm haben. Die Infiltrate nehmen die Mucosa und Submucosa ein als erhöhte, flache, leicht vorspringende Verdickungen, die im allgemeinen quergestellt oder ringförmig angeordnet sind. Bisweilen sind sie geschwürig zerfallen, in gewissen Fällen scheinen sie mit Verengerungen des Darmlumens abzuheilen. Indessen sind die Beobachtungen über syphilitische Narbenstrikturen nicht zuverlässig, da man sich nicht, wie Fibiger hervorgehoben hat, genügend gegen Verwechslung mit den viel häufigeren tuberkulösen Narben geschützt hat.

Die Symptome eines syphilitischen Darmleidens sind wenig charakteristisch. Manchmal sind Zeichen einer Enteritis mit Durchfall vorhanden, in andern Fällen ist die Erkrankung latent oder verbirgt sich hinter andern luischen Organleiden. Beim Bestehen von Verschwärung kann die Darmblutung ein prägnantes Symptom sein.

Außer diesen unzweifelhaft syphilitischen Dünndarmläsionen hat man oft von syphilitischen Veränderungen des Rectums, namentlich Geschwüren und Strikturen, gesprochen. Diese angeblich syphilitischen Mastdarmerkrankungen betrachtet man aber, wie bereits im Abschnitt Proktitis ausgeführt, mit größter Skepsis; meist sind die Veränderungen gonorrhoischer Natur, bisweilen tuberkulös, wenn es sich nicht bloß um eine einfache ulceröse Proktitis handelt, die mit inneren Hämorrhoiden in Verbindung steht.

In späten Stadien gibt die Syphilis nicht selten Veranlassung zu ausgebreiteter amyloider Degeneration der Darmschleimhaut, die klinisch als unstillbare Diarrhöe in Erscheinung tritt.

11. Darmkrebs.
Cancer intestini.

Der Darm gehört zu den am meisten von malignen Neubildungen angegriffenen Organen; bei diesen handelt es sich so gut wie immer um Carcinome. Der Darmkrebs ist ungefähr halb so häufig wie der Magenkrebs; nach der Statistik des Dänischen Krebskomites leiden etwa 0,05% der Einwohner Dänemarks an Darmkrebs. Von allen Krebskranken entfallen auf Darmkrebs 16% Männer und 15% Frauen, wenn man den Brustkrebs und Uteruskrebs fortläßt. Wir haben also bei beiden Geschlechtern etwa die gleiche Häufigkeit. Wie alle Krebsleiden kommt auch der Darmkrebs vorwiegend bei älteren Menschen, d. h. im Alter über 50 Jahre, noch häufiger über 60 Jahre, vor; wenn auch ein Auftreten in jüngeren Jahren beobachtet worden ist, so pflegt ein Unterschreiten der 30sten Jahresgrenze doch sehr selten zu sein.

Pathologische Anatomie. Der Darmkrebs geht aus von den Cylinderzellen der Darmdrüsen und hat meist den Charakter eines malignen Cylinderzellenadenoms. Nur vom After her kann sich ein Plattenepithelkrebs in das Rectum hinaufziehen. Man kennt weiche Formen, die man teils als Markkrebse, teils als gelatinöse Krebse bezeichnet; es gibt auch festere, szirrhöse Formen mit Neigung zur Schrumpfung.

Von der Schleimhaut breitet sich die Neubildung auf die Submucosa aus, es besteht eine große Neigung zu ringförmiger Entfaltung. Im übrigen kann auch ein geschwulstartiges oder blumen-

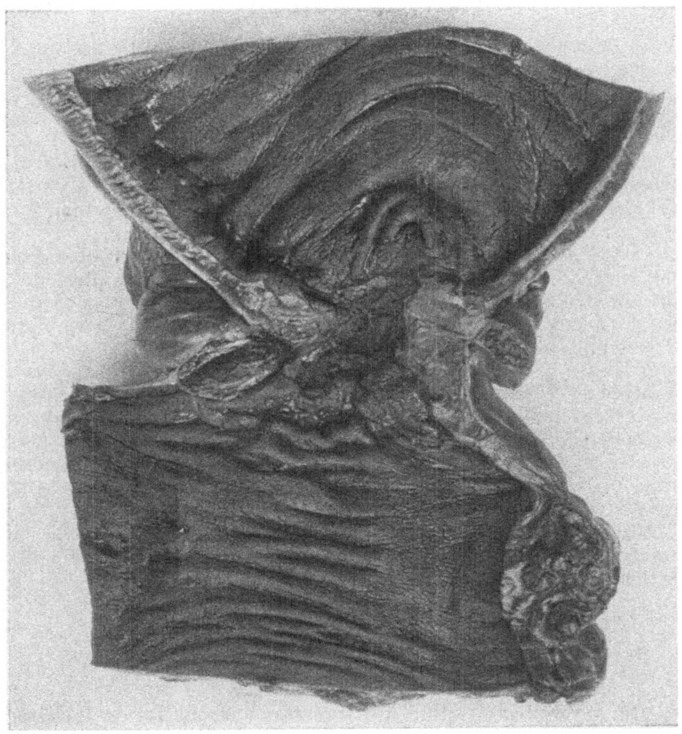

Abb. 65. Skirrhöser Kolonkrebs mit Striktur. (Pathol.-anatom. Universitäts-institut.)

kohlähnliches Wachstum beobachtet werden, in das Lumen hinein, beide Formen, die flachen und die prominierenden, haben starke Tendenz zu geschwürigem Zerfall. Bisweilen erscheint der Tumor als ein quergestelltes oder ringförmiges Ulcus mit erhöhten, wulstigen Rändern und derbem, verdicktem Grunde. Gewöhnlich ist die Bindegewebsentwicklung sehr reichlich und gibt Anlaß zur Schrumpfung und Retraktion, deren Folgen Verengerungen des Darmlumens bis zur völligen Okklusion sein können (siehe Abb. 65). Hierzu können auch in die Lichtung hineinragende Tumoren von weicherer Konsistenz

Veranlassung geben (siehe Abb. 66). Ihr Zerfall kann zu großen Höhlen in der Geschwulst führen.

Die Neubildung kann sich auf die Nachbarorgane weiterverbreiten, in erster Linie auf das Bauchfell. Nach vorangehender Verklebung mit andern Organen kann das Carcinom in diese durchbrechen, z. B. ein Kolonkrebs in den Magen oder ein Dünndarmkrebs in eine andre Darmschlinge. Metastasen sind verhältnismäßig selten. Namentlich gilt dies vom Dünndarmkrebs. Der Kolonkrebs metastasiert etwas häufiger, der Mastdarmkrebs noch öfter. Die Metastasen findet man vorwiegend in den Drüsen, besonders in den mesenterialen und in

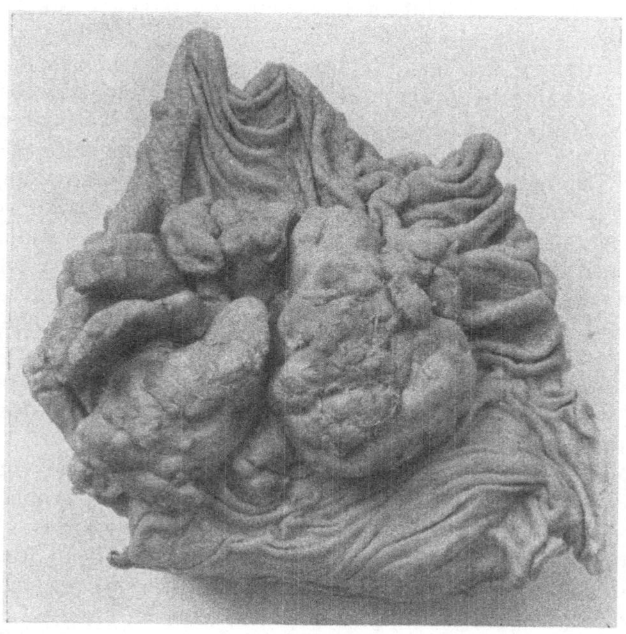

Abb. 66. Kolonkrebs dicht unter der Flexura lienalis. (Rigshosp.)

den inguinalen bei tiefsitzendem Rectumcarcinom, weiter in der Leber und entfernteren Organen.

Der Darmkrebs siedelt sich mit Vorliebe in gewissen Partien an. Das Duodeneum und der Dünndarm werden verhältnismäßig selten betroffen, das Kolon häufiger, das Rectum am häufigsten, indem $^2/_3$ aller Darmkrebse hier sitzen. Nach der Zählung des Dänischen Krebskomitees fand man 1908 in Dänemark Dünndarmkrebse 5, Dickdarmkrebse 25, Rectalkrebse 85. Im Kolon siedelt sich der Tumor am meisten in der Flexura sigmoidea, danach im Coecum, den oberen Flexuren und am wenigsten im Colon transversum an.

Symptome. Einige Symptome sind allen Darmkrebsen gemeinsam, sie betreffen vorwiegend den Allgemeinzustand der Patienten.

Hierzu gehört namentlich die Anämie und die Abmagerung. Die Anämie ist oft recht bedeutend, sie hat ihre Ursache vor allem in den langdauernden, wenn oft auch nur geringen Blutungen aus den ulcerierten Geschwulstoberflächen. Ferner kann wohl auch die Zersetzung des Darminhalts eine begünstigende Rolle spielen. Die Anämie ist vom Typus der sekundären und Blutungsanämien, der Färbeindex ist niedrig, weniger als 1.

Die Abmagerung ist teils eine Folge des Appetitmangels und andrer dyspeptischer Störungen, teils eine Folge der Darmveränderungen. Fieber wird oft als Folge der Ulceration und damit verbundenen Infektion beobachtet. Die Temperatursteigerung ist oft nur gering und unregelmäßig und fehlt in manchen Fällen ganz, auf jeden Fall im Beginn.

Die Blutung ist für alle Darmkrebse ein sehr wichtiges und nahezu konstantes Symptom. Bei Rectum- und Sigmakrebsen kann sich frisches Blut oder blutiger Schleim neben den Kotmassen zeigen oder mit ihnen vermischt dem bloßen Auge sichtbar sein. Bei höher sitzendem Carcinom ist die Vermischung mit den Faeces inniger und kann diesen eine gleichmäßig rötliche oder schwarze Farbe verleihen, wie bei einer richtigen Meläna; sehr oft ist die Blutung indes okkult und nur bei chemischer Untersuchung nachzuweisen. Da die Darmkrebse in der Regel sehr rasch zerfallen, ist eine schleichende, verhältnismäßig schwache Blutung so gut wie immer vorhanden. Auch große, ja lebensgefährliche Blutungen können ab und zu eintreten.

Im übrigen hängen die Symptome von dem Sitz der Geschwulst ab, nach dem man in Krebs des Duodenums, des Ileums, des Kolons, des Rectums einteilen kann.

Duodenalkrebs. Auch hier hängen die Symptome vorwiegend von der Lokalisation des Tumors ab. Sitzt er suprapapillär, d. h. oberhalb der Vaterschen Papille, so haben wir etwa die Symptome eines Carcinoms des Pylorus, es kommt zu Stauung im Magen und Erbrechen. Bisweilen kann die Säureproduktion im Magen erhalten sein, das Gegenteil ist aber mindestens ebenso häufig. Sitzt der Tumor an der Papille selbst, circumpapillär, so kann man ihn nicht von einem Carcinom des Pankreas unterscheiden, es kommt zu Gallenstauung mit Ikterus außer Erbrechen und andern Stauungserscheinungen. Bei Sitz der Neubildung im untersten Teil des Duodenums kann das Erbrochene und der Mageninhalt gallengefärbt sein. Bisweilen fühlt man einen Tumor im rechten Epigastrium, wie bei einem Pyloruscarcinom. Daß der Duodenalkrebs, im ganzen genommen, so häufig Stauungserscheinungen im Magen macht, mit 12-Stunden-Resten, beruht nur selten auf einer Stenosenbildung im Duodenum. Die Retention entsteht infolge eines Pylorospasmus und deshalb gewöhnlich intermittierend. Der Duodenalkrebs ist recht selten.

Das gleiche gilt vom Krebs des Dünndarms. Nach langer Latenz oder unbestimmten dyspeptischen Symptomen entwickelt sich das Bild der allmählich zunehmenden Stenose, wie auf S. 207 beschrieben, der Stuhlgang bleibt lange normal, schließlich treten Durchfälle auf. Blut findet sich meistens in Form der okkulten Blutung, bisweilen in größeren Mengen. In einzelnen Fällen kann eine solche schleichende Blutung und darauf folgende Anämie lange Zeit hindurch das einzige Symptom eines Dünndarmkrebses sein, während sich die Stenosenzeichen erst später oder gar nicht entwickeln. Wenn Verengerung eintritt, erkennt man dies an lokalem Meteorismus und heftigen Koliken, sowie Darmgeräuschen und Darmsteifung usw. In vielen Fällen kann man einen in der Regel beweglichen Tumor fühlen, der für die Diagnose entscheidende Bedeutung besitzen kann. Auch beim Dünndarmkrebs kann bisweilen Magenstagnation infolge Pylorospasmus eintreten.

Der Cancer coli hat weit größere Bedeutung. Das Leiden entwickelt sich in der Regel bei älteren Leuten unter dem Bilde der Obstipation, die an Hartnäckigkeit ständig zunimmt und mit dem Gefühl von Spannung und Auftreibung des Leibs verbunden ist. Appetit und Kräfte nehmen ab. Es tritt Meteorismus hinzu, der bisweilen lokal auf das Colon ascendens z. B. beschränkt bleibt; auch das ganze Kolon kann davon eingenommen werden. Die Stühle sind meistens fest, knollig. Mitunter kommen Perioden von Diarrhöen vor, besonders in den späteren Stadien, wenn sich eine Kolitis ausgebildet hat. Beimischung von Blut ist häufig, gleichwie von Schleim und Eiter. Namentlich wenn der Krebs in den untersten Teilen des Kolons sitzt, wird oft ein Gemenge von Schleim, Blut und Eiter entleert.

Zusammen mit Verstopfung und den andern Stuhlunregelmäßigkeiten treten Schmerzen im Unterleib auf. Im Beginn sind sie unbestimmt, nur Spannungsgefühl zu gewissen Tageszeiten, allmählich aber kommt es zu richtigen Kolikanfällen als Zeichen der sich entwickelnden Stenose. Wir sehen dann alle die in Kap. 4 beschriebenen Zustände mit Koliken, Darmsteifung, Erbrechen usw. Oft beobachtet man intermittierende Ileusanfälle, wenn nämlich die Verengung von festeren Bestandteilen der Faeces, Obstkernen, Gemüsestücken u. ä. verstopft wird; zum Schluß entsteht ein vollständiger Ileus mit völligem Darmverschluß.

Der wichtigste objektive Befund ist der Nachweis eines Tumors. Nur durch eine genaue Untersuchung kann eine frühzeitige Feststellung gelingen. Die Bauchwand muß soviel wie möglich erschlafft werden. Wiederholte Untersuchungen sind erforderlich, um den Tumor von Fäkalmassen zu unterscheiden, außerdem kann die Geschwulst an einem Tage deutlich fühlbar, am nächsten von Darmschlingen überlagert sein. Mitunter ist Untersuchung in Narkose notwendig, um die Geschwulst erkennbar zu machen. Von Wichtigkeit ist die Feststellung von lokalem Meteorismus, Darmsteifungen oder lokaler Darmerweiterung mit Plätschern usw., wodurch man das Bestehen einer Stenose sichert. Dann hat man andre Ursachen der Verengung, wie Tuberkulose u. a. auszuschließen, bevor der Schluß auf einen Krebs gerechtfertigt ist.

Durch Röntgenuntersuchung kann man bisweilen eine Verengung oder eine Passagehindernis im Kolon nachweisen. Nach einer

Mahlzeit von Kontrastbrei kann man gelegentlich sehen, daß der Schatten an einer bestimmten Stelle stehen bleibt (siehe Abb. 67). Von oben bleibt aber gewöhnlich eine gewisse Passage bestehen. Viel öfter und mehr prägnant konstatiert man die Stenose mit Eingießung von wismut- oder bariumhaltiger Flüssigkeit in den Mastdarm. Dann sieht man den Schatten der Emulsion plötzlich aufhören (siehe Abb. 67—69).

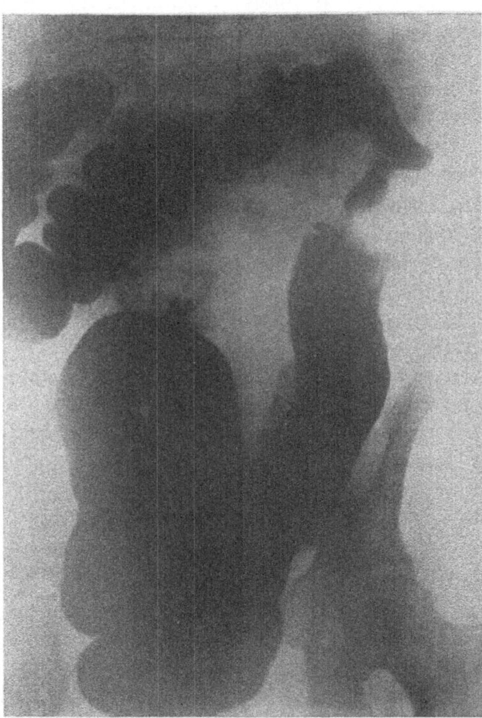

Abb. 67. Röntgenbild des Kolons bei dem Patienten, von dem Fig. 66 stammt. Der obere Schatten rührt von der Baryummahlzeit her, der Schatten hört an der Flexura lienalis auf. Der untere breite Schatten rührt von einem nachher gemachten Baryteinlauf her; er hört an derselben Stelle, unter dem Tumor, auf.

Der Krebs des Kolons kann in gewissen Fällen auf Nachbarorgane übergreifen und in andre Höhlen perforieren, besonders in den Magen. Dies zeigt sich an durch Auftreten von fäkulentem Erbrechen, die Nahrung tritt unverdaut vom Magen in das Kolon hinüber. Mitunter kann man durch die Röntgenuntersuchung eine solche Perforation nachweisen. Durchbrüche in andre Darmschlingen sind schwerer zu erkennen. Bei Aussaat von Krebskeimen auf das Bauchfell entsteht Aszites mit leicht getrübtem serösen Exsudat, das gelegentlich chyliform, d. h. durch Fetttropfen milchig getrübt sein kann.

In nicht ganz seltenen Fällen durchsetzt der geschwürige Zerfall die Darmwand und schafft eine Kommunikation mit der freien Bauchhöhle, deren Folge eine in der Regel zum Tode führende akute Perforationsperitonitis ist.

Kranke mit Koloncarcinom gehen bisweilen unter den Zeichen einer sich langsam entwickelnden Stenose zugrunde, die sich schließlich bis zu völligem Ileus steigern kann, zu einem Zeitpunkt, in dem weder Abmagerung noch Kachexie eingetreten sind. Bei weniger ausgesprochner Stenose kann sich ein kachektischer Zustand mit blutigeitrigen Durchfällen und Leibschmerzen bis zu Koliken einstellen. Der Tod tritt in solchen Fällen durch allgemeine Entkräftung oder unter irgend einer Komplikation ein.

Die Diagnose ergibt sich aus den genannten Symptomen, insbesondere ist Gewicht zu legen auf die Obstipation in Verbindung mit ständigem Blutabgang und einem nachweisbaren Tumor. Dann sind zu beachten alle Zeichen einer Stenose, bzw. des Ileus, also Koliken, Meteorismus, Erbrechen usw. Wichtig ist die Unterscheidung gegen ileocoecale Tuberkulose oder gegen Sigmoiditis und Perisigmoiditis. Endlich kann ein fühlbarer Tumor mit Kottumoren, Fremdkörpern, Geschwülsten in andern Organen wie Magen, Leber, Ovarien, Drüsen verwechselt werden.

Der Mastdarmkrebs lokalisiert sich vorzugsweise in den untersten

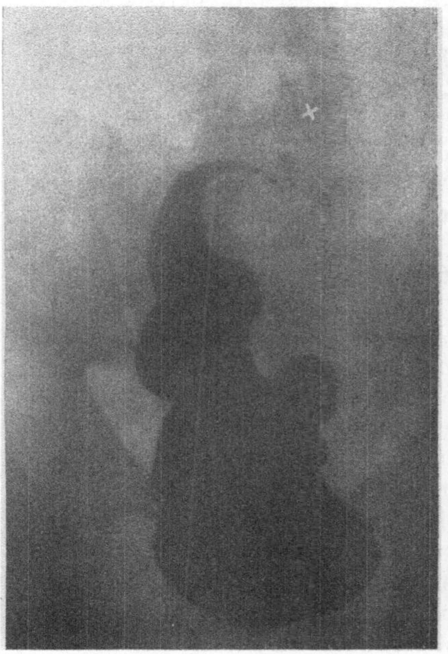 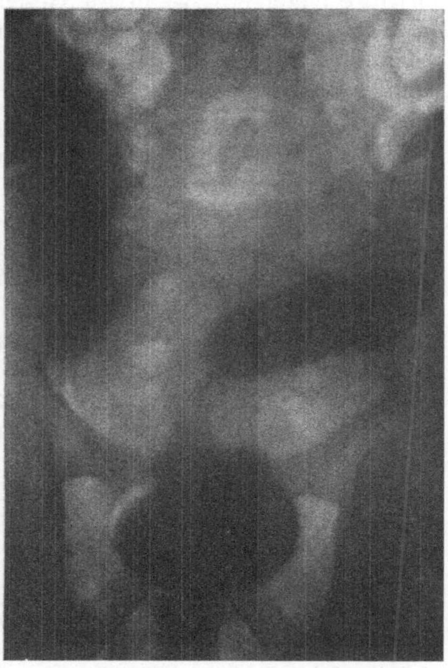

Abb. 68. Röntgenbild nach Baryteinlauf. Der Schatten hört im Sigmoideum auf, wo ein ausgedehntes, diffus infiltrierendes Carcinom saß. (Rigshosp.)

Abb. 69. Röntgenbild nach Baryteinlauf. Strikturierender Krebs am Übergang zwischen Rectum und Colon sigmoideum. (Rigshosp.)

Abschnitten des Mastdarms dicht oberhalb des Anus oder in den obersten Partien am Übergang in die Flexura sigmoidea.

Die wichtigsten Symptome des Rectumcarcinoms sind die Blutung, Stuhlbeschwerden mit Zeichen einer Proktitis und Stenose. Die Blutung zeigt sich als frisches Blut, das die Kotmassen bekleidet, ohne in inniger Mischung mit ihnen zu sein. Teils sieht man geringe Mengen in Form streifiger Blutungen, teils größere Massen, die denen bei Hämorrhoiden entleerten gleichen, weshalb eine sorgsame Behandlung dieser Anzeichen in diagnostischer Beziehung nötig ist. Gleichzeitig mit den Blutungen stellen sich Stuhlbeschwerden ein, zuerst Verstopfung, allmählich vermehrter Stuhldrang, so daß der Patient mehrere Male am Tage zu defäzieren versucht, ohne das Gefühl der völligen Entleerung zu gewinnen. Endlich entwickelt sich eine Proktitis, die Neubildung ulceriert und zerfällt, es kommt zu häufigeren Durchfällen und Entleerung von Schleim, Blut, Eiter, bald mit, bald ohne Stuhl. Die Stuhlentleerung ist schmerzhaft und von Tenesmen begleitet. Zuletzt kann eine Lähmung des Schließmuskels eintreten, so daß dauernd Abgang von übelriechendem Sekret aus dem After erfolgt.

Die Erschwerung der Stuhlentleerung, die sich durch Obstipation zu erkennen gibt, kann sich bis zu eigentlichen Stenoseerscheinungen steigern, wenn die Geschwulst die Passage in beträchtlichem Grade behindert. Man sieht dann Erweiterung des ganzen Kolons und Auftreibung des Unterleibs. In gewissen Fällen können sich Zeichen von Ileus mit Erbrechen, Koliken usw. einstellen.

Die objektive Feststellung des Leidens erfolgt durch die Fingeruntersuchung des Mastdarms. Der Arzt muß sich die Vornahme dieser Untersuchung zur Regel machen bei Patienten, bei denen nur der leiseste Verdacht auf einen Mastdarmkrebs besteht, auch wenn die Symptome nur in Blutungen und vermehrten und beschwerlichen Stuhlgängen sich äußern. Man fühlt mit dem Finger die geschwulstartige Vorwölbung des Rectums, in erster Linie eine starke, unnachgebliche Verengerung des Mastdarms, weil sich die Neubildung häufig, wenn auch nicht jederzeit, ringförmig entwickelt. Im andern Fall fühlt man die Neubildung als geschwürige Fläche mit fast wallartigem Rande und Infiltration der Umgebung. Dicht über dem After sitzende Tumoren sind leicht zu fühlen; man muß versuchen, an die obere Grenze zu gelangen und zu bestimmen, ob er frei beweglich ist, oder ob er bereits die Nachbarschaft infiltiert. Bei hohem Sitz kann es schwer sein, den Tumor zu tasten, der oft überhaupt nicht vom palpierenden Finger erreicht wird. Bei dem geringsten Verdacht muß dann in solchen Fällen eine Untersuchung mit dem Proktoskop geschehen, womit man den Sitz einer Geschwulst direkt bis zur Flexura sigmoidea hinauf bestimmen kann.

Diagnose. Es handelt sich darum, andre Ursachen der Tenesmen wie chronische Dysenterie, benigne Proktitis und Periproktitis syphilitische und gonorrhoische Entzündungen im Rectum auszuschließen. Beim Vorliegen einer stenosierenden Verdickung mit unebener Oberfläche hat man zu untersuchen, ob die Geschwulst durch Infiltration der Umgebung unbeweglich geworden ist, was besonders beim Krebs der Fall ist. Man muß Stenosen auf Grund von Narbenbildungen, z. B. nach Gonorrhöe, ausschließen. In dieser Hinsicht ist auch die Anamnese und die Entwicklung der Krankheit von Bedeutung.

Die **Behandlung des Darmkrebses** ist in erster Linie chirurgisch. Wenn es möglich ist, soll eine radikale Operation mit Entfernung der Neubildung erfolgen. Falls dies nicht gelingt, kann man einen palliativen Eingriff machen, um dadurch Symptome wie Stenose oder stärkere Blutungen und Schmerzen zu beseitigen. Je nach den Umständen besteht die Maßnahme in Anlegung eines künstlichen Afters oder in einer Enteroanastomose. Näheres hierüber siehe in den Lehrbüchern der Chirurgie.

Die medizinische Behandlung ist rein symptomatisch und hat der Kotstauung oberhalb der Neubildung, speziell bei Sitz im Kolon und Rectum entgegenzuwirken. Das beste Mittel hierzu ist gewöhnlich das Ölklysma, während Abführmittel oft nur Koliken hervorrufen, ohne ausreichenden Erfolg zu haben. In manchen Fällen kann eine Kombination von Laxantien und Öleinläufen oder Wasserklystieren notwendig sein. Läßt sich der Tumor nicht entfernen, und sind keine stärkeren Stenosebeschwerden vorhanden, so kann durch das geschilderte Vorgehen der Zustand oft erträglich gestaltet werden, sicher bei gleichzeitigem Gebrauch von Narcoticis.

12. Hämorrhoiden.

Geschichtliches. Hämorrhoiden sind schon frühzeitig bekannt gewesen und werden bereits im Alten Testament erwähnt. Sie werden in der alten griechischen Medizin beschrieben. Hippokrates empfiehlt als Behandlung ihre Entfernung durch Kauterisation mit Metallsonden oder durch Operation, Ätzung u. ä. Eine besonders wesentliche Rolle in der Pathologie spielten die Hämorrhoiden im 18. Jahrhundert, nachdem Stahl in Halle ihnen um 1700 einen hervorragenden Platz in seinem System angewiesen hatte, in dem Plethora und Blutverdickung eine der wesentlichsten Ursachen für Krankheiten war. Dieser Plethora sollte der Organismus durch Menstruationsblutungen bei Frauen und Hämorrhoidenblutungen bei Männern entgegenzuwirken suchen. Diese waren also als nützliche Erscheinung zu betrachten, ihr Ausbleiben oder Unterdrückung konnte verschiedene krankhafte Zustände wie Fieber, Krämpfe, Schmerzen usw. hervorrufen. Die Lehre von den Hämorrhoidenblutungen, dem Nutzen und der Notwendigkeit der „goldenen Ader", besonders bei starken Essern und wohlgenährten Leuten, fand viel Anklang; sie hielt sich lange bis ins 19. Jahrhundert hinein und ist erst in der letzten Zeit in Vergessenheit geraten, als man erkannt hatte, daß die Blutungen zwar den Patienten eine gewisse Erleichterung verschafften, im übrigen ein Hämorrhoidalleiden eine Krankheit war, die man vermeiden und soweit wie möglich heilen mußte.

Ätiologie und Pathogenese. Die Hämorrhoiden bestehen aus varikösen Erweiterungen im Plexus haemorrhoidalis. Man unterscheidet den Plexus superior, medius und inferior, von denen namentlich der oberste und unterste Bedeutung haben. Sie stehen untereinander durch zahlreiche Verbindungen in Kommunikation. Der Plexus superior liegt in der Submucosa des Rectums und erstreckt sich vom Anus einige Zentimeter aufwärts, er ist am stärksten entwickelt gleich oberhalb des Afters, wo sich schon normalerweise kleine Erweiterungen, Ampullen, in den Falten der Analschleimhaut zeigen. Aus diesem Plexus strömt das Blut ab durch die Ven. haemorrhoidales sup. zur Ven. portae; diese Venen sind infolge des Fehlens von Klappen der Blutüberfüllung besonders ausgesetzt. — Der Plexus inferior liegt im Anus selbst und in seiner Umgebung und hat seinen Abfluß durch die Ven. haemorrh. inf., deren Äste durch den Sphincter extern. nach dem großen Kreislauf, durch die Ven. pudenda nach der Vena cava verlaufen.

Die Hämorrhoiden beginnen als variköse Erweiterungen und bilden ein völlig kavernöses Gewebe mit zahlreichen Venenlumina in mehr oder weniger fibröser Umgebung. Man unterscheidet zwischen äußeren und inneren Hämorrhoiden.

Die äußeren Hämorrhoiden sitzen außerhalb des Afters und sind ganz mit Haut bekleidet. Sie werden vom untersten Plexus gebildet und haben ihren Abfluß in den großen Kreislauf.

Die inneren Hämorrhoiden sitzen dagegen im Rectum über dem Anus und sind mit Schleimhaut überzogen. Sie werden von dem obersten Plexus gebildet und haben ihren Abfluß nach der Portalvene. Man spricht auch von intermediären Hämorrhoiden, die teils von Haut, teils von Schleimhaut bedeckt sind. Sie sind als verschmolzene äußere und innere anzusehen und haben im wesentlichen den Charakter der inneren Hämorrhoiden.

Die Ursachen des Leidens sind in Zirkulationsstörungen zu suchen. Früher richtete man seine Aufmerksamkeit mehr auf allgemeine Vorgänge, namentlich Stauung im Unterleib bei Herzkrankheiten oder Leberleiden, wie Leberzirrhose, mit Stauung im Portalgebiet. Neuerdings legt man größeres Gewicht auf lokale Ursachen der Venenstauung, am wichtigsten ist unter diesen chronische Obstipation. Wenn das Rectum von festen Kotmassen gefüllt ist, üben diese einen Druck auf die Venen der Mastdarmschleimhaut aus und hemmen den Blutablauf. Dazu kommt die Anwendung der Bauchpresse zur forcierten Austreibung der harten Knollen. Das starke Drängen, welches eine regelmäßige Folge der Obstipation ist, ist als Hauptursache der Hämorrhoiden anzusprechen, weil dabei das Venenblut unter dem starken Druck der Bauchhöhle steht. Weiter gibt die Verstopfung oft Anlaß zur Bildung von Analfissuren mit Spasmus des Sphincter, wodurch der Blutumlauf weiter erschwert wird, da ja die Venen des Plexus haemorrhoidalis durch den Muskel verlaufen.

Bei Frauen ist Schwangerschaft und Geburt eine äußerst häufige Ursache wegen der damit verbundenen Zirkulationsstörungen im kleinen Becken. Ferner kann eine höher im Rectum sitzende Neubildung ebenfalls zu Stauung Veranlassung geben.

Außer diesen lokalen Ursachen der Hämorrhoiden sind einige allgemeinere, im wesentlichen dazu disponierende zu erwähnen. Die Leberzirrhose und andre Leberleiden disponieren zu inneren Hämorrhoiden. Auch in der ganzen Lebensweise kann eine Begünstigung der Entwicklung von Hämorrhoiden liegen.

Hierzu gehört vor allem sitzende Lebensweise ohne Bewegung, z. B. bei Kontorarbeitern, was sowohl zur Obstipation wie zur Blutüberfüllung in diesen abhängigen Partien Veranlassung geben kann. Als disponiert betrachtet man auch starke Esser und Korpulente, die sich sehr ruhig halten.

Die Hämorrhoiden entwickeln sich meistens im reiferen Alter, wie ja auch die Verstopfung hier am häufigsten ist.

Symptome. Bei der Beurteilung der Symptome und des ganzen Krankheitsverlaufs gilt es, die beiden verschiedenen Formen scharf auseinanderzuhalten.

Die äußeren Hämorrhoiden. Der Beginn ist meist akut. Beim Drängen auf dem Nachtstuhl berstet eine Vene, es kommt zum Blutaustritt in das umgebende Gewebe. Hier bildet sich eine kleine dunkel verfärbte, gespannte und schmerzhafte Geschwulst. Die Spannung läßt nach einigen Tagen nach, der Bluterguß organisiert sich. Als Rest bleibt eine kleine schlaffe und schmerzlose Prominenz außerhalb des Anus zurück. In andern Fällen kommt es nicht zur Blutung, sondern zu einer Entzündung, die eine lokale Schwellung, eine Thrombophlebitis, hervorruft. Hierzu gibt eine Analfissur, eine kleine traumatische Läsion mit Infektion Veranlassung, zu der in dieser selten ganz rein gehaltenen Gegend leicht Gelegenheit geboten wird. Auch eine solche lokale Entzündung mit Thrombenbildung schafft eine schmerzhafte und gespannte Hämorrhoide, die sich nachher organisiert und schlaff und unempfindlich wird.

Als Folgezustände solcher Entzündungen oder Blutaustritte bilden sich die sog. Mariscae, schlaffe, bindegewebsartige, weiche Anschwellungen, die mit Haut bekleidet den After umwallen. Wenn sie mehrfach vorhanden sind, können sie ihn wie ein Kranz umgeben. Da in den Falten zwischen ihnen sich Fissuren und Excoriationen bilden, da auch sich hier leicht Unreinlichkeiten sammeln, sind sie von neuem der Infektionsgefahr ausgesetzt, wie auch die Haut ringsum oft der Sitz eines Ekzems oder eines andern Reizes ist.

Die inneren Hämorrhoiden entstehen mehr allmählich und kommen ihrem Träger erst nach voller Ausbildung zum Bewußtsein. Ihre Hauptsymptome sind Blutungen und Vorfall. Die Blutungen treten im Beginn als geringe die Defäkation begleitender Blutaustritt auf; das Blut sitzt außen an den Faeces oder wird nach ihnen entleert. Bei zunehmender Entwicklung der Hämorrhoiden werden auch die Blutungen stärker und häufiger. Sie treten sowohl bei wie unabhängig von der Stuhlentleerung auf. Als andersartige Gelegenheitsursachen sind zu nennen starker Husten oder Pressen, ein Ritt oder körperliche Bewegungen, stärkerer Alkoholgenuß, speziell eine reichliche Mahlzeit mit schweren Weinen u. ä. Sie können mit gewissen Zwischenräumen, bisweilen regelmäßig auftreten. Die Patienten fühlen eine ausgesprochene Erleichterung nach einer stärkeren Blutung. Ein gewisses Gefühl von Schwere und Völle in der Aftergegend und im Unterleib schwindet plötzlich, es tritt mitunter eine bedeutende physische und psychische Erleichterung ein. Dies hat zu der Theorie von der „goldenen Ader" geführt. Wenn die Blutungen stark und häufig sind, können sie den Kranken erheblich mitnehmen, es kann ausgesprochene Anämie dadurch entstehen. Die Blutungen aus inneren Hämorrhoiden können gefährlich werden nicht nur wegen ihrer Stärke, sondern auch, weil sie mitunter nicht sofort entleert werden, sondern sich im Rectum ansammeln und unbemerkt bleiben.

Die Blutungen entstehen durch Platzen der blutgefüllten und gespannten Hämorrhoidalvenen, namentlich wenn diese Gegenstand eines Traumas durch die vorbeiziehenden Faeces werden. Dabei werden sie ferner nach unten gegen den Anus gepreßt und können mehr oder weniger gestielt werden wie Polypen oder den Charakter von weichen Vorwölbungen der Mastdarmschleimhaut annehmen. In beiden Fällen besteht Neigung zum Vorfall durch den Anus, natürlich namentlich nach dem Stuhlgang oder beim Drängen, um Stuhl zu entleeren. Im Beginn ist der Vorfall nur angedeutet, die Hämorrhoiden gehen schnell zurück. In andern Fällen treten sie sehr leicht aus und bleiben längere Zeit in der Afteröffnung. In selteneren Fällen können sie hier eingeklemmt werden, indem ihr Stiel vom Sphincter ani komprimiert wird. Beim Vorfall der Hämorrhoiden haben die Patienten ein sehr unangenehmes Gefühl der Schwere, Empfindlichkeit oder Schmerzen am Anus, eines Schmerzes, der aufhört, wenn die Knoten zurücktreten oder mechanisch reponiert werden. Damit hört der Schmerz meist ganz auf. Bei fortgesetzter Kompression des Stiels durch den spastisch kontrahierten Sphincter können schwere Druckerscheinungen mit weiterer Stauung, evtl. Gangrän, entstehen, was aber selten ist.

Außer Blutung und Vorfall machen die inneren Hämorrhoiden vielfach keine oder nur geringe Symptome, meist ein Gefühl von Schwere oder Empfindlichkeit am After wie eine Reihe von reflektorischen Schmerzen, z. B. die Coccygodynie u. a. Diese Erscheinungen sind aber meist auf die ursächliche Obstipation zu beziehen. In gewissen Fällen schließt sich an das Hämorrhoidalleiden eine Proktitis mit Reizung und Schleimhautsekretion der Rectalschleimhaut, mit Brennen und leichten Tenesmen an.

Die **Diagnose** der äußeren Hämorrhoiden ist leicht, sofern man die Analregion untersucht. Die Erkennung der inneren Hämorrhoiden kann schwieriger sein. Man wird bei Blutungen an sie denken müssen. Bei der Besichtigung kann man in manchen Fällen die variköse Schleimhaut sich vorwölben sehen, besonders wenn man den After etwas auseinanderzieht und gleichzeitig den Patienten pressen läßt. Bei der Fingeruntersuchung des Mastdarms kann man die Hämorrhoiden, wenn sie eine gewisse Festigkeit haben, fühlen, besonders wenn sie polypös oder fibrös umgewandelt sind. Weiche Knoten sind aber nicht zu fühlen. Durch Einführung eines kurzen Proktoskops oder Speculums kann man sich die Hämorrhoiden zur Ansicht bringen. Wichtig ist die Feststellung, daß hinter den Hämorrhoiden sich kein ernstes Leiden verbirgt, vor allem ein Mastdarmkrebs oder ein Koloncarcinom. In dieser Beziehung ist natürlich die Anwendung der Digitaluntersuchung und die Inspektion mit dem Rektoskop neben den andern Untersuchungsmethoden von allergrößter Bedeutung.

Bei chronischer Anämie soll man die Hämorrhoiden unter den möglichen Ursachen nicht vergessen.

Behandlung. Eine Hauptindikation ist die Bekämpfung der bestehenden Obstipation. Wenn die Hämorrhoiden heutzutage nicht mehr die Rolle spielen wie früher, so beruht das wohl vor allem auf der viel sorgfältigern Behandlung der chronischen Obstipation. Gewisse allgemeine Lebensregeln sind nützlich mit Rücksicht auf die Hämorrhoidalbildung. Ihrer Entstehung wirken entgegen reichliche

Bewegung, speziell Spazierengehen, Gymnastik, Sport, der besonders in Verbindung mit Bädern wunderbar wirkt bei Leuten, die sonst nur sitzen. Auch eine gewisse Diät ist empfehlenswert, namentlich Überernährung zu vermeiden. Starke Gewürze und Alkohol dürfen nur in geringen Mengen genossen werden oder noch besser ganz vermieden werden, besonders haben schwere Weine wie Burgunder, Portwein einen ungünstigen Einfluß auf die Hämorrhoiden.

Der bestehenden Obstipation hat man mit der früher beschriebenen Diät entgegenzuarbeiten, ohne daß man sich der Klysmen bedienen darf, mit denen man die Afterschleimhaut lädiert und Gelegenheit zu Infektion und Entzündung schafft. Statt dessen verwendet man milde Laxantien, vorwiegend die salinischen, wie Magnesiapräparate, Karlsbader Salz, abführende Mineralwasser oder eigentliche Abführmittel, wie Schwefelpräparate, Pulv. Glycyrrhizae comp., Ol. ricini usw. Solange die Hämorrhoiden herausgetreten oder sonst unbequem sind, soll man den Stuhl möglichst weich und dünn halten, damit er schmerzfreien Durchtritt durch den Anus hat und jede Kotstauung vermieden wird. Sehr wichtig ist eine sorgfältige Toilette des Afters. Nach jeder Defäkation soll sich der Patient waschen, Bäder sollen häufig genommen werden, entweder Vollbäder oder nur Sitzbäder. Wenn die Hämorrhoiden gespannt und empfindlich sind, kommen lokale Waschungen oder kalte Kompressen mit Wasser, Bleiwasser, Hafersuppe sowie Salbeneinreibungen in Frage.

Die Behandlung der äußeren und inneren Hämorrhoiden bedarf übrigens einer gesonderten Besprechung. Die äußeren erfordern eine Behandlung eigentlich nur, wenn sie geschwollen sind und schmerzen nach Blutungen, Entzündung und Thrombose. Ein solcher Anfall währt ungefähr eine Woche. Die Patienten sollen sich ruhig halten, kalte Umschläge machen, evtl. Eiskompressen. Bisweilen sind auch warme Umschläge und heiße Sitzbäder mehrmals am Tage von Vorteil. Weiter kann man Salben einreiben, am besten schmerzstillende, wie Anaesthesin (1 : 10), Kokainsalbe, Chloreton usw. Ferner muß man für gute Stuhlentleerung sorgen. Bei der Schwellung der äußeren Hämorrhoiden wird oft chirurgische Behandlung vorgeschlagen, wie Inzision, Injektion von Karbolsäure, Exstirpation u. ä.; in der Regel wird man eine solche Therapie aber als überflüssig bezeichnen können, da nach Abschwellung nur ein weicher Lappen zurückbleibt, der keine spezielle Behandlung verlangt, den man aber natürlich gut exstipieren kann.

Bei den inneren Hämorrhoiden wird eine Blutung den Patienten am häufigsten zum Arzt führen. Geringere Blutungen stehen meist, wenn die Stase behoben und die Abführung geregelt ist durch die bereits besprochene Allgemeinbehandlung. Lokal kommen bei anhaltender Blutung Eingießungen in das Rectum von Chlorkalkwasser 1 : 10 in einer Menge von 20 ccm morgens und abends in Frage, am besten gleich nach dem Stuhlgang. Man kann auch Klistiere von Alaun- oder Tanninlösungen, Eisenchlorid u. a. benutzen. Die Hauptsache ist indes die Allgemeinbehandlung. Wenn die Blutungen trotz dieser anhalten, gefährlich oder genierend werden, kann ein chirurgischer Eingriff in Frage kommen. Einen Vorfall von Hämorrhoiden kann man durch Reposition und folgende Allgemeinbehandlung in Ordnung bringen. Bei stärkerem Vorfall und ständiger Wiederholung wird auch hier die chirurgische Behandlung zu ihrem Recht kommen. Sie besteht entweder in einer Ausrottung der Hämorrhoiden mit dem Messer und Thermokauter oder Unterbindung und noch besser Resektion der varikösen, mehr oder weniger vorgefallenen Schleimhaut. Die besondere Gefahr aller chirurgischen Eingriffe besteht in der Möglichkeit der Phlebitis und Embolie. Man wird deshalb Operationen nur nach strengen Indikationen vornehmen, namentlich wird man sich nicht allein von einer Blutung zu einem Eingriff verleiten lassen, es sei denn in Notfällen.

Wenn sich bei einem Hämorrhoidalleiden eine Analfissur und Sphincterspasmus entwickelt, die einer allgemeinen Therapie nicht weichen, so kann die forcierte Dehnung des Anus nach Recamier beiden Symptomen gegenüber mit demselben Vorteil verwendet werden wie auch den Hämorrhoiden selbst.

13. Enteroptosis.

Unter diesem Begriff sammelte Glenard im Jahre 1882 alle Lageveränderungen der Unterleibsorgane infolge der Schwere auf Grund der aufrechten Haltung des Menschen. Man hat seitdem statt des Wortes Enteroptose die korrektere Bezeichnung Splanchnoptose empfohlen, die sich aber nicht hat durchsetzen können. Dagegen spricht man jetzt mehr von den Verlagerungen der einzelnen Organe, nämlich von der Gastroptose, Koloptose, Nephroptose, Splenoptose, Hepatoptose. Sie sind zwar alle Teilbegriffe der Enteroptose, haben aber ihre selbständige Bedeutung, weil sie isoliert, unabhängig voneinander oder auf verschiedene Weise kombiniert auftreten können.

Man unterscheidet im allgemeinen mit Rücksicht auf die Pathogenese zwei Typen, denen man nach den verschiedenen pathogenetischen Gesichtspunkten jeweils verschiedene Benennungen gibt. Die gewöhnlichste Einteilung ist die in erworbene und konstitutionelle Enteroptosen, was ungefähr der von Rovsing gegebenen Einteilung entspricht, nämlich in einen maternellen und einen virginellen Typ.

Die erworbene Enteroptose entsteht durch Erschlaffung der Bauchdecken, wie man sie in erster Linie bei Frauen mit einer oder mehreren Geburten und danach zurückgebliebener Erweiterung des Leibs, Diastase der Recti und schlaffer Muskulatur sieht. Gleiche Bedingungen ergeben sich nach Entleerung eines Ascites, Entfernung von Unterleibsgeschwülsten oder bloßer Bauchmuskelschwäche im Verein mit Abmagerung. Die wesentlichste Erscheinung bei der Organverschiebung ist die Verlagerung des Dünndarms, die eigentliche Enteroptose. Unter normalen Verhältnissen erfüllt der Dünndarm den ganzen Leib und gibt ihm seine normale Form. Durch die verhältnismäßig straffe, muskulöse Bauchwand wird er am Hinabsinken gehindert. Erschlafft die Bauchwand aus einem der genanten Gründe, so wird der Leibesraum größer, die Dünndärme sinken hinab, sie verlassen den oberen Teil des Epigastriums. Dieser verliert dadurch seine natürliche Fülle, sinkt ein, die pulsierende Aorta kann dicht nnter den Bauchdecken gefühlt werden. Dagegen wird der untere Teil des Leibes vorgewölbt, es entsteht das Bild des Hängebauchs. Ganz besonders typisch ist dies nach zahlreichen Geburten der Fall.

Infolge der Dislokation des Dünndarms verlieren die im oberen Bauchteil liegenden Organe ihre Stütze, durch die sich mehr und mehr geltend machende Schwerkraft tritt eine Ptose verschiedener Organe ein.

Die Gastroptose besteht, wie auf S. 148 beschrieben, nicht in einer Senkung des ganzen Magens, sondern in einer Verlängerung der Magenschlinge, also teils einer Ausdehnung des Magenkörpers, teils einer Pyloroptose mit Verlängerung des Lig. hepato-duodenale, womit sich auch der rechte Schenkel der Schlinge beteiligt.

Koloptose. Wie wir bereits wissen, ist die Lage des Kolons sehr wechselnd schon bei ganz normalen Menschen. Bei aufrechter Haltung überschreitet das Kolon meist die Nabelhorizontale nach unten, vielfach um mehrere Zentimeter, bisweilen verläuft es auch oberhalb. Unter gewissen Umständen reicht es allerdings weiter nach unten, um 10—15 cm unterhalb des Nabels, also bis an die Symphyse. In diesen Fällen spricht man von Koloptose. Wenn die beiden Flexuren ihren Platz behalten, ist die Vorbedingung für eine Senkung eine beträchtliche Verlängerung des Kolons, die man auch durch Messung leicht nachweisen kann. In andern Fällen ist nicht allein das Transversum, sondern auch die Flexuren an der Senkung beteiligt. Namentlich die rechte Flexur ist oft abwärts verschoben, seltener die linke, welche stärker fixiert ist. Unter normalen Verhältnissen nimmt das Kolon eine verschiedene Lage ein nach seiner Länge, seinem Luftgehalt usw. Bei Verlagerung der Dünndärme und Fehlen der gewöhnlichen Stütze kann sich das Kolon tiefer als gewöhnlich lagern. Hierzu kommt, daß auch die Gekrösewurzel nicht sonderlich fest fixiert, sondern wie Blad gezeigt hat, bei Enteroptose oft nach unten verschoben ist. Weiter ist die Länge des Kolons veränderlich und namentlich auch von dem Tonus der Muskulatur, speziell der Längsmuskulatur abhängig. Ein langer atonischer Darm wird natürlich bedeutend länger hinunterreichen können als ein kurzer kontrahierter.

Außer dem Kolon können die Nieren sich senken und sehr beweglich werden. Eine Nephroptose oder Ren mobilis findet man häufig auf der rechten Seite, aber auch auf der linken fehlt sie nicht.

Wenn man von einer Hepatoptose spricht, meint man oft nur die Senkung des vorderen Leberrandes, der durch eine Abflachung und Verlängerung der Leber zustande kommt. Dabei handelt es sich aber um eine Formveränderung, nicht um eine Dislokation der Leber. Eine eigentliche Hepatoptose, bei der das ganze Organ abwärts geschoben ist, kann man bei Tiefstand des Zwerchfells finden. Die Entfernung der Leberkuppe von der Zwerchfellunterfläche ist äußerst selten beobachtet werden.

Die Milz kann so erheblich gesenkt sein, daß ein größerer oder kleinerer Teil unterhalb des linken Rippenbogens gefühlt werden kann.

Gleichzeitig mit diesen Lageveränderungen kann man eine Retroversio uteri finden.

Da der gesamte Bauchinhalt geneigt ist hinunterzusteigen, nimmt es nicht wunder, wenn auch das Diaphragma sich abflachen und einen ungewöhnlichen Tiefstand einnehmen kann, speziell bei der Inspiration. Zusammen mit dem Zwerchfell tritt die ganze Leber und der Kardiateil des Magens hinunter. Diese Verschiebungen sind aber weniger ausgesprochen, haben auch eine geringe praktische Bedeutung und sind eigentlich nur bei sehr starkem Hängebauch anzutreffen. Ähnliches gilt von den damit im Zusammenhang stehenden Lageveränderungen des Herzens. Das Herz sieht dann mehr lotrecht gestellt aus, es hängt an der Aorta, statt auf dem Zwerchfell zu ruhen. Diese Lageveränderung bezeichnet man als Cor pendulum.

Bei der konstitutionellen Form der Enteroptose findet man dieselben Organdislokationen zusammen mit einer gewissen abnormen Bauart des Körpers. Charakteristisch dafür ist der schmale Brustkasten. Die Rippen verlaufen schräger als normal, die untere Apertur ist sowohl in sagittaler wie frontaler Richtung verkleinert. Das Epigastrium ist nach oben zu schmal, der Kurvaturwinkel spitzer als gewöhnlich. Die 10. Rippe hat verhältnismäßig oft eine freie bewegliche Spitze, Costa fluctuans. Diese Form des Brustkastens, auch paralytische genannt, bildet sich bei der Entwicklung im späten Kindesalter heraus infolge einer schwachen Muskulatur, schwachen Innervation, schwachen Tonus. Sie ist in der Regel mit Muskelschwäche des ganzen Körpers verbunden, die Kranken halten sich schlecht, haben eine leichte Kyphose und schlaffe, vorgewölbte Bauchdecken. Man bezeichnet diesen Typ als die asthenische Konstitution. Sie hängt von einer Schwächung des Individuums während der Entwicklung ab, die davon betroffenen Menschen zeigen oft allgemeine Zeichen herabgesetzter Widerstandsfähigkeit, neigen zu nervösen und funktionellen Störungen, besonders der Verdauungsorgane, sind asthenisch. Eine abnorme Schmalbrüstigkeit kann man übrigens ohne jedes Anzeichen allgemeiner Schwäche finden, z. B. bei Hochwuchs.

Bei dem besprochenen abnormen Körperbau formen und lagern sich die Organe etwas anders als unter normalen Verhältnissen. Der Magen ist länger und schmäler, die Leber schmäler und reicht weiter nach unten, das Kolon bildet einen größeren Bogen. Diese Veränderungen sind indes vielfach nur als Anpassung an die abnorme Körperform und nicht als absolut krankhaft anzusehen, abnorme Form und Lage bedingen an und für sich noch nicht abnorme Funktion. Sie disponieren aber zu funktionellen Erscheinungen und Störungen (siehe beim Kapitel Gastroptose). Auch bei diesen Patienten ist eine Nephroptose häufig, besonders auf der rechten Seite, vermutlich wegen der veränderten Form der Leber.

Wie schon erwähnt, hat man in starkem Schnüren eine Hauptursache der Enteroptose vom asthenischen Typ sehen wollen; diese Anschauung ist im allgemeinen verlassen, weil man die geschilderte Form des Brustkorbs als eine von Schnürung unabhängige Entwicklungsanomalie auffaßt. Höchstens kann man durch das Schnüren eine Verstärkung der Formveränderung erwarten.

In der überwiegenden Mehrzahl ist die Enteroptose eine Krankheit des weiblichen Geschlechts, was bei der Ätiologie ohne weiteres verständlich ist. Immerhin ist sie auch bei Männern, namentlich hochgewachsenen und muskelschwachen Asthenikern zu finden.

Symptome. Sehr viele Fälle verlaufen ganz symptomlos. Dies gilt für alle leichteren Grade, auch für eine Menge ausgesprochener Fälle, besonders bei der erworbenen, maternellen Form. Sehr oft ist das einzige Symptom eine Neigung zur Verstopfung, aber auch dies kann ganz fehlen. Die sogenannte konstitutionelle Form macht mehr Symptome, vermutlich weil das Nervensystem von vornherein mehr zu Funktionsstörungen neigt. Die im folgenden beschriebenen allgemeinen Erscheinungen beziehen sich deshalb im wesentlichen auf diese Form, sind aber auch bei erworbener Enteroptose, namentlich jüngerer Frauen beobachtet.

Das Krankheitsbild hat seine wesentliche Beschreibung bereits im Kapitel Gastroptose gefunden. Die Hauptsymptome sind Obstipation und dyspeptische Störungen, weiter finden sich oft Zeichen einer erheblichen Beteiligung des Nervensystems. Die Verstopfung ist sehr gewöhnlich und oft sehr hartnäckig, sie kann zu Kolitis und membranöser Enteritis führen. Häufig entwickeln sich darmdyspeptische Zustände mit Kardialgie, Übelkeit und Appetitlosigkeit. Namentlich Anorexie ist ein häufiges und vielfach sehr ausgeprägtes Symptom und veranlaßt oft starke Abmagerung. Die Kranken fühlen sich müde, haben das Gefühl von Schwere und Druck im Unterleib, namentlich bei aufrechter Haltung, beim Strecken usw. Unter diesen Verhältnissen kommt es oft zu Lendenschmerzen. Endlich zeigen die Patienten meist verschiedene nervöse Störungen, neurasthenische Symptome wie Müdigkeit, Kopfschmerzen, schlechten Schlaf oder mehr hysterische wie nervöse Anorexie, Vomitus usw.

Zu diesen allgemeinen Erscheinungen gesellen sich nun noch verschiedene Organsymptome. Bei starker Gastroptose ist das Völlegefühl und die Kardialgie nach den Mahlzeiten besonders ausgesprochen, oft bestehen Schmerzen unter dem linken Rippenbogen, vornehmlich nach großen Mahlzeiten; die Appetitlosigkeit kann bei solchen Patienten recht bedeutend sein. Nephroptose kann sich in leichteren Fällen durch eine orthostatische Albuminurie anzeigen, ist aber im allgemeinen solange bedeutungslos, als sie nicht höhere Grade erreicht hat. Dann kann sie Schmerzen in der Lendengegend auslösen, die schnell bis zu eigentlichen Nierenkoliken sich steigern, Nierenblutungen und intermittierende Hydronephrose nach sich ziehen können.

Eine bewegliche Milz gibt nur in sehr ausgeprägten Fällen besondere Symptome. Dagegen kann ein retrovertierter Uterus teils

Verstopfung, teils andre Beschwerden, wie Menstruationsschmerzen bedingen.

Die **Diagnose** der Enteroptose kann man oft schon bei einer oberflächlichen Besichtigung des Unterleibs am stehenden Patienten stellen. Die Vorwölbung der unteren Partien, die schlaffe Muskulatur, eventuell die Diastase der Mm. recti vereinen sich zum Bilde des Hängebauchs und des Tiefstands der Dünndärme. Die Diagnose der einzelnen Organsenkungen muß durch besondere Untersuchung gestellt werden. Man darf im übrigen nicht aus dem Grad der Bauchwanderschlaffung auf die Stärke der Lageveränderung der einzelnen Organe schließen.

Die **Behandlung** der Enteroptose fällt zusammen mit der der Gastroptose, die auf S. 153 ff. beschrieben ist. Die medizinische Behandlung geht auf Überernährung, Fürsorge für den Zustand und die Funktion des Darms, speziell die Verstopfung und Berücksichtigung der verschiedenen nervösen Erscheinungen aus. Unterstützend kann das Tragen eines Leibgürtels (nach Vermehren, Glénard u.a.) wirken. Die chirurgische Behandlung erstrebt die Fixierung, Anheftung der einzelnen Organe in der ihnen zukommenden Stellung. Sie kann in sehr ausgeprägten Fällen angezeigt sein. Am sichersten ist in ihren Erfolgen die Nephropexie, weniger sicher die Gastropexie und noch weniger die Kolopexie. Eine Hepatopexie scheint nur bei der außerordentlich seltenen totalen Entfernung der Leber vom Zwerchfell indicirt zu sein.

14. Angeborene Krankheiten des Darms.

Die Entwicklung des Darms geht mitunter auf abnorme Weise vor sich, wobei Abweichungen der Form und Lage entstehen, die entweder gleich nach der Geburt oder im späteren Leben Anlaß zu krankhaften Veränderungen geben können.

Zu der ersten Gruppe gehören die angeborenen Verschlüsse oder Verengerungen des Darms. Man kennt eine angeborene Atresia ani, angeborene vollständige Verschließung längerer oder kürzerer Darmstücke, so daß nur ein fibröser Strang die beiden Lumina verbindet, oder eine ganz enge Passage bleibt. Dies findet man am häufigsten im Dünndarm und Duodenum, seltener im Kolon. Die Stenosen führen im Laufe von wenigen Tagen zum Tode; selbst chirurgische Behandlung, die allein in Frage kommt, ist anscheinend nicht imstande, ein günstiges Resultat zu erreichen.

Weniger unheilvoll sind die verschiedenen Abweichungen in der Länge des Kolons, die mit abnormer Lage verbunden sind. Bei neugeborenen Kindern ist das S-Romanum verhältnismäßig stark ausgebildet und mit einem langen Gekröse versehen, während das Colon transversum und namentlich das Colon ascendens kurz und unentwickelt sind. Im Laufe der ersten 5—6 Jahre verändert sich dieser Zustand, wenn dies aber in unvollkommener Weise geschieht, kann eine Anomalie während des ganzen Lebens bestehen bleiben. Das

Coecum kann mangelhaft entwickelt sein und hoch oben unter der Leber liegen, weil das Colon ascendens nicht die normale Bildung hat. In andern Fällen reicht das Coecum gerade ganz tief in das kleine Becken hinab und ist ungewöhnlich groß und beweglich (Coecum mobile). Das Sigmoideum kann abnorm lang bleiben und ein zu großes Gekröse behalten, so daß dieses eine lange Schlinge nach oben bildet und leichter als sonst Gelegenheit zum Volvulus gibt.

Zu den angeborenen Erkrankungen des Darms rechnet man sodann die Darmdivertikel. Abgesehen von dem Meckelschen Divertikel, das direkt angeboren ist, scheinen die häufigen kleinen Ausstülpungen offenbar erst in späteren Jahren aufzutreten, allerdings auf dem Boden einer angeborenen Disposition.

Es handelt sich um kleine Pulsionsdivertikel, die sich am mesenterialen Rande des Darms entwickeln längs der Gefäße oder zwischen den Muskelbündeln der Darmwand. Ihre Größe variiert von Erbsen- bis Apfelgröße, mitunter sind sie in großer Anzahl, bis zu mehreren Hundert vorhanden. Nicht selten findet man sie im Duodenum, seltener im Dünndarm, vor allem aber im Sigmoideum und teilweise im Rectum.

Ihre Hauptbedeutung haben diese Gebilde wegen der bisweilen von ihnen ausgehenden Entzündung, Diverticulitis. Hierüber ist im Abschnitt Sigmoiditis bereits ausführlich gesprochen worden. Auch Ulcerationen, eventuell Perforationen, Absceßbildungen und Peritonitis können als Folgen solcher Divertikelentzündungen sich entwickeln.

Eine besondere Bedeutung hat die Deformität des Kolons, die als

Hirschsprungsche Krankheit
Megacolon congenitum

bezeichnet wird.

Das Leiden wurde zuerst im Jahre 1866 von Hirschsprung beschrieben; man kann es insoweit eine ausgesprochene Kinderkrankheit nennen, als es in der Regel bald nach der Geburt beginnt und oft im Laufe eines oder weniger Jahre zum Tode führt. Mitunter begegnet man der Krankheit auch bei älteren Kindern, in seltenen Fällen bei Erwachsenen, weshalb es auch hier kurz erwährt werden soll.

Es handelt sich dabei um eine abnorme Erweiterung des Kolons, insbesondere des S-Romanum, gelegentlich des ganzen Dickdarms, der dabei riesige Dimensionen annimmt. Bei Sektionen sieht man bei kleinen Kindern Dickdarmgrößen von Arm-, bei älteren von Beindicke. An Stelle eines Umfangs von etwa 14—15 cm mißt er 40—50, ja 70 cm, ferner ist auch die Längsausdehnung wesentlich vergrößert. Die Darmwand ist in entsprechendem Grade verdickt und hypertrophisch, an der Hypertrophie nehmen alle Schichten des Darms teil. Die Schleimhaut zeigt ein natürliches Verhalten, ist aber gewöhnlich der Sitz von Erosionen, follikulären Geschwüren oder größeren Defekten. Die Vergrößerung des Kolons hört erst auf, aber auch nicht immer, am Übergang ins Rectum, sie erstreckt sich mehr oder weniger ins Transversum, nimmt bisweilen auch noch das Coecum und die Appendix ein und endet an der Valvula Bauhini.

Über die Pathogenese der Krankheit besteht noch keine völlige Einigkeit. Hirschsprung nahm eine angeborene primäre Hypertrophie und Dilatation des Darms an. Im Gegensatz hierzu wird von einer Reihe von Autoren der Anschauung gehuldigt, daß zwar eine angeborene Anlage, nämlich die abnorm lange Schlinge des Sigmoideum zuzugeben sei, daß aber die starke Erweiterung erst eintrete, wenn durch Koprostase, Enteroptose u. a. eine ventilartige Erschwerung der Passage unter Knickung oder Biegung des Darms entstehe. Man glaubt in Ausnahmefällen Zeichen einer solchen Einschnürung am Übergang vom Kolon zum Rectum gefunden zu haben. Gewöhnlich wird keine Spur eines Passagehindernisses nachgewiesen; da außerdem das Leiden sich meist sehr bald nach der Geburt zu erkennen gibt, hat die Hirschsprungsche Erklärung in den meisten Fällen die größte Wahrscheinlichkeit für sich. Die Krankheit tritt wesentlich häufiger bei Knaben als bei Mädchen auf.

Die Symptome bestehen zuvörderst in Verstopfung und Auftreibung des Leibes.

Die Verstopfung kann sich bald nach der Geburt erweisen, so daß kein spontaner Abgang von Mekonium erfolgt. In den einigermaßen ausgesprochenen Fällen wird überhaupt kein spontaner Stuhlgang beobachtet. Wenn man die notwendige künstliche Abführung unterläßt, können Wochen, ja Monate ohne Stuhlentleerung vergehen, während sich die Faeces im Leibe ansammeln. Der entleerte Stuhl ist von regelrechtem Aussehen, bisweilen knollig, häufiger weich; er kann mit Schleim vermischt sein, wenn sich an die Kotstauung eine Kolitis angeschlossen hat.

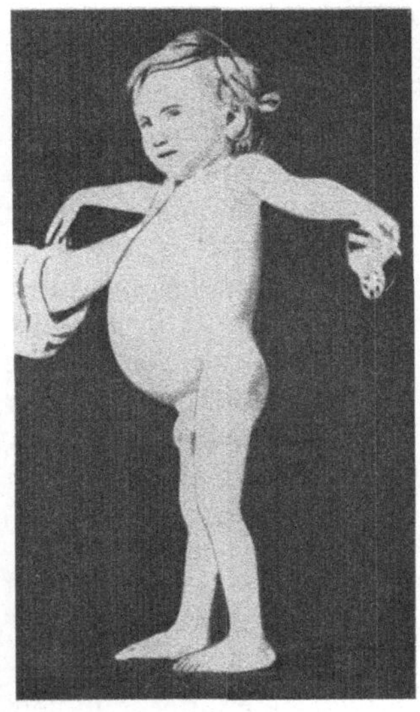

Abb. 70. Dreijähriges Kind mit Hirschsprungscher Krankheit. (Nach Hirschsprung.)

Der Leib erfährt schnell eine beträchtliche Auftreibung, durch die Bauchdecken können sich die Dickdarmschlingen, speziell das S-Romanum abzeichnen. Zeitweise kommt es zu Steifungen in den Därmen, ohne daß Darmgeräusche gehört werden; nur sehr selten tritt Erbrechen oder ein andres Ileussymptom auf, höchstens als terminales Zeichen.

Die Kinder verfallen und magern ab, wodurch der enorme Umfang des Unterleibs noch mehr hervortritt. Man fühlt namentlich in den untersten Partien des Bauchs die großen Kotmassen von meist teigartiger, bisweilen harter Konsistenz. Der Mastdarm ist bald gefüllt, bald leer; im letzten Fall gelangt man erst nach Überwinde der recto-sigmoidalen Biegung an die Faeces. Wenn man durch Einlauf oder auf andre Weise für Stuhlgang sorgt, wird man von den enormen Mengen des entleerten Darminhalts überrascht sein. Bei kleinen Kindern sieht man Stuhlmengen von 3—4 Nachttöpfen, bei größeren noch mehr.

Der Verlauf ist wie bereits erwähnt bei den kleinen Kindern oft sehr ungünstig, in verschiedenen Fällen wird es gelingen, durch zweckmäßige Behandlung die Darmtätigkeit in Gang zu halten, anfänglich nur künstlich, später in längeren und längeren Perioden spontan, so daß das Leiden fast verschwinden kann. Aber auch in diesen günstigen Fällen behalten die Kinder ihren großen Leib und die Neigung zur Verstopfung und Koprostase. In andern Fällen entwickeln sich die Kinder ins erwachsene Alter, ohne jemals von selbst Stuhl zu entleeren; bei Nachlässigkeit in der Sorge für regelmäßige Abführung kommt es zur Stuhlanhäufung. Der Leib treibt mehr auf, Anfälle von Koliken können sich einstellen, auch Erbrechen und Übelbefinden. Von Komplikationen ist im wesentlichen nur die Kolitis zu nennen, die ulcerös, bisweilen phlegmonös werden und zu Geschwüren und Abscessen in der Darmwand führen kann.

Die Behandlung besteht vor allem in ständiger Sorge für Stuhlentleerung zur Vermeidung der Kotstauung. Man wendet vorwiegend Eingießungen von Öl oder Wasser an, die man im Notfall mit Eingabe von Rizinusöl unterstützt. Ferner kann man die Kontraktionsfähigkeit des Darms durch Faradisation zu fördern versuchen; man bringt dazu eine Elektrode in das Sigmoideum, die andre auf den Leib. Unter dieser Behandlung kann man spontane Darmentleerung und Abnahme des Leibesumfangs sehen, doch bedarf es zur Erreichung eines solchen Erfolgs einer langen Fortsetzung und ständiger Wiederholung der Kur, falls sich Rückfälle zeigen.

In einigen Fällen hat man nicht den gewünschten Erfolg. Die kleinen Patienten gehen zugrunde, die großen kränkeln dauernd und verlangen ständige Fürsorge. In solchen Fällen ist ein chirurgischer Eingriff angezeigt. Verschiedene Verfahren sind mit glücklichem Ausgang angewendet worden. Man hat eine Exstirpation des erweiterten Kolonteils vorgenommen, und wenn sich dies nicht machen ließ, eine Anastomose zwischen Colon ascendens und Rectum angelegt. Auch hat man einer Klappenwirkung in einigen Fällen durch Fixierung des Sigmoideums an die Bauchwand entgegenwirken können.

Sachverzeichnis.

Verlag von Julius Springer in Berlin W 9

Der Darmverschluß und die sonstigen Wegstörungen des Darmes. Von Professor Dr. **W. Braun,** chirurgischer Direktor am Städtischen Krankenhause im Friedrichshain, Berlin und Dr. **W. Wortmann,** ehemaliger Oberarzt am Städtischen Krankenhause im Friedrichshain, Berlin. Unter Mitarbeit von Dr. **N. Brasch,** Oberarzt am Städtischen Krankenhause im Friedrichshain, Berlin. Mit 315 Abbildungen. Erscheint Ende 1923

Klinische Röntgendiagnostik des Dickdarms und ihre physiologischen Grundlagen. Von Privatdozent Dr. **Gottwald Schwarz,** Assistent und Leiter des Röntgeninstituts der I. Medizinischen Universitätsklinik in Wien. Mit 108 Abbildungen. 1914.
10 Goldmark; gebunden 12 Goldmark / 2,40 Dollar; gebunden 2,90 Dollar

Lehrbuch der Differentialdiagnose innerer Krankheiten. Von Professor Dr. **M. Matthes,** Geh. Med.-Rat, Direktor der Medizinischen Universitätsklinik in Königsberg i. Pr. Vierte, durchgesehene und vermehrte Auflage. Mit 109 Textabbildungen. 1923.
17 Goldmark; gebunden 20 Goldmark / 4 Dollar; gebunden 4,80 Dollar

Differentialdiagnose anhand von 385 genau besprochenen Krankheitsfällen lehrbuchmäßig dargestellt. Von Dr. **Richard C. Cabot,** Professor der klinischen Medizin an der Medizinischen Klinik der Havard-Universität Boston. Zweite, umgearbeitete und vermehrte Auflage nach der 12. Auflage des Originals von Dr. **H. Ziesché,** leitender Arzt der Inneren Abteilung des Josef-Krankenhauses zu Breslau.
Erster Band: Mit 199 Textabbildungen. 1922.
16,70 Goldmark; gebunden 20 Goldmark / 4 Dollar; gebunden 4,80 Dollar
Zweiter Band. Mit etwa 250 Abbildungen im Text. In Vorbereitung

Rezepttaschenbuch (nebst Anhang). Zweite, verbesserte Auflage bearbeitet von Professor Dr. **Ernst Frey,** Marburg. Nebst Beiträgen von zahlreichen Fachleuten. (Zweiter Band der »Therapie des praktischen Arztes«. Herausgegeben von Professor Dr. **Eduard Müller,** Direktor der Medizinischen Universitäts-Poliklinik in Marburg.) 1923.
Gebunden 10 Goldmark / Gebunden 2,40 Dollar

Ärztliche Behelfstechnik. Bearbeitet von Fachgelehrten, herausgegeben von Professor Dr. **G. Freiherr von Saar †** in Innsbruck. Zweite Auflage bearbeitet von Professor Dr. **Carl Franz,** Generalarzt, Berlin. Mit 372 Textabbildungen. 1923. Gebunden 22 Goldmark / Gebunden 5,20 Dollar

Handbuch der Ernährungslehre. Bearbeitet von **C. von Noorden, H. Salomon, L. Langstein.** In drei Bänden.
Erster Band: **Allgemeine Diätetik.** (Nährstoffe und Nahrungsmittel, allgemeine Ernährungskuren.) Von Professor Dr. **Carl von Noorden,** Geheimer Medizinalrat in Frankfurt a. M. und Dr. **Hugo Salomon,** Professor in Wien. (Aus »Enzyklopädie der klinischen Medizin«, Allgemeiner Teil.) 1920.
38 Goldmark / 9 Dollar

Lehrbuch der Diätetik des Gesunden und Kranken für Ärzte, Medizinalpraktikanten und Studierende. Von Professor Dr. **Theodor Brugsch.** Zweite, vermehrte und verbesserte Auflage. 1919.
Gebunden 8 Goldmark / Gebunden 2 Dollar